Der Code zum Jungbleiben

Corina Madreiter-Sokolowski · Kristina Hütter-Klepp

Der Code zum Jungbleiben

Zellbiologische und medizinische Perspektiven auf die Langlebigkeit

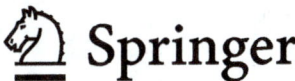

Corina Madreiter-Sokolowski ⓘ
Molecular Biology and Biochemistry
Medical University of Graz
Graz, Österreich

Kristina Hütter-Klepp
Graz, Österreich

ISBN 978-3-662-71276-4   ISBN 978-3-662-71277-1 (eBook)
https://doi.org/10.1007/978-3-662-71277-1

Die Deutsche Nationalbibliothek verzeichnet diese Publikation in der Deutschen Nationalbibliografie; detaillierte bibliografische Daten sind im Internet über ▶ https://portal.dnb.de abrufbar.

© Der/die Herausgeber bzw. der/die Autor(en), exklusiv lizenziert an Springer-Verlag GmbH, DE, ein Teil von Springer Nature 2026

Das Werk einschließlich aller seiner Teile ist urheberrechtlich geschützt. Jede Verwertung, die nicht ausdrücklich vom Urheberrechtsgesetz zugelassen ist, bedarf der vorherigen Zustimmung des Verlags. Das gilt insbesondere für Vervielfältigungen, Bearbeitungen, Übersetzungen, Mikroverfilmungen und die Einspeicherung und Verarbeitung in elektronischen Systemen.
Die Wiedergabe von allgemein beschreibenden Bezeichnungen, Marken, Unternehmensnamen etc. in diesem Werk bedeutet nicht, dass diese frei durch jede Person benutzt werden dürfen. Die Berechtigung zur Benutzung unterliegt, auch ohne gesonderten Hinweis hierzu, den Regeln des Markenrechts. Die Rechte des/der jeweiligen Zeicheninhaber*in sind zu beachten.
Der Verlag, die Autor*innen und die Herausgeber*innen gehen davon aus, dass die Angaben und Informationen in diesem Werk zum Zeitpunkt der Veröffentlichung vollständig und korrekt sind. Weder der Verlag noch die Autor*innen oder die Herausgeber*innen übernehmen, ausdrücklich oder implizit, Gewähr für den Inhalt des Werkes, etwaige Fehler oder Äußerungen. Der Verlag bleibt im Hinblick auf geografische Zuordnungen und Gebietsbezeichnungen in veröffentlichten Karten und Institutionsadressen neutral.

© Christian Jungwirth

Springer ist ein Imprint der eingetragenen Gesellschaft Springer-Verlag GmbH, DE und ist ein Teil von Springer Nature.
Die Anschrift der Gesellschaft ist: Heidelberger Platz 3, 14197 Berlin, Germany

Wenn Sie dieses Produkt entsorgen, geben Sie das Papier bitte zum Recycling.

Vorwort

Liebe Leser*innen,

wir haben uns in unserer Rolle als Zellbiologin bzw. Hausärztin im Frühjahr 2024 bei einer Podiumsdiskussion kennengelernt. „Alt werden, gesund bleiben" war das Thema der Veranstaltung, die der österreichische Wissenschaftsfonds FWF gemeinsam mit der Kleinen Zeitung organisiert hatte.

Dabei haben wir uns sogleich bestens verstanden. Denn schnell wurde klar, dass sowohl die Sichtweise der Zellbiologin als auch die der Allgemeinmedizinerin notwendig ist, um das Thema umfassend zu vermitteln und gängige Empfehlungen richtig einzuordnen.

Was als fachlicher Austausch begann, entwickelte sich zu einer inspirierenden Zusammenarbeit, bei der wir auch beruflich voneinander lernen konnten. Über viele Monate blieben wir in engem Dialog, und irgendwann kam es quasi aus einem Mund: „Sollen wir nicht gemeinsam ein Buch schreiben?" Daraus entstand schließlich dieses Buch, das Ihnen nicht nur einen verständlichen Einblick in die zellbiologischen Mechanismen des Alterns bieten, sondern auch als praktisches Nachschlagewerk dienen soll. Es basiert auf aktuellen wissenschaftlichen Erkenntnissen und stellt Ihnen umsetzbare Strategien vor – nicht im Sinne eines klassischen „Anti-Aging", sondern eines „Happy Aging", also eines gesunden und erfüllten Älterwerdens.

Alt werden will jeder, alt sein aber keiner, schrieb schon Johann Nepomuk Nestroy. Zum Glück haben wir dank der Wissenschaft ein wachsendes Repertoire an Maßnahmen, mit denen sich der Alterungsprozess positiv beeinflussen lässt. Damit wollen wir nicht die Illusion wecken, dass wir ewig jung bleiben können, aber jedenfalls realistische und wirksame Möglichkeiten zu einem langen Gesundbleiben aufzeigen. Deshalb war es uns ein zentrales Anliegen, in diesem Buch sowohl die Biologie des Alterns als auch die wissenschaftlichen Grundlagen von Anti-Aging-Interventionen aus zellbiologischer Sicht darzustellen – und diese mit den alltagsrelevanten medizinischen Problemstellungen und Empfehlungen zu verbinden, wie sie in der hausärztlichen Praxis täglich angewandt werden.

Dabei berichten wir einerseits von Corinas Laborerfahrungen (▶ Kap. 1 und 2) sowie andererseits von Tinas Erfahrungen mit Patient*innen in der Praxis (▶ Kap. 3). Seien Sie daher nicht überrascht, wenn wir uns im Laufe des Buches als Ich-Erzählerinnen abwechseln.

Unser Verständnis vom Alterungsprozess und die daraus resultierenden medizinischen Leitlinien entwickeln sich stetig weiter. Folglich möchten wir Ihnen mit diesem Buch auch einen zeitgemäßen Überblick geben, der einerseits durch wissenschaftliche Daten und andererseits durch Erfahrungen aus den unterschiedlichsten medizinischen Fachrichtungen gespeist wird. Dabei verzichten wir bewusst auf die Darstellung von Anti-Aging-Trends ohne wissenschaftliche Evidenz. Wenn es um unsere Gesundheit geht, wünschen wir uns nämlich alle Sicherheit, Verlässlichkeit und nachvollziehbare Entscheidungen. Damit das gelingt, werden medizinische Maßnahmen – also Untersuchungen und Behandlungen – vor ihrer breiten

Anwendung in klinischen Studien geprüft. Dabei wird untersucht, wie wirksam und sicher eine Methode ist und welche Nebenwirkungen auftreten können. Wissenschaftlich fundierte Medizin – evidenzbasierte Medizin – bedeutet also, dass medizinische Entscheidungen nicht allein auf persönlichen Erfahrungen oder theoretischen Überlegungen beruhen, sondern auf den besten verfügbaren Erkenntnissen aus sorgfältig durchgeführten Studien.

Gleichzeitig ist die Wissenschaft hochdynamisch und liefert eine Vielzahl neuer Erkenntnisse, welche das Potenzial haben, die bestehenden Anti-Aging-Interventionen zu revolutionieren. Da sich Forschungsergebnisse und Technologien rasant weiterentwickeln, versteht sich dieses Buch als Momentaufnahme des aktuellen Wissensstands.

Damit hoffen wir, Ihnen nicht nur eine kurzweilige, sondern vor allem auch eine hilfreiche Lektüre sowie Ihren ganz persönlichen Code zum Jungbleiben an die Hand geben zu können – gestützt auf wissenschaftliche Evidenz und unsere langjährige Erfahrung in Forschung bzw. klinischem Alltag.

Ihre
Corina Madreiter-Sokolowski
Kristina Hütter-Klepp

Vorwort Corina Madreiter-Sokolowski

Liebe Leser*innen,

Oft beschäftigen wir Wissenschaftler*innen uns mit derart spezialisierten Forschungsfragen, dass selbst der Austausch mit Kolleg*innen anderer Fachrichtungen über grundlegende Inhalte teilweise schwierig ist. Gleichzeitig sind diese hochspezifischen Forschungsfragen aber immer Teil größerer Projekte, die zumeist für die Allgemeinbevölkerung von großer Bedeutung sind.

Gemeinsam mit meinem Forschungsteam beschäftige ich mich unter anderem mit der Funktionsweise der zellulären Kraftwerke, den Mitochondrien. Genauer gesagt: Mithilfe neuester Technologien wie hochauflösender Fluoreszenzmikroskopie untersuchen wir, wie über den zellulären Haushalt von Kalziumionen und Sauerstoffradikalen Mitochondrien in ihrer Aktivität gesteuert werden können. Wir gehen derzeit davon aus, durch diese Modulation in unseren Zellen den Alterungsprozess verlangsamen und damit das Entstehen altersbedingter Erkrankungen verzögern zu können.

In der Hoffnung, eines Tages erfolgreich zu sein und etwas Brauchbares zu entdecken – idealerweise etwas, das Sie in 15 Jahren in der Apotheke finden können – sind wir auf eines ganz besonders angewiesen: Ihr Vertrauen. Denn wissenschaftliche Erkenntnisse nützen nur dann, wenn sie auch angenommen werden. Selbst das beste Medikament bleibt wirkungslos, wenn es aus Skepsis nicht eingesetzt wird.

Und genau deshalb empfinde ich es als wichtig, Ihnen im vorliegenden Buch einen Einblick in die Arbeit einer Wissenschaftlerin und in die aktuellen Erkenntnisse und Ziele der Alterungsforschung zu geben.

Bei mir selbst war es nicht absehbar, dass ich einmal in der Forschung tätig sein würde. Aufgewachsen auf einem Bauernhof im schönen Salzburgerland, hatte ich eine unbeschwerte Kindheit, die fernab von Universität und Wissenschaft ablief. Während der Gymnasialzeit entwickelte ich ein Faible für den Biologieunterricht, und zum Unverständnis vieler konnten mich die durchs Mikroskop betrachteten Pantoffeltierchen mehr faszinieren als der über den Bergen kreisende Steinadler. So schrieb ich mich folglich nach dem Schulabschluss für ein Pharmaziestudium in Graz ein, welches für mich die perfekte Kombination aus molekularbiologischem und medizinischem Grundlagenwissen darstellte. Vom ersten Tag an war das erklärte Ziel, nicht in der Apotheke, sondern im Labor zu stehen – obwohl ich de facto keine Ahnung hatte, wie Laborarbeit im Konkreten tatsächlich aussieht. Und so kehrte nach dem Pharmaziestudium ein pensionierter Laborhase ins Salzburgerland zurück. Ich blieb für das Doktorat bei den fluoreszierenden Zellen im Labor in Graz.

Während des Doktorats lernte ich verschiedene Arten der Zellkultivierung kennen, um die Unterschiede zwischen jungen und alten Zellen im Labor untersuchen zu können. Anschließend folgte ein Auslandsaufenthalt in der Schweiz an der ETH Zürich, um am Modellorganismus des 1 mm großen, durchsichtigen Fadenwurms potenzielle Anti-Aging-Wirkstoffe auszutesten. Zurück in Österreich habe ich an der Medizinischen Universität Graz schließlich meine eigene Forschungsgruppe aufgebaut, welche die molekularen Mechanismen des Alterns untersucht und an der Entwicklung neuer Anti-Aging-Wirkstoffe arbeitet.

Als Professorin stehe ich nun leider – bzw. zum Glück für die vielen sündhaft teuren Glasapparaturen, welche ich durch mein fehlendes Fingerspitzengefühl ruiniert habe – nur noch selten selbst im Labor. Die Versuche an den Zellen und Fadenwürmern werden durch Studierende, Labortechniker*innen und Postdocs meiner Arbeitsgruppe durchgeführt, während ich dafür zuständig bin, den reibungslosen Ablauf der Forschungsprojekte zu sichern, Forschungsergebnisse im Rahmen von Publikationen zu veröffentlichen und neue Forschungsprojekte zu konzipieren.

Daneben bin ich auch des Öfteren in der privilegierten Situation, öffentlich eine Fachmeinung zu bestimmten Themen abgeben bzw. diskutieren zu dürfen – so auch bei der Podiumsdiskussion, wo ich Kristina (Tina) Hütter-Klepp kennenlernte. Bereits bei der Vorbesprechung zur Diskussion wurde klar, dass Tina nicht nur eine fordernde Gesprächspartnerin ist, mit welcher der fachliche Austausch wirklich Freude macht, sondern dass sie meine wissenschaftlich-theoretischen Einordnungen diverser Anti-Aging-Strategien auch auf wertvollste Weise ergänzt: Durch Tinas Ratschläge wurden die wissenschaftlichen Hypothesen nämlich nicht nur verständlich vermittelt, sondern auch für die Besucher*innen der Veranstaltung anwendbar gemacht.

Gleichzeitig ertappte ich mich in den darauffolgenden Wochen immer wieder dabei, dass ich Tina um ihre Einschätzung zu diversen Longevity-Trends befragte – „Tina, in den isolierten Zellen schaut's ja gut aus, aber gibt's da bei den Patient*innen auch irgendeinen Hinweis, dass das zielführend sein könnte?" So verlässlich wir im Labor nämlich Effekte in Zellkulturen und Modellorganismen beobachten und auch reproduzieren können, so schwierig ist die Lage beim Menschen. Zudem zeigen viele der im Weiteren vorgestellten Anti-Aging-Interventionen in großen Patientengruppen einen positiven Effekt – doch für das einzelne Individuum kann die Situation ganz anders aussehen.

Deshalb bin ich überzeugt: Man sollte nicht jedem neuen Trend unreflektiert folgen, sondern sich hinsichtlich potenzieller Anti-Aging-Interventionen auch durch seine Ärztin oder seinen Arzt beraten lassen, die bzw. der einen langfristig begleitet und die jeweilige persönliche medizinische Vorgeschichte kennt. Gleichzeitig hoffe ich als Wissenschaftlerin aber natürlich, dass Sie Interesse an den theoretischen Grundlagen entwickeln und dadurch ein Know-how entwickeln, um für sich selbst auch fundierte und verantwortungsbewusste Entscheidungen treffen zu können.

Ihre
Corina Madreiter-Sokolowski

Vorwort Kristina Hütter-Klepp

Liebe Leser*innen,

wie in meinem Alltag als Allgemeinmedizinerin sehe ich auch in diesem Buch meine Rolle als Bindeglied zwischen den unterschiedlichen Fachgebieten, wissenschaftlicher Erkenntnis und gelebter Realität.

Wir Hausärzt*innen sind oft die erste Anlaufstelle im Gesundheitssystem. Neben der Erstversorgung hören wir zu, übersetzen Befunde, erklären Arztbriefe und verordnete Therapien und begleiten unsere Patient*innen medizinisch über Jahre hinweg. Wir verschreiben Medikamente, beurteilen deren Wirkung und tragen wesentlich dazu bei, dass unsere Patientinnen und Patienten motiviert mitwirken – was in der Fachsprache als Compliance bekannt ist. Wir sind also mitverantwortlich dafür, dass es Ihnen, liebe Leser*innen, auf Basis gesicherter wissenschaftlicher Erkenntnisse gut geht und dass Sie regelmäßig zur Vorsorge kommen, bevor Krankheiten entstehen. Wir wollen ein verlässlicher Anker in bewegten Zeiten sein und zugleich der rote Faden, der durch das oft komplexe Gesundheitssystem führt. Denn nur wenn Grundlagenforschung und Medizin Hand in Hand gehen – so wie Corina und ich in diesem Buch –, entsteht ein echter Mehrwert für Ihre Gesundheit, Ihr Leben und Ihr Verständnis dafür, was in Ihrem Körper passiert.

Gerade jetzt, wo in den Medien täglich darüber diskutiert wird, was unser Gesundheitssystem noch leisten kann, und gleichzeitig die Sorge laut wird, dass die Versorgung künftig schlechter werden könnte, wird eines besonders deutlich: Prävention ist wichtiger denn je. Unser zentrales Ziel sollte es sein, Gesundheit zu erhalten, statt Krankheiten zu behandeln, wenn sie bereits weit fortgeschritten sind.

Haben Sie sich schon einmal gefragt, warum wir Ärzt:innen so viel Wert auf regelmäßige Kontrollen und Gespräche legen? Unser Ziel ist es, aufmerksam zu bleiben, um Veränderungen frühzeitig zu erkennen. Gemeinsam mit Ihnen möchten wir dafür sorgen, dass aus kleineren Problemen keine größeren werden. Denn Medizin bedeutet nicht nur heilen, sondern auch begleiten, stärken und vorausschauend handeln.

Gerade deshalb sind regelmäßige Vorsorgeuntersuchungen so entscheidend – und ich möchte Sie eindringlich dazu ermutigen: Sprechen Sie mit uns, erzählen Sie uns, wie es Ihnen geht. „Lieber Herr F., schön Sie zu sehen. Gibt es etwas Neues? Gibt es familiäre Erkrankungen, neue Beschwerden oder Veränderungen im Alltag?" Oft ergeben sich im Laufe eines solchen Gesprächs Hinweise, denen wir gemeinsam nachgehen sollten: Der Vater wurde plötzlich mit Darmkrebs diagnostiziert, die Mutter leidet an Osteoporose, die Schwester hatte einen Herzinfarkt. Solche Informationen sind wertvoll, um familiäre Risiken früh zu erkennen und bei Bedarf rechtzeitig weitere Untersuchungen oder präventive Schritte einzuleiten.

Prävention ist für mich seit vielen Jahren eine echte Herzensangelegenheit. Neben meiner Arbeit in der Praxis ist es mir wichtig, auch Wissen weiterzugeben – an meine Student*innen an der Medizinischen Universität Graz, die ich auf ihrem Weg in die Medizin begleiten darf, und an meine Fußballer, die ich sportmedizinisch betreue. Gerade im Sport ist es entscheidend, früh zu verstehen, wie viel ein gesunder Lebensstil tatsächlich bewirken kann – nicht nur für Leistung und Regeneration, sondern auch für langfristige Gesundheit und Lebensqualität. Denn eines müssen wir bedenken: Wenn wir Krankheiten vorbeugen können, bleibt unser Körper automatisch jünger und fitter. Es ergibt also keinen Sinn, seinen Körper wenig zu beachten, dafür aber unreflektiert Nahrungsergänzungsmittel einzunehmen, mit dem dringenden Wunsch, jung und gesund zu bleiben.

Letztlich ist es wohl auch nicht das Altern an sich, sondern der damit oft assoziierte Verlust von Fitness und gesellschaftlicher Integration, der uns Angst macht. Mein Sohn arbeitet seit einigen Monaten als Zivildiener bei der Rettung. Wie oft erzählt er von altersbedingter sozialer Einsamkeit und Isolation, Mobilitätseinschränkungen und zunehmender Fragilität. Ich selbst war vor einigen Wochen in der Notaufnahme, um meinen Vater zu begleiten. Wenn man dort einige Stunden verbringt, werden einem das Altern und entsprechende körperliche Einschränkungen drastisch vor Augen geführt.

Solange man jung und aktiv ist, denkt man nicht ans Älterwerden oder an Krankheiten – oder versucht, diese Gedanken zu verdrängen. Wer selbst gesund ist, vergisst leicht, wie schnell sich das ändern kann, und schaut vielleicht ein wenig herab auf andere, die gerade mit ihren Kräften haushalten müssen. Ein Unfall oder eine plötzliche Erkrankung – und von einem Tag auf den anderen ist alles anders. Man wird aus dem gewohnten Leben gerissen, ist auf Hilfe angewiesen und muss sich mit den eigenen Grenzen auseinandersetzen. Mir selbst ist das vor zwei Jahren passiert, als ich in New York unglücklicherweise auf einer U-Bahn-Treppe gestürzt bin (◯ Abb. 1). Plötzlich sitzt man mit blutender, gebrochener Nase mitten auf dem Times Square, fährt mit Blaulicht durch Manhattan und wartet, ob George Clooney zufällig gerade Dienst hat. Was im Nachhinein vielleicht lustig klingt, war in Wirklichkeit ein prägendes Erlebnis mit der Erkenntnis, wie schnell man in eine Situation geraten kann, in der man verletzt, auf

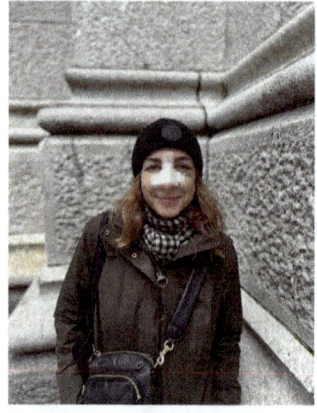

Abb. 1 Tina in New York – kurzzeitig und unverhofft auf Hilfe angewiesen. (©Doc Tina)

Hilfe anderer angewiesen und dem Gesundheitssystem ausgeliefert ist. In solchen Momenten wird deutlich, wie wichtig das Vertrauen ist – in die Medizin, in die behandelnden Ärzt*innen und das gesamte Team.

An diesem Beispiel sehen Sie schon: Unser Körper ist ein verletzliches Gut, mit dem wir sorgsam umgehen müssen. Vieles können wir nicht beeinflussen oder kontrollieren, viele Krankheiten sind genetisch bedingt, und Unfälle lassen sich nicht immer vermeiden. Dennoch können wir mit unserem Lebensstil sehr viel steuern, selbst wenn wir bereits an Erkrankungen leiden. Rund um die Themen Longevity und Anti-Aging ist ein großer Markt entstanden. Coaching-Programme, Nahrungsergänzungsmittel, teure Tests und vermeintliche „Wundermittel" versprechen schnelle Verjüngung. Dabei verschwimmen die Grenzen zwischen Hype, Hoffnung und Halbwissen oft.

Genau hier beginnt unsere Verantwortung: Wir müssen klar trennen, was wissenschaftlich belegt ist und welche Maßnahmen tatsächlich wirken – und wo es (noch) keine Evidenz gibt. Gesundes Altern basiert nicht auf Trendprodukten, sondern auf gut erforschten Grundlagen.

In der hausärztlichen Praxis bedeutet das für mich: Krankheiten früh erkennen, Risikofaktoren rechtzeitig adressieren, gesunde Lebensstile fördern und chronisch erkrankte Menschen langfristig begleiten, um Lebensqualität und Selbstständigkeit möglichst lange zu erhalten.

Für mich ist Longevity keine Modeerscheinung, sondern eine konsequente Weiterentwicklung der Präventionsmedizin. Nur wenn klinische Erfahrung und wissenschaftliche Evidenz Hand in Hand gehen, kann Longevity ein echter Bestandteil moderner Medizin werden – und damit allen zugutekommen.

Ohne die enge Zusammenarbeit und den inspirierenden wissenschaftlichen Austausch mit meiner Kollegin und Freundin Corina wäre diese Arbeit in dieser Form nicht möglich.

Gesundes Altern erfordert viel Selbsteinsatz, und mit diesem Buch möchten wir Ihnen das Rüstzeug dafür mitgeben.

Ihre
Doc Tina – Kristina Hütter-Klepp

Danksagung

Liebe Leser*innen,

Ein besonderer Dank gilt dem Österreichischen Wissenschaftsfonds FWF und der Kleinen Zeitung, die uns im Juni 2024 zum gemeinsamen Wissenschaftstalk eingeladen haben – ein Treffen, das nicht nur inspirierend war, sondern auch der Ausgangspunkt für dieses Buch (◘ Abb. 2).

Darüber hinaus möchten wir uns beim Team rund um Renate Eichhorn bedanken, das in uns so viel Vertrauen gesetzt und uns zum Buchprojekt eingeladen hat. Wir haben dadurch nicht nur unser eigenes Fachwissen vertiefen können, sondern daneben eine wertvolle Freundschaft geschlossen!

Nach Abschluss unseres Buchprojektes ist es uns nun ein echtes Herzensanliegen, all jenen zu danken, die mit kritischen Fragen, klugen Anregungen, fachlichem Rat und ehrlichem Feedback zur Entstehung und Qualität dieses Buchs beigetragen haben. Unser besonderer Dank gilt: Dr. Markus Schosserer (Medizinische Universität Wien), Prof. Dr. Ernst Malle, Prof. Dr. Saša Frank, Daniela Gmeindl-Tscherner, M. Sc., und Prof. Dr. med. univ. Vanessa Stadlbauer-Köllner

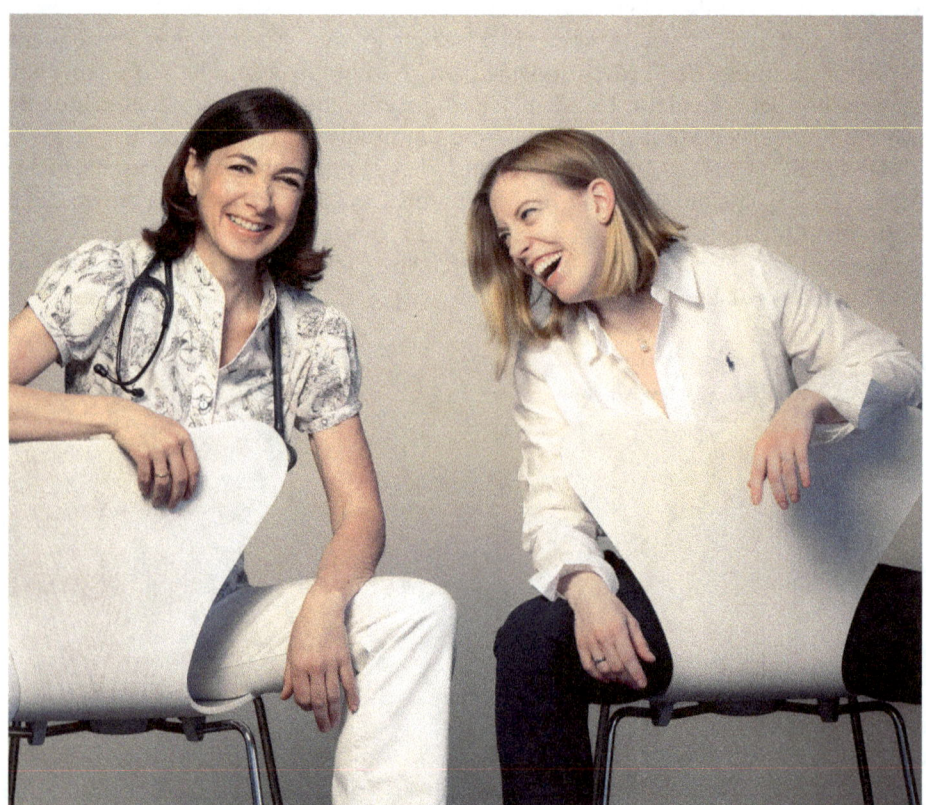

Abb. 2 Teamwork makes the dream work. (©Christian Jungwirth)

(Medizinische Universität Graz) sowie Dr. med. univ. Dominique Moy-Wagner – für ihre wertvolle wissenschaftliche Unterstützung.

Darüber hinaus möchten wir uns bei allen Fachärzt*innen bedanken, die durch ihr Wissen unser Buch bereichert haben!

Ein herzliches Dankeschön an Mag. Johanna Frank-Stabinger und Mag. Martina Marx für ihr sorgfältiges und gewissenhaftes Korrekturlesen.

Unser tiefer Dank gilt aber vor allem unseren Familien. Für das geduldige, wiederholte und zugleich kritische Korrekturlesen danken wir Moritz und Inge sowie Lisa Marie und Rosemarie – danke, dass ihr euch immer wieder Zeit genommen habt!

Ein ganz besonderer Dank geht an Valerie, die mit großer Geduld die vielen geistig abwesenden Momente ihrer Mama Tina ertragen hat – und an Alice, die mit zahlreichen Stillpausen dafür sorgte, dass ihre Mama Corina endlich die nötige Zeit zum Lesen und Einarbeiten in sämtliche Themen hatte. Nicht zu vergessen Luna und Kerry, die in den letzten Monaten von ihrem Frauerl Tina eindeutig vernachlässigt wurden – und Luzifer, der auf einige Streicheleinheiten verzichten musste.

Der allergrößte Dank gilt jedoch unseren Männern Bruno und Armin: Ihr habt nicht nur den Alltag gemanagt, wenn unsere Köpfe in Manuskripten steckten, sondern auch mit bewundernswerter Geduld unsere gedankliche Abwesenheit, endlose Telefonate und spontane Ideenfluten ertragen. Mit eurer ruhigen Art, eurer eigenen Expertise und eurem Humor habt ihr uns in jeder Phase dieses Buchprojekts zur Seite gestanden und uns den Rücken gestärkt, wenn wir ihn am meisten gebraucht haben.

Ohne euch alle wäre dieses Buch nicht das geworden, was es heute ist. Danke!

Inhaltsverzeichnis

1 Die Biologie des Alterns	1
Im Labor	2
Medizinischer Fortschritt	5
Zelluläre Alterung	8
Molekulare Alterungsuhren	14
Innere Faktoren und äußere Einflüsse	20
Geschlechtsspezifische Unterschiede	24
Zeitfenster für Interventionen	28
2 Die wissenschaftlichen Grundlagen von Anti-Aging-Strategien	33
Ernährung	35
Nährstoffzusammensetzung	35
Kalorienrestriktion	43
Intervallfasten	46
Körperliche Aktivität	48
Ausdauersport	49
Kraftsport	51
Bewegungsvielfalt von Anfang an	55
Regeneration und soziales Wellbeing	57
Akuter *versus* chronischer Stress	57
Schlaf	58
Soziale Kontakte	59
Umwelt- und Verhaltensrisiken	61
Tabak	61
Alkohol	63
Luftverschmutzung	65
Geroprotektive Arzneimittel	67
Wirkstoffentwicklung	67
Altern als Indikation	70
Arzneimittel und Nahrungsergänzungsmittel	72
Potenzielle Anti-Aging-Wirkstoffe	75
Zelluläre Verjüngung	80
Reprogrammieren	80
Telomerverlängerung	82
3 Die medizinischen Strategien zur Förderung der Organfunktion	85
Allgemeinmedizinische Perspektive	87
Herz-Kreislauf-System	92
Aufbau und Funktion	93
Risikofaktoren im Überblick	95
Diagnostik	98
Primär- und Sekundärprävention	105

Verdauungstrakt 116
Aufbau und Funktion 117
Unverträglichkeiten und Reizdarm 122
Gastritis, Magengeschwüre und Magenkrebs 123
Fettleber 125
Darmkrebs 127
Ernährungsstrategien für die Darmgesundheit 128
Bewegungsapparat 138
Aufbau und Funktion 139
Arthrose 141
Rückenschmerz 143
Prävention und Therapie 145
Hormonsystem 153
Osteoporose 154
Adipositas 161
Diabetes mellitus 166
Schilddrüsenfunktion über das Alter hinweg 171
Gehirn und Nervensystem 175
Neurologische Aspekte 175
Psychosomatik 186
Grenzflächen 197
Hals, Nase und Ohren 197
Zahn 204
Augen 207
Haut 211
Geschlechtsspezifische Gesundheit 219
Fehlende Vielfalt in Studien 219
Frauenspezifische Aspekte des Alterns 220
Männerspezifische Aspekte des Alterns 230
Immunsystem und Lunge 235
Aufbau und Funktion 235
Lunge 237
Impfungen 245
Post-COVID-Syndrom 253

4 Im Klartext 261
Interventionsübersicht 262
Mikronährstoffe 263
Trainingspraxis 278
Take-Home Message 282

> **Serviceteil**
> Literatur 286
> Stichwortverzeichnis 301

Abkürzungsverzeichnis

AMPK	AMP-aktivierte Proteinkinase
ATP	Adenosintriphosphat
BDNF	Brain-Derived Neurotrophic Factor
BMI	Body-Mass-Index
CRP	C-reaktives Protein
DASH	Dietary Approaches to Stop Hypertension
DHA	Docosahexaensäure
DGE	Deutsche Gesellschaft für Ernährung
DNA	Desoxyribonukleinsäure
EFSA	European Food Safety Authority
EMA	European Medicines Agency
EPA	Eicosapentaensäure
FDA	Food and Drug Administration
FOXO	Forkhead Box O
GABA	Gamma-Aminobuttersäure
GLP-1	Glucagon-like Peptide 1
HbA1c	Hämoglobin A1c
HDL	High-Density Lipoprotein
HIIT	hochintensives Intervalltraining
IGF-1	Insulin-like Growth Factor 1
IgG	Immunoglobulin G
LDL	Low-Density Lipoprotein
NAD+	Nicotinamidadenindinukleotid
NSAIDs	Non-Steroidal Anti-Inflammatory Drugs
PAL	Physical Activity Level
PSA	prostataspezifisches Antigen
RNA	Ribonukleinsäure
SGLT-2	Sodium-Glucose-Linked Transporter 2
T4	Thyroxin
T3	Trijodthyronin
TSH	Thyroid-Stimulating Hormone
WHR	Waist-to-Hip Ratio

Abbildungsverzeichnis

Abb. 1.1	Corina im Fadenwurmlabor	2
Abb. 1.2	Lichtmikroskopische Aufnahme von Nervenzellen und Endothelzellen	9
Abb. 1.3	Der Aufbau von Zellen am Beispiel einer Endothelzelle	10
Abb. 1.4	Fluoreszenzmikroskopische Aufnahme einer Endothelzelle	11
Abb. 1.5	Lichtmikroskopische Aufnahme junger und alter Endothelzellen	12
Abb. 1.6	Die Verkürzung von Telomeren	16
Abb. 2.1	Die molekularen Schaltstellen der Kalorienrestriktion (grob vereinfacht)	45
Abb. 2.2	Die Effekte von Senomorphika und Senolytika	77
Abb. 3.1	Das menschliche Herz-Kreislauf-System	94
Abb. 3.2	Österreichische Ernährungspyramide mit Fleisch und Fisch	111
Abb. 3.3	Schematische Darstellung des Verdauungstrakts	118
Abb. 3.4	Der aktive Bewegungsapparat	140
Abb. 3.5	Der Aufbau unseres Nervensystems	177
Abb. 3.6	Die Schichten der Haut	212

Tabellenverzeichnis

Tab. 3.1	Blutdruckwerte, abhängig von der Messart	100
Tab. 3.2	Klassifizierung des BMIs	162
Tab. 3.3	Aktuelle Richtlinien zu Impfungen in Österreich	246
Tab. 4.1	Übersicht über die diskutierten Anti-Aging-Interventionen	262

Die Biologie des Alterns

Inhaltsverzeichnis

Im Labor – 2

Medizinischer Fortschritt – 5

Zelluläre Alterung – 8

Molekulare Alterungsuhren – 14

Innere Faktoren und äußere Einflüsse – 20

Geschlechtsspezifische Unterschiede – 24

Zeitfenster für Interventionen – 28

© Der/die Autor(en), exklusiv lizenziert an Springer-Verlag GmbH, DE, ein Teil von Springer Nature 2026
C. Madreiter-Sokolowski and K. Hütter-Klepp, *Der Code zum Jungbleiben*,
https://doi.org/10.1007/978-3-662-71277-1_1

Im Labor

Wie sieht unser Alltag im Forschungslabor aus und wie können Versuche an isolierten Körperzellen womöglich die Grundlage für neue Anti-Aging-Interventionen bilden? Folgen Sie mir auf eine Tour durch das Labor – vom Zellkulturraum über das Fadenwurmlabor bis hin zu hochmodernen Fluoreszenzmikroskopen – und lassen Sie sich einen Einblick in die Arbeitsweise von Forschungsgruppen an der Universität geben.

Als Wissenschaftlerin ist es mir immer eine Freude, wenn ich Freunde und Bekannte durch „mein" **Forschungslabor** an der Medizinischen Universität Graz führen und ihnen einen kleinen Einblick in die sonst eher im Verborgenen agierende akademische Forschung geben kann.

Für gewöhnlich starte ich meine Laborführung in der Zellkultur, wo wir menschliche Zellen in Kulturgefäßen bei Körpertemperatur kultivieren. Von dort geht es weiter zum 20 °C kühlen Fadenwurmlabor (Abb. 1.1), wo die 1 mm kleinen Fadenwürmer auf Petrischalen ihr kurzes Leben fristen, hin zu den Fluoreszenzmikroskopen, an welchen wir mithilfe fluoreszierender Eiweißstoffe in Echtzeit Sauerstoffradikale oder Kalziumionen in den verschiedenen Zellorganellen beobachten.

In den Laborräumen herrscht meist munteres Treiben in wechselnder Belegschaft. Während die Labortechniker*innen und biomedizinischen Analytiker*innen schon sehr zeitig ihre Tätigkeit im Labor starten, kommen die Studierenden und Postdocs oftmals später, weil sie aufgrund von fixen Inkubationszeiten oder der Belegung der Mikroskope des Öfteren Abendschichten einlegen müssen. Nachdem

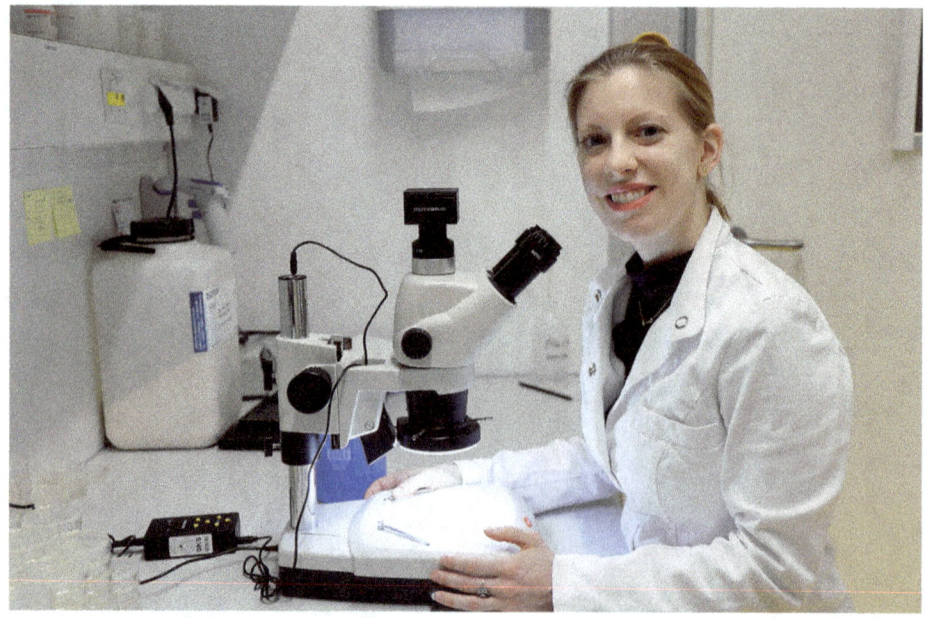

Abb. 1.1 Corina im Fadenwurmlabor. (©Med Uni Graz/FILMFALT)

regelmäßig auch neue Technologien etabliert werden, um das vorher nicht Messbare greifbar zu machen, sind die Arbeitszeiten also sehr variabel – vorwiegend aber sehr lang. Dennoch herrscht ein eingeschworener Teamspirit. Jede und jeder Einzelne weiß nämlich auch, dass sie oder er auf die Hilfe der anderen angewiesen ist – ansonsten läuft im Labor nichts. Nur wenn die Labortechniker*innen die Zellen in der richtigen Dichte aussetzen und die Messlösungen in der korrekten Zusammensetzung zubereiten, wird später die Messung der Studierenden und Postdocs am Fluoreszenzmikroskop gelingen. Basierend auf den Messergebnissen schreibe ich als Gruppenleiterin mit meinen Mitarbeiter*innen die Fachartikel (**Publikationen**), in denen wir unsere Ergebnisse der Öffentlichkeit präsentieren. Zudem bilden unsere aktuellen Forschungsergebnisse auch die Grundlage für neue Ideen (**Hypothesen**), welche wir in weiterführenden Experimenten überprüfen und entsprechend den Resultaten weiterentwickeln. Auf diesen Hypothesen beruht auch die Planung von neuen **Forschungsprojekten**, welche nach erfolgreicher Begutachtung durch Fördergeber finanziert werden. Größtenteils handelt es sich um Förderperioden von 3 bis 4 Jahren. In der akademischen Forschung muss man demnach oft recht schnell neue Mitarbeiter*innen akquirieren, einschulen und schließlich auch die aus deren Arbeit resultierenden Ergebnisse publizieren. Denn die Publikationen sind die Währung in der akademischen Forschung und quasi das Readout für die Produktivität. Wobei Sie sich sicherlich vorstellen können, dass auch die beste und einfallsreichste Hypothese oft weit daneben liegen kann und folglich viel Glück und enorme Frustrationstoleranz nötig ist, um tatsächlich etwas fundamental Neues anhand der Experimente an Zellen und Fadenwürmern herauszufinden.

Dabei agiert eine Forschungsgruppe aber niemals isoliert. Wir sind sowohl innerhalb unserer Institution als auch **international** eng mit Kolleg*innen vernetzt. Diese Zusammenarbeit ist essenziell, da wir über unterschiedliche methodische Expertise verfügen und aus verschiedenen wissenschaftlichen Disziplinen kommen. Dadurch eröffnen sich durch die Zusammenarbeit mit Kolleg*innen vielfältige Perspektiven, die unsere Projekte bereichern und kontinuierlich neue Impulse liefern. Gleichzeitig sind viele Mitarbeiter*innen – vor allem Studierende und Postdocs – aus dem Ausland, wodurch an der Universität stets ein internationaler Vibe mit einem bunten Mix an Sprachen und Kulturen herrscht. Daneben sind wir jüngeren Gruppenleiter*innen oft auf die Hilfe erfahrener Kolleg*innen angewiesen, welche Dinge naturgemäß schon etwas entspannter sehen – sei es im Umgang mit Rückschlägen, bei strategischen Entscheidungen oder in der langfristigen Planung wissenschaftlicher Karrieren. Es müssen also viele sehr unterschiedliche Personen in oft wechselnder Belegschaft mit Fachkolleg*innen der eigenen Institution wie auch mit internationalen Kooperationspartner*innen bestens zusammenarbeiten, um neue Erkenntnisse gewinnen und die Forschungsaktivitäten am Laufen halten zu können.

In unserem Labor an der Medizinischen Universität Graz verfolgen wir das übergeordnete Ziel, neue zellbiologische Erkenntnisse zu gewinnen, um gezielte Maßnahmen zu entwickeln, die altersbedingten Erkrankungen vorbeugen oder deren Ausbruch verzögern. So möchten wir dazu beitragen, die Gesundheit im Alter zu erhalten und ein längeres, gesundes Leben zu ermöglichen. Dafür analysieren wir zelluläre Vorgänge in jungen und alten **Zellen** und versuchen, Angriffspunkte für neue Wirkstoffe zu finden. Um möglichst robuste Mechanismen zu identifizieren, greift die Alterungsforschung nicht nur auf klassische Zellkulturen und **Modellorganismen** wie Fadenwürmer oder Fruchtfliegen sowie Mäuse und andere **Versuchstiere** zurück, sondern bezieht auch atypisch langlebige Arten mit ein – also Organismen, welche im Vergleich zu ihrer Körpergröße oder zu nahen Verwandten erstaunlich alt werden. So ist unter anderem der Nacktmull ein interessantes Forschungsobjekt. Dieser splitterfasernackte Nager erreicht mit seiner mausähnlichen Größe eine Lebensspanne von satten 30 Jahren und entkommt Krebserkrankungen überraschend gut. Folglich stellt sich natürlich die Frage: was den Nacktmull von einer Maus unterscheidet, die nach maximal 3 Jahren für gewöhnlich das Zeitliche segnet. Forschungsergebnisse zeigten, dass Nacktmulle besonders lange Hyaluronsäureketten produzieren und diese die Nacktmulle schützen [1]. Interessanterweise hatten diese Moleküle auch positive Auswirkungen auf die Lebensspanne von Mäusen [2]. Sie können an diesem Beispiel also schon erahnen, dass Erkenntnisse wie diese auch für pharmakologische Ansätze interessant sind, aber natürlich hinsichtlich ihrer Übertragbarkeit auf den Menschen überprüft werden müssen.

Erst nachdem sämtliche dieser vorklinischen Experimente in Zellen und Modellorganismen bzw. Versuchstieren vielversprechend sind, können deren Sicherheit und Wirksamkeit in mehrstufigen klinischen Studien am Menschen ermittelt werden. Dieser Prozess liegt dann nicht mehr in unserer Hand als Grundlagenforscher*innen, sondern wird an Kliniker*innen und pharmazeutische Unternehmen weitergereicht. Wohlgemerkt schaffen es von 5000 potenziellen Wirkstoffen, die wir im Labor untersuchen, höchstens 5 in die klinische Testung am Menschen. Die klinische Testung erfolgt dabei idealerweise im Rahmen von **randomisierten, doppelblinden, placebokontrollierten Studien**. Klingt kompliziert, ist es auch. Durch die Randomisierung werden die Teilnehmer*innen dem Zufall folgend einer Studiengruppe zugeteilt – weder die Studienteilnehmer*innen noch das medizinische Personal kann also entscheiden, wer welcher Gruppe zugeordnet wird. In doppelblinden Studien wissen zudem weder Studienteilnehmer*innen noch medizinisches Personal, wer die tatsächliche Behandlung und wer die Scheinbehandlung (Placebo) bekommt. Dies lässt sich beispielsweise durch wirkstofffreie Tabletten, welche dem zu testenden Präparat sehr ähnlich sehen, sichern. Dadurch umgeht man Verzerrungen durch etwa Erwartung und angepasste Verhaltensweisen. Gleichzeitig sollte eine Studie noch in verschiedenen unabhängigen Kliniken und Forschungseinrichtungen durchgeführt werden, um auch die Übertragbarkeit der Ergebnisse zu sichern. Von 5 Wirkstoffen, welche es in die klinische Testung schaffen, wird nach diesem aufwendigen Prozedere bestenfalls ein einziger Wirkstoff schließlich zugelassen und kommt auf den Markt – meist dauert dieser Prozess in etwa 12 bis 15 Jahre.

Wir stehen mit unserer Forschungsaktivität an der Universität für gewöhnlich also am Anfang der Entwicklung von Wirkstoffen oder sonstigen Interventionen. Da wir durch unsere Arbeit oftmals unbekannte Mechanismen wie alterungsbedingte zelluläre Signalkaskaden oder die Wirksamkeit von neuen Substanzen aufzeigen, können wir aber den entscheidenden Grundstein liefern.

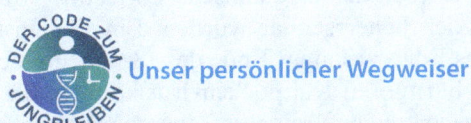 **Unser persönlicher Wegweiser**

- **Zyklischer Erkenntnisprozess:** In universitären Forschungslaboren werden Hypothesen experimentell überprüft, daraus entstehen neue Projektideen, die über Fördermittel realisiert und deren Ergebnisse mittels wissenschaftlicher Publikationen mit der Öffentlichkeit geteilt werden.
- **Zelluläre Zielstrukturen als Ansatzpunkt:** Die Alterungsforschung zielt darauf ab, zelluläre Mechanismen des Alterns zu entschlüsseln, um in den biologischen Alterungsprozess eingreifen und diesen verlangsamen zu können.
- **Strenge Selektion im Wirkstoffscreening:** Von 5000 getesteten Substanzen sind höchstens 5 in Versuchen an isolierten Zellen, Modellorganismen und Versuchstieren derart überzeugend, dass sie in die klinische Testung überführt werden können – und meist wird davon wiederum nur 1 Substanz nach rund 12 bis 15 Jahren tatsächlich zugelassen.
- **Evidenz durch kontrollierte Studien:** Randomisierte, doppelblinde, placebokontrollierte Studien gelten als methodischer Goldstandard, um Wirksamkeit und Sicherheit neuer Interventionen am Menschen objektiv zu beurteilen – frei von Verzerrungen durch Erwartung oder Voreingenommenheit.

Medizinischer Fortschritt

Welche medizinischen Entdeckungen haben es in der Vergangenheit ermöglicht, dass wir unsere Lebensspanne innerhalb der letzten 150 Jahre verdoppeln konnten? Und wie stehen die Chancen, dass wir diesen Trend erfolgreich fortsetzen können? Wir besprechen die Meilensteine der Medizin und diskutieren, warum wir nicht nur die Lebens- sondern auch Gesundheitsspanne verlängern müssen.

Im Labor können wir Körperzellen innerhalb weniger Tage altern lassen – ein Prozess, der aufzeigt, wie rasch biologisches Altern auf zellulärer Ebene vonstattengehen kann. Auch Fadenwürmer erreichen „nur" eine Lebensspanne von etwa 30 Tagen, Fruchtfliegen rund zwei Monate und selbst Mäuse als vergleichsweise komplexe Säugetiere werden meist nicht älter als zwei bis drei Jahre. Im Vergleich dazu erscheint die Lebensspanne von uns Menschen erstaunlich lang. Und: Im Gegensatz zu den Tieren in freier Wildbahn hat es der Mensch geschafft, seine Lebensspanne über die Jahrhunderte erheblich zu verlängern.

So ist seit 1840 die höchste durchschnittliche Lebenserwartung bei Geburt – also der Spitzenwert aus dem jeweils langlebigsten Land – fast gleichmäßig um 3 Monate pro Jahr angestiegen [3]. Diese bemerkenswerte Entwicklung ist nicht zuletzt unserem technologischen und sozialen Fortschritt zu verdanken. So erhielten immer mehr Menschen Zugang zu ausreichender und nährstoffreicher Nahrung, und die allgemeinen Lebens- und Arbeitsbedingungen verbesserten sich.

Von zentraler Bedeutung war dabei auch der medizinische Fortschritt, durch den einst tödliche Krankheiten plötzlich beherrschbar wurden. Ein Meilenstein hierfür war die Entdeckung des Arztes Edward Jenner Ende des 18. Jahrhunderts: Durch die gezielte Infektion mit dem harmlosen Kuhpockenvirus konnten die behandelten Personen eine Immunität gegen die gefürchteten Menschenpocken entwickeln – eine der damals tödlichsten Erkrankungen. Damit war der Grundstein für eine Reihe von **Impfstoffen** gelegt, die im 20. Jahrhundert dazu beitrugen, gefährliche Infektionskrankheiten wie Kinderlähmung (Poliomyelitis), Masern oder Wundstarrkrampf (Tetanus) entscheidend einzudämmen.

Ein weiterer bedeutender Durchbruch gelang Alexander Fleming im Jahr 1928, als er zufällig entdeckte, dass ein Schimmelpilz der Gattung *Penicillium* das Wachstum von Bakterien hemmt [4]. Dadurch wurde das erste **Antibiotikum** identifiziert – ein wirksames Mittel gegen zahlreiche bakterielle Infektionen. In den folgenden Jahrzehnten wurden weitere Antibiotika entwickelt, die unter anderem auch erfolgreich zur Behandlung von Tuberkulose, einer der tödlichsten Infektionskrankheiten, eingesetzt werden konnten [5].

Neben medizinischen Errungenschaften wie diesen war auch die Verbesserung der **Hygiene** durch die Sicherstellung von sauberem Trinkwasser und die kontinuierliche Verbesserung des Abwasser- und Müllentsorgungssystems entscheidend für die Verlängerung der Lebenserwartung [6]. Als prominentes Beispiel ist hier der Chirurg und Geburtshelfer Ignaz Semmelweis zu nennen, nach dem mittlerweile sogar ein eigenes Forschungsinstitut in Wien benannt ist. Mitte des 19. Jahrhunderts suchte er nach den Ursachen für die hohe Sterblichkeit von Müttern im Wochenbett. Durch systematische Beobachtungen und Vergleiche erkannte er, dass Hygienemaßnahmen, insbesondere das Desinfizieren der Hände mit Chlorlösung, die Todesfälle drastisch reduzierten. Semmelweis gilt damit nicht nur als Wegbereiter der Krankenhaushygiene, sondern auch der evidenzbasierten Medizin [7].

Während diese Errungenschaften allseits bekannt sind, sorgt deren enormer Effekt auf unsere **Lebenserwartung** doch immer für Erstaunen: In den Industrieländern erhöhte sich während des 20. Jahrhunderts die Lebenserwartung dadurch nämlich um bis zu 30 Jahre. Seit den 1990er-Jahren hat sich das Tempo des Anstiegs der Lebenserwartung in den Ländern mit den höchsten Durchschnittswerten verlangsamt – der Anstieg in der Lebenserwartung flacht also ab [8]. Was womöglich darauf hindeutet, dass wir der biologisch vorgegebenen maximalen Lebensspanne immer näherkommen und deshalb eine weitere Verbesserung der Lebensspanne schwerer zu erzielen ist.

Haben wir also bald das Limit der menschlichen Lebensspanne ausgeschöpft? Mathematische Modellierungsstudien gehen derzeit von einer **maximalen Lebensspanne** von etwa 125 Jahren aus. Dass dieses Alter von Einzelpersonen tatsächlich erreicht werden kann, erscheint realistisch, schließlich wurde die bisher älteste dokumentierte Person auf unserem Planeten, die Französin Jeanne Calment, 122 Jahre alt [9, 10]. Gleichzeitig wird diskutiert, dass die derzeit angenommene maximale Lebensspanne nicht biologisch begrenzt ist, sondern dass gesellschaftliche und medizinische Faktoren dazu beitragen. So wird argumentiert, dass sehr alte Menschen oftmals keine umfassende medizinische Behandlung von alterungsbedingten Krankheiten mehr erhalten und pharmakologische Interventionen wie Rapamycin, welche bereits im Tierversuch erfolgreich die Lebensspanne verlängern können, auch beim Menschen wirksam sein können [11].

Ist es also tatsächlich denkbar, dass wir bald viele über 100-Jährige unter uns haben werden und die maximale Lebensspanne nochmals erhöhen können?

Tatsächlich liegt in Europa die **durchschnittliche Lebensspanne** derzeit bei 82 Jahren für Frauen und bei 75 Jahren für Männer [12]. Studienergebnisse prognostizieren, dass von den Menschen, die 2019 geboren worden sind, lediglich etwa 5 % der Frauen und 2 % der Männer ein Alter von 100 Jahren erreichen werden können [8]. Damit zeigt sich eine deutliche Kluft zwischen der theoretisch erreichbaren maximalen Lebensspanne, die wir durch gesellschaftliche, medizinische und technologische Fortschritte womöglich noch steigern können, und der erreichten durchschnittlichen Lebenserwartung.

Noch gravierender ist jedoch eine andere Diskrepanz: jene zwischen der Anzahl gelebter und gesunder Jahre. Denn für viele Menschen sind die letzten Lebensjahre von chronischen Erkrankungen, Schmerzen oder Einschränkungen geprägt. An diesem Punkt rückt ein zentrales Konzept in den Fokus: die **Gesundheitsspanne**, also jene Zeitspanne im Leben, in der ein Mensch frei von schwerwiegenden gesundheitlichen Beeinträchtigungen leben kann.

Eine kürzlich erschienene Studie analysierte Daten aus 183 Mitgliedsstaaten der Weltgesundheitsorganisation (WHO) und zeigt, dass die weltweite Lebenserwartung zwischen 2000 und 2019 zwar um 6,5 Jahre gestiegen ist, die Gesundheitsspanne jedoch nur um 5,4 Jahre. Dadurch hat sich die durchschnittliche Lücke zwischen Lebens- und Gesundheitsspanne – der sogenannte **Healthspan-Lifespan-Gap** – von 8,5 auf 9,6 Jahre erhöht. Interessant war, dass diese Kluft besonders in westlichen Industrienationen wie den USA, Australien und dem Vereinigten Königreich sehr groß war. Die Hauptursache für diese Entwicklung liegt in der zunehmenden Belastung durch alterungsbedingte Krankheiten, was unterstreicht, dass Fortschritte in der Lebensverlängerung nicht automatisch mit einem Zugewinn an gesunden Lebensjahren einhergehen [13].

Nachdem sich die Anzahl der über 60-Jährigen zwischen 2015 und 2050 laut der WHO verdoppeln wird [14], steht die Wissenschaft heute also vor zwei Herausforderungen: Es geht nicht nur darum, die durchschnittlich erreichte Lebensspanne zu verlängern, sondern auch die Gesundheitsspanne. Fortschritte in beiden bedingen und verstärken einander. Wenn beides gelingt, ergeben sich persönliche und gesellschaftliche Chancen – etwa durch längere soziale Teilhabe, Wissensaustausch zwischen den Generationen und einem aktiven Leben im hohen Alter.

Ob dies gelingt, hängt zum einen davon ab, ob Risiken unseres derzeitigen Lebenswandels – etwa Bewegungsmangel und ungesunde Ernährung – sowie die Auswirkungen veränderter Umweltbedingungen erkannt werden, und ob diesen flächendeckend entgegengesteuert werden kann. Zum anderen bedarf es eines kontinuierlichen medizinischen Fortschritts, der nicht nur gezielt gefördert, sondern auch finanziell tragbar in die Gesundheitsversorgung integriert werden muss. Letztlich können neue Erkenntnisse und Therapien nur dann wirksam werden, wenn sie nicht nur verfügbar sind, sondern auch gesellschaftlich akzeptiert und breit angewendet werden.

Mein Ziel als Wissenschaftlerin in der Alterungsforschung – und das unzähliger Kolleg*innen auf der ganzen Welt – ist es also derzeit, mit unseren Erkenntnissen dazu beizutragen, dass Menschen mit über 80 Jahren fit und weitgehend frei von altersbedingten Erkrankungen ihr Leben in vollen Zügen genießen können. Gleichzeitig scheint es mir auch von besonderer Bedeutung, Ihnen – liebe Leserin, lieber Leser – ein Stück Wissen mit auf den Weg zu geben. Denn vieles im Alterungsprozess kann glücklicherweise heute schon aktiv mitgestaltet werden.

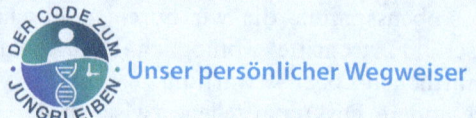

Unser persönlicher Wegweiser

- **Historischer Zugewinn an Lebenszeit:** Die durchschnittliche Lebenserwartung hat sich in den letzten 150 Jahren infolge medizinischer, technischer und sozialer Fortschritte verdoppelt – getrieben durch Impfstoffe, Antibiotika und öffentliche Gesundheitsmaßnahmen.
- **Die menschliche Lebensspanne hat ein flexibles Limit:** Mathematische Modellierungen deuten auf eine maximale Lebenserwartung von etwa 125 Jahren hin – ob diese biologisch fixiert ist oder durch medizinische und gesellschaftliche Faktoren weiter verschiebbar bleibt, ist Gegenstand aktueller Forschung.
- **Gesundheitsspanne als neues Leitmotiv:** Während die Lebensspanne weltweit steigt, nimmt der Unterschied zwischen gelebten und gesunden Jahren – der Healthspan-Lifespan-Gap – weiter zu, insbesondere in wohlhabenden Gesellschaften mit hoher Krankheitslast im Alter.
- **Doppelte Herausforderung der Langlebigkeit:** Ziel der modernen Altersforschung ist nicht nur die Verlängerung der Lebenszeit, sondern vor allem die Steigerung gesunder Lebensjahre – durch präventive Strategien, Lebensstilmodifikation und gezielte medizinische Innovation.

Zelluläre Alterung

Um dem Alterungsprozess entkommen zu können, müssen wir verstehen, was im Innersten unseres Körpers bzw. unserer Organe passiert. Was geschieht also in unseren Körperzellen während des Alterns? Lassen Sie uns erkunden, wie spezialisierte Zelltypen und ihre Organellen perfekt aufeinander abgestimmt funktionieren – und wie sich mit zunehmendem Alter Veränderungen einschleichen, die schließlich zu einem Verlust dieser Effizienz und letztlich unserer Gesundheit führen.

Unser Körper ist ein hochkomplexes System aus verschiedenen Organen, welche gemeinsam lebenswichtige Funktionen erfüllen. Dabei setzt sich jedes Organ aus spezialisierten Zellen zusammen, die eng zusammenarbeiten, um die jeweilige Aufgabe des Organs auszuführen.

Zelluläre Alterung

In unserem Körper finden sich insgesamt rund **400 verschiedene Zelltypen** [15]. Dazu gehören etwa Nervenzellen (Neuronen), die elektrische und chemische Signale weiterleiten und so Reize verarbeiten oder Bewegungen steuern. Muskelzellen wiederum sind in der Lage, sich durch das Zusammenziehen (Kontraktion) zu verkürzen, was essenziell für jede unserer Bewegungen ist – sei es das Schlagen des Herzens, das Heben eines Arms oder die Verdauungstätigkeit des Darms. Einen weiteren wichtigen Zelltyp bilden die Endothelzellen, welche unsere Blut- und Lymphgefäße auskleiden. Dabei spielen sie eine entscheidende Rolle für die Aufrechterhaltung der Gefäßbarriere, die Regulierung des Blutflusses und den Austausch von Nährstoffen, Gasen und Abfallprodukten.

So verschieden die Funktionen der einzelnen Körperzellen sind, so unterschiedlich ist auch ihr **Erscheinungsbild (Morphologie)**, wie Sie in der lichtmikroskopischen Aufnahme von Nervenzellen und Endothelzellen in ◘ Abb. 1.2 sehen können. Beide Zelltypen unterscheiden sich klar in Form, Struktur und Anordnung: Nervenzellen haben charakteristische Zellkörper und lange Fortsätze, die Axone, die zur Signalweiterleitung dienen. Diese können – je nach Zelltyp – über einen Meter lang werden. Endothelzellen dagegen sind flach, dicht aneinandergelagert und bilden eine glatte Auskleidung der Blutgefäße. Ihre geringe Dicke ermöglicht einen reibungsarmen Blutfluss und einen effizienten Stoffaustausch.

Innerhalb der verschiedenen Zelltypen befinden sich spezialisierte **Zellorganellen**, die bestimmte Aufgaben übernehmen und so zur Funktion der Zelle beitragen. Ihre Aktivität ist dabei an die spezifischen Anforderungen der jeweiligen Zelle angepasst, wie in ◘ Abb. 1.3 dargestellt.

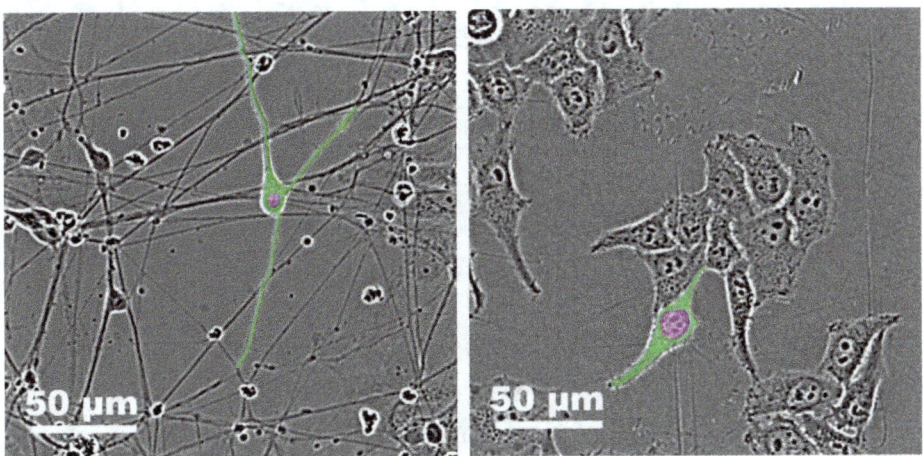

◘ **Abb. 1.2** Lichtmikroskopische Aufnahme von Nervenzellen und Endothelzellen. (©Med Uni Graz)

Um die verschiedenen Zelltypen voneinander unterscheiden und einzelne Organellen erkennen zu können, benötigen wir Lichtmikroskope, deren optische Ausstattung aus Okular und Objektiv eine über 100-fache Vergrößerung erlaubt. In der Abbildung sehen Sie eine Kultur von Nervenzellen (links) und eine von Endothelzellen (rechts), mit jeweils einer grün gefärbten Zelle und einem magenta gefärbten Zellkern.

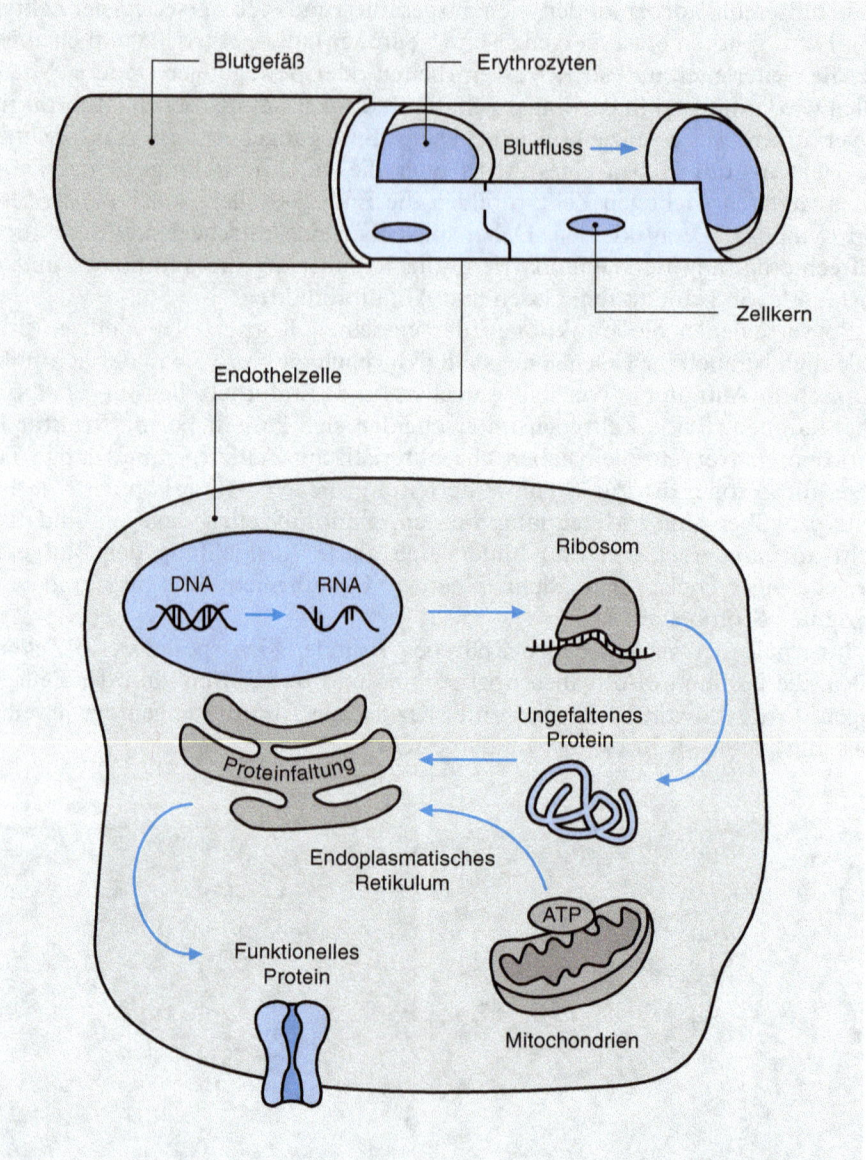

Abb. 1.3 Der Aufbau von Zellen am Beispiel einer Endothelzelle. (©Millinger Design)

Endothelzellen kleiden die Innenseite der Blutgefäße aus und sorgen durch ihre glatte Oberfläche für einen reibungsarmen Blutfluss, insbesondere für die Erythrozyten. Endothelzellen enthalten – wie andere Zellen auch – verschiedene Organellen, darunter Zellkern, Ribosomen, endoplasmatisches Retikulum und Mitochondrien. Im Zellkern wird die DNA in RNA transkribiert. Diese RNA dient anschließend als Vorlage für die Translation an den Ribosomen, bei der eine Aminosäurekette entsteht. Die dabei gebildeten, noch ungefalteten Proteine werden meist im endoplasmatischen Retikulum weiterverarbeitet und korrekt gefaltet. Als funktionelle Proteine übernehmen sie dann spezifische Aufgaben – beispielsweise als Transportproteine in der Zellmembran. Die dafür benötigte Energie wird in den Mitochondrien in Form von ATP bereitgestellt.

Im **Zellkern** findet sich die genetische Information, die **Desoxyribonukleinsäure (DNA),** also der Bauplan für die **Eiweißstoffe (Proteine)** einer Zelle. Dieser Bauplan ist in sogenannten **Genen** organisiert, also einzelnen DNA-Abschnitten, welche die Anleitung zur Herstellung eines bestimmten Proteins enthalten. Damit diese Information genutzt werden kann, wird der entsprechende Abschnitt der DNA zunächst in eine **Ribonukleinsäure (RNA)** umgeschrieben – ein Vorgang, der als Transkription bezeichnet wird. Die RNA verlässt den Zellkern und dient im Zytoplasma als Vorlage für die Proteinbiosynthese an den **Ribosomen.** Diese Ribosomen lesen die RNA und setzen auf Basis der darin codierten Information Aminosäuren zu einer Kette zusammen – dieser Prozess wird Translation genannt. Die dabei entstehenden Eiweißstoffe sind die Hauptakteure in unseren Zellen, welche Funktionen wie die Synthese des Energieträgers **Adenosintriphosphat (ATP)** oder den Transport von Ionen ausführen. Um ihre Funktionsfähigkeit zu erlangen, müssen die Eiweißstoffe in richtiger Anordnung (Konformation) vorliegen. Diese sogenannte Proteinfaltung findet oftmals im **endoplasmatischen Retikulum** statt, wo spezialisierte Eiweißstoffe (Enzyme), sogenannte Chaperone, die Faltung erleichtern.

Wie unzählige andere Enzyme benötigen auch die Chaperone viel Energie, welche über den zentralen Energieträger ATP bereitgestellt wird. Dieser wird vor allem über den Abbau von Zuckern und Fettsäuren gewonnen. Die **Mitochondrien** (◘ Abb. 1.4) sind die Kraftwerke unserer Zellen und beinahe in allen Zelltypen in unserem Körper zu finden. Sie enthalten Enzyme für die Herstellung von ATP, das für zahlreiche zelluläre Prozesse unerlässlich ist. Aufgrund des hohen

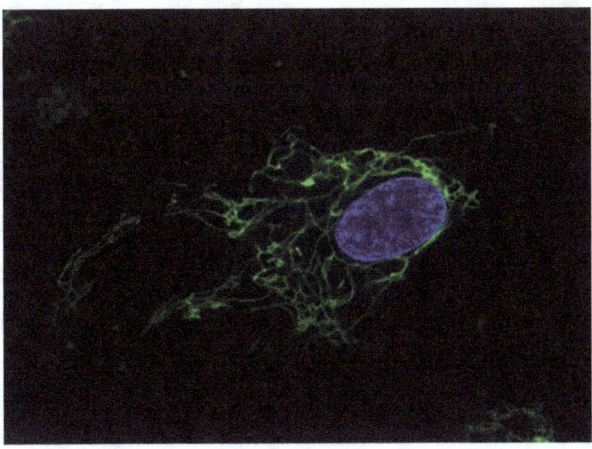

◘ **Abb. 1.4** Fluoreszenzmikroskopische Aufnahme einer Endothelzelle. (©Med Uni Graz)

Die Struktur und Funktion einzelner Zellorganellen können mithilfe von fluoreszierenden Markerproteinen mittels Fluoreszenzmikroskopie sichtbar gemacht werden. Diese Eiweißstoffe können beispielsweise in Mitochondrien exprimiert werden, wodurch sich deren Struktur und auch mögliche alterungsbedingte Veränderungen darstellen lassen. Die fluoreszenzmikroskopische Aufnahme zeigt eine Endothelzelle mit Zellkern (in Blau) sowie einen Eiweißstoff, der in den Mitochondrien lokalisiert ist (in Grün) und damit das Netzwerk der Mitochondrien sichtbar macht.

Energiebedarfs finden sich in Herzmuskelzellen beispielsweise besonders viele Mitochondrien. Dadurch wird sichergestellt, dass genügend Energie für eine dauerhafte Herzmuskelaktivität vorhanden ist. Diese gezielte Ausstattung der Organellen zeigt, wie präzise jede Zelle auf ihre spezifische Funktion optimiert ist, um das reibungslose Zusammenspiel innerhalb des Körpers zu gewährleisten.

Mit zunehmendem Alter schleichen sich in unsere Körperzellen allerdings allmählich Veränderungen ein. Dies führt zu Veränderungen im Aufbau und in der Struktur (◘ Abb. 1.5) sowie zu Einschränkungen in der Funktion. Junge Zellen arbeiten effizient und können sich auch teilen, um Wachstum zu ermöglichen und alte oder beschädigte Zellen zu ersetzen. Dabei ist es essenziell, dass die DNA fehlerfrei kopiert und auf die Tochterzellen weitergegeben wird. Dafür wird die DNA vor der Zellteilung verdoppelt und mit Eiweißstoffen in eine Transportform (**Chromosomen**) gepackt. Diese Chromosomen sind mit Schutzkappen flankiert, den sogenannten **Telomeren**. Dadurch wird sichergestellt, dass die genetische Information bei der Zellteilung nicht zu Schaden kommt. Bei jeder Zellteilung verkürzen sich diese Schutzkappen jedoch zunehmend und irgendwann ist eine kritische Länge erreicht. Um Schäden an der DNA zu verhindern, beenden die betroffenen Zellen dauerhaft ihre Teilungsfähigkeit – dann sprechen wir von **Seneszenz**.

Diese **seneszenten Zellen** sind zwar noch funktionsfähig, aber in ihrer Regenerationsfähigkeit stark eingeschränkt. Zudem können sie die Umgebung durch die Abgabe von entzündungsfördernden Botenstoffen schädigen. Wie schädlich

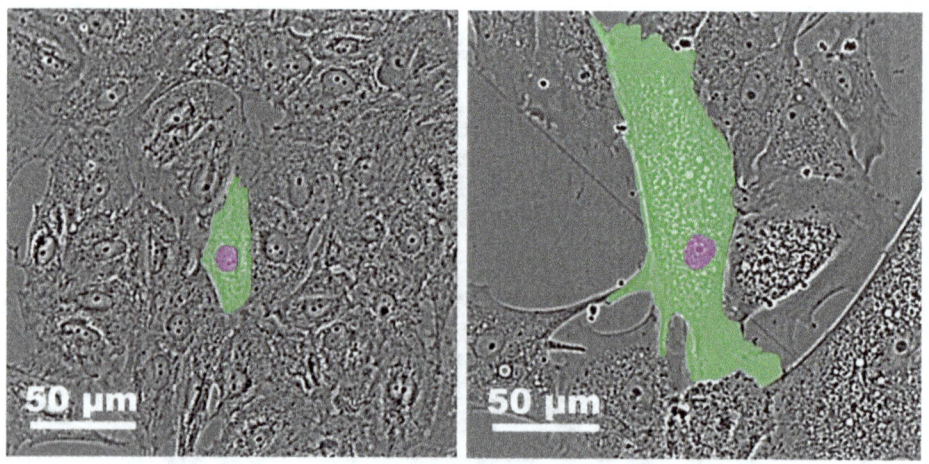

◘ **Abb. 1.5** Lichtmikroskopische Aufnahme junger und alter Endothelzellen. (©Med Uni Graz)

Nachdem Endothelzellen beispielsweise aus Gefäßen der Nabelschnur isoliert wurden, kultivieren wir sie in unserem Labor bei 37 °C in einem geeigneten Nährmedium. Aufgrund ihrer hohen Teilungsrate erreichen die Zellen nach etwa vier Wochen den Zustand der Seneszenz. Dieser lässt sich auch morphologisch unter dem Lichtmikroskop erkennen: Seneszente Zellen erscheinen vergrößert, unregelmäßig geformt und verlieren zunehmend ihre ursprüngliche Funktion. In der Abbildung sehen Sie die lichtmikroskopische Aufnahme junger Endothelzellen (links) und alter, seneszenter Endothelzellen (rechts), mit jeweils einer grün gefärbten Zelle und einem magenta gefärbten Zellkern.

Zelluläre Alterung

seneszente Zellen sein können, wurde eindrucksvoll in einem Mausversuch gezeigt: Wurden jungen Mäusen seneszente Zellen transplantiert und dabei ein Verhältnis von 1 seneszenten Zelle zu ca. 10.000 nicht seneszenten Körperzellen überschritten, traten bereits typische alterungsbedingte Funktionsverluste wie verminderte Laufgeschwindigkeit oder Greifkraft auf [16].

Zelluläre Seneszenz stellt einerseits einen Alterungsprozess dar, erfüllt andererseits aber eine wichtige Schutzfunktion. Sie sorgt dafür, dass sich Zellen mit einer hohen Anzahl an DNA-Schäden nicht weiter teilen und somit keine potenziell entarteten Zellen und daraus resultierende Krebserkrankungen entstehen.

DNA-Veränderungen – sogenannte **Mutationen** – entstehen durch verschiedene schädliche Einflüsse. Dazu zählen äußere Faktoren wie UV-Strahlung und Umwelttoxine sowie innere, körpereigene Prozesse. Besonders hervorzuheben sind dabei **freie Radikale**, vor allem die **reaktiven Sauerstoffspezies (ROS)**. Diese hochreaktiven Moleküle greifen zentrale Zellstrukturen wie Proteine, Lipide und insbesondere auch die DNA an. Dabei können unterschiedliche Arten von Mutationen entstehen – etwa Punktmutationen (Veränderungen einzelner Basen), Deletionen (Verlust von DNA-Abschnitten), Insertionen (Einfügungen zusätzlicher Basen) oder sogar komplexere Umlagerungen ganzer DNA-Abschnitte. Solche Veränderungen können die Funktion von Genen erheblich beeinträchtigen und sind mitverantwortlich für Alterungsprozesse und die Entstehung zahlreicher Krankheiten.

Junge Zellen verfügen noch über leistungsfähige Schutz- und Reparatursysteme, die solche Schäden wirksam erkennen und beheben können. Mit zunehmendem Alter lässt diese zelluläre Widerstandsfähigkeit jedoch deutlich nach. Die Fähigkeit zur DNA-Reparatur nimmt ab, wodurch sich genetische Schäden in alternden Zellen zunehmend akkumulieren.

Die Folge kann eine Produktion fehlerhafter oder funktionsloser Proteine sein, was wiederum die zelluläre Homöostase stört und die Funktion von Geweben und Organen insgesamt erheblich beeinträchtigen kann. Damit steht die Seneszenz an einem kritischen Schnittpunkt zwischen Schutzmechanismus und altersbedingtem Funktionsverlust.

Überdies treten im Laufe des Lebens ständig chemische Veränderungen – etwa Methylierungen – an der DNA oder an den sie strukturierenden Proteinen, den Histonen, auf. Diese sogenannten **epigenetischen Modifikationen** bestimmter DNA-Abschnitte beeinflussen, wie gut oder schlecht gewisse Gene abgelesen werden können. So kann etwa eine Methylierung eines bestimmten Gens dazu führen, dass es gar nicht mehr abgelesen wird – obwohl die DNA-Sequenz selbst unverändert bleibt. Damit nehmen epigenetische Veränderungen direkten Einfluss auf die Proteinzusammensetzung und letztlich auch auf die Funktionalität der Zellen. Im Alter bildet sich ein charakteristisches Muster an solchen Veränderungen, und folglich wird auch die Genexpression entsprechend moduliert.

Da aufgrund der akkumulierenden Veränderungen in und an der DNA und der Verkürzung der Telomere die Anzahl der seneszenten Zellen mit zunehmendem Alter immer mehr zunimmt, nimmt die **Regenerationsfähigkeit des Gewebes** ab. Daneben führen beispielsweise die Fehlfunktionen der Mitochondrien, die Störungen im Proteinaufbau und -abbau, veränderte intrazelluläre Kommunikationsprozesse wie auch chronische Entzündungsreaktionen letztlich zum allgemeinen Funktionsverlust von Organen und Geweben, was die körperliche Alterung verstärkt und das Risiko für alterungsbedingte Erkrankungen erhöht.

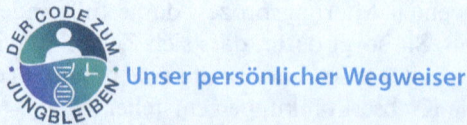 **Unser persönlicher Wegweiser**

- **Funktion durch Spezialisierung:** Der menschliche Körper besteht aus über 400 spezialisierten Zelltypen, deren Aufbau, Organellenausstattung und molekulare Prozesse präzise auf ihre jeweilige Funktion in Organen und Geweben abgestimmt sind.
- **Zellarchitektur als Grundlage systemischer Funktion:** Die strukturelle und funktionelle Organisation jeder Zelle – einschließlich spezifischer Organellen wie Mitochondrien, endoplasmatischem Retikulum und Zellkern – ist präzise auf deren Aufgabe abgestimmt und bildet die Grundlage für das koordinierte Zusammenspiel komplexer Organsysteme.
- **Zelluläre Alterung als limitierender Faktor:** Mit zunehmendem Alter akkumulieren Schäden an DNA, Proteinen und Organellen, wodurch essenzielle zelluläre Prozesse wie Energiegewinnung, Proteinfaltung und Reparaturmechanismen beeinträchtigt werden.
- **Seneszenz als Schaltstelle zwischen Schutz und Degeneration:** Verkürzte Telomere und zellulärer Stress aktivieren die Seneszenz, welche die Weitergabe geschädigter DNA verhindert und vor Tumorentstehung schützt, jedoch zugleich durch Entzündungsprozesse und Funktionsverlust zur Gewebealterung beiträgt.

Molekulare Alterungsuhren

Im vorherigen Kapitel haben Sie erfahren, wie der Alterungsprozess auf zellulärer Ebene abläuft – von der Verkürzung der Telomere bis hin zur Akkumulation von seneszenten Zellen. Doch wie lässt sich der biologische Alterungsprozess in einem ganzen Organismus messbar machen? Und inwiefern korreliert das biologische Alter tatsächlich mit dem physiologischen Zustand des Körpers? Hier beleuchten wir das Konzept rund um das biologische Alter und zeigen, wie Alterungsuhren basierend auf molekularen und physiologischen Daten eine immer präzisere Einschätzung des eigentlichen Alterungsprozesses und Gesundheitszustandes erlauben.

Im Labor fällt es uns nicht schwer, in isolierten Körperzellen den Alterungsprozess zu verfolgen. Mit einer einfachen Färbemethode können wir beispielsweise innerhalb von 24 h die seneszenten Zellen sichtbar machen und bekommen so einen guten Eindruck über den Alterungszustand des untersuchten Zellverbands bei unseren Experimenten. Auch im Fadenwurm und im Mausmodell können wir alterungsbedingte Veränderungen ähnlich leicht aufdecken. Gleichzeitig sind Zellen,

Modellorganismen und Mäuse hinsichtlich ihrer Lebensspanne recht gut vollständig untersuchbar: Die menschlichen Zellen können je nach Alterungsmodell innerhalb von wenigen Tagen bis wenigen Wochen einen gealterten Zustand erreichen, die Fadenwürmer leben nur etwa 30 Tage, und die Mäuse werden normalerweise maximal 3 Jahre alt. So lassen sich Alterungsprozesse, Interventionen und deren Auswirkungen auf Lebens- und Gesundheitsspanne in verhältnismäßig kurzer Zeit analysieren. Und selbst diese relativ kurzen Lebensspannen treiben so manche Doktoratsstudierende schon in die Verzweiflung. Stellen Sie sich beispielsweise vor, die mühsam über zwei Jahre hinweg gepflegten, mittlerweile 24 Monate alten, schon vergreisten Mäuse fallen kurz vor dem entscheidenden Experiment aufgrund einer Kontamination im Tierstall aus, und es heißt, zurück an den Start. Bei einer gesamten Studiendauer von etwa 3 bis 5 Jahren kann ein solcher Zwischenfall verständlicherweise zu einem mehr oder weniger schweren Nervenzusammenbruch bei den Studierenden und zu einem enormen Rückschlag im Projekt führen. Und tatsächlich sind derartige Szenarien kein Sonderfall, sondern durchaus realistisch.

Nun denken Sie bitte – dies im Hinterkopf behaltend – an eine **Alterungsstudie** beim Menschen: Mit einer Lebenserwartung von rund 80 Jahren ist es kaum möglich, den gesamten Alterungsprozess oder die Effekte potenzieller Anti-Aging-Interventionen – deren Wirkung sich möglicherweise nur bei einem Start im mittleren Lebensalter zeigen würde – vollständig zu untersuchen. Hinzu kommen unzählige Einflussfaktoren wie Lebensstil, Umwelt und genetische Unterschiede. Aussagekräftige Langzeitstudien zum Alterungsprozess müssten also womöglich Jahrzehnte dauern. Um statistisch belastbare Ergebnisse zu erzielen, wäre zudem eine enorme Anzahl an Proband*innen, welche verschiedenste Einflussfaktoren aufweisen, erforderlich.

Aus diesem Grund braucht es alternative Methoden wie die sogenannten Alterungsuhren (Aging Clocks), um den biologischen Alterungszustand auch bei komplexen, langlebigen Organismen wie dem Menschen zuverlässig und zeiteffizient erfassen zu können. Wir alle wissen, wie alt wir laut unserem Geburtsdatum sind – das ist unser sogenanntes **chronologisches Alter**. Doch der Körper altert nicht bei jedem gleich schnell. Deshalb kann das **biologische Alter** von unserem chronologischen Alter mehr oder weniger stark abweichen. Das biologische Alter zeigt auf, wie „alt" unser Körper wirklich ist – also in welchem Zustand er sich auf zellulärer und körperlicher Ebene befindet. Dies gibt Hinweise darauf, wie fit und gesund wir tatsächlich sind und wie gut unser Körper mit dem Älterwerden zurechtkommt.

Wie Sie im Kapitel „Die medizinischen Strategien zur Förderung der Organfunktion" lesen werden, gibt es eine Reihe an **Gesundheits- und Leistungsparametern**, die Aufschluss über den aktuellen Zustand des Körpers und den Fortschritt der Alterung geben. Als Beispiel ist der maximale Sauerstoffverbrauch (VO_2max) zu nennen, der angibt, wie viel Sauerstoff der Körper pro Minute und pro Kilogramm Körpergewicht in einem Zustand der maximalen körperlichen Belastung nutzen kann. Dadurch wird ermittelt, wie effizient das Herz-Kreislauf-System arbeitet. Die Sportler*innen unter Ihnen werden bei diesem Wert gleich mehr oder weniger gestresst die Sportuhr zurate ziehen, denn auch diese Gadgets erlauben mittlerweile schon eine grobe Einschätzung des VO_2max. Dieses physiologische Readout wird schon seit Jahrzehnten zum Tracken der Fitness genutzt. Bereits eine Studie aus dem Jahr 1990 untersuchte in diesem Zusammenhang beispielsweise über einen Zeitraum von acht Jahren den altersbedingten Rückgang des VO_2max bei 15 trainierten Athleten und 14 gleichaltrigen, aber sportlich nicht aktiven Männern. Die Ergebnisse zeigten, dass der VO_2max bei den inaktiven Teilnehmern um durchschnittlich 12 % pro Dekade sank, während er bei den aktiven Athleten nur um etwa 5,5 % pro Dekade abnahm [17]. Einzelne physiologische Werte geben also Rückschluss über die körperliche Fitness.

Werden Parameter aus verschiedenen Organsystemen zusammengeführt, kann ihre Gesamtheit tatsächlich Rückschlüsse auf das biologische Alter eines Menschen ermöglichen – vorausgesetzt, sie sind einfach und zuverlässig messbar. Ein anschauliches Beispiel dafür ist der **Frailty Index**, der eine Vielzahl geriatrischer Symptome sowie funktionelle und soziale Einschränkungen berücksichtigt und diese in einem umfassenden Score zusammenfasst [18].

Daneben gab es auch zunehmend Bestrebungen, das biologische Alter auf zellulärer Ebene zu messen, um früher und genauer alterungsbedingte Veränderungen aufzeigen zu können. Nachdem sich die Schutzkappen unserer Chromosomen, die Telomere, mit jeder Zellteilung verkürzen, wurde bereits in den frühen 2000er-Jahren die **Telomerlänge** (◘ Abb. 1.6) als Biomarker für die Ermittlung des biologischen Alters diskutiert und die Analysemethoden stetig verfeinert [19].

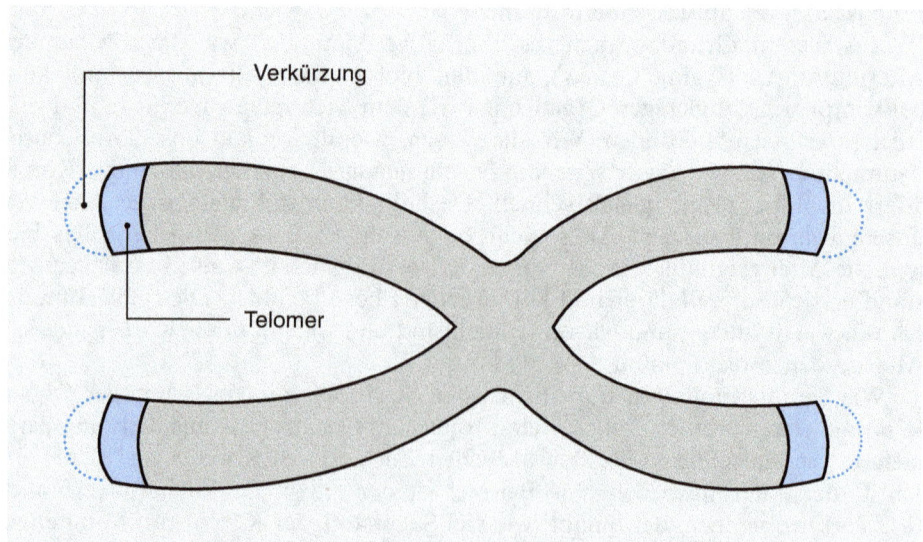

◘ **Abb. 1.6** Die Verkürzung von Telomeren. (©Millinger Design)

Die schematische Darstellung zeigt ein Chromosomenpaar mit den Telomerbereichen an den Enden (hellblau markiert). Die gestrichelten Linien deuten die ursprüngliche Länge vor der teilungsbedingten Verkürzung der Telomere an.

So konnte eine Studie aufzeigen, dass signifikante Unterschiede in der Telomerlänge zwischen dem 40. und 70. Lebensjahr bestehen. Gleichzeitig zeigte sich in der Studie, dass Proband*innen mit unbehandelten Stoffwechselerkrankungen kürzere Telomere im Vergleich zu den erfolgreich therapierten Proband*innen aufwiesen [20]. Auch wenn Studien wie diese, durchgeführt an großen Gruppen an Proband*innen, das Potenzial der Telomerlängenbestimmung verdeutlichen, sind Daten von Einzelpersonen nach wie vor schwer zu interpretieren. Unterschiede zwischen Datensätzen aus verschiedenen Laboren, methodische Herausforderungen bei der Standardisierung der Messverfahren sowie die hohe individuelle Variabilität der Telomerlänge erschweren eine verlässliche Einordnung. In der wissenschaftlichen Gemeinschaft wird daher weiterhin die Notwendigkeit von Langzeitstudien und robusten Referenzwerten diskutiert, um die Aussagekraft der Telomerlänge besser bewerten zu können.

Als vielversprechende Möglichkeit zur Bestimmung des biologischen Alters wurden auch die **epigenetischen Alterungsuhren** entwickelt. Dabei werden chemische Veränderungen an der DNA als Biomarker herangezogen. Die erste epigenetische Uhr wurde 2013 von Steve Horvath, basierend auf Daten aus 8000 Proben von insgesamt 51 Zell- bzw. Gewebetypen, entwickelt. Diese gewebeübergreifende Alterungsuhr basiert auf dem Prinzip, dass sich Methylierungsmuster an der DNA mit zunehmendem Alter in charakteristischer Weise verändern und folglich zur Bestimmung des biologischen Alters herangezogen werden können [21].

In die epigenetischen Alterungsuhren wurden in den Folgejahren auch physiologische Daten wie Entzündungsmarker im Blut sowie Risikofaktoren für Krankheiten eingespeist. Dadurch wurde eine noch genauere Einschätzung des biologischen Alters sowie eine Vorhersage von Krankheitsrisiken und der Sterblichkeitswahrscheinlichkeit möglich [22, 23]. Daran wird ersichtlich: Alterungsuhren sind nur so gut wie die Daten, mit denen sie gefüttert werden.

Mit der kontinuierlichen Verfeinerung durch die verbesserte Auswahl relevanter Methylierungsstellen und auch der Einbindung weiterer klinischer Parameter gewinnen diese epigenetischen Uhren zunehmend an Aussagekraft. Neueste Auswertungen einer Subgruppe aus der DO-HEALTH-Studie zeigen, wie präzise moderne Alterungsuhren das biologische Alter auf Populationsebene mittlerweile erfassen können. In einer 3-jährigen Untersuchung mit mehr als 700 über 70-jährigen Erwachsenen zeigten gleich mehrere epigenetische Uhren auf, dass eine Supplementierung mit Omega-3-Fettsäuren mit einem reduzierten biologischen Alter korreliert. Zusätzlich war anhand der epigenetischen Uhren auch ersichtlich, dass eine Kombination von Omega-3, Vitamin D und einem Trainingsprogramm einen additiven Effekt auf die Verlangsamung des biologischen Alters hatte. Dabei entsprechen die Verjüngungseffekte etwa 2,9 bis 3,8 Monate über den Studienzeitraum von 3 Jahren hinweg. Dies unterstreicht die Genauigkeit von epigenetischen Alterungsuhren bei der Messung des biologischen Alterungsprozesses in großen Gruppen und auch deren Sensitivität gegenüber Lebensstilinterventionen [24].

Gleichzeitig konnte gezeigt werden, dass auch bestimmte Erkrankungen das biologische Alter beeinflussen. So wurde mithilfe von verschiedenen epigenetischen Alterungsuhren in Geweben von Patient*innen mit idiopathischer pulmonaler Fibrose, einer progressiven Lungenerkrankung, ein fortgeschrittenes biologisches Alter ermittelt, verglichen mit gesunden Kontrollpersonen [25]. Weiters zeigte eine der Alterungsuhren, PhenAge, eine Korrelation zwischen durchgemachter oder aktiver Infektion mit dem Hepatitis-C-Virus und einem höheren biologischen Alter auf [26].

Die epigenetischen Alterungsuhren sind also längst nicht mehr nur für die Grundlagenforschung interessant, sondern spielen auch in der klinischen Forschung eine wachsende Rolle, etwa bei der Einschätzung der Lebenserwartung. Wichtig ist allerdings auch zu erwähnen, dass sich das Methylierungsmuster an der DNA auch kurzfristig verändern kann: So zeigte etwa eine Studie unter Verwendung verschiedener Alterungsuhren, dass sich das biologische Alter während einer Schwangerschaft um bis zu zwei Jahre erhöhte. Allerdings waren diese Veränderungen reversibel und 3 Monate postpartal wieder „normalisiert" [27]. Anhand dessen wird ersichtlich, dass epigenetische Alterungsuhren auch sehr empfindlich auf kurzfristige physiologische Veränderungen reagieren und deshalb in ihrer Bedeutung für das Individuum eingeschränkt sind. Hinzu kommen fehlende einheitliche Referenzwerte und methodische Unterschiede zwischen Laboren sowie eine teils unklare Trennschärfe zwischen normaler biologischer Variation und pathologischer Alterung. Da epigenetische Uhren zudem keinen direkten Rückschluss auf die Funktion von Organen zulassen, bleibt der praktische Nutzen dieses Wissens für das individuelle Gesundheitsmanagement bislang begrenzt. Allerdings stellen die epigenetischen Alterungsuhren ein sehr praktikables Tool für die Forschung dar, um zu untersuchen, wie sich bestimmte Interventionen auf den biologischen Alterungsprozess von Populationen auswirken.

Neben den epigenetischen Alterungsuhren gewinnen **proteombasierte Alterungsuhren** zunehmend an Bedeutung. Diese Alterungsuhren basieren auf der Messung von Proteinen im Blut und erlauben Einblicke in das biologische Alter einzelner Organe. In einer Studie mit über 5000 Teilnehmer*innen konnte beispielsweise gezeigt werden, dass anhand einer Analyse der im Plasma befindlichen Proteine das Alter von mehr als zehn Organen individuell abgeschätzt werden kann. Dabei wurde festgestellt, dass bei etwa 20 % der Menschen ein bestimmtes Organ eine beschleunigte Alterung aufweist, die mit einem um 20 bis 50 % erhöhten Sterblichkeitsrisiko verbunden ist. So wurde unter anderem eine beschleunigte Alterung des Herzens mit einem um 250 % erhöhten Risiko für Herzinsuffizienz in Verbindung gebracht [28]. In einer weiterführenden Studie wurden basierend auf Plasmaproteinen von mehr als 45.000 Proband*innen knapp 200 Proteine identifiziert, welche das chronologische Alter mit hoher Genauigkeit vorhersagen können. Die daraus entwickelte proteomische Alterungsuhr korrelierte nicht nur mit dem Auftreten von chronischen Erkrankungen, sondern auch mit Multimorbidität und einem allgemein erhöhten Sterberisiko. Überdies wurde diese Alterungsuhr erfolgreich an unabhängigen Kohorten aus China und Finnland getestet, wodurch die Robustheit des Modells bestätigt werden konnte [29]. Angesichts dieser vielversprechenden Ergebnisse könnten proteombasierte Alterungsuhren künftig womöglich nicht nur in der Forschung, sondern auch im individuellen Gesundheitsmonitoring eine wichtige Rolle spielen – etwa zur frühzeitigen Erkennung organbezogener Risiken und zur gezielteren Prävention von organspezifischen Fehlfunktionen.

Zusammenfassend kann festgehalten werden, dass die Aussagekraft von molekularen – allen voran der epigenetischen und proteombasierten – Alterungsuhren inzwischen beeindruckend ist und ihr Einsatz in Studien mit hohen Proband*innenzahlen zur Erkennung allgemeiner Muster überaus wertvoll ist. Daneben wird zudem an Alterungsuhren gearbeitet, welche Informationen zu den Stoffwechselprodukten (Metabolom) [30] und der abgelesenen Gene (Transkriptom) [31] enthalten und damit weitere Einblicke in den funktionalen Zustand der Zellen und Organe liefern. Daraus können sich **integrative Alterungsuhren** entwickeln, welche verschiedene Datensätze kombinieren und auf diese Weise den biologischen Alterungsprozess noch besser abbilden. Das Potenzial dieser integrativen Alterungsuhren ist also mächtig.

Für eine wirklich aussagekräftige Anwendung auf individueller Ebene fehlen bei den derzeit etablierten Alterungsuhren aber noch standardisierte Messverfahren, klar definierte Referenzwerte sowie evidenzbasierte Handlungsempfehlungen im Umgang mit einer Diagnose wie „beschleunigtes Altern". Gleichzeitig darf niemals außer Acht gelassen werden, dass diese Alterungsuhren nur so gut sein können wie die Daten, mit welchen sie initial trainiert wurden. Um die Aussagekraft und Anwendbarkeit von Alterungsuhren über unterschiedliche Bevölkerungsgruppen hinweg zu gewährleisten, ist demnach die Berücksichtigung vielfältiger ethnischer Hintergründe, Altersstufen, Lebensstile und Umweltbedingungen in den Trainingsdaten unerlässlich. Erst wenn diese Voraussetzungen erfüllt sind, könnten Alterungsuhren auch im individuellen Gesundheitsmanagement als verlässliches Instrument zum Einsatz kommen.

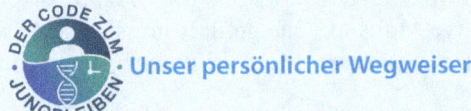 **Unser persönlicher Wegweiser**

- **Beschleunigte Alterung im Labor:** In Zellkulturen, Modellorganismen und Versuchstieren lassen sich Alterungsprozesse sowie Effekte potenzieller Interventionen innerhalb kurzer Zeiträume analysieren – ein entscheidender Vorteil gegenüber langfristigen Studien am Menschen.
- **Chronologisches und biologisches Alter divergieren:** Das biologische Alter beschreibt den funktionellen Zustand des Organismus und kann – abhängig von Genetik, Lebensstil und Erkrankungen – erheblich vom chronologischen, also kalendarischen Alter abweichen.
- **Epigenetische und proteomische Alterungsuhren als Biomarker des biologischen Alterns:** Methylierungsmuster der DNA und Proteinsignaturen im Blut liefern wertvolle Informationen über den Alterungsstatus und die Wirksamkeit potenziell gesundheitsfördernder Maßnahmen in Studien mit großen Proband*innengruppen.

- **Eingeschränkte individuelle Anwendbarkeit:** Trotz ihres hohen Potenzials für die Forschung fehlen für molekulare Alterungsuhren bislang standardisierte Messverfahren, belastbare Referenzwerte und evidenzbasierte Handlungsempfehlungen – ihr routinemäßiger Einsatz im individuellen Gesundheitsmanagement ist daher nicht empfehlenswert.

Innere Faktoren und äußere Einflüsse

Nachdem Sie nun gesehen haben, wie sich das biologische Alter messen lässt, stellt sich eine zentrale Frage: Können wir selbst Einfluss auf unser biologisches Alter nehmen und dieses durch einen günstigen Lebensstil verlangsamen? In diesem Kapitel diskutieren wir, welche Macht unsere genetische Ausstattung auf den Alterungsprozess hat und wie viel wir durch die Implementierung von sämtlichen Anti-Aging-Interventionen am biologischen Alter verändern können.

Im Labor können wir sowohl die genetische Ausstattung von einzelnen Zellen, Versuchstieren und Modellorganismen als auch ihre Umweltbedingungen gezielt kontrollieren. Die Versuchstiere stammen beispielsweise in der Regel aus genetisch identischen Linien, was Vergleichbarkeit ermöglicht. Zudem können wir die Aktivität bestimmter Gene gezielt reduzieren oder steigern, um deren Rolle im Alterungsprozess zu erforschen. Einheitliche Haltungsbedingungen – wie ein geregelter Tag-Nacht-Rhythmus, standardisierte Ernährung und gleichbleibende Pflege – sorgen zusätzlich für verlässliche Ergebnisse. Dadurch lässt sich der Einfluss einzelner Faktoren auf die Lebensspanne präzise untersuchen, und Alterungsstudien sind verhältnismäßig einfach durchzuführen. Aber sogar unter diesen Bedingungen kann es starke Abweichungen geben. So findet man beispielsweise nicht selten eine völlig hyperaktive Maus, welche gefühlt nonstop am Laufrad rennt, neben einer gemütlichen Couch-Potato-Maus in einem gemeinsamen Käfig vor.

Anders als im Labor können wir am Menschen aber weder Genetik noch Umweltbedingungen standardisieren – stattdessen wirken eine Vielzahl an individuellen Faktoren auf den Alterungsprozess ein: genetische Veranlagung (Prädisposition), Lebensstil, psychosoziale Einflüsse und Umweltexpositionen. Daneben verändern sich diese einzelnen Variablen über die Lebensspanne hinweg auch noch.

Folglich ist es überaus schwierig, klare Zusammenhänge zwischen einzelnen Faktoren und dem biologischen Alterungsprozess herzustellen. Deshalb braucht es gut ausgewählte **Gruppen an Proband*innen (Kohorten)**, um zuverlässig die Einflüsse der Genetik, des Lifestyles oder der Umwelt zu untersuchen. In diesem Zusammenhang sind Zwillingspaare attraktive Proband*innen: Eineiige Zwillinge teilen 100 % ihrer Gene, zweieiige – wie Geschwister – etwa 50 %, sodass Unterschiede zwischen ihnen Rückschlüsse auf den Einfluss von Genetik und Lebensstil erlauben. Tatsächlich wurden Mitte der 1990er-Jahre bereits in einer Studie mehr als 2800 Zwillingspaaren hinsichtlich der Einflussfaktoren auf den Alterungsprozess untersucht. Dabei zeigte sich, dass etwa 25 % der Unterschiede in der menschlichen Lebensdauer auf genetischen Faktoren zurückzuführen sind, während die restlichen 75 % durch Umweltfaktoren, Lebensstil und auch Zufall bestimmt werden [32].

Neuere Studien schätzen den genetischen Faktor sogar noch geringer ein: Beispielsweise zeigt eine große Studie mit Hundertmillionen Stammbaumdaten aus Ancestry.com, dass in früheren Datensätzen die genetische Vererbbarkeit der Lebensspanne womöglich überschätzt wurde. Als wesentlicher Grund dafür wurde das Phänomen der **positiven assortativen Paarung** angegeben – also eine Tendenz, dass Menschen Partner*innen mit ähnlichen Merkmalen wählen, einschließlich solcher, welche die Lebensspanne beeinflussen könnten. Eine sportlich aktive, nicht rauchende Person wählt beispielsweise mit höherer Wahrscheinlichkeit einen Partner oder eine Partnerin, der bzw. die ähnliche Verhaltensweisen aufweist. Solche Paare geben dann nicht nur ihre Gene an die nächste Generation weiter, sondern schaffen auch ähnliche Umweltbedingungen für ihre Nachkommen – was den genetischen Effekt scheinbar verstärkt, obwohl ein großer Teil tatsächlich auf ähnliche Umweltfaktoren zurückzuführen ist. Folglich kann das in Studien, die nur genetische Verwandtschaft betrachten (z. B. wie in Zwillingsstudien), zu einer Überschätzung des genetischen Anteils führen, wenn die Konstellation der Partner*innen nicht einberechnet wird. Wurde diese assortative Paarung in den mathematischen Modellen berücksichtigt, so lag die genetische Vererbbarkeit der Lebensspanne lediglich bei unter 10 % [33].

Diese Erkenntnisse verdeutlichen, dass nicht nur unsere Gene, sondern vor allem auch unser Lebensstil – auf welchen wir in den folgenden Kapiteln noch näher eingehen werden – und unsere sozialen Strukturen und Umweltbedingungen entscheidend zur Lebenserwartung beitragen. **Bildung** nimmt beispielsweise eine zentrale Rolle ein: Sie beeinflusst offenbar nachhaltig unser Gesundheitsverhalten – etwa durch ein besseres Verständnis für Ernährung, Bewegung und Krankheitsprävention. Studien aus den USA, Europa und Österreich zeigen, dass ein höheres Bildungsniveau – unabhängig von Einkommen und Beruf – mit einer längeren Lebenserwartung und gesünderen Lebensgewohnheiten korreliert [34–36].

Gleichzeitig wirkt unsere Umwelt auch auf physiologischer Ebene: So haben beispielsweise bestimmte **Spurenelemente** im Boden und Trinkwasser einen messbaren Einfluss auf unsere Entwicklung und unser Altern. Denken Sie an das Jod als klassisches Beispiel: In den jodarmen Regionen der Alpen kam es über Jahrzehnte hinweg zu schweren Entwicklungsstörungen, Schilddrüsenvergrößerungen und kognitiven Einschränkungen – bis durch gezielte Jodierung des Speisesalzes dieser Mangel ausgeglichen wurde. Zunehmend rückt auch Lithium in den Fokus der Altersforschung. In Regionen mit höherem natürlichem Lithiumgehalt im Trinkwasser ist die Suizidrate nachweislich niedriger [37]. Darüber hinaus legen erste Studien nahe, dass eine Behandlung mit Lithium bei Patient*innen mit bipolaren Störungen auch positive Effekte auf das biologische Alter haben könnte – etwa gemessen an der Telomerlänge [38].

Der Lebensstil und unsere Umwelt sind also außer Frage entscheidend für ein gesundes Altern. Allerdings können Gene im Einzelfall einen enormen Einfluss nehmen – im positiven wie im negativen Sinn.

Erkrankungen, die mit einer – zumindest in Teilaspekten – beschleunigten Alterung einhergehen, sind häufig mit genetischer Instabilität verbunden. Dies kann aufgrund verminderter DNA-Reparaturmechanismen oder einer gestörten Organisation im Zellkern zustande kommen. Ein Beispiel hierfür ist die **Hutchinson-Gilford-Progerie.** Dabei führt eine Mutation im Lamin A Gen dazu, dass der gleichnamige Eiweißstoff, welcher für die Stabilisation der Zellkernhülle und die Integrität der DNA verantwortlich ist, defekt ist. Dadurch bilden sich in den betroffenen Kindern bereits innerhalb der ersten Lebensjahre Anzeichen von Alterung. Ihre Haut wird dünner und faltiger, sie verlieren Haare, ihre Knochen werden brüchig, und sie leiden an kardiovaskulären Erkrankungen. Letztlich vergreisen die betroffenen Patient*innen schneller als sie erwachsen werden und sterben oftmals bereits im Teenageralter [39].

Anders als bei der Hutchinson-Gildford-Progerie werden beim **Werner-Syndrom** Teile des Alterungsprozesses ab dem frühen Erwachsenenalter beschleunigt. Ursächlich dafür ist meist das Werner-Gen, welches für ein Enzym codiert, das unter anderem an der Reparatur der DNA und an der Aufrechterhaltung der DNA-Integrität beteiligt ist. Die genetische Instabilität führt zum frühen Auftreten von alterungsbedingten Erkrankungen wie Diabetes mellitus Typ 2, Osteoporose, Atherosklerose sowie malignen Tumoren [40].

Während die Hutchinson-Gilford-Progerie glücklicherweise nur wenige hundert Personen weltweit trifft und auch das Werner-Syndrom mit einer Prävalenz von unter 1:1.000.000 äußerst selten auftritt [39], gibt es eine Vielzahl an Mutationen, welche das Risiko für Erkrankungen erhöhen. Ein prominentes Beispiel hierfür ist die familiäre Hypercholesterinämie, eine genetisch bedingte Störung des Fettstoffwechsels, die zu massiv erhöhten Cholesterinwerten und einem daraus resultierenden hohen Risiko für Herz-Kreislauf-Erkrankungen führt. Eine Schlüsselrolle kann hier eine Mutation im Gen des **PCSK9-Enzyms** spielen, welche dazu führt, dass der Rezeptor für das Low-Density-Lipoprotein (LDL)-Partikel – landläufig als „schlechtes Cholesterin" bezeichnet – schneller abgebaut wird. Da an der Plasmamembran in diesem Fall weniger Rezeptoren vorhanden sind, wird LDL nur unzureichend aus dem Blut aufgenommen. Die erhöhte Konzentration im Blutkreislauf fördert die Entwicklung einer Atherosklerose und erhöht das Risiko für kardiovaskuläre Ereignisse wie Herzinfarkt und Schlaganfall. Während bei den betroffenen Patient*innen trotz gesunder Ernährung und körperlicher Aktivität die Cholesterinwerte stark erhöht sind, gibt es seit 2015 zugelassene PCSK9-Inhibitoren als Therapieoption, um den Auswirkungen der PCSK9-Mutation entgegenzuwirken [41]. Durch die stetige Weiterentwicklung der personalisierten Medizin mit zielgerichteter Diagnostik sowie maßgeschneiderten Interventionen kann also zunehmend einer nicht vorteilhaften genetischen Voraussetzung entgegengewirkt werden.

Es gibt aber auch genetische Faktoren, die sich positiv auf das Altern auswirken können. Bereits in den 1990er-Jahren zeigte sich unter anderem der Transkriptionsfaktor **Forkhead Box O (FOXO)** in Versuchen mit dem Fadenwurm als zentraler Regulator der Langlebigkeit [42]. Im Jahr 2008 konnten auch beim Menschen bestimmte Varianten des FOXO3-Gens mit einer erhöhten Lebenserwartung und einer geringeren Prävalenz von altersbedingten Erkrankungen wie Krebs oder Herz-Kreislauf-Erkrankungen in Verbindung gebracht werden. Während spezifische FOXO3-Genvarianten populationsübergreifend – beispielsweise in japanischen und deutschen Proband*innen – mit Langlebigkeit korrelieren, wurden auch spezifische Varianten in verschiedenen ethnischen Gruppen identifiziert [43, 44]. Daneben konnte auch gezeigt werden, dass mit Langlebigkeit assoziierte Varianten überwiegend in nicht codierenden Abschnitten des Erbguts liegen [45] und dadurch nicht die Struktur und Funktionsweise von FOXO3 selbst, sondern stattdessen vermutlich die Expression des Gens beeinflussen. Dadurch wird mehr FOXO3 gebildet, welches als Transkriptionsfaktor Zellreparaturmechanismen und die zelluläre Abwehr gegen Sauerstoffradikale sowie die genetische Stabilität verbessert. Daneben legen Studienresultate nahe, dass FOXO3 nicht nur einzelne Gene steuert, sondern eine zentrale Rolle in der Organisation ganzer Genregionen einnimmt – also als eine Art Steuerzentrale des Alterungsprozesses fungiert [46].

Dass der Übergang zwischen den Faktoren des Lebensstils und der Vererbung zum Teil fließend ist, lässt sich ebenfalls anhand von FOXO3 darstellen. Tatsächlich zeigte sich in einer kleinen Studie mit 15 gesunden Erwachsenen, die für durchschnittlich 9 Jahren eine etwa 30-%ige Kalorienrestriktion mit ausreichender Nährstoffzufuhr praktiziert hatten, eine Hochregulation von FOXO3 im Vergleich zu Personen der Kontrollgruppe, welche eine typische westliche Ernährung einhielten [47].

Insgesamt zeigt sich deutlich, dass wir mit unserem Lebensstil wahrlich einen entscheidenden Einfluss auf den Alterungsprozess nehmen können und dadurch nicht nur ungünstige genetische Voraussetzungen ausgeglichen, sondern sogar zelluläre Signalwege der Langlebigkeit aktiviert werden können.

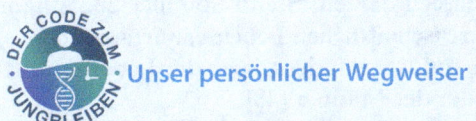

Unser persönlicher Wegweiser

- **Standardisierte Laborbedingungen ermöglichen gezielte Alterungsforschung:** In Tiermodellen, Modellorganismen und Zellkulturen lassen sich genetische Hintergründe und Umweltfaktoren weitgehend kontrollieren – eine Voraussetzung, um den Einfluss einzelner Variablen präzise auf die Lebensspanne und den Alterungsprozess zu untersuchen.
- **Alterung beim Menschen ist multifaktoriell:** Im Gegensatz zum Labor wirken beim Menschen zahlreiche dynamische Einflüsse – etwa Genetik, Lebensstil, Umwelt und Zufall – teils über Jahrzehnte hinweg auf den biologischen Alterungsprozess ein, was kausale Zuordnungen erschwert.

- **Genetik bestimmt das Altern nur teilweise:** Aktuelle Studien legen nahe, dass genetische Faktoren meist nur 10 % zur individuellen Lebenserwartung beitragen – der größere Anteil wird durch Umwelt, Verhalten und soziale Determinanten geprägt.
- **Lebensstil kann genetische Risiken modulieren:** Während bestimmte Mutationen zu frühzeitiger Alterung oder erhöhtem Krankheitsrisiko führen können, lassen sich durch präventive Maßnahmen einige ungünstige genetische Voraussetzungen kompensieren und sogar zelluläre Langlebigkeitswege wie FOXO3 aktivieren.

Geschlechtsspezifische Unterschiede

Lebensstil und genetische Prädisposition wirken sich auf unseren Alterungsprozess aus – aber welche Rolle spielt dabei unser Geschlecht? Konkret: Warum leben Frauen länger, aber verbringen mehr Jahre in schlechter Gesundheit? In diesem Kapitel widmen wir uns den Unterschieden zwischen Frauen und Männern in Bezug auf die Lebenserwartung, die Krankheitsanfälligkeit und den Alterungsprozess auf zellulärer Ebene. Wir verwenden hier notgedrungen die binäre Einteilung in Frauen und Männer, da sich die vorliegenden Daten auf diese Kategorisierung beziehen. Das Geschlecht umfasst tatsächlich aber ein ganzes Spektrum, und eine Vielzahl an Menschen lässt sich nicht eindeutig dem binären System zuordnen. Wir hoffen sehr, dass intergeschlechtliche, trans und nicht binäre Personen in weiterführenden Studien eine angemessene Berücksichtigung finden und folglich auch deren medizinische Versorgung verbessert und gestärkt wird.

Die älteste dokumentierte Person war die Französin **Jeanne Calment**, die 1997 im Alter von 122 Jahren verstarb. Ein Blick auf die Liste der ältesten Menschen zeigt deutlich, dass es wohl kein Zufall war, dass die älteste Person eine Frau war: Unter den **10 ältesten Personen** findet sich derzeit, Stand Sommer 2025, nämlich kein einziger Mann. Auch bei der **durchschnittlichen Lebenserwartung** übertreffen Frauen die Männer. In den meisten Industrieländern liegt die Lebenserwartung der Frauen etwa 4 bis 6 Jahre über jener der Männer [48].

Nun könnte argumentiert werden, dass sich Männer aufgrund eines risikobehafteteren Lebensstils womöglich frühzeitig aus dem Rennen nehmen und so die mittlere Lebenserwartung der Männer reduziert wird. Doch ganz so einfach ist es nicht. In den frühen Jahrzehnten des 20. Jahrhunderts war die höhere Sterblichkeit männlicher Säuglinge, welche anfälliger für tödliche Erkrankungen sind als Mädchen, ein wesentlicher Faktor für die geringere durchschnittliche Lebenserwartung von Männern. Mit fortschreitender medizinischer Versorgung nahm die Säuglingssterblichkeit aber ab, und seit 1950 ist die erhöhte Sterblichkeit von Männern ab 60 Jahren der Hauptgrund für die bestehende Differenz in der Lebenserwartung der Geschlechter. Obwohl Männer im Alter von 15 bis

40 Jahren oft höhere Sterberaten – beispielsweise aufgrund eines Unfalls oder Suizids – aufweisen, trägt diese Altersgruppe aufgrund der insgesamt niedrigen absoluten Fallzahl nur wenig zur Differenz in der durchschnittlichen Lebenserwartung bei. Demnach scheinen Frauen tatsächlich aufgrund ihrer höheren Überlebensrate im hohen Alter eine längere durchschnittliche Lebensspanne zu erreichen [49].

Dieser Unterschied scheint sogar auf zellulärer Ebene sichtbar zu sein: So zeigten sich in einer Studie mit über 140 Personen im Alter über 60 Jahren, dass die Telomere bei den Frauen um ca. 3 bis 5 % länger sind als bei gleichaltrigen Männern [50].

Auf zellulärer Ebene gibt es verschiedene Unterschiede zwischen Männern und Frauen – besonders bei den 23 Chromosomenpaaren, auf denen unser Erbgut gespeichert ist. Unsere Chromosomen liegen als Paare vor, weil wir jeweils die Hälfte unserer Erbinformation von der Mutter und die andere Hälfte vom Vater erhalten. Für jedes Gen, das einen Eiweißstoff codiert, besitzen wir normalerweise zwei Varianten: eine mütterliche und eine väterliche. Das gilt für 22 der 23 Chromosomenpaare – die sogenannten Autosomen, die bei Männern und Frauen gleich sind.

Beim 23. Paar, den **Geschlechtschromosomen,** gibt es jedoch Unterschiede: Frauen haben zwei X-Chromsomen (XX), Männer ein X- und ein Y-Chromosom (XY). X und Y bilden zwar ein Paar, unterscheiden sich aber stark in ihrer genetischen Ausstattung. Viele Gene liegen ausschließlich auf dem X-Chromosom und sind beim Mann daher nur einfach vorhanden. Da Frauen zwei X-Chromosomen besitzen, haben sie für viele Gene am X-Chromosom eine Art Reservekopie. Männer weisen diesen Sicherheitsmechanismus nicht auf, weshalb sie potenziell anfälliger für diverse Erkrankungen sein können. So treten X-chromosomal vererbte Krankheiten wie die Hämophilie fast ausschließlich bei Männern auf. Bei Frauen kann nämlich das funktionale X-Chromosom die krankheitsauslösende Veränderung vom anderen X-Chromosom kompensieren [51]. Da das X-Chromosom Gene enthält, welche für grundlegende Zellfunktionen, das Immunsystem und den Stoffwechsel entscheidend sind, haben Männer weiters ein höheres Risiko für schwere Verläufe von Infektionskrankheiten oder metabolischen Erkrankungen wie Diabetes [52].

Das Fehlen des zweiten X-Chromosoms stellt also ein erhöhtes Risiko dar. Das Y-Chromosom hat seinerseits wiederum etwas andere Funktionen als das X-Chromosom: Das **Y-Chromosom** ist evolutionär aus einem X-ähnlichen Chromosom entstanden. Dieses hat im Laufe der Evolution einen Großteil seiner ursprünglichen Gene allerdings verloren und enthält heute hauptsächlich die Gene, welche für die Ausbildung der Geschlechtsmerkmale und die Spermienbildung verantwortlich sind [53]. Folglich ist das Y-Chromosom viel kleiner und funktionell spezialisierter als das X-Chromosom. Deshalb hat das kleine Y-Chromosom weniger Reparaturmechanismen als das X-Chromosom zur Verfügung. So können während des Alters angehäufte Schäden durch bspw. Umwelteinflüsse wie Rauchen oder Strahlenbelastung letztlich dazu führen, dass in einzelnen Körperzellen das Y-Chromosom ganz verloren geht. Dies ist bei 40 % der Männer über 70 Jahren der Fall [54]. Es wird vermutet, dass ein **Verlust des Y-Chromosoms** mit einer schlechteren Immunantwort und einer verminderten Aktivität von Tumorsuppressoren in Zellen einhergeht. Folglich scheint es auch nicht verwunderlich, dass der Y-Chromosom-Verlust mit dem Alter korreliert und mit einem erhöhten Risiko für Krebs [55], immunologischen Erkrankungen, kardiovaskulären [56] und neurodegenerativen [57] Erkrankungen verbunden ist [58].

Doch auch die Geschlechtshormone scheinen ein Grund für den Unterschied in der Lebensspanne von Männern und Frauen zu sein. Studien deuten darauf hin, dass das weibliche **Geschlechtshormon Östrogen** antioxidativ wirkt und vor der Menopause – also so lange der Östrogenspiegel noch hoch ist – einen schützenden Einfluss auf das Herz-Kreislauf-System ausübt. Dagegen wird das männliche Geschlechtshormon **Testosteron** mit einer Zunahme von Risikofaktoren für Herz-Kreislauf-Erkrankungen – etwa Ablagerungen in den Koronararterien – sowie einem erhöhten Risiko für bestimmte Krebsarten und einer gesteigerten Infektanfälligkeit aufgrund seiner immunsuppressiven Wirkung in Verbindung gebracht [59]. Obwohl Testosteron eine zentrale Rolle für die Gesundheit und Leistungsfähigkeit des Körpers spielt, etwa beim Muskelaufbau, der Knochendichte, der kognitiven Leistungsfähigkeit und einer gesunden Libido, wird aufgrund der möglichen Nebenwirkungen häufig von einer Hormonersatztherapie beim Mann abgeraten oder diese nur unter strenger Indikationsstellung durchgeführt [60].

Im Gegensatz dazu wird die **menopausale Hormonersatztherapie** bei Frauen mit der Gabe von Östrogenen in Kombination mit Gestagenen wie Progesteron seit mehr als 70 Jahren häufig angewandt und für die Behandlung menopausaler Symptome wie Hitzewallungen eingesetzt. Allerdings auch mit potenziellen Nebenwirkungen: 2002 wurde die Women's-Health-Initiative-Studie frühzeitig nach knapp 5 Jahren anstatt 8 Jahren aufgrund eines durch die Hormonersatztherapie erhöhten Risikos für Brustkrebs, Herz-Kreislauf-Erkrankungen und Schlaganfall abgebrochen. In diesem Fall wurden Kombinationspräparate aus Östrogen und Progestin, einer chemischen Abwandlung (Derivat) des Hormons Progesteron, verwendet [61]. Daraufhin wurde die Anwendung der menopausalen Hormonersatztherapie deutlich restriktiver – möglichst niedrige Dosierung, kürzere Anwendungsdauer und sorgfältigere Indikationsstellung.

Ein Cochrane-Review aus dem Jahr 2015 analysierte die Daten von über 40.000 postmenopausalen Frauen mit Hormonersatztherapie. Dabei bestätigte sich ein erhöhtes Risiko für Schlaganfälle und thromboembolische Ereignisse durch die Hormonersatztherapie. Interessanterweise zeigte sich jedoch bei Frauen, die die Hormonersatztherapie innerhalb von 10 Jahren nach Eintritt der Menopause begonnen hatten, eine niedrigere Gesamtmortalität sowie ein reduziertes Risiko für Herz-Kreislauf-Erkrankungen [62].

Eine groß angelegte Studie aus dem Jahr 2024 mit Daten von über 10 Mio. Frauen im Alter von über 65 Jahren zeigte erneut ein erhöhtes Brustkrebsrisiko bei Kombinationstherapien mit Östrogen und entweder Progesteron oder

Progestin. Dieses Risiko ließ sich jedoch durch eine niedrige Dosierung und die transdermale Applikation von Progestin deutlich senken. Interessanterweise war in der Progestin-Gruppe zudem eine signifikante Reduktion von Endometrium- und Ovarialkarzinomen sowie thromboembolischen Ereignissen zu beobachten – positive Effekte, die bei der Kombination mit Progesteron nicht auftraten [63].

Wie im Kapitel „Medizinische Strategien zur Förderung der Organfunktion" näher ausgeführt, spielen somit die Wahl des Gestagens, die Applikationsform – etwa oral *versus* transdermal – und das individuelle Risikoprofil der Patientin eine entscheidende Rolle für Nutzen und Risiko der Hormonersatztherapie. Während die Datenlage hinsichtlich der potenziellen gesundheitlichen Risiken von menopausalen Hormonersatztherapien noch ausbaufähig ist, scheint ein positiver Effekt auf das biologische Alter tatsächlich möglich: So zeigt eine Studie mit über 100.000 Teilnehmerinnen, dass eine Hormonersatztherapie über 4 bis 8 Jahre hinweg mit einer kleinen Reduktion des biologischen Alters einhergeht [64]. Kurzum: Neben den Geschlechtschromosomen haben auch die Geschlechtshormone eine wesentliche Auswirkung auf den Alterungsprozess und auf die Diskrepanz in der Lebensspanne zwischen den Geschlechtern.

Interessant ist im Hinblick auf biologische und lebensstilabhängige Faktoren auch, dass sich zwischen 2010 und 2021 der Unterschied in der Lebenserwartung von Frauen und Männern von 4,8 Jahren auf 5,8 Jahren weiter vergrößert hat: Eine zentrale Stellung nimmt dabei **COVID-19** ein, welches sich auf die Lebenserwartung der Männer stärker als auf jene der Frauen auswirkt [65]. Biologische Faktoren und Lebensstilfaktoren greifen demnach oft eng ineinander. Männer erkrankten wohl aufgrund der Unterschiede im Immunsystem oftmals schwerer als Frauen an COVID-19, ließen sich jedoch häufig erst später behandeln.

Es gibt aber einen paradoxen Effekt zwischen Morbidität und Mortalität bei den Geschlechtern: Während Frauen bei der maximalen Lebensspanne und auch bei der mittleren Lebenserwartung die Nase vorn haben, verbringen sie laut dem **Gender-Health-Gap**-Report 2024 des Weltwirtschaftsforums weltweit im Durchschnitt 25 % weniger Jahre in guter Gesundheit als die Männer [66]. Während die „biologischen Vorteile" der Frauen dazu führen können, dass Erkrankungen weniger schnell tödlich sind, weisen Studien auch noch auf einen anderen Effekt hin: Frauen waren in klinischen Studien jahrzehntelang unterrepräsentiert und sind es bis zum heutigen Tage immer noch [67]. Daraus ergibt sich eine gefährliche Wissenslücke, die zu einer Verzögerung in der Erkennung von Erkrankung und auch zu einer schlechteren Behandlung mit potenziell höheren Nebenwirkungen führt [68].

Die Unterschiede zwischen den Geschlechtern im Alterungsprozess beruhen also nicht nur auf genetischen und hormonellen Faktoren, sondern auch auf strukturellen Ungleichheiten in unter anderem Forschung und Versorgung – ein Zusammenspiel, das mehr Aufmerksamkeit verdient, wie wir auch im Kapitel „Die medizinischen Strategien zur Förderung der Organfunktion" noch im Detail erläutern werden.

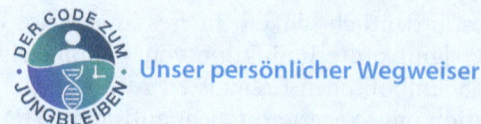 **Unser persönlicher Wegweiser**

- **Frauen leben im Durchschnitt länger – und liegen auch bei der maximalen Lebensspanne vorne:** Frauen übertreffen Männer nicht nur bei der mittleren Lebenserwartung um mehrere Jahre, sondern stellen auch den Großteil der dokumentierten Langlebigen – inklusive der ältesten jemals registrierten Person mit 122 Jahren.
- **Geschlechtschromosomen beeinflussen Krankheitsrisiken:** Das Fehlen eines zweiten X-Chromosoms bei Männern erhöht die Anfälligkeit für genetisch bedingte und immunologische Erkrankungen. Zudem kann das Y-Chromosom mit zunehmendem Alter in einzelnen Körperzellen degenerieren – dies ist mit erhöhter Morbidität assoziiert.
- **Geschlechtshormone modulieren den Alterungsprozess:** Östrogene wirken protektiv auf Herz-Kreislauf- und Immunsystem, während Testosteron teils mit erhöhtem Krankheitsrisiko korreliert – hormonelle Unterschiede tragen zur Geschlechterdifferenz in Langlebigkeit und Krankheitsverläufen bei.
- **Der Gender-Health-Gap relativiert den Langlebigkeitsvorteil der Frauen:** Trotz längerer Lebenserwartung verbringen Frauen im Schnitt weniger Jahre in guter Gesundheit – unter anderem aufgrund biologischer Resilienz, aber auch durch strukturelle Defizite in beispielsweise Forschung, Diagnose und Therapie.

Zeitfenster für Interventionen

Nachdem wir wissen, dass wir den Alterungsprozess zu einem großen Teil selbst beeinflussen können, stellt sich die Frage: Wann ist der richtige Zeitpunkt, um dem Alterungsprozess aktiv entgegenzuwirken? Und können bereits in jungen Jahren zentrale Weichen gestellt werden? Hier werfen wir einen Blick auf die Erkenntnisse zum wellenartigen Alterungsvorgang und den daraus resultierenden Zeitfenstern, in denen gezielt präventive Maßnahmen ergriffen werden können.

An unseren kleinen Testobjekten im Labor – den Fadenwürmern – lässt sich der Beginn des alterungsbedingten körperlichen Verfalls besonders klar beobachten: Nach einer etwa vier Tage dauernden Entwicklung vom Ei bis zum ausgewachsenen adulten Tier erreichen die Würmer im Alter von rund 6 bis 8 Tagen ihr funktionales Leistungshoch. In dieser Phase sind sie äußerst aktiv, reagieren prompt auf Reize und legen eine große Zahl an Eiern – was meinen Mitarbeiter*innen einiges an Handarbeit beschert: Jeder einzelne Wurm muss in dieser Zeit täglich händisch auf eine neue Agarplatte umgesetzt werden, um die Tiere von ihren Nachkommen zu trennen und so eine gleichaltrige, kontrolliert alternde Population zu gewährleisten.

Ab der zweiten Lebenswoche jedoch wird die Arbeit deutlich entspannter – denn dann lässt die Aktivität der Würmer nach. Sie bewegen sich weniger, ihre Reaktionsfähigkeit nimmt ab, und äußerlich zeigen sie typische Alterserscheinungen wie einen aufgeblähten Darm. Der biologische Verfall ist nicht zu übersehen. Doch Interventionen zeigen klare Effekte: Wenn wir den Fadenwürmern etwa weniger Futter zur Verfügung stellen oder bestimmte Substanzen verabreichen, sind sie noch mit 30 Tagen erstaunlich vital, während die meisten ihrer unbehandelten Artgenossen bereits das Zeitliche gesegnet haben. Um derartige Effekte erzielen zu können, ist es größtenteils nötig, bereits im jungen bis mittleren Fadenwurmalter eine Intervention zu starten. Denn oftmals sind Anpassungsmechanismen notwendig, welche zur Verlängerung der Lebens- und Gesundheitsspanne führen. So konnten wir beispielsweise zeigen, dass die im Grüntee enthaltenen Katechine kurzzeitig die Produktion von Sauerstoffradikalen erhöhen und dadurch das körpereigene antioxidative System anstacheln und dauerhaft stärken. Dadurch konnte die Lebensspanne der behandelten Würmer deutlich verlängert werden – allerdings eben nur, wenn sie die Katechine bereits in einem jungen Alter erhalten hatten [69]. Erkenntnisse wie diese werfen auch beim Menschen die zentrale Frage auf, wann der richtige Zeitpunkt für Anti-Aging-Interventionen ist.

Wie die Fadenwürmer durchleben auch Menschen eine **biphasische Leistungskurve**: So zeigte eine Studie, welche die Entwicklung menschlicher Leistungsfähigkeit in 25 olympischen Sportarten und auch Schachturnieren über die Lebensspanne hinweg untersuchte, eine exponentielle Zunahme der Leistungsfähigkeit hin zu einem Leistungsgipfel im jungen Erwachsenenalter mit durchschnittlich 26,1 Jahren, gefolgt von einem exponentiellen Abfall bis zum Lebensende [70]. Diese Studie legt nahe, dass das biphasische Muster sowohl für die körperliche als auch die geistige Fitness gilt und auf biologischen bzw. physiologischen Gründen beruht.

Tatsächlich beginnt für uns Menschen bereits ab dem dritten Lebensjahrzehnt – meist unbemerkt – der biologische Alterungsprozess auf zellulärer Ebene. Es kommt dabei – wie bereits besprochen – unter anderem zu einer Verkürzung der Telomere, epigenetischen Veränderungen an der DNA, zur Fehlfunktion der Mitochondrien, zur gestörten Synthese von Eiweißstoffen und auch zur vereinzelten Bildung von seneszenten Zellen. Während die meisten Gewebe bis zum 35. Lebensjahr noch sehr wenige seneszente Zellen aufweisen, steigt der Anteil der seneszenten Zellen in vielen Geweben in der Alterungsgruppe 40 bis 59 Jahre oder spätestens bei den über 65-Jährigen deutlich an [71]. Dies führt dazu, dass Entzündungsprozesse angefeuert werden und die alterungsbedingten Erkrankungen wie Krebs, neurodegenerative Erkrankungen oder kardiovaskuläre Leiden deutlich zunehmen.

Der Alterungsprozess scheint aber keineswegs linear zu verlaufen, wie es die Leistungskurve oder die Akkumulation der seneszenten Zellen vermuten lassen würden. So hat die Analyse von mehr als 2900 Proteinen aus dem Blut von über 4200 Erwachsenen zwischen 18 und 95 Jahren ergeben, dass es während des Alterns zu **wellenartigen Veränderungen** am Proteom kommt. So kam es in der besagten Studie zu signifikanten Veränderungen in der Proteinverteilung im Alter von 34, 60 und 78 Jahren, welche sich zum Teil jedoch wieder zurückbildeten und durch andere Veränderungen abgelöst wurden [72]. Auch in einer kleineren Studie mit mehr als 100 Erwachsenen im Alter von 25 bis 75 Jahren zeigten sich wellenartige altersbedingte Veränderungen im Alterungsprozess. Dabei wurden verschiedene biologische Proben erfasst und eine Vielzahl von Daten – wie Lipidverteilung oder Mikrobiom – analysiert, und es kristallisierten sich das 44. und 60. Lebensjahr als „Phasen des Umbruchs" heraus. So wurden etwa Veränderungen in der Immunregulation und dem Kohlenhydratstoffwechsel um das 60. Lebensjahr festgestellt, während das 44. Lebensjahr mit Veränderungen in der kardiovaskulären Gesundheit sowie im Lipid- und Alkoholstoffwechsel assoziiert war [73]. Diese Studienresultate legen nahe, dass der genaue Zeitpunkt altersbedingter Umbrüche sowohl von den individuellen Lebensstilfaktoren der untersuchten Personen als auch von der Art der analysierten Daten abhängt. Eines wird bei den verschiedenen Studien und ihren Ergebnissen jedoch offensichtlich: Der Alterungsprozess verläuft nicht linear, sondern ist von systemischen Veränderungen geprägt.

Gleichzeitig kann der biologische Alterungsprozess durch einzelne **Ereignisse** kurzfristig beschleunigt und anschließend wieder rückgängig gemacht werden. Denken Sie an die bereits besprochene Studie, welche aufzeigte, dass das biologische Alter während einer Schwangerschaft deutlich ansteigt, sich aber bereits drei Monate nach der Geburt wieder normalisiert [27]. Bestimmte biologische Prozesse des Alterns können in spezifischen Lebensphasen also offenbar verstärkt bzw. moduliert werden. Dies kann mit relevanten Implikationen für gezielte Anti-Aging-Strategien einhergehen.

Wann ist nun der richtige Zeitpunkt, um mit Anti-Aging-Interventionen, welche wir im Folgenden diskutieren werden, zu beginnen? Führt man sich den beginnenden zellulären Alterungsprozess zwischen dem 20. und 30. Lebensjahr vor Augen, so scheinen **frühe Anti-Aging-Interventionen** wie gesunde Ernährung, regelmäßige Bewegung und Stressreduktion sowie das Vermeiden von schädlichen Umwelteinflüssen und dem frühzeitigen Erkennen von Risikofaktoren sinnvoll. Wenn man die starke Korrelation zwischen der sportlichen Betätigung im Kindes- bzw. Jugendalter mit den verbesserten Prädiktoren für das Risiko von Fettleibigkeit, Bluthochdruck, Dyslipidämie und metabolischem Syndrom im Erwachsenenalter berücksichtigt [74], kann man zudem feststellen: Gesunde Routinen, die im Kindes- bzw. Jugendalter erlernt werden, sind dem gesunden Alterungsprozess ausgesprochen zuträglich.

Gleichzeitig scheint es möglich, durch spätere Änderungen im Lebensstil noch positive Effekte auf das Altern zu erzielen. So zeigte eine Analyse, welche Daten aus gleich mehreren großflächigen Studien zu Krebs- und Mortalitätsraten inkludierte, dass auch bei einem Rauchstopp mit 45 Jahren immer noch durchschnittlich mehr als 5 Lebensjahre gewonnen werden können. Sogar bei einem Rauchstopp im Alter von 65 oder 75 Jahren liegt die Chance, mindestens ein zusätzliches Lebensjahr zu gewinnen bei 23,4 % bzw. 14,2 % [75].

Studien wie diese verdeutlichen: Gesunde Routinen von klein auf sind Gold wert, aber wir können auch durch einen späteren Wandel im Lebensstil oftmals noch richtig viel bewirken. Gleichzeitig muss an dieser Stelle auch angemerkt werden, dass einzelne im Folgenden vorgestellte Anti-Aging-Interventionen nicht in jeder Lebensphase sicher angewandt werden können. Beispielsweise soll die Kalorienrestriktion jedenfalls erst nach Abschluss der körperlichen Entwicklung auf den Plan treten, da sie Wachstumsprozesse stören kann.

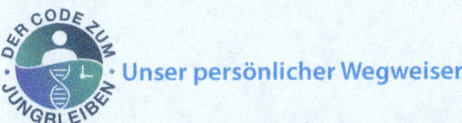 **Unser persönlicher Wegweiser**

- **Alterung ist ein dynamischer und phasenhafter Prozess:** Studien zeigen, dass das biologische Altern nicht linear verläuft, sondern von wellenartigen Veränderungen im Proteom, Metabolismus und in der Immunfunktion geprägt ist – mit individuellen Umbruchphasen im mittleren und höheren Lebensalter.
- **Die zelluläre Alterung beginnt früh:** Bereits zwischen dem 20. und 30. Lebensjahr treten erste molekulare Alterungsprozesse wie Telomerverkürzung, Mitochondrien-Dysfunktion und Seneszenz auf.
- **Frühzeitige Prävention wirkt am stärksten:** Präventive Maßnahmen wie gesunde Ernährung, Bewegung und Stressreduktion entfalten ihre größte Wirkung, wenn sie bereits in der Jugend oder im jungen Erwachsenenalter etabliert werden – können jedoch auch im späteren Leben noch positive Effekte erzielen.
- **Lebensstilveränderung wirkt auch im höheren Alter:** Trotz biologischer Vorteile früh erlernter Gesundheitsroutinen zeigen Studien, dass selbst späte Interventionen – etwa ein Rauchstopp ab 45 oder 65 Jahren – noch signifikante Zugewinne an Lebenszeit und Gesundheit ermöglichen.

Die wissenschaftlichen Grundlagen von Anti-Aging-Strategien

Inhaltsverzeichnis

Ernährung – 35
Nährstoffzusammensetzung – 35
Kalorienrestriktion – 43
Intervallfasten – 46

Körperliche Aktivität – 48
Ausdauersport – 49
Kraftsport – 51
Bewegungsvielfalt von Anfang an – 55

Regeneration und soziales Wellbeing – 57
Akuter *versus* chronischer Stress – 57
Schlaf – 58
Soziale Kontakte – 59

Umwelt- und Verhaltensrisiken – 61
Tabak – 61
Alkohol – 63
Luftverschmutzung – 65

Geroprotektive Arzneimittel – 67
Wirkstoffentwicklung – 67
Altern als Indikation – 70
Arzneimittel und Nahrungsergänzungsmittel – 72
Potenzielle Anti-Aging-Wirkstoffe – 75

© Der/die Autor(en), exklusiv lizenziert an Springer-Verlag GmbH, DE, ein Teil von Springer Nature 2026
C. Madreiter-Sokolowski and K. Hütter-Klepp, *Der Code zum Jungbleiben*,
https://doi.org/10.1007/978-3-662-71277-1_2

Zelluläre Verjüngung – 80
Reprogrammieren – 80
Telomerverlängerung – 82

Ernährung

Ernährung ist viel mehr als bloße Energiezufuhr – sie ist auch einer der stärksten Modulatoren unseres biologischen Alterungsprozesses. Was und wie viel sollen wir zur Unterstützung eines gesunden Alterungsprozesses zu uns nehmen? Und welche molekularen Anti-Aging-Mechanismen können durch spezielle Ernährungsformen angekurbelt werden? Hier diskutieren wir die Zusammensetzung unserer Ernährung und zeigen, wie gezielte Kalorienrestriktion zelluläre Reparaturmechanismen anstoßen und damit das Altern verlangsamen kann.

Nährstoffzusammensetzung

Während die Experimente meiner Arbeitsgruppe bis jetzt kaum darauf abgezielt haben, die Auswirkung verschiedener Ernährungsstrategien auf Fadenwürmer auszutesten, habe ich mich selbst natürlich unzählige Male zum Versuchskaninchen für diverse Ernährungskonzepte gemacht. Deshalb kann ich Ihnen allen nur ans Herz legen, das nachfolgende Kapitel zum Thema Stress – „Regeneration und soziales Wellbeing" – im Hinterkopf zu behalten und sich eben nicht allzu sehr durch die im Folgenden dargelegten wissenschaftlichen Erkenntnisse stressen zu lassen.

In diesem Sinne lassen Sie uns damit starten, wie viel wir wovon denn essen sollten. Jeden Tag benötigen wir grob geschätzt etwa 1500–3000 kcal Energie, um die Vorgänge in unserem Körper am Laufen zu halten – und um uns gegebenenfalls auch selbst zum Laufen zu bringen. Diese nehmen wir in Form der **Makronährstoffe** Zucker (Kohlenhydrate), Fette (Lipide) und Eiweißstoffe (Proteine) auf. Daneben liefert unsere Nahrung eine Vielzahl an **Mikronährstoffen** wie Vitamine, Mineralstoffe oder Spurenelemente, welche im Körper biochemische Prozesse kontrollieren, weil sie beispielsweise für die Aktivität von Enzymen benötigt werden.

Zudem dienen die Abbauprodukte von Proteinen, Lipiden und Kohlenhydraten auch als strukturelle und funktionelle Bausteine, welche essenziell für den Aufbau und die Regeneration von Körpersubstanz sind. Nachdem wir beispielsweise proteinreiche Nahrung aufnehmen, werden die Proteine im Verdauungstrakt zu Aminosäuren zerlegt. Diese Aminosäuren werden im Körper als Bausteine für den Aufbau von Muskelgewebe verwendet und können so unterstützend sein, die Regeneration nach körperlichen Belastungen sowie die Trainingsanpassung zu verbessern.

Folglich beeinflusst die Zusammensetzung und Qualität unserer Ernährung maßgeblich Gesundheit, Leistungsfähigkeit und Wohlbefinden – und damit auch den Alterungsprozess.

Doch wie soll sich unsere Nahrung nun zusammensetzen? Wie Sie im Kapitel „Die medizinischen Strategien zur Förderung der Organfunktion" lesen werden, können die Vorgaben in bestimmten Lebenssituationen durchaus angepasst werden. Für den gesunden erwachsenen „Durchschnittsmenschen" empfiehlt die

Deutsche Gesellschaft für Ernährung (DGE) eine tägliche Energiezufuhr, bei der Kohlenhydrate 50–55 % der Gesamtenergie ausmachen sollten, während der Fettanteil moderat bei etwa 30 % liegen soll [76]. Für Proteine wird eine Zufuhr von 0,8 g pro kg Körpergewicht pro Tag empfohlen, was etwa 10 bis 15 % der gesamten Energieaufnahme entspricht [77].

Um diese sehr grobe Vorgabe in die Tat umzusetzen, muss erst einmal ermittelt werden, wie viel an Gesamtenergie für jede oder jeden Einzelne*n notwendig ist. Die Unterschiede sind je nach Körpergröße, Körpergewicht, Alter und Bewegungsausmaß nämlich horrend. Für den sogenannten **Grundumsatz** – also jene Energie, welche zum Erhalt der grundlegenden Körperfunktionen essenziell ist – kann man sich für Normalgewichtige recht gut der Annäherung 25 kcal pro kg Körpergewicht bedienen. Bei einer 80 kg schweren Person würde dies einen Grundumsatz von 2000 kcal ergeben. Je nach Bewegungsausmaß kommt zum Grundumsatz noch der **Leistungsumsatz**. Dieser hängt vom täglichen Aktivitätslevel ab und wird über den Physical Activity Level (PAL-Wert) berechnet. Beim Schlafen beträgt der PAL-Wert 0,95, bei einer körperlich anstrengenden Arbeit zum Teil > 2,0. Mit diesem Wert wird der Grundumsatz multipliziert, um den Gesamtumsatz zu erhalten. Bei einer 80 kg schweren Person mit mittlerem Aktivitätslevel ergibt Grundumsatz x PAL = **Gesamtumsatz**: 80 × 25 kcal × 1,5 = 3000 kcal.

Diese Energie muss täglich in Form von Kohlenhydraten, Lipiden und Proteinen zugeführt werden, um genügend Energie zum Leben zu haben und auch die Grundsubstanz des Körpers zu erhalten.

Schnell verfügbare Energie können wir aus **Kohlenhydraten** gewinnen. Wie effizient Zucker als Energielieferant fungieren kann, wissen alle Sportler*innen, welche sich schon einmal nach stundenlangem Radfahren oder Laufen einen Hungerast eingefangen haben und sich aus dieser misslichen Lage mithilfe mehrerer eingeworfener Traubenzuckerwürfel retten haben können. Traubenzucker besteht aus Glukose, also einem einzelnen Zuckermolekül (**Monosaccharid**), und kann folglich, ohne weiter gespalten zu werden, zur Energiegewinnung verwendet werden. So gelangt die Glukose schnell in das Blut, und der **Blutzuckerspiegel** steigt nach wenigen Minuten an. Dies führt zu einem merklichen Energieschub, weil die Muskelzellen aus Glukose wieder ATP zur Muskelkontraktion generieren können. Während diese rasche Energie beim Sport durchaus wünschenswert ist, verursachen derartig schnelle Blutzuckerspitzen auch eine verstärkte Insulinausschüttung. **Insulin** reguliert zentral den Glukosestoffwechsel, weil es die Aufnahme von Glukose in die Muskel- und Fettzellen gewährleistet. Jedoch kann eine vermehrte Insulinausschüttung dazu führen, dass ebendiese Körperzellen ihre Sensitivität dem Insulin gegenüber verlieren – sie stumpfen aufgrund der Dauerstimulierung schlichtweg ab. Daraus kann sich eine Insulinresistenz und im schlimmsten Fall ein Diabetes mellitus Typ 2 entwickeln (siehe Kapitel „Die medizinischen Strategien zur Förderung der Organfunktion").

Um nun genügend Zucker aufzunehmen und gleichzeitig keine zu große Insulinausschüttung zu provozieren, gibt es einen bewährten Trick: Langkettige Zucker, sogenannte **Polysaccharide**, wie sie beispielsweise in Vollkornpasta, kernigem Brot, Kartoffeln oder Hülsenfrüchten zu finden sind. Diese Polysaccharide müssen erst über verschiedene Enzyme in kleinere Einheiten gespalten werden, bevor letztlich die Glukose zur Energiegewinnung zur Verfügung steht. Während dies auf den ersten Blick unnötig kompliziert erscheint, sichert das langsame Zerlegen der langen Zuckerketten, dass die daraus nach und nach freigesetzten Monosaccharide, insbesondere Glukose, schrittweise in das Blut abgegeben werden, sodass der Blutzucker langsamer ansteigt und dadurch weniger rasch Insulin ausgeschüttet wird.

Gleichzeitig haben polysaccharidreiche Nahrungsmittel wie Vollkornprodukte, bei denen das ganze Getreidekorn verarbeitet wird, oft noch weitere Vorteile: Es sind viele Vitamine, Mineralstoffe und sekundäre Pflanzenstoffe enthalten, welche als **Mikronährstoffe** diverse Vorgänge im Körper verbessern können. So enthalten Vollkornhaferflocken etwa recht viel Magnesium, welches in über 300 Enzymreaktionen – viele davon notwendig für Muskelkontraktion und Energieproduktion – in unserem Körper involviert ist [78].

Überdies sind pflanzliche Nahrungsmittel wie Vollkornprodukte auch reich an Bestandteilen, welche nicht oder nur teilweise vom menschlichen Verdauungssystem abgebaut werden können. Dies klingt nun nicht sonderlich verlockend, tatsächlich kommt diesen sogenannten **Ballaststoffen** aber eine wesentliche Rolle zu: Sie binden Wasser und bilden gelartige Substanzen, wodurch die Darmbewegung und damit auch die Darmgesundheit gefördert wird, wie Sie im Kapitel „Die medizinischen Strategien zur Förderung der Organfunktion" noch lesen werden. Dadurch werden Nährstoffe weniger schnell aufgenommen. Dies führt auch zu einer langsameren Aufnahme der Kohlenhydrate, einem abgeschwächten Blutzuckeranstieg und einer gedrosselten Insulinausschüttung.

Im Gegensatz dazu steht der sogenannte **raffinierte Zucker**. Dabei handelt es sich um Zucker, der aus natürlichen Quellen wie Zuckerrüben oder Zuckerrohr gewonnen und anschließend so stark verarbeitet wird, dass nahezu alle Ballaststoffe, Mineralstoffe und weiteren Begleitstoffe entfernt werden. Das Ergebnis ist ein hochreines, meist weißes Produkt, das überwiegend aus Saccharose besteht. Dies ist ein Disaccharid aus Glukose und Fruktose und wird üblicherweise als Haushaltszucker bezeichnet. Da raffinierter Zucker in dieser Form keine begleitenden Nährstoffe, welche die Aufnahme verlangsamen würden, enthält, gelangt er besonders schnell ins Blut. Dies führt zu raschen Blutzuckerspitzen und einer entsprechenden Insulinantwort – ein Mechanismus, der maßgeblich zur Entstehung metabolischer Erkrankungen beitragen kann, wie im Kapitel „Die medizinischen Strategien zur Förderung der Organfunktion" näher erläutert wird.

Wenn man das nun liest, könnte man in Hinblick auf die Insulinausschüttung übereifernd schlussfolgern, dass eine geringere Kohlenhydrataufnahme (**Low Carb**) *per se* positiv ist. Dass dies jedoch nicht so einfach ist, zeigte die ARIC-Studie (Atherosclerosis Risk in Communities) [79], welche in den USA durchgeführt wurde. In dieser Studie wurden über 15.000 Erwachsene im Alter von 45 bis 64 Jahren eingeschlossen, die mittels Fragebögen Angaben zu ihrer Ernährung machten. Während der durchschnittlich 25-jährigen Laufzeit der Studie zeigte sich, dass sowohl eine sehr niedrige als auch eine sehr hohe Kohlenhydrataufnahme mit einer erhöhten Sterblichkeit assoziiert werden konnte. Die niedrigste Mortalität wurde bei einer Kohlenhydrataufnahme von 50 bis 55 % des Gesamtenergiebedarfs beobachtet. Dabei musste man aber weiter differenzieren: Ein interessanter Nebenbefund war nämlich, dass eine pflanzenbasierte kohlenhydratarme Ernährung mit einer geringeren Sterblichkeit einherging als eine kohlenhydratarme Kost, die vorwiegend auf tierischen Eiweißen und Fetten basierte [79]. In einer weiteren Studie wurden dahin gehend Daten von mehr als 37.000 Personen aus dem US National Health and Nutrition Examination Survey untersucht. Auch hier zeigte sich, dass eine „gesunde" kohlenhydratarme Diät mit einem hohen Anteil an pflanzenbasierten Eiweißen und ungesättigten Fettsäuren eine reduzierte Sterblichkeit zur Folge hatte [80]. Diese Studien verdeutlichen also, dass nicht nur die Menge, sondern auch die Quelle der Nährstoffe essenziell ist. Bei den Kohlenhydraten empfehlen sich jedenfalls die goldene Mitte von 50 bis 55 % des Gesamtumsatzes sowie vorzugsweise pflanzliche Nahrungsmittel mit langkettigen Zuckern, um die Versorgung mit Ballast- und Mikronährstoffen zu sichern.

Während Kohlenhydrate primär als Energiequelle verwendet werden, sind **Proteine** aufgrund ihrer Funktion als Aminosäurelieferanten essenziell für den Aufbau und Erhalt der Körpersubstanz. Aus verschiedenen **Aminosäuren** bauen wir unter anderem Muskelgewebe auf. Folglich helfen Aminosäuren nicht nur dabei, Muskelmasse aufzubauen, sondern können auch gezielt dem alterungsbedingten Verlust der Muskelmasse (Sarkopenie) entgegenwirken. Da Proteine aus tierischen Quellen wie Rindfleisch, Huhn, Thunfisch, Hüttenkäse oder Ei in ihrer Aminosäurezusammensetzung jener des menschlichen Körpers ähnlicher sind als Proteine aus pflanzlichen Quellen, ist ihre sogenannte „**biologische Wertigkeit**" höher. Dies bedeutet, dass sie leichter als Bausteine für unseren menschlichen Körper – unter anderem eben für den Aufbau von Muskeln – verwendet werden können.

Nun ist der Konsum von tierischen Proteinquellen aber dennoch nicht uneingeschränkt empfehlenswert. Fleisch kann etwa recht viele Purine enthalten. Diese chemischen Verbindungen werden im Körper zur Harnsäure abgebaut und können dadurch zur Gicht führen. In einer Studie an mehr als 47.000 Männern zeigte sich in einem Beobachtungszeitraum von 12 Jahren dahin gehend klar, dass ein hoher Konsum von Fleisch und Meeresfisch mit einem erhöhten Risiko für Gicht assoziiert ist [81].

Basierend auf Studienergebnissen wie diesen sollte bewusst auch auf **pflanzliche Eiweißquellen** aus Hülsenfrüchten, Getreide oder Nüssen zurückgegriffen werden. Doch wie kann deren schlechtere biologische Wertigkeit kompensiert werden? Durch die Kombination verschiedener pflanzlicher Proteinquellen wird ein breiteres Spektrum an Aminosäuren aufgenommen. Dadurch können der Einbau der einzelnen Aminosäuren und der Aufbau von Körpersubstanz verbessert werden [82]. Eine klassische Kombination zur Erhöhung der biologischen Wertigkeit sind Reis mit Bohnen: Reis ist reich an einer schwefelhaltigen Aminosäure, Methionin, aber arm an Lysin. Bohnen hingegen enthalten viel Lysin, aber wenig Methionin. Durch die gemeinsame Aufnahme ergänzen sich die

Aminosäureprofile der beiden Lebensmittel optimal, sodass die biologische Wertigkeit deutlich verbessert wird.

Wie bereits angesprochen, hat sich bei den Studien zu kohlenhydratarmen Diäten herauskristallisiert, dass sich eine pflanzenbasierte Diät positiv auf die Lebensspanne auswirken kann. In einer Studie basierend auf Daten aus der UK-Biobank von beinahe 80.000 Erwachsenen zeigte sich darüber hinaus, dass ein hoher Konsum an pflanzlichen Proteinen mit einer Reduktion des biologischen Alters – gemessen anhand der Telomerlänge – einherging, während der höhere Konsum an tierischen Proteinen keine signifikanten positiven Effekte zeigte. Zudem war der Ersatz von 5 % der täglichen Energiezufuhr aus tierischen Proteinen durch pflanzliche Proteine mit einer erhöhten Telomerlänge assoziiert – ein weiterer Hinweis darauf, dass pflanzliche Proteinquellen positiv zur Lebens- und Gesundheitsspanne beitragen können [83]. Eine weitere Studie zeigte außerdem, dass Menschen, die eine erhöhte Aufnahme an pflanzlichem Eiweiß aufwiesen, mit einer besseren mentalen und physischen Verfassung korrelierten [84]. Als Limitation dieser Studien ist anzumerken, dass die Einteilung der Teilnehmenden in Gruppen mit höherem oder geringerem Konsum pflanzlicher Proteine erfolgte, ohne vorweg standardisierte Werte für die Proteinaufnahme zu definieren. Gleichzeitig beruhte die Einteilung auf Selbstauskünften zu den Ernährungsgewohnheiten. Nachdem also keine standardisierten Ernährungsinterventionen durchgeführt wurden, kann auch nicht geschlussfolgert werden, wie viele g pro kg Körpergewicht Protein nun tatsächlich die besten Effekte erzielen. Jedoch spiegelt dieses Vorgehen die tatsächliche Lebensrealität der Teilnehmenden gut wider und zeigt jedenfalls das Potenzial pflanzlicher Proteine auf.

Was sind aber die harten Zahlen hinter der Proteinaufnahme – wie viel Protein sollte etwa aufgenommen werden? Die DGE empfiehlt gesunden Erwachsenen eine **tägliche Proteinzufuhr** von mindestens 0,8 g pro Kilogramm Körpergewicht. Für bestimmte Bevölkerungsgruppen liegt der Bedarf jedoch deutlich höher: Bei älteren Menschen wird, je nach Aktivitätslevel, ein Richtwert von 1,0–1,2 g pro kg Körpergewicht empfohlen, für Schwangere und Stillende bis zu 1,2 g pro kg und bei sportlich sehr aktiven Personen mit mehr als 5 Trainingsstunden pro Woche liegt die empfohlene Zufuhr sogar zwischen 1,2 und 2,0 g pro kg [85, 86].

Bleiben wir jedoch beim absoluten Minimum: Eine 80 kg schwere Person sollte laut DGE also täglich etwa 64 g Eiweiß aufnehmen. Zur Orientierung: Diese Menge entspricht ungefähr dem Eiweißgehalt von 2 Scheiben Vollkornbrot in Kombination mit 2 Packungen Magertopfen (Quark). Abgesehen davon, dass diese Vorstellung in den meisten von uns nicht sofort das Wasser im Mund zusammenlaufen lässt, wird anhand dieses Beispiels auch klar, dass eine optimale Proteinversorgung mit unserer westlichen Diät gar nicht einfach zu erreichen ist und tatsächlich etwas Planung erfordert. Ein Blick auf die Nährstoffzusammensetzung der einzelnen Lebensmittel und das Durchrechnen für ein paar Tage lohnt sich, bis man die wesentlichen Werte verinnerlicht hat. Gleichzeitig scheint die gezielte Supplementierung mit Proteinen unter bestimmten Bedingungen empfehlenswert. Beispielsweise kann durch eine vorübergehende Gabe der Aminosäure Leucin (3–6 g pro Tag) ein „**anaboler Stimulus**" gesetzt werden, um

Muskelmasse effizient aufzubauen und damit dem alterungsbedingten Muskelabbau entgegenzuwirken [87].

Insgesamt zeigt sich, dass sowohl die gezielte Auswahl als auch die Kombination von Proteinquellen – ergänzt durch gegebenenfalls sinnvolle Supplementierung – eine zentrale Rolle für die Aufrechterhaltung von Muskelmasse und die allgemeine Gesundheit im Alter spielt.

Damit zu den **Lipiden**: Die darin enthaltenen Fettsäuren dienen nicht nur als bedeutende Energiequelle, sondern übernehmen auch strukturelle und funktionelle Funktionen – etwa als zentrale Bestandteile von Zellmembranen oder als Vorläufer von Signalmolekülen wie den Hormonen. Im Wesentlichen unterscheiden wir zwischen ungesättigten und gesättigten Fettsäuren. Erstere enthalten in ihrer chemischen Struktur eine oder mehrere Doppelbindungen und sind nicht mit Wasserstoffatomen gesättigt. Diese **ungesättigten Fettsäuren** haben durch die Doppelbindung(en) eine oder mehrere „Knickstellen" in ihrer Molekülstruktur. Dadurch können sie nicht so dicht gepackt werden wie die gesättigten Fettsäuren ohne Doppelbindung und haben meist auch eine flüssige Konsistenz. Wir finden diese ungesättigten Fettsäuren beispielsweise in pflanzlichen Ölen wie Olivenöl oder Rapsöl, in Nüssen und Samen sowie in fettreichem Fisch oder spezifischen Mikroalgen. Bei Fisch und Mikroalgen werden die meisten von Ihnen sicherlich sofort an die **Omega-3-Fettsäuren** denken. Diese Bezeichnung gibt an, wo in der Fettsäure sich die Doppelbindung befindet – bei den Omega-3-Fettsäuren 3 Kohlenstoffatome vor dem Ende der Fettsäure. Warum sind diese Omega-3-Fettsäuren nun so interessant? Die Omega-3-Fettsäuren sind als Bestandteil der Zellmembran in Nervenzellen essenziell für deren Funktion. Daneben können Omega-3-Fettsäuren offenbar die Abwehr gegen freie Radikale verbessern und so auch Entzündungsprozesse reduzieren [88].

In der bereits vorgestellten DO-HEALTH-Studie wurde an über 2000 Studienteilnehmer*innen, welche 70 Jahre oder älter waren, der Effekt von Omega-3- (1 g marine Omega-3-Fettsäuren pro Tag, bestehend aus Eicosapentaensäure/EPA und Docosahexaensäure/DHA im Verhältnis 1:2) und Vitamin-D-Supplementierung (2000 I. E. pro Tag) in Kombination mit Bewegung analysiert. Dabei zeigte sich, dass die ausschließliche Omega-3-Gabe bereits die Anzahl der Infektionen und Stürze signifikant reduzierte. Dieser Effekt wurde durch die Kombination der Interventionen weiter verstärkt, und es kam auch zur signifikanten Reduktion von Krebs [89]. In einer Subgruppe der DO-HEALTH-Studie konnte, wie bereits erwähnt, zudem auch bestätigt werden, dass die Interventionen in Kombination (also Omega-3- und Vitamin-D-Supplementierung mit Bewegung) und Omega-3-Fettsäuren alleine das biologische Alter – in diesem Fall gemessen an epigenetischen Alterungsuhren – signifikant reduzierten. Eine Omega-3-Gabe reduzierte das biologische Alter auf 3 Jahre betrachtet immerhin um 3 Monate [24]. Dies klingt nicht allzu viel, allerdings kann dieser Effekt bei einer Langzeitgabe womöglich einen beachtlichen Unterschied machen. Aber mehr ist nicht automatisch besser: Einige klinische Studien deuten nämlich darauf hin, dass bereits ab einer Dosis von 1,8 g pro Tag an Omega-3-Fettsäuren die Häufigkeit der Herzarrhythmien signifikant ansteigt, wobei vor allem EPA problematisch erscheint [90]. Die Dosis macht also das Gift.

Gleichzeitig stellt sich bei diesen Studien aber immer auch die Frage, wie es sich mit der Basisversorgung im untersuchten Proband*innenkollektiv verhält. In der DO-HEALTH-Studie wurden beispielsweise auch Proband*innen aus der Schweiz eingeschlossen [24], die aufgrund der geografischen Lage als Binnenland tendenziell eine geringere Versorgung mit Omega-3-Fettsäuren aufweisen als Personen aus küstennahen Regionen. Dies liegt vor allem daran, dass in Meeresnähe häufiger fettreicher Fisch konsumiert wird, während in Binnenländern der Fischkonsum insgesamt meist geringer ausfällt. Entsprechend kann eine Supplementierung in solchen Gruppen unter Umständen deutlichere Effekte zeigen als bei Proband*innen mit bereits ausreichender Omega-3-Versorgung.

Bei ungesättigten Fettsäuren gibt es noch einen Punkt, der zu beachten ist: Flüssige Öle mit ungesättigten Fettsäuren werden durch industrielle Härtung haltbarer und streichfähiger gemacht – etwa für Backwaren oder in Fertigprodukten. In diesem Vorgang werden ungesättigte Fettsäuren teilweise in gesättigte Fettsäuren überführt und es entstehen sogenannte **Transfette.** Dabei verändert sich nicht nur die chemische Struktur, sondern auch die Wirkung auf den Körper. In 52 gesunden, übergewichtigen Frauen wurde gezeigt, dass 15,7 g Transfette pro Tag innerhalb von 16 Wochen zu einer Erhöhung des LDL-Cholesterinspiegels führen [91]. Zudem wurde in über 64-jährigen Männern in einem Beobachtungszeitraum von 10 Jahren eine Korrelation zwischen erhöhter Aufnahme von Transfetten und koronaren Herzerkrankungen gefunden [92]. Transfette sind also ausgesprochen kritisch zu betrachten und mit Sicherheit einer der Gründe, warum stark verarbeitete Lebensmittel immer wieder mit negativen Effekten auf das biologische Alter assoziiert sind, wie eine Studie mit über 16.000 Teilnehmenden gezeigt hat [93].

Was ist an gesättigten Fettsäuren nun anders als an ungesättigten Fettsäuren? Die **gesättigten Fettsäuren,** welche sich vermehrt in tierischen Produkten wie Butter, Käse oder Fleisch finden, sind eher starre Gebilde, welche die Membranfluidität, also die Beweglichkeit der Zellmembran, reduzieren und eine teilweise entzündungsfördernde Wirkung haben. Während auch gesättigte Fettsäuren durchaus differenziert betrachtet werden müssen und nicht alle gesättigten Fettsäuren *per se* eine schlechte Wirkung haben [94], scheinen bestimmte gesättigte Fettsäuren wie Palmitinsäure das Low-Density-Lipoprotein (LDL)-Partikel, welches ein Risikofaktor für Atherosklerose ist, zu erhöhen. In einer kleinen Studie an 18 gesunden Erwachsenen konnte beispielsweise der Ersatz von Palmitinsäure mit einer ungesättigten Fettsäure (Ölsäure) für 3 Wochen bereits den LDL-Cholesterinwert reduzieren [84]. Eine Studie mit mehr als mehreren Hundert Teilnehmer*innen zwischen 50–80 Jahren konnte zudem zeigen, dass ein hoher Konsum an ungesättigten Fettsäuren in Kombination mit vorwiegend Pflanzenprotein bereits nach 12 Monaten nicht nur den LDL-Cholesterinwert verbesserte, sondern auch zu einer Reduktion des viszeralen Fetts – also dem potenziell schädlichen Fett im Bauchraum – führte [95].

Lange Rede, kurzer Sinn: Gesättigte Fettsäuren sind mit Vorsicht zu genießen, während ungesättigte Fettsäuren durchaus positive Effekte haben können. Diese ungesättigten Fettsäuren finden wir vorwiegend in pflanzlichen Quellen. In einer eindrucksvollen Studie wurden über 400.000 Teilnehmer*innen in den

USA hinsichtlich ihrer Nahrungsgewohnheiten mehr als 20 Jahre hinweg analysiert und entsprechend ihrem Konsum an pflanzlichen bzw. tierischen Fetten in 5 Gruppen unterteilt. Die durchschnittliche Aufnahme betrug 24,7 g pflanzliches Fett und 29,3 g tierisches Fett. Es zeigte sich, dass eine höhere Aufnahme von Pflanzenfetten, insbesondere aus Getreide und Pflanzenölen, mit einer geringen Gesamtsterblichkeit und Sterblichkeit verursacht durch Herz-Kreislauf-Erkrankungen assoziiert war. Im Gegensatz dazu war eine höhere Aufnahme von tierischem Fett, primär aus Milchprodukten und Eiern, mit einem erhöhten Sterblichkeitsrisiko verbunden. Die Studie schlussfolgerte, dass der Ersatz von 5 % der Energie aus tierischem Fett durch 5 % der Energie aus Pflanzenfett mit einem geringeren Sterblichkeitsrisiko verbunden ist [96]. Diese Erkenntnisse unterstreichen die gesundheitliche Relevanz einer ausgewogenen Fettsäurezufuhr, wobei speziell der vermehrte Einsatz pflanzlicher Fette sowie Omega-3-reicher Lebensmittel einen bedeutsamen Beitrag zur Prävention chronischer Erkrankungen und zur Förderung eines gesunden Alterungsprozesses leisten kann.

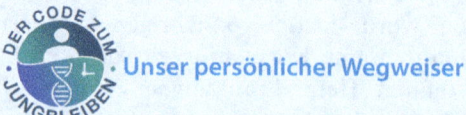 **Unser persönlicher Wegweiser**

- **Ausreichende Energiezufuhr ist individuell und essenziell:** Jeder Mensch benötigt täglich 1500–3000 kcal, abhängig von verschiedenen Faktoren wie Körpergröße, Körpergewicht, Alter und Aktivitätslevel (PAL-Faktor). Diese Energie deckt unser Grundbedürfnis zur Aufrechterhaltung von Körperfunktionen und Bewegung ab – ein Mangel wirkt sich negativ auf Regeneration, Leistung und Gesundheit aus. Grundumsatz x PAL = Gesamtumsatz
- **Kurze *versus* komplexe Kohlenhydrate:** Kurze Zucker (z. B. Traubenzucker) liefern rasch Energie, können aber bei übermäßigem Konsum zur Insulinresistenz führen. Komplexe Kohlenhydrate aus etwa Vollkornprodukten oder Hülsenfrüchten sorgen für einen stabileren Blutzucker- und Insulinverlauf und fördern durch enthaltene Ballaststoffe zusätzlich die Darmgesundheit.
- **Bei Proteinen kommt es auf die Mischung an:** Proteine sind essenziell für Muskelaufbau und -erhalt, besonders im Alter. Tierische Proteine haben eine höhere biologische Wertigkeit, sollten aber begrenzt aufgenommen werden. Durch kluge Kombination pflanzlicher Eiweißquellen (z. B. Reis und Bohnen) kann deren biologische Wertigkeit deutlich gesteigert werden.
- **Fette sind nicht unsere Feinde – aber die Quelle zählt:** Ungesättigte Fettsäuren aus pflanzlichen Quellen und Fisch haben entzündungshemmende, gefäßschützende Effekte und fördern die Zellfunktion. Bestimmte gesättigte Fette aus tierischen Produkten erhöhen das Risiko für Herz-Kreislauf-Erkrankungen. Der gezielte Austausch tierischer gegen pflanzliche Fette wirkt sich nachweislich positiv aus. Vorsicht ist bei stark verarbeiteten Lebensmitteln geboten, da diese gesundheitsschädigende Transfette enthalten können.

Kalorienrestriktion

Doch nicht nur was wir essen, sondern auch wie viel davon, scheint entscheidend zu sein. Denn die Forschung zeigt: Weniger kann tatsächlich mehr sein – zumindest, wenn es um die Jahre in Gesundheit geht. Die Kalorienrestriktion wurde erstmals in den 1930er-Jahren als lebensverlängernde Intervention identifiziert. Dabei konnte gezeigt werden, dass Ratten mit kalorienreduzierter Diät unter gleichzeitiger Deckung aller Makro- und Mikronährstoffbedürfnisse länger lebten als ihre Artgenossen mit einer uneingeschränkten Nahrungsaufnahme. Konkret konnte in tierexperimentellen Studien eine Verlängerung der Lebensspanne um etwa 20 % bei weiblichen und bis zu 40 % bei männlichen Ratten durch Kalorienrestriktion beobachtet werden. Die maximale Lebensdauer beider Geschlechter lag unter diesen Bedingungen bei rund 4 Jahren [97].

In den folgenden Jahrzehnten kamen unterschiedlichste Modellorganismen – vom Fadenwurm bis zum Säugetier – zum Einsatz, um die zellulären Grundlagen der Langlebigkeit zu erforschen. Besonders wegweisend waren dabei die Arbeiten von Cynthia Kenyon. Im Fadenwurm konnte sie zeigen, dass eine Mutation im daf-2-Gen, die das entsprechende Protein ausschaltet, die Lebensspanne der Tiere verdoppelte. Dieser überraschende Effekt war allerdings nur möglich, wenn ein zweites Gen – *daf-16* – aktiv war. Damit waren zentrale molekulare Schalter identifiziert, die den lebensverlängernden Effekt der Kalorienrestriktion vermitteln [42].

Das *daf-2*-Gen codiert für einen Rezeptor, der dem menschlichen **IGF-1 (Insulin-like Growth Factor 1)-Rezeptor** ähnelt – gewissermaßen ein biologischer Modulator des Alterns. *daf-16* wiederum kennen Sie eigentlich bereits, denn dies entspricht dem humanen Transkriptionsfaktor **FOXO**, einem zentralen Regulator zellulärer Stressantworten und Langlebigkeit.

Wie werden diese Proteine nun durch Kalorienrestriktion gehemmt oder aktiviert? Dafür darf ich Sie jetzt kurz in die Biochemie-Hauptvorlesung der Medizinstudierenden mitnehmen. Nach der Nahrungsaufnahme gelangen die Hauptnährstoffe – Zucker, Fettsäuren und Aminosäuren – über den Verdauungstrakt in die Blutbahn. In der Frühphase der Nährstoffaufnahme werden vorrangig jene Organe mit Glukose versorgt, die zwingend darauf angewiesen sind (**obligate Glukoseverbraucher**) – insbesondere das Gehirn und die roten Blutkörperchen (Erythrozyten). Diese Gewebe können Glukose über insulinunabhängige Transportproteine aufnehmen, was eine kontinuierliche Versorgung auch bei einem niedrigen Insulinspiegel sicherstellt. Sobald der Blutzuckerspiegel nach dem Essen ansteigt, schüttet die Bauchspeicheldrüse (Pankreas) das Hormon **Insulin** aus. Dieses aktiviert insulinabhängige Glukosetransporter, vornehmlich in der Skelettmuskulatur und im Fettgewebe, wodurch Glukose vermehrt in diese Verbrauchs- und Speicherorgane aufgenommen wird. Insulin senkt somit nicht nur den Blutzuckerspiegel, sondern fördert auch die Lipidspeicherung, indem es die Einlagerung von Fettsäuren in Form von Triacylglyceriden stimuliert. Soweit so gut, einen Teil davon haben Sie ohnehin schon von vorhergehenden Kapiteln gekannt.

Nachdem die Nährstoffe nun aus dem Blut aufgenommen worden sind, beginnt der Körper wenige Stunden nach der Nahrungsaufnahme auf interne Energiereserven zurückzugreifen. Die Glukose liegt in Form von **Glykogen** in der Leber und der Muskulatur vor, während die Fettsäuren als langfristige Energiereserven in Form von **Triacylgizeriden** im Fettgewebe gespeichert werden. Sinkt der Insulinspiegel, steigt die Ausschüttung des Hormons **Glukagon**, was die Mobilisierung dieser Energiereserven einleitet. Glykogen wird in Glukose umgewandelt und Fettsäuren werden aus dem Fettgewebe freigesetzt.

Die Glykogenspeicher sind jedoch begrenzt und meist nach 24 h des Fastens erschöpft. Danach wird die Energieversorgung zunehmend durch die Fettsäuren aus den Triacylgizeriden sichergestellt. Gleichzeitig beginnt der Körper, in einem energieaufwendigen Prozess Glukose aus nicht kohlenhydrathaltigen Substraten neu zu synthetisieren (**Gluconeogenese**), um die glukoseabhängigen Organe – allen voran das Gehirn – weiterhin mit Glukose zu versorgen.

Da dieser Prozess langfristig ineffizient ist, weil es beispielsweise nach etwa 3 Tagen Fasten sogar zur Proteolyse und damit zum Muskelabbau kommt, passt sich der Körper nach einigen Tagen Fasten metabolisch an: Aus Fettsäuren entstehen in der Leber **Ketonkörper**, die eine alternative Energiequelle für das Gehirn darstellen. Dadurch kann der tägliche Glukosebedarf des Gehirns von etwa 140 g auf rund 50 g gesenkt werden – ein entscheidender Mechanismus zur Energieeinsparung während längerer Nahrungskarenz. Diese Anpassung des Stoffwechsels kann übrigens auch über den Geruch wahrgenommen werden. Menschen, die länger fasten, können aufgrund der Bildung von Ketonkörpern einen leicht süßlich-fruchtigen Geruch ausatmen. Dies ist einem Ketonkörper – dem Aceton – geschuldet. Diesen Geruch kennen die meisten von uns von Nagellackentfernern.

Aber zurück zu den Vorgängen in unseren Körperzellen beim Fasten. Auch wenn sich der Stoffwechsel der reduzierten Verfügbarkeit von Nährstoffen langfristig anpasst, kommt es in unseren Zellen beim Fasten zu einer verminderten Produktion des wichtigsten Energieträgers unseres Körpers – dem **ATP**. Dadurch wird das als „Hungerschalter" bekannte Enzym **AMP-aktivierte Proteinkinase (AMPK)** aktiv [98]. Gleichzeitig steigt in der Zelle die Konzentration an Nicotinamidadenindinukleotid (NAD+), einem weiteren Signalstoff für Energiemangel, der zur Aktivierung der **Sirtuine** führt [99] (◘ Abb. 2.1).

Sowohl AMPK als auch Sirtuine regulieren zentrale Kontrollinstanzen des Zellwachstums – insbesondere den Proteinkomplex **mTOR** (Mechanistic Target of Rapamycin) [100], der in zwei unterschiedliche Komplexe unterteilt wird (mTORC1 und mTORC2) [101]. Überdies beeinflussen sie auch den Transkriptionsfaktor **FOXO** [102, 103]. mTORC1 ist der zentrale Energie- und Nährstoffsensor der Zelle und entscheidet, ob Zellwachstum, Proliferation und Proteinbiosynthese stattfinden oder ob in den Energiespar- und Recyclingmodus geschaltet wird. Bei Energiemangel oder eingeschränkter Nährstoffverfügbarkeit wird mTORC1 durch AMPK und Sirtuine gehemmt und der Energiesparmodus aktiviert.

Zusätzlich wird mTORC1 durch den reduzierten **IGF-1**-Spiegel im Hungerzustand herunterreguliert – ein Effekt, der auf die verminderten Insulinwerte zurückzuführen ist. Durch die Hemmung von mTORC1 kann der Transkriptionsfaktor

Ernährung

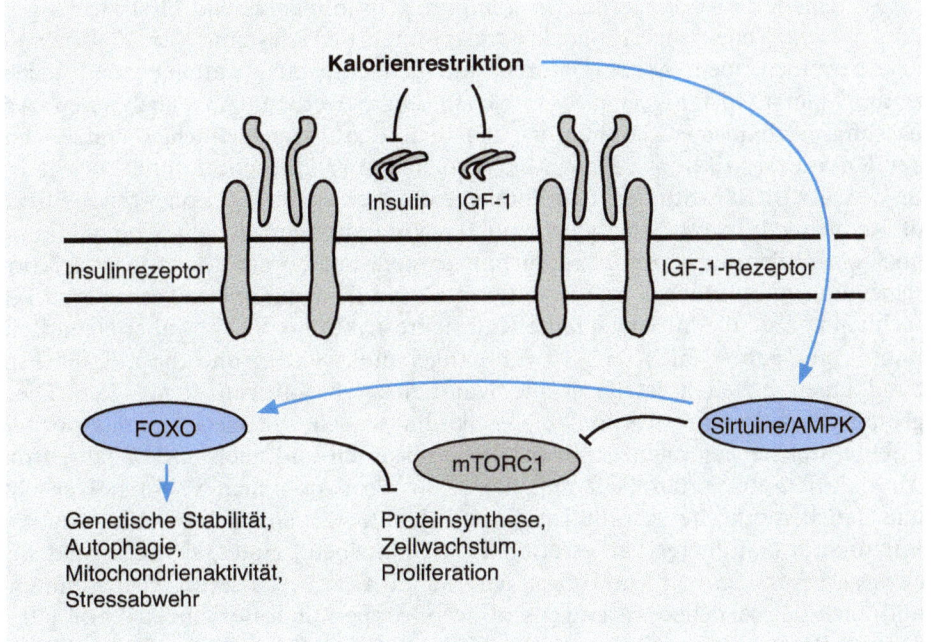

Abb. 2.1 Die molekularen Schaltstellen der Kalorienrestriktion (grob vereinfacht). (©Millinger Design)

Durch eine Verminderung der Insulin- und IGF-1-Signalwege infolge von Kalorienrestriktion werden AMPK und Sirtuine aktiviert, während mTORC1 gehemmt wird. Folglich können über FOXO Zellschutzmechanismen wie genetische Stabilität, Autophagie, Mitochondrienaktivität und Stressabwehr verstärkt werden.

FOXO seine Funktionen verstärkt entfalten. FOXO – in einer spezifischen Variante, wie bereits besprochen, auch als „Methusalem-Gen" bekannt – bindet direkt an die DNA und reguliert dort gezielt die Expression von Genen, die an Zellschutz, Reparatur und Stoffwechselprozessen beteiligt sind.

Dadurch wird die **genetische Stabilität** verbessert. Zudem wird in diesem Zustand die Autophagie – also das zelluläre Selbstreinigungs- und Recyclingprogramm – gezielt hochgefahren, während gleichzeitig die Synthese neuer Proteine deutlich herunterreguliert wird. Das hat praktische Konsequenzen: Während des Fastens oder kalorischer Restriktion lässt sich – trotz teils günstiger hormoneller Signalumgebung – nur schwer Muskelmasse aufbauen, da die für den Aufbau nötige mTORC1-Aktivität gedrosselt ist. Statt auf Wachstum stellt die Zelle auf Erhaltung, Reparatur und Energieoptimierung um. In diesem Kontext wird auch die Anzahl und Aktivität der **Mitochondrien** erhöht – ein zentraler Anpassungsmechanismus im Hungerzustand, weil die Energieproduktion nun verstärkt über den Abbau von Fettsäuren erfolgen muss. Da die mitochondriale ATP-Synthese auch zur Bildung reaktiver Sauerstoffspezies führen kann, wird in dieser Phase zusätzlich die **zelluläre Stressabwehr** durch eine verstärkte Expression antioxidativer Enzyme hochgefahren.

Sie sehen, es ist einigermaßen komplex. Zusammenfassend lässt sich sagen, dass unsere Zellen im Hungerzustand vermehrtes Recycling der Zellbestandteile betreiben, mehr Mitochondrien zum Fettsäureabbau aufbauen und gleichzeitig widerstandsfähiger gegen freie Radikale werden. Aus ebendiesen Anpassungsmechanismen können wir letztlich den **gesundheitlichen Nutzen** aus der Kalorienrestriktion ziehen, welche auch durch klinische Studien belegt ist. In den CALERIE-Studien (Comprehensive Assessment of Long-Term Effects of Reducing Intake of Energy) I und II wurde an mehr als 200 Proband*innen über einen Zeitraum von 2 Jahren hinweg getestet, ob eine Kalorienrestriktion sicher und durchführbar ist und ob sich Gesundheitsparameter verbessern. Tatsächlich konnte die initial geplante Kalorienrestriktion von 25 % über einen Zeitraum von 2 Jahren nicht ein- bzw. durchgehalten werden und die meisten Proband*innen erzielten letztlich eine Kalorienrestriktion von etwa 12 %. Diese gemäßigte Kalorienrestriktion zeigte allerdings nach 6 Monaten bereits positive Effekte, welche sich nach 12 Monaten stabilisierten und auch nach 2 Jahren mit der kalorienreduzierten Diät anhielten. Die Proband*innen verloren Gewicht, und daneben erhöhte sich die Insulinsensitivität, während sich die Blutfette und Entzündungsparameter verbesserten [104]. Daneben zeigte sich basierend auf den Auswertungen von Fragebögen eine signifikante Verbesserung der Stimmung und auch des sexuellen Verlangens in der Gruppe mit Kalorienrestriktion [105]. Neuere Beobachtungsstudien warnen jedoch ausdrücklich vor unkontrollierten und extremen Diäten, da diese mit depressiven Symptomen verbunden sein können [106].

Zusammenfassend lässt sich also festhalten, dass eine Kalorienrestriktion zelluläre Signalwege der Langlebigkeit ankurbeln, die Risiken für alterungsbedingte Erkrankungen reduzieren und die Gesundheit verbessern kann – sofern die Kalorienrestriktion mit Maß erfolgt.

Intervallfasten

Während eine dauerhafte Kalorienrestriktion zahlreiche gesundheitsfördernde Effekte mit sich bringt, wird in diesem Zusammenhang auch immer über eine vermeintlich alltagstauglichere Alternative diskutiert: das Intervallfasten. Ein Beispiel hierfür ist die **16:8-Methode** – bei welcher 16 h lang gefastet und nur 8 h gegessen wird. Bei dieser zeitlich begrenzten Nahrungsaufnahme werden viele molekulare Mechanismen der Kalorienrestriktion aktiviert, ohne jedoch zwangsweise die tägliche Energiezufuhr zu reduzieren. In den Studien ist nicht immer eindeutig nachvollziehbar, ob die beobachteten Effekte tatsächlich auf das Intervallfasten selbst oder vielmehr auf eine unbeabsichtigte Reduktion der Gesamtkalorienzufuhr zurückzuführen sind. Viele Proband*innen nehmen während der verkürzten Essensfenster automatisch weniger Energie auf, sodass sich Intervallfasten und Kalorienrestriktion experimentell oft nicht klar voneinander trennen lassen. Dies erschwert teilweise eine klare mechanistische Zuordnung der positiven Effekte [107].

Auch beim Intervallfasten wird die Selbstreinigung der Zellen (Autophagie) sowie die mitochondriale Biogenese und Stressresistenz angekurbelt. Gleichzeitig wurde gezeigt, dass der **Tumorsuppressor p53** die Wirksamkeit des Intervallfastens entscheidend beeinflusst [108]. p53 spielt eine zentrale Rolle in der Zellzykluskontrolle und in der Tumorprävention, weil er Schäden an der DNA erkennt und darauf reagiert – dabei kann eine Reparatur veranlasst werden oder bei irreparablem Schaden die Zelle in den programmierten Zelltod geschickt werden. Dadurch wird verhindert, dass sich geschädigte Zellen weiter teilen und womöglich zur Entstehung von Krebs führen. Sehr klar wird die Rolle des p53 anhand der Tatsache, dass in mehr als 50 % der menschlichen Tumore das Gen, welches für p53 codiert, mutiert und in seiner Aktivität verändert ist [109]. Auf zellulärer Ebene ist es also durchaus wünschenswert, die Aktivität von p53 gezielt zu steuern.

Ein faszinierendes Beispiel für die Schutzfunktion von p53 liefern Elefanten: Trotz ihrer Größe, der Vielzahl an Zellen und einer langen Lebensspanne – also Faktoren, die theoretisch das Krebsrisiko erhöhen sollten – erkranken Elefanten vergleichsweise selten an Krebs. Wie Studien zeigen, besitzen Elefanten gleich mehrere funktionelle Kopien des p53-Gens – mindestens 20, im Vergleich zu nur einer beim Menschen. Diese genetische Ausstattung ermöglicht ihnen offenbar eine besonders effektive Überwachung und Eliminierung geschädigter Zellen [110, 111]. Das Phänomen unterstreicht die zentrale Rolle von p53 für die Krebsvermeidung – und zeigt, wie entscheidend eine funktionierende zelluläre Kontrolle von Schäden ist.

Ob das Intervallfasten letztlich aber wirklich das optimale Mittel für langfristig positive Anti-Aging Effekte ist, scheint auch von weiteren Faktoren abhängig zu sein: Auf einem Kongress der American Heart Association wurde 2024 eine Studie mit ca. 20.000 Proband*innen vorgestellt, bei der Proband*innen mit einem Durchschnittsalter von 49 Jahren für durchschnittlich 8 Jahre hinsichtlich ihrer Ernährung befragt worden waren. Basierend auf diesen Daten wurde eine auf 8 h am Tag beschränkte Nahrungsaufnahme mit einem höheren Risiko für kardiovaskulär verursachte Todesfälle assoziiert [112]. Während die Auskünfte der Proband*innen zu ihrer Ernährungsweise hinsichtlich der Richtigkeit hinterfragt werden können, zeigt diese Studie doch auf, dass Intervallfasten womöglich auch Risiken mit sich bringen kann. Ein möglicher Erklärungsansatz dafür liegt in der Beeinflussung des **Hormonhaushalts** durch das Intervallfasten: So zeigte eine Studie, dass das sogenannte Dihydroepiandrosteron – ein Vorläuferhormon von Östrogen und Testosteron – bei einer täglichen Nahrungskarenz von 18 bis 20 h vermindert war. Zwar war die Zahl der Teilnehmenden mit unter 100 Personen relativ gering, dennoch war der beobachtete Effekt statistisch signifikant [113].

Gleichzeitig deuten Studienergebnisse darauf hin, dass der **zirkadiane Rhythmus** der Hormonausschüttung durch Intervallfasten beeinflusst werden kann. Normalerweise erfolgt die Ausschüttung von vielen Hormonen gesteuert durch die innere Uhr und folgt einem 24-h-Rhythmus, welcher stark vom Hell-Dunkel-Zyklus, also von Tag-Nacht, beeinflusst wird. So erreicht etwa das Stress- und

Aktivitätshormon Cortisol üblicherweise in den frühen Morgenstunden zwischen 6 und 9 Uhr seinen Höhepunkt. Abends und nachts sinkt der Cortisolspiegel hingegen deutlich ab. Das Schlafhormon Melatonin erreicht dagegen zwischen 2 und 4 Uhr morgens seine höchsten Konzentrationen, was den Schlaf fördert und die Körpertemperatur senkt. Durch das Intervallfasten blieb der morgendliche Anstieg des Cortisols zum Teil aus [114]. Dieser sogenannte Cortisolpeak ist jedoch physiologisch wichtig: Er trägt dazu bei, die Blutgefäße empfindlich gegenüber Adrenalin und Noradrenalin zu machen und damit den Blutdruck zu stabilisieren. Gleichzeitig fördert Cortisol den langsamen Anstieg der Herzfrequenz sowie des Blutzuckers am Morgen. Folglich kann eine veränderte, reduzierte Cortisolausschüttung am Morgen mit niedrigem Blutdruck, Schwindel, Müdigkeit und kardiovaskulärer Dysfunktion einhergehen.

Vor diesem Hintergrund erscheint Intervallfasten aktuell nur als kurzfristige Maßnahme, beispielsweise über einige Wochen im Jahr, sinnvoll – eine dauerhafte Anwendung für die gesamte Bevölkerung kann aber nicht ausgesprochen werden.

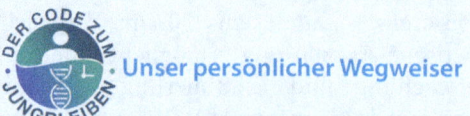
Unser persönlicher Wegweiser

- **Langlebigkeit durch molekulare Feinarbeit:** Kalorienrestriktion und Intervallfasten führen über die Hemmung von wachstumsfördernden Signalwegen wie mTORC1 und der Aktivierung von AMPK, Sirtuinen und FOXO zur Autophagie, Biogenese der Mitochondrien und erhöhter Resistenz gegen freie Radikale.
- **Weniger Energie, aber mehr Gesundheit?** Eine mäßige Kalorienrestriktion von ca. 12 % reicht aus, um Blutfette, Entzündungsmarker und Insulinsensitivität signifikant zu verbessern und damit das Risiko für alterungsbedingte Erkrankungen zu reduzieren.
- **Nicht für alle und nicht für immer:** Während das Intervallfasten viele positive Effekte zeigt, ohne zwangsweise eine Kalorienrestriktion zu verursachen, kann es den Hormonhaushalt und zirkadiane Rhythmen der Hormonausschüttung beeinflussen. Deshalb ist diese Methode mit Bedacht – kurzfristig und individuell angepasst – einzusetzen.

Körperliche Aktivität

Bewegung wirkt weit über die Muskelkraft und das Herz-Kreislauf-System hinaus – regelmäßiges Ausdauer- und Krafttraining beeinflusst zentrale Prozesse des Alterns. Welche zellulären Vorgänge werden durch die verschiedenen Sportarten im Detail angekurbelt? Und warum sollte möglichst früh mit regelmäßiger Bewegung begonnen werden? Hier diskutieren wir den Einfluss von Sport auf den Stoffwechsel, die Resistenz gegen Sauerstoffradikale sowie die Körperzusammensetzung und gehen auch darauf ein, warum eine Kombination aus verschiedenen Sportarten besonders empfehlenswert ist.

Ausdauersport

Wenn wir **Ausdauersport** wie Wandern, Radfahren oder Laufen betreiben, so sind wir oft über einen längeren Zeitraum mit gleichmäßiger Bewegung in moderater Intensität unterwegs. Dabei verbrauchen die Muskelzellen für die zur Bewegung nötigen Muskelkontraktionen den Energieträger ATP. Da in unseren Muskeln nur wenig an direkt verfügbarem ATP vorhanden ist, wird schon nach wenigen Millisekunden Kreatinphosphat verwendet, um ATP zu regenerieren. Rasch greifen wir dann auf die als Glykogen gespeicherte oder im Blut verfügbare Glukose zurück, um das ATP zu gewinnen. Gehen die sportlichen Aktivitäten aber über einen längeren Zeitraum, so sind wir auf unseren effizientesten Energiespeicher angewiesen: die Fettsäuren. Je trainierter wir als Ausdauersportler*innen sind, umso besser kann unser Körper Fettsäuren mobilisieren und diese beim Sport als Energieträger verwenden. Gut trainierte Ausdauersportler*innen haben deshalb sogar kleine Fettspeicher direkt in den Muskelzellen, auf welche sie während der sportlichen Aktivität rasch zurückgreifen können.

Lassen Sie mich das anhand eines Extrembeispiels verdeutlichen: Für einen Marathon mit 42.195 km werden – je nach Körpergewicht, Laufstil, Effizienz und Umgebungsbedingungen – mindestens 3500 kcal an Energie benötigt. Unsere körpereigenen Glykogenspeicher – ohne das begleitend eingelagerte Wasser gerechnet – umfassen etwa 300 bis 500 g in der Muskulatur sowie rund 100 g in der Leber. Da 1 g Glykogen etwa 4 kcal liefert, stehen daraus insgesamt nur etwa 1600 bis 2400 kcal zur Verfügung. Der darüber hinausgehende Energiebedarf muss über Fettsäuren gedeckt werden. Diese stehen dem Körper jedoch deutlich langsamer zur Verfügung als Glukose. Genau dieser verzögerte Wechsel vom schnellen Glukose- zum langsameren Fettstoffwechsel gilt als Hauptursache für die berüchtigte „Marathonmauer" um den 30. Kilometer – jenen Moment, in dem sich jeder weitere Schritt plötzlich unüberwindbar anfühlt. Dieses Leistungstief lässt sich einerseits durch rechtzeitige Energiezufuhr während des Laufs abmildern oder sogar verhindern – ein bloßer Traubenzucker wird hier oftmals durch ausgefeilte Gels, Drinks oder Riegel ersetzt, die speziell auf eine schnelle Resorption und optimale Kombination aus Kohlenhydraten, Elektrolyten und manchmal sogar Koffein ausgelegt sind. Andererseits tritt die „Marathonmauer" bei gut trainierten Ausdauersportler*innen seltener oder deutlich später auf. Denn ihr Stoffwechsel ist besser darauf vorbereitet, auch unter intensiver Belastung vermehrt auf Fettsäuren als Energiequelle zurückzugreifen. Dadurch werden die Glykogenspeicher geschont, was eine längere Aufrechterhaltung der Leistungsfähigkeit ermöglicht.

Beim Ausdauersport stehen unsere Körperzellen also vor der Herausforderung, über längere Zeit hinweg ausreichend Energie für die Muskelarbeit bereitzustellen. Durch den anhaltenden Energieverbrauch entsteht in den Zellen ein Zustand, der dem Fasten ähnelt – es treten sogenannte „**Hungersignale**" auf. Dabei verschiebt sich das Verhältnis zwischen dem Energieträger ATP und seinem Abbauprodukt AMP. Diese Veränderung aktiviert Energiesensoren in der Zelle, insbesondere **AMPK** und **Sirtuine** [115, 116]. Daneben werden auch kurzzeitig **freie Radikale** erzeugt, welche für die Anpassung an körperliches Training ebenso entscheidend sind und folglich auch nicht mit Antioxidantien abgefangen werden sollen [117]. Die Kombination aus Hungersignalen und mildem oxidativem Stress setzt beim Ausdauertraining ähnliche **zelluläre Signalkaskaden** in Gang wie beim Fasten. Das Ergebnis dieser Prozesse ist ein mehrfacher Vorteil für die Zellen: Es verbessert sich in den Zellen der antioxidative Eigenschutz, und entzündungsfördernde Signalwege werden reduziert. Gleichzeitig wird die Autophagie angekurbelt und die Anzahl und Funktionalität der Mitochondrien – also jener Zellorganellen, die für die Energieproduktion verantwortlich sind – steigt an [118–120]. Dadurch kann in trainierten Ausdauersportler*innen effizienter Energie in Form von ATP bereitgestellt werden, was einen optimierten Stoffwechsel und eine verbesserte Leistungsfähigkeit zur Folge hat.

Durch die zellulären Anpassungen profitieren unsere Zellen derart, dass auch der Alterungsprozess offenbar verlangsamt wird. In einer Studie mit über 50 Mittel- und Langstreckenläufer*innen zeigte sich etwa eine erhöhte Aktivität der Telomerase in weißen Blutkörperchen im Vergleich zu gesunden Kontrollpersonen, die weniger als eine Stunde pro Woche Sport trieben. Diese Telomerase kann zur **Verlängerung der Telomere** beitragen. Zudem waren auch Eiweißstoffe verstärkt aktiv, die für die Stabilisierung der Telomerenden verantwortlich sind. Langfristiges Ausdauertraining scheint somit der altersbedingten Telomerverkürzung signifikant entgegenwirken zu können [121].

Nicht nur auf zellulärer Ebene sind die Auswirkungen des Ausdauersports deutlich. Das gesamte kardiovaskuläre System profitiert nachhaltig, denn durch die erhöhte Anzahl an Mitochondrien in den Muskelzellen wird die **Fettverbrennung** effizienter, und durch die daraus resultierende Verbesserung im Stoffwechsel wird auch die **Insulinsensitivität** gesteigert. Das kann dazu beitragen, dass wir nicht nur lange gesund, sondern auch fit bleiben. Dass selbst im hohen Alter durch Ausdauertraining ein hervorragendes Fitnessniveau erhalten bleiben kann, zeigt eindrucksvoll das Beispiel einer über 70-jährigen Marathonläuferin. Diese Sportlerin machte in den vergangenen Jahren durch beeindruckende Laufgeschwindigkeiten im Marathon von knapp unter 12 km/h sowie einen für ihr Alter außergewöhnlich hohen VO_2max-Wert auf sich aufmerksam [122].

Auch die Fähigkeit der **Blutgefäße**, sich flexibel an Belastungen anzupassen, wird verbessert – was einen enormen Schutz gegen Bluthochdruck und Atherosklerose bewirkt. Eine Metaanalyse konnte dahin gehend zeigen, dass bereits nach 8 Wochen intensivem Ausdauertraining im Bereich von 70–90 % der maximalen Herzfrequenz die flussvermittelte Dilatation – ein wichtiger Marker für die Gefäßgesundheit, welcher angibt, wie sich Gefäße ausdehnen können – signifikant zunimmt [123]. Gleichzeitig gilt auch hier: Mehr ist nicht immer besser! So kann langfristiges, sehr intensives Ausdauertraining durchaus auch zu Übertraining und zu negativen gesundheitlichen Folgen wie dysfunktionale strukturelle Veränderungen des Herzens führen [124].

Ausdauertraining in einem „vernünftigen" Ausmaß ist aber unbestritten hilfreich für die kardiovaskuläre Gesundheit. Daneben kommt es auch im Gehirn zu einer besseren Durchblutung, Entzündungsprozesse werden vermindert und Moleküle wie der **Brain-Derived Neurotrophic Factor (BDNF)** freigesetzt. Der BDNF spielt bei der Synapsenbildung und der neuronalen Plastizität eine zentrale Rolle. Ein niedriger Spiegel an BDNF wurde auch mit Depressionen oder neurodegenerativen Erkrankungen in Verbindung gebracht. Eine kleine Studie an 12 gesunden Männern zeigte, dass ein tägliches Ausdauertraining bereits nach 3 Monaten zu einer signifikant erhöhten Freisetzung von BDNF im Gehirn führte [125].

Dies unterstreicht, dass regelmäßiges Ausdauertraining über eine Vielzahl von subzellulären Mechanismen nicht nur für die kardiovaskuläre, sondern auch für die geistige Gesundheit essenziell ist.

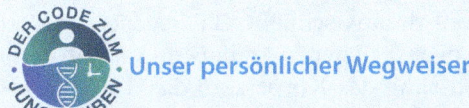

Unser persönlicher Wegweiser

- **Zelluläre Verjüngung durch kurzfristiges Energiedefizit:** Moderate Ausdauerbelastung aktiviert Energiesensoren wie AMPK und Sirtuine und löst milden Stress aus. Dadurch werden die antioxidative Abwehr, die Autophagie und die Bildung neuer Mitochondrien gefördert – zentrale Prozesse für einen verbesserten Stoffwechsel und Stressresistenz unserer Zellen, die dadurch weniger schnell altern.
- **Anpassung der Energieversorgung:** Durch regelmäßiges Ausdauertraining verbessert sich die Fähigkeit der Muskeln, Fettsäuren als Energieträger zu nutzen und so die Glykogenspeicher zu schonen – ein entscheidender Vorteil bei längerer Belastung wie etwa bei einem Marathon.
- **Mehr Fitness für Herz und Hirn:** Ausdauertraining hat eine Vielzahl an positiven physiologischen Funktionen – unter anderem verbessert es die Gefäßfunktion, erhöht die Insulinsensitivität und steigert die Freisetzung von neuroprotektiven Substanzen.

Kraftsport

Sie haben sicherlich alle den äußerlichen Unterschied zwischen gut trainierten Ausdauersportler*innen und Kraftsportler*innen vor Augen. Während Erstere eher zu einer schlaksigen Statur neigen, kann man bei zweiteren oftmals die klar definierten Muskeln sehen.

Daran lässt sich schon erkennen, dass diese verschiedenen physiologischen Belastungsformen unterschiedliche Trainingsreize in unserem Körper verursachen. Folglich sind auch die Vorgänge auf zellulärer Ebene unterschiedlich, allerdings in beiden Fällen mit positiven Auswirkungen auf den Alterungsprozess verbunden. Deshalb sollten Ausdauer- und Kraftsport unbedingt kombiniert werden. So zeigte eine Studie mit 40 gesunden Männern mit einem Durchschnittsalter von 55 Jahren, dass die Kombination von Kraft- und Ausdauertraining zu einer umfassenderen Verbesserung in der Muskelkraft sowie auch in der kardiovaskulären Funktion führte als die einzelnen Trainingsformen für sich [126]. Während diese sehr kleine Studie natürlich noch ausgebaut werden muss, ist unumstritten, dass neben Ausdauertraining auch Krafttraining einen wichtigen Part für ein gesundes Altern spielt und zusätzliche positive Effekte mit sich bringt.

Krafttraining – sei es mit eigenem Körpergewicht, freien Gewichten oder Maschinen – basiert auf **kurzen, intensiven Belastungsreizen**. Während beim Ausdauertraining die Energiebereitstellung über längere Zeit im Fokus steht, muss beim Krafttraining also in kurzer Zeit hohe Kraft entwickelt werden. Folglich muss auch schnell viel Energie bereitgestellt werden. Deshalb wird auf das Kreatinphosphat und vor allem auf die **Glykogenspeicher** in den Muskeln als Energielieferanten zurückgegriffen, weil daraus schnell ATP regeneriert werden kann. Um effizient die nötigen Glykogenspeicher aufzubauen, kommt es nach dem Training – im Rahmen der Anpassung des Körpers an das Training – vermehrt zu einer Aufnahme von Glukose. Dies hat nicht nur eine bessere Energiebereitstellung beim Kraftsport aufgrund erhöhter Glykogenspeicher zur Folge, sondern auch gesundheitliche Vorteile: Die verbesserte Glukoseaufnahme nach dem Training wirkt sich nämlich positiv auf den Stoffwechsel aus. So konnte eine kleine Studie an 20 inaktiven Proband*innen mit Diabetes mellitus Typ 2 beispielsweise zeigen, dass ein Krafttraining über 10 Wochen hinweg zu einer noch stärkeren Reduktion des Hämoglobin-A1c (HbA1c)-Werts führte als ein Ausdauertraining am Laufband [127]. Der HbA1c-Wert zeigt an, wie hoch die durchschnittliche Blutzuckerkonzentration der letzten Wochen war, indem er misst, wie stark der Blutzucker an das Hämoglobin in den roten Blutkörperchen gebunden ist. Ein hoher HbA1c-Wert spricht für dauerhaft erhöhte Blutzuckerwerte. Demnach deutet diese Studie darauf hin, dass Krafttraining nicht nur zu kurzzeitigen, sondern auch zu langzeitigen Veränderungen im Glukosestoffwechsel führt und dadurch maßgeblich zu einer Prävention von Stoffwechselerkrankungen wie Diabetes mellitus Typ 2 beitragen kann.

Beim Krafttraining lösen zudem auch die Spannung und Dehnung der Muskelfasern auf zellulärer Ebene biochemische Signale aus. So wird unter anderem das Regulationsprotein **mTORC1** aktiviert. Sie haben vom mTORC1 schon gelesen, weil es beim Fasten gehemmt wird – im Falle von Kraftsport ist aber die temporäre Aktivierung dezidiert erwünscht. mTORC1-Aktivierung durch den Trainingsreiz kurbelt nämlich die Proteinsynthese in der Muskelzelle an. Dadurch kommt es bei ausreichender Proteinversorgung zur Größenzunahme der bestehenden Muskelzellen und folglich zum **Muskelaufbau (Hypertrophie)**.

Dies ist von besonderer Bedeutung, da wir während des Alterungsprozesses, wenn wir dem nicht bewusst entgegensteuern, stetig Muskelmasse verlieren (**Sarkopenie**). Studien deuten darauf hin, dass ab dem mittleren Alter mit ca. 50 Jahren die Muskelmasse um etwa 1 % pro Jahr abnimmt und dies gleichzeitig mit einem funktionalen Verlust von ca. 3 % einhergeht [128, 129]. Allerdings können wir hier entscheidend selbst eingreifen: So ergab die LISA-Studie (Live active Successful Ageing), dass ein einjähriges strukturiertes, intensives Krafttraining bei älteren Erwachsenen im Rentenalter dazu führte, dass die Beinkraft über einen Zeitraum von 4 Jahren hinweg erhalten werden konnte, während es in der Gruppe mit moderatem Training, das lediglich auf den Erhalt der Muskelkraft abzielte, und in der Gruppe ohne Training zu einem signifikanten Kraftverlust kam [130].

Eine erhöhte Muskelmasse ist für unsere Beweglichkeit essenziell, bringt aber auch potenzielle weitere Vorteile mit sich – und damit kommen wir noch einmal zurück zum Stoffwechsel: Muskelgewebe verbraucht auch in Ruhe mehr Energie als Fettgewebe und bei Belastung natürlich noch um ein Vielfaches mehr. Dadurch steigt mit höherer Muskelmasse auch der **Grundumsatz**. Folglich werden Fettsäuren oftmals gleich für die Energiegewinnung verwendet und nicht eingespeichert, wodurch der Körperfettanteil sinkt. Unsere Muskeln bringen also unsere Fettspeicher zum Schmelzen – und das ist wichtig für einen gesunden Alterungsprozess. Denn Fett erfüllt in unserem Körper zwar wichtige Funktionen, etwa als Baufett in den Fußsohlen, als Isolationsschicht zur Temperaturregulierung oder als wertvoller Energiespeicher, aber eine übermäßige Ansammlung von **weißem Fett**, vor allem **viszeralem Fett** – also jenem Fett, das sich im Bauchraum befindet –, stellt ein ernst zu nehmendes Gesundheitsrisiko dar. So werden beispielsweise entzündungsfördernde Botenstoffe im Fett produziert, wodurch niedriggradige **Entzündungsreaktionen** im Körper ausgelöst werden, welche wiederum altersassoziierte Erkrankungen wie Atherosklerose, Insulinresistenz oder neurodegenerative Erkrankungen ankurbeln können [131]. Daneben beeinflusst das Fettgewebe über **Hormone** maßgeblich unseren Stoffwechsel. So signalisiert das in gut gefüllten Fettzellen gebildete Leptin unserem Gehirn, dass ausreichend Energie gespeichert ist. Dadurch dämpft es den Appetit. Wird unser Gehirn nun aber durchgehend durch viel Leptin stimuliert, weil wir zu viel essen und folglich ständig Fettsäuren in unsere Fettzellen einspeichern, so reagiert es zunehmend weniger. Dadurch bleibt auch bei hohen Leptinwerten schließlich das Hungergefühl bestehen. Diese Resistenz bedeutet, dass das Gehirn nicht mehr adäquat auf das Sättigungssignal reagiert, was zu übermäßiger Nahrungsaufnahme und zu einer ausbleibenden Anpassung im Stoffwechsel führt. Tatsächlich weisen ältere Menschen oft höhere Leptinwerte auf, weil sie über die Jahre bzw. Jahrzehnte hinweg stetig viszerales Fett aufgebaut haben. Folglich kann dieses Hormon auch zu metabolischen Entgleisungen wie Diabetes mellitus Typ 2 beitragen [132]. Durch gezielte Maßnahmen wie körperliche Aktivität, welche zur Reduktion des viszeralen Fetts führen, lässt sich dieser Teufelskreis durchbrechen. Ein dadurch erzieltes Weniger an viszeralem Fett ist also wünschenswert, um potenziell schädliche Botenstoffe, welche im Fett gebildet werden, zu reduzieren.

Gleichzeitig produziert auch die Skelettmuskulatur Botenstoffe, die sogenannten **Myokine**. Während die Wirkung vieler dieser Botenstoffe noch nicht abschließend geklärt ist, deuten Experimente in Versuchstieren sowie auch klinische Studien am Menschen klar auf langfristig positive Effekte hin. So scheinen einzelne Myokine unter anderem die Umwandlung von weißem Fettgewebe (wovon wir bis jetzt gesprochen haben) in braunes Fettgewebe zu fördern. **Braunes Fettgewebe** unterscheidet sich funktionell deutlich von weißem Fett: Während weißes Fett vor allem der Energiespeicherung dient, insbesondere in Form von subkutanem Fettgewebe oder viszeralem Fett im Bauchraum, enthält braunes Fett besonders viele Mitochondrien, welche Energie in Wärme umwandeln. Diesen Vorgang bezeichnet man als Thermogenese. Besonders bei Neugeborenen ist braunes Fett von zentraler Bedeutung, da sie noch nicht durch Muskelzittern Wärme erzeugen können und daher auf diese Form der Wärmeproduktion angewiesen sind. Im Laufe der Kindheit und Jugend schrumpft das braune Fett deutlich und ist im Erwachsenenalter nur noch in kleinen Depots vorhanden. Doch auch beim Erwachsenen spielt braunes Fett eine bedeutende Rolle – nämlich in der Stoffwechselregulation: Es kann Glukose aus dem Blut aufnehmen, den Blutzuckerspiegel senken und so den Insulinbedarf verringern – ein Mechanismus, der der Entwicklung von Insulinresistenz entgegenwirken kann. Braunes Fettgewebe ist somit nicht nur für die Thermoregulation, sondern auch für den Energiestoffwechsel von großer Relevanz. Neben muskulärer Aktivität kann vor allem regelmäßige Kälteexposition die Aktivität braunen Fetts steigern. Dabei lässt sich nachweislich ein erhöhter Kalorienverbrauch beobachten [133], was langfristig auch zur Gewichtskontrolle beitragen kann.

Krafttraining wirkt sich aber nicht nur entscheidend auf die Muskulatur, sondern auch auf die **Knochen** aus. Durch die mechanischen Reize im Krafttraining werden die knochenaufbauenden Zellen (Osteoblasten) aktiviert, wodurch der Aufbau von Knochengewebe angekurbelt wird. Gleichzeitig wird auch die Knochenqualität besser, da Krafttraining die Ausbildung von Fettzellen im Knochenmark reduziert und auch entzündungsfördernde Prozesse reduziert werden [134]. In der LIFTMOR-Studie (Lifting Intervention for Training Muscle and Osteoporosis Rehabilitation) wurde dazu passend untersucht, wie sich hochintensives Krafttraining auf die Knochengesundheit und körperlichen Funktionen von Frauen nach der Menopause mit niedriger Knochendichte auswirkt. Betreute Trainingseinheiten, 2-mal wöchentlich und über 8 Monate hinweg, führten zu einer signifikanten Verbesserung der Knochendichte, während die Kontrollgruppe Rückgänge verzeichnete. Gleichzeitig wurden auch physiologische Parameter wie Gleichgewicht, Kraft und Mobilität verbessert, und die durchschnittliche Körpergröße nahm bei der Interventionsgruppe um 0,2 cm aufgrund verbesserter Haltung und Wirbelsäulenstabilität zu [135]. Die weiterführenden Details zur Knochengesundheit finden Sie im Kapitel „Die medizinischen Strategien zur Förderung der Organfunktion".

Zusammenfassend lässt sich festhalten, dass Krafttraining nicht nur unseren Stoffwechsel verbessert, sondern auch Muskeln und Knochen stärkt und deshalb dem Alterungsprozess effizient entgegenwirken kann.

Körperliche Aktivität

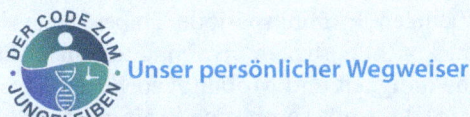 **Unser persönlicher Wegweiser**

- **Mit mechanischen Reizen zum Muskelaufbau:** Krafttraining setzt mechanische Belastungsreize auf Muskelfasern, wodurch der mTORC1-Signalweg und die Proteinsynthese aktiviert werden – das Ergebnis ist ein Aufbau der Muskulatur und damit der Erhalt von Kraft und Funktionalität im Alter.
- **Muskeln als Fettverbrenner:** Durch den Aufbau von Muskelmasse steigt der Grundumsatz, viszerales Fett wird reduziert und Entzündungsprozesse eingedämmt – eine zentrale Voraussetzung für ein gesundes Altern.
- **Mehr Kraft, bessere Glukosekontrolle:** Krafttraining verbessert die Glukoseaufnahme in die Muskelzellen, senkt langfristig den Blutzuckerspiegel und wirkt effektiv gegen Diabetes mellitus Typ 2.
- **Starke Basis, starke Knochen:** Regelmäßiges intensives Krafttraining stärkt die Knochenstruktur, steigert die Knochendichte und schützt damit vor Osteoporose und altersbedingten Frakturen.

Bewegungsvielfalt von Anfang an

Abgesehen von Ausdauer- und Krafttraining scheint es besonders empfehlenswert, auch spezielle Belastungsformen einzubauen. Ein Beispiel hierfür ist das **hochintensive Intervalltraining (HIIT)**, bei welchem sich intensive Belastungsphasen mit Erholungsphasen abwechseln. Während auch hier bereits bekannte Mechanismen angeregt werden, kommt es auch zum sogenannten Excess-Post-Exercise-Oxygen-Consumption-Effekt (**EPOC-Effekt**). Durch die kurze, intensive Belastung werden ATP und Kreatinphosphat schnell verbraucht, und es wird vermehrt Milchsäure (Laktat) durch den unvollständigen Glukoseabbau gebildet. Um das Gleichgewicht im Muskel nach einer derartig intensiven Belastung wiederherzustellen, muss der Körper anschließend viel Energie aufwenden – und dafür Sauerstoff verwenden –, um wieder den Ruhezustand zu erreichen. Dabei werden die ATP- und Kreatinphosphatspeicher aufs Neue aufgefüllt und das angefallene Laktat wieder zu Glukose umgewandelt. Diese Prozesse sind energieaufwendig, und deshalb werden vermehrt Fettsäuren verstoffwechselt, um das nötige ATP zu generieren – wofür eben Mitochondrien und Sauerstoff benötigt werden. Dadurch bringt das HIIT trotz vergleichsweise kurzer Trainingsbelastung letztlich einen hohen Kalorienverbrauch – nämlich nicht nur während des Trainings, sondern auch danach. Eine kleine Studie an knapp 20 männlichen Studierenden zeigte etwa einen erhöhten Sauerstoffverbrauch sowie einen verstärkten Fettsäureabbau 10 min nach dem HIIT im Vergleich zu einem moderaten, kontinuierlichen Training [136]. Eine andere Studie untersucht die Auswirkungen verschiedener Trainingsmethoden auf 47 Proband*innen mit Gangstörungen nach einem Schlaganfall in einer 24-wöchigen Trainingsperiode. Dabei zeigte sich, dass HIIT im Vergleich zu moderatem kontinuierlichem Training zu einer signifikanten Verbesserung in der Gehgeschwindigkeit und Mobilität sowie auch in der kardiovaskulären Fitness führte [137]. HIIT stellt somit eine Trainingsform dar, die sowohl den Stoffwechsel ankurbelt als auch die körperliche Leistungsfähigkeit nachhaltig verbessert – selbst bei gesundheitlich eingeschränkten Personen.

Vorzugsweise fangen wir mit Sport aber schon bei den Jüngsten an: Studien zeigen nämlich klar auf, dass körperliche Aktivität im **Kindesalter** oftmals mit langfristiger Gesundheit korreliert: In einer Langzeitstudie über 20 Jahre mit mehr als 1400 Teilnehmer*innen, initial im Alter von 7 bis 15 Jahren eingeschlossen, fand man beispielsweise, dass insbesondere bei Mädchen eine bessere körperliche Fitness in der Kindheit mit einer höheren Knochendichte im Erwachsenenalter verbunden war [138]. Eine weitere Studie mit mehr als 400 Teilnehmer*innen zeigte, dass die kontinuierliche Teilnahme an organisierten Sportveranstaltungen im Teenageralter mit einem niedrigen Body-Mass-Index (BMI), geringeren Taillenumfang und höheren High-Density-Lipoprotein (HDL)-Cholesterinwerten korrelierte [139]. Kürzlich konnte zudem die CDAH-Studie (Childhood Determinants of Adult Health), welche über 30 Jahre hinweg 5000 Teilnehmer*innen verfolgte, präsentieren, dass körperliche Fitness im Kindesalter ein besserer Prädiktor für das Risiko von Fettleibigkeit, Bluthochdruck, Dyslipidämie und metabolischem Syndrom im Erwachsenenalter ist als traditionelle Risikofaktoren wie BMI oder Blutdruck allein [74].

Auch wenn bislang nicht geklärt ist, ob körperliche Aktivität im Kindesalter bereits auf zellulärer Ebene eine Art „Priming" für die Fitness als Erwachsene bewirkt, etwa durch Effekte wie das Muskelgedächtnis, oder ob der langfristige Nutzen vielmehr darauf beruht, dass Bewegung früh zur festen Gewohnheit wird: Zahlreiche Studien belegen, dass regelmäßiger Sport in jungen Jahren positive Auswirkungen auf die körperliche Gesundheit hat. Damit kann durch regelmäßigen Sport bereits im Kindesalter ein wichtiger Grundstein für ein gesundes Altern gelegt werden.

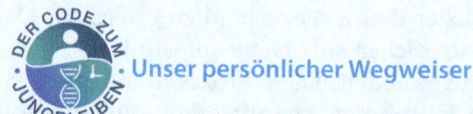 **Unser persönlicher Wegweiser**

- **HIIT für maximale Effekte in kurzer Zeit:** Hochintensives Intervalltraining fördert die Neubildung von Mitochondrien und löst den EPOC-Effekt aus – der Körper verbrennt dadurch auch nach dem Training noch vermehrt Fettsäuren, was die kardiovaskuläre Fitness steigert.
- **Früh beginnen lohnt sich:** Studien zeigen, dass körperliche Aktivität in der Kindheit die Grundlage für eine bessere Knochendichte, einen gesünderen Stoffwechsel und ein geringeres Risiko für Herz-Kreislauf-Erkrankungen im Erwachsenenalter legt.

Regeneration und soziales Wellbeing

Stress beeinflusst tiefgreifend zelluläre und physiologische Prozesse unseres Körpers. Wie unterscheidet sich die Wirkung von akutem und chronischem Stress? Und warum kann kurzfristiger Stress sogar positive Auswirkungen haben, während eine andauernde Belastung das biologische Alter beschleunigt? Hier beleuchten wir die Mechanismen der Stressantwort und erklären, wie gezielte Regeneration – durch erholsamen Schlaf und soziale Kontakte – helfen kann, gesünder zu altern.

Akuter *versus* chronischer Stress

Befristete Verträge von liebgewonnenen Mitarbeiter*innen, der permanente Druck, Drittmittel für 3- bis 4-jährige Forschungsprojekte einzuwerben sowie die Abhängigkeit von Publikationen und Evaluationen für die eigene Karriere – all das verursacht eine Dauerbelastung bei vielen Universitätsbediensteten, welche zwischen Idealismus und institutionellen Zwängen oft unter den Tisch gekehrt wird. Jeder bzw. jede von uns hat beruflich oder privat ein anderes „Packerl" an Belastung zu ertragen – aber jeder von uns kennt ihn: den **Stress**.

Dieser wird durch innere oder äußere Reize, die den Organismus fordern, ausgelöst. Kurzfristiger, **akuter Stress** entsteht durch zeitlich begrenzte Belastungen, wie zum Beispiel Prüfungen, Sport oder eine Gefahrensituation. Stress muss also nicht ausschließlich negativ sein, wie wir im Kapitel „Die medizinischen Strategien zur Förderung der Organfunktion" weiter erläutern werden. Bei Stress wird das sympathische Nervensystem aktiviert, was zu einer schnellen Ausschüttung von **Adrenalin** und **Noradrenalin** aus dem Nebennierenmark führt. Diese Hormone sorgen für eine „Kampf-oder-Flucht"-Reaktion: Herzfrequenz und Blutdruck steigen, die Muskeln werden besser durchblutet und Energiereserven werden mobilisiert. Kurzzeitiger Stress kann dabei durchaus erwünscht sein: So führt etwa Sport zu einer vorübergehend erhöhten Entstehung von freien Radikalen, wodurch das körpereigene antioxidative System trainiert und robuster wird [117].

Durch akuten Stress wird auch das Immunsystem aktiviert, es werden beispielsweise Entzündungsmediatoren freigesetzt, um den Körper auf potenzielle Verletzungen vorzubereiten. **Cortisol** wirkt dieser Reaktion entgegen. Die Aktivität des Immunsystems wird gedämpft und dadurch das zelluläre Gleichgewicht hinsichtlich der Entzündungsreaktionen wiederhergestellt. Nach einem kurzzeitigen Stressevent normalisieren sich die Körperfunktionen also wieder, und es setzen anschließend regenerative und – wie am Beispiel der freien Radikale ersichtlich – adaptive Prozesse ein.

Bei langanhaltendem, **chronischem Stress** werden die Immunzellen allerdings unempfindlich gegenüber Cortisol, und folglich kann dieses Hormon auch seine entzündungshemmende Wirkung nicht mehr entfalten. Die daraus resultierende Freisetzung von Entzündungsmediatoren führt zum Ungleichgewicht in den **Neurotransmittern** – mit reduzierter Freisetzung von Dopamin und Serotonin, während gleichzeitig die Freisetzung von Glutamat gesteigert wird. Aus diesem Neurotransmitter-Mix können letztlich Antriebslosigkeit, depressive Verstimmung, Angststörungen, Schlafprobleme und auch kognitive Defizite resultieren [140].

Zusätzlich kontrolliert Cortisol die Aktivität von zahlreichen Genen, die am Stoffwechsel beteiligt sind. Dabei ist das Ziel, schnell verfügbare Energie in Form von Glukose bereitzustellen. Cortisol führt dazu, dass aus Proteinen und Lipidspeichern vermehrt Glukose neu gebildet und gleichzeitig auch die Wirkung des Insulins, das dafür sorgt, dass Glukose eingespeichert wird, gesenkt wird. Dadurch trägt langanhaltende Cortisolausschüttung maßgeblich zur **Insulinresistenz** bei und erhöht das Risiko für Diabetes mellitus Typ 2. Außerdem verstärkt Cortisol die Wirkung von Adrenalin und Noradrenalin und erhöht dadurch auch den Blutdruck, was zu weiteren kardiovaskulären Risikofaktoren führt.

Dass all diese physiologischen Auswirkungen von chronischem Stress tatsächlich das biologische Alter erhöhen, wurde an 955 Teilnehmer*innen in der Dunedin-Studie untersucht. Zur Bestimmung des **biologischen Alters** wurden verschiedene physiologische Biomarker, darunter beispielsweise kardiovaskuläre und metabolische Funktionen, verwendet, und diese zeigten bei belastenden Lebensereignissen, welche mit Stress einhergegangen waren, ein um mehrere Monate pro Expositionsjahr höheres biologisches Alter auf [141]. Parallel dazu zeigen andere Studien, dass chronischer Stress, wie ihn beispielsweise pflegende Angehörige erleben, auch mit verkürzten Telomerlängen verbunden ist [142]. Interessant ist aber, dass mit der Hilfe von Alterungsuhren auch gezeigt werden konnte, dass sich nach akuten, körperlichen Stressevents wie beispielsweise Operationen, Schwangerschaft oder schweren COVID-19-Erkrankungen bereits nach einigen Tagen bzw. wenigen Wochen das zuvor erhöhte biologische Alter auch wieder normalisierte [143]. Studien wie diese unterstreichen die Bedeutung einer erfolgreichen **Stressbewältigung** als Ansatz zur Verlangsamung des biologischen Alterns und geben gleichzeitig auch Hoffnung, dass man nach stressreichen Phasen durch die richtige Regeneration wieder etwas gutmachen kann.

Schlaf

Für die Regeneration ist Schlaf ein essenzieller Bestandteil, der entscheidend zum Erhalt der Zellgesundheit und zur Verlangsamung des Alterungsprozesses beiträgt. Während des Schlafes werden sogenannte **CLOCK-Genes** aktiviert, welche zentrale Bestandteile der inneren Uhr sind und in einem 24-h-Rhythmus physiologische Vorgänge wie Schlaf-Wach-Zyklus und die Hormonproduktion steuern. Durch die Aktivität dieser Gene werden während des Schlafes DNA-Reparaturmechanismen aktiviert, die beispielsweise durch den oxidativen Stress notwendig werden [144]. So konnte in verschiedenen Modellorganismen und Versuchstieren, wie beispielsweise Fruchtfliegen und Mäusen, gezeigt werden, dass Schlaf die DNA-Reparatur ankurbelt und unter anderem die Häufigkeit von DNA-Doppelstrangbrüchen reduziert [145, 146].

Hier spielt auch das Hormon **Melatonin**, das vor allem nachts bei Dunkelheit ausgeschüttet wird, eine entscheidende Rolle. Melatonin wirkt nämlich nicht nur schlaffördernd, sondern besitzt auch starke antioxidative Eigenschaften, die freie Radikale neutralisieren und damit oxidativen Zellstress reduzieren [147].

Während des Schlafes findet zudem vermehrt **Autophagie** statt – das zelluläre Reinigungsprogramm, bei dem beschädigte Zellbestandteile und fehlerhafte Proteine abgebaut und recycelt werden. Diese Prozesse sind entscheidend, um die Funktionalität der Zellen aufrechtzuerhalten und degenerative Veränderungen zu verhindern. So zeigten Experimente an Mäusen beispielsweise, dass kurzzeitige Schlafunterbrechungen in verschiedenen Hirnregionen zu einer Störung der Autophagie führten [148], was potenziell zu kognitiven und emotionalen Beeinträchtigungen hinauslaufen kann.

Auch das **Immunsystem** wird während des Schlafes reguliert und gestärkt. So fördert insbesondere Tiefschlaf die adaptive Immunantwort und die Bildung eines immunologischen Gedächtnisses. In experimentellen Studien zeigt sich, dass jene Personen, die nach einer Hepatitis-A-Impfung geschlafen haben, eine stärkere und länger anhaltende Produktion an Immunzellen und Antikörpern aufwiesen als jene, welche die darauffolgende Nacht wach geblieben sind [149].

Dass Schlaf tatsächlich auch einen direkten Einfluss auf die zelluläre Alterung hat, legt zudem eine kleine Studie mit 126 Proband*innen nahe, bei der eine signifikant kürzere Telomerlänge in jenen gefunden wurde, welche von **Schlaflosigkeit** geplagt wurden [150]. Dabei hat offenbar bereits eine durchzechte Nacht enorme Auswirkungen: So zeigten bildgebende Daten aus der Magnetresonanztomografie (MRT) von 134 gesunden Proband*innen unter 40 Jahren, dass 24 h vollständiger Schlafentzug das Gehirnalter strukturell um durchschnittlich 1 bis 2 Jahre erhöhte, was nach einer Nacht Erholungsschlaf aber wieder reversiert werden konnte. Ein teilweiser Schlafentzug von 3 bis 5 h hatte hingegen keine signifikanten Effekte [151].

Doch wie viel Schlaf ist tatsächlich nötig für ein gesundes Altern? Um diese Frage zu beantworten, wurden 3306 Erwachsene über 9 Jahre hinweg untersucht und das biologische Alter anhand von funktionellen und physiologischen Kriterien bestimmt. Dabei zeigte sich, dass eine **Schlafdauer** von 7 bis 8 h mit einer mehr als 50 % höheren Wahrscheinlichkeit eines gesunden Alterns – definiert durch das Fehlen chronischer Erkrankungen und physischer und psychischer Fitness – einherging [152]. Was klar darauf hindeutet, dass ein ausreichendes Schlafpensum von 7 bis 8 h ein entscheidender Faktor für ein gesundes Altern sein kann.

Soziale Kontakte

Daneben können wir unseren Stress auch aktiv abbauen – beispielsweise über gute soziale Kontakte, deren Einfluss wir im Detail noch im Kapitel „Die medizinischen Strategien zur Förderung der Organfunktion" näher erläutern werden. Positive zwischenmenschliche Interaktionen aktivieren das

Belohnungssystem im Gehirn und fördern die Ausschüttung von **Oxytocin**, einem Hormon, das häufig als „Bindungshormon" bezeichnet wird. Oxytocin reduziert die Aktivität der Stressachse und senkt dadurch die Ausschüttung von Cortisol. Diese hormonelle Verschiebung trägt dazu bei, den Körper in einen Zustand der Entspannung und Regeneration zu versetzen [153].

Oxytocin wirkt darüber hinaus direkt auf molekularer Ebene: Es hat antioxidative Effekte und verbessert die Funktion der Mitochondrien. Daraus resultieren auch eine entzündungshemmende und kardioprotektive Wirkung. Zudem trägt Oxytocin beispielsweise zur Freisetzung von Stickstoffmonoxid und dadurch zur Gefäßerweiterung und Blutdrucksenkung bei [154].

Ebenso hat soziale Interaktion auch einen positiven Einfluss auf das **parasympathische Nervensystem**, welches für Ruhe, Erholung und Heilungsprozesse verantwortlich ist. Eine Metaanalyse von 13 Studien untersuchte dahin gehend die Herzratenvariabilität, welche als messbarer Parameter der parasympathischen Aktivität verwendet werden kann. Die Ergebnisse zeigten, dass negative soziale Interaktionen die Herzratenvariabilität verringerten, ähnlich einer Stressbelastung, während positive Interaktionen die Herzratenvariabilität erhöhten [155].

Es zeigt sich also, dass ein bewusster Umgang mit Stress, ausreichend Schlaf und positive soziale Beziehungen entscheidend sind, um nicht nur die psychische und physische Gesundheit zu fördern, sondern auch, um den Alterungsprozess zu verlangsamen.

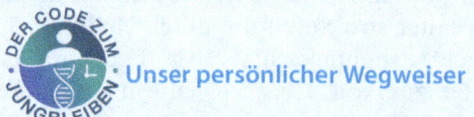
Unser persönlicher Wegweiser

- **Chronischer Stress als Silent Killer:** Anhaltender Stress kann zu einer cortisolvermittelten Insulinresistenz führen, fördert Entzündungsprozesse und begünstigt die Imbalance von zentralen Neurotransmittern. Dies erhöht das Risiko für Stoffwechselerkrankungen und affektive Störungen wie Depressionen. Damit ist chronischer Stress ein zentraler Faktor für ein beschleunigtes Altern.
- **Schlaf als Reparaturzeit:** Während des Schlafes werden Reparaturmechanismen an der DNA und die Autophagie aktiviert, schädliche freie Radikale neutralisiert und das Immunsystem gestärkt. Dadurch lässt sich bei einer Schlafdauer von 7 bis 8 h der Alterungsprozess messbar verlangsamen.
- **Soziale Interaktionen als Stressbremse:** Positive zwischenmenschliche Beziehungen fördern die Ausschüttung von Oxytocin und stärken das parasympathische Nervensystem. Damit sind soziale Beziehungen ein wichtiger Bestandteil, um Stress abzubauen und damit auch zum gesunden Altern beizutragen.

Umwelt- und Verhaltensrisiken

Altern ist ein natürlicher biologischer Prozess – doch wie schnell wir altern, hängt auch stark davon ab, welchen externen Einflüssen unsere Zellen ausgesetzt sind. Was sind die größten externen Treiber des Alterungsprozesses? Und warum? In diesem Kapitel beleuchten wir anhand von Tabak- und Alkoholkonsum sowie Luftverschmutzung – stellvertretend für viele weitere Noxen –, wie Lebensstil- und Umweltfaktoren die zelluläre Alterung beeinflussen.

Im Labor nutzen wir Bestandteile des Tabakrauchs, Ethanol oder Feinstaubpartikel, um Zellen künstlich altern zu lassen. Diese Substanzen verursachen DNA-Schäden, mitochondriale Dysfunktion und Entzündungsreaktionen und sind deshalb für die Alterungsforschung besonders nützlich, weil wir dadurch schnell und effizient seneszente Zellen produzieren können. Dass wir mit denselben Mitteln, die im Labor helfen, das Altern der isolierten Körperzellen zu beschleunigen, im Alltag regelmäßig freiwillig oder unfreiwillig unseren Körper belasten, ist eine bittere Ironie – und zugleich auch ein Hinweis darauf, wie vermeidbare Lebensstilfaktoren und schwer kontrollierbare Umweltfaktoren unseren biologischen Alterungsprozess beeinflussen können.

Tabak

Einer der größten Treiber des Alterungsprozesses ist der Tabakkonsum. Laut der WHO konsumierten mit Stand 2020 36,7 % der Männer und 7,8 % der Frauen weltweit Tabak. Besonders bemerkenswert ist dies deshalb, weil Tabak die Hälfte seiner Konsument*innen frühzeitig tötet – jährlich 7 Mio. Menschen, wobei geschätzte 1,6 Mio. davon Passivraucher*innen sind [156].

Im Tabak sind **Nikotin** sowie verschiedene Nebenprodukte enthalten. Nikotin an sich ist eine psychoaktive Substanz, welche als Aktivator (Agonist) an spezialisierte **Rezeptoren** (nikotinische Acetylcholinrezeptoren) in unseren Nervenzellen andockt. Durch die Bindung an diese Rezeptoren strömen Natrium- und Kalziumionen in die Zelle, wodurch eine elektrische Erregung der Nervenzelle und eine Weiterleitung eines Nervenimpulses ausgelöst werden. Dadurch wird vor allem in Regionen unseres Gehirns, welche für Belohnungs- und Lernprozesse zuständig sind, verstärkt der Neurotransmitter Dopamin ausgeschüttet. Es kommt zu einem Gefühl des Wohlbefindens, der Entspannung und der Euphorie. Außerdem beeinflusst Nikotin indirekt auch andere Neurotransmitter wie Serotonin, Noradrenalin, Acetylcholin und Gamma-Aminobuttersäure (GABA). Dadurch führt Nikotin zu messbaren physiologischen Veränderungen wie einer gesteigerten Herzfrequenz und Blutdruck sowie einer Erhöhung der Aufmerksamkeit.

Interessanterweise kann Nikotin über die Aktivierung spezifischer Rezeptor-Subtypen auch unangenehme (aversive) Reaktionen wie Übelkeit und Unwohlsein auslösen. Allerdings wird bei wiederholtem Nikotinkonsum die

Dopaminausschüttung verstärkt, weil sich das Vorhandensein (die Expression) der entsprechenden Rezeptoren erhöht, während das aversive System mit der Zeit abgeschwächt wird. Es kommt also zu einer langfristigen Veränderung bei den Subtypen der Rezeptoren. So wird das körpereigene Schutzsystem, das uns durch Unwohlsein vor dem Nikotinkonsum schützen würde, letztlich erfolgreich ausgehebelt, und es entsteht eine psychische Abhängigkeit [157].

Nikotin ist auf Dauer also keineswegs harmlos, aber der direkte Schaden beim Rauchen entsteht aufgrund der **Nebenprodukte**, welche durch die Verbrennung von Tabak entstehen – beispielsweise Nitrosamine, Kohlenmonoxid, polyzyklische aromatische Wasserstoffe und Teer. Alle von Ihnen, die bereits eine schwarze **Raucherlunge** gesehen haben, können erahnen, wie effizient sich Schadstoffe aus dem Zigarettenrauch im Lungengewebe ablagern. Beim Einatmen gelangen tausende toxische Substanzen tief in die Lunge, vor allem in die Lungenbläschen (Alveolen) und spezialisierte Immunzellen (Makrophagen), welche versuchen, diese Fremdstoffe aufzunehmen, um sie unschädlich zu machen. Allerdings können diese sogenannten Fresszellen die Partikel nicht abbauen, wodurch sich immer mehr dunkle Pigmente in den Zellen ansammeln, was letztlich in der Raucherlunge auch sichtbar wird.

In den Zellen führen diese Schadstoffe direkt oder indirekt zur Bildung von freien Radikalen wie reaktive Sauerstoffspezies. Diese hochreaktiven Verbindungen greifen Eiweißstoffe, Zellmembranen, DNA und RNA an. Unter anderem werden auch die Mitochondrien geschädigt, welche in lädiertem Zustand ihrerseits ebenfalls Sauerstoffradikale bilden und damit die zellulären Entzündungsreaktionen weiter anfeuern [158]. Die durch Tabakkonsum verursachten Schäden an der DNA werden anhand des stark erhöhten **Krebsrisikos** bei Raucher*innen ersichtlich. So konnte bei der Untersuchung von über 5000 Tumorproben in 17 Krebsarten ein spezifisches Mutationsmuster, welches mit dem Tabakkonsum assoziiert ist, identifiziert werden. Zudem zeigte diese Studie, dass die Mutationslast in Tumoren von Raucher*innen signifikant höher ist als bei Nichtraucher*innen [159]. Dies liefert starke Belege dafür, dass Tabakrauch spezifische genetische Schäden verursacht, welche zur Krebsentstehung beitragen.

Dass die zellulären Auswirkungen des Rauchens auch mit einer schnelleren **Zellalterung** korrelieren, zeigt sich anhand der Resultate einer Metaanalyse von 30 Studien: Personen, die in ihrem Leben einmal geraucht hatten, wiesen im Vergleich zu Nichtraucher*innen eine verkürzte Telomerlänge auf – dabei konnte eine dosisabhängige Verkürzung festgestellt werden. Je mehr geraucht worden war, desto kürzer waren die Telomere – und umso fortgeschrittener war also der biologische Alterungsprozess [158].

Wie drastisch sich diese einzelnen Effekte auf die **Lebenserwartung** auswirken, wird anhand einer Analyse, welche Daten aus verschiedenen Studien mit großen Kohorten – unter anderem die Cancer Prevention Study II mit über 1 Million Proband*innen – analysiert hat, ersichtlich: Diese Übersichtsarbeit zeigt, dass Raucher*innen im Vergleich zu Menschen, die nie geraucht haben, im Alter von 35, 45, 55, 65 oder 75 Jahren durchschnittlich 9,1, 8,3, 7,3, 5,9 oder 4,4 Lebensjahre verlieren, wenn sie weiterhin rauchen. Wer jedoch mit dem Rauchen in diesen Altersstufen aufhört, kann im Schnitt 8,0, 5,6, 3,4, 1,7 bzw. 0,7 Lebensjahre retten. Sogar mit einem Rauchstopp im Alter von 65 oder 75 Jahren besteht noch eine Chance von 23,4 % bzw. 14,2 %, mindestens ein zusätzliches Lebensjahr zu gewinnen [75]. Diese Studie zeigt also – stellvertretend für unzählige andere – auf, dass ein früher Rauchstopp den Gewinn an Lebensjahren maximiert, aber auch ein späterer Ausstieg noch erhebliche gesundheitliche Vorteile mit sich bringt.

Alkohol

Während das Rauchen zunehmend aus dem öffentlichen Raum verdrängt wird, genießt der Alkoholkonsum weitgehend gesellschaftliche Akzeptanz – er wird in westlichen geprägten Gesellschaften bei vielen Situationen sogar erwartet. Doch auch **Alkohol** ist mit erheblichen gesundheitlichen Risiken verbunden, welche einen großen Einfluss auf den Alterungsprozess nehmen. Laut der WHO konsumierten Stand 2019 52 % der Männer und 35 % der Frauen Alkohol, was mit durch Alkohol verursache Todesfällen von 6,7 % bei den Männern und 2,4 % bei den Frauen einhergeht. Weltweit ergibt das jährlich satte 2,6 Mio. Todesfälle, welche auf den Alkoholkonsum zurückzuführen sind [160].

Der in alkoholischen Getränken enthaltene **Ethanol** entfaltet seine Wirkung – wie Nikotin – durch die Modulation spezifischer **Rezeptoren** im Gehirn. Dabei verstärkt Ethanol die Öffnung von sogenannten GABA-Rezeptoren. Durch den Einstrom von Chloridionen in die Nervenzellen kommt es zu einer Dämpfung der Erregbarkeit – so erklärt sich die beruhigende, angstlösende und bei hohen Dosen sedierende Wirkung von Alkohol. Gleichzeitig hemmt Ethanol die Aktivität der Glutamatrezeptoren. Dadurch wird die neuronale Kommunikation zwischen den Nervenzellen gestört und das Gedächtnis beeinträchtigt – Stichwort: Filmriss. Außerdem führt Ethanol zu einer Freisetzung von Dopamin und Opioiden, wodurch nicht nur eine Euphorie, sondern auch die Suchtentwicklung gefördert wird.

Neben diesen Funktionen als psychoaktive Substanz hat Ethanol auch generelle Effekte auf die verschiedensten Körperzellen. Im Labor machen wir uns diese Wirkung des Ethanols zunutze. Wenn wir Zellen beispielsweise für die Mikroskopie in einem bestimmten Zustand festhalten und weitere Reaktionen oder Abbauprozesse verhindern wollen, dann „**fixieren**" wir sie mit Alkohol. Dabei durchdringt Ethanol die Zellmembran, was die Durchlässigkeit der Membran erhöht und rasch zum Zelltod führt. Daneben entzieht Ethanol den Zellen auch Wasser, wodurch die Eiweißstoffe ausfallen und deren Funktion gestoppt wird. So wird der aktuelle Zustand der Zelle erhalten und man umgeht weitere Abbauschritte durch beispielsweise zelluläre Enzyme.

Was wir im Labor gezielt einsetzen, passiert leider auch in unserem Körper, wenn wir Alkohol trinken und dabei – in geringerer Konzentration als im Zellversuch – Ethanol aufnehmen: Die Durchlässigkeit der Zellmembran wird verändert, der Zellstoffwechsel wird gehemmt und es kommt wiederum zu einem erhöhten oxidativen Stress. Ethanol ist also ein pures **Zellgift** und eben deshalb versucht der Körper, Ethanol rasch abzubauen.

Der Abbau erfolgt primär in der Leber. Im ersten Schritt entsteht das hochreaktive und ebenfalls toxische **Acetaldehyd**, welches anschließend von dem Enzym Aldehyddehydrogenase (ALDH) zu Acetat abgebaut wird. Einige von Ihnen werden womöglich Bekannte – eventuell aus dem ostasiatischen Raum – haben, welche bei Alkohol dankend abwinken. Dies passiert aus einem triftigen Grund: Ein erheblicher Teil der ostasiatischen Bevölkerung, zumindest 40 %, trägt eine genetische Variante (**Polymorphismus**) im ALDH2-Gen, welche die Aktivität des Enzyms reduziert. Dadurch kann in den entsprechenden Personen der anfallende Acetaldehyd nur langsam abgebaut werden, wodurch auch der Acetaldehyd seine Wirkung voll entfalten kann: Übelkeit, Kopfschmerzen, Schwindel und Herzrasen. Neben Ethanol wirkt also auch das als Zwischenprodukt anfallende Acetaldehyd toxisch [161].

Für den Abbau von Ethanol wird zudem von den Körperzellen auch NAD+ benötigt. Daraus ergibt sich ein weiteres Problem, denn dieses Molekül benötigen wir unter anderem auch für den **Fettsäureabbau**. Folglich reichern sich bei starkem Alkoholkonsum die Fettsäuren in der Leber an und können zur alkoholischen Fettleber führen, was im Kapitel „Die medizinischen Strategien zur Förderung der Organfunktion" weiter erläutert wird.

Doch gibt es nicht eine **unbedenkliche Alkoholdosis?** Um diese Frage zu beantworten, wurde in einer Studie untersucht, wie viele Krebsfälle auf einen täglichen Konsum von weniger als 20 g reinen Alkohol – also 1 bis 2 Achterl Wein – zurückzuführen sind. Dabei zeigte sich, dass immerhin mehr als 13 % der alkoholbedingten Krebserkrankungen durch diesen verhältnismäßig moderaten Alkoholkonsum verursacht werden [162]. Daneben zeigen Studien auch, dass der Alkoholkonsum den Alterungsprozess vorantreibt. So wurde im Rahmen der Framingham-Heart-Studie anhand von mehr als 3800 Proband*innen mithilfe von Alterungsuhren gezeigt, dass ein höherer Alkoholkonsum signifikant mit einer beschleunigten epigenetischen Alterung assoziiert war – ein Effekt, der unabhängig vom Alter, aber abhängig von der Dosis war [163].

Gleichzeitig wurde immer wieder diskutiert, dass Alkohol in moderatem Maße genossen auch eine potenziell positive Wirkung auf das Herz-Kreislaufsystem hat, beispielsweise beim **French Paradox**: Trotz eines vergleichsweise hohen Verzehrs gesättigter Fettsäuren weist die französische Bevölkerung nämlich eine verhältnismäßig niedrige Rate an koronaren Herzerkrankungen auf – ein Umstand, der immer wieder mit dem Konsum von Rotwein in Verbindung gebracht wird. So wurde unter anderem diskutiert, dass Alkohol die Aggregation der Blutplättchen (Thrombozyten) hemmt und dadurch das Risiko für arterielle Thrombosen verringert [164]. Im Gegensatz zum Tabakkonsum wird einzelnen Nebenprodukten im Rotwein zudem oftmals eine vermeintlich positive Wirkung zugesprochen. In diesem Zusammenhang werden etwa die im Rotwein enthaltenen Polyphenole – allen voran das **Resveratrol** – hinsichtlich ihrer potenziell positiven Wirkung auf das Herz-Kreislaufsystem diskutiert [165]. Tatsächlich wird in klinischen Studien zumeist eine Dosierung von 500 mg Resveratrol pro Tag verabreicht [166], um messbare Effekte zu erzielen. Um mit Rotwein, der etwa 10 mg Resveratrol pro Liter enthält, diese Dosis zu erreichen, müssten 50 l Rotwein pro Tag getrunken werden. Kurzum: Wenn man eines mit Sicherheit behaupten kann, am Resveratrol liegt der viel diskutierte positive Effekt eines moderaten Alkoholkonsums keinesfalls.

Doch was ist wirklich dran an der Vermutung, dass Alkohol in moderater Dosierung positive Effekte haben kann? Tatsächlich zeigt eine Metaanalyse von über 45 Studien, dass bei Teilnehmenden unter 55 Jahren sowie in qualitativ hochwertigeren Studien kein signifikanter Nutzen für die kardiovaskuläre Gesundheit durch moderaten Alkoholkonsum nachweisbar war. Dies deutet darauf hin, dass die in früheren Untersuchungen beobachteten positiven Effekte möglicherweise auf einen **Selektionsbias** zurückzuführen sind, auf eine Verzerrung der Ergebnisse durch Fehler in der Auswahl der Proband*innen. Etwa dadurch, weil gesündere Menschen eher in der Gruppe aktiv sind und dadurch auch öfter die Gelegenheit zum gemeinschaftlichen Trinken bekommen – dadurch wäre diese Gruppe gesünder, aber nicht, weil Alkohol tatsächlich gesund ist [167]. Dazu passend zeigt eine weitere Analyse, welche 107 Kohortenstudien umfasst, klar einen signifikanten Anstieg des Mortalitätsrisikos bei Frauen ab einem Konsum von 25 g und bei Männern ab 45 g pro Tag und gleichzeitig keinen signifikanten Schutz vor der Gesamtmortalität bei moderatem Alkoholkonsum [168].

Aus gesundheitlicher Sicht gibt es also keinen Grund, Alkohol zu konsumieren – wenn, dann ausschließlich als gelegentliches **Genussmittel** in sehr geringen Mengen. Alkohol ist schlichtweg ein Zellgift und es existiert keine als sicher geltende Konsummenge.

Luftverschmutzung

Während der Tabak- und Alkoholkonsum weitgehend in der eigenen Verantwortung liegen, sind wir einer anderen Noxe in vielen Fällen weitgehend ausgeliefert: der **Luftverschmutzung**. Diese stellt in Mitteleuropa den massivsten umweltbezogenen Risikofaktor für Sterblichkeit und Erkrankungen dar. So konnte beispielsweise gezeigt werden, dass die Einhaltung eines **Feinstaub**-Grenzwerts von maximal 10 µg/m^3 für Partikel bis 2,5 µm in allen Städten die durchschnittliche Lebenserwartung einer 30-jährigen Person um ein halbes Jahr erhöhen würde.

Besonders in urbanen Räumen, in denen Industrie, Verkehr und Heizungssysteme große Mengen an Schadstoffen freisetzen, atmen wir täglich eine Mischung aus Feinstaub, Stickoxiden, Ozon und anderen toxischen Komponenten ein – oft ohne dies bewusst wahrzunehmen. Feinstaubpartikel dringen dabei tief in die Lunge ein, gelangen ins Blut und entfalten so ihre Wirkung weit über die Atemwege hinaus. Denn diese Luftschadstoffe lösen wiederum **oxidativen Stress** aus, welcher die DNA, Zellmembran und Proteine angreift [169]. Tatsächlich fand eine Übersichtsarbeit, die Daten von mehr als

12.000 Proband*innen aus verschiedenen Studien hinsichtlich der **Telomerlänge** in weißen Blutkörperchen untersuchte, heraus, dass es eine Korrelation zwischen steigender Luftverschmutzung und kürzerer Telomerlänge gibt [170]. Besonders beunruhigend sind jedoch die Resultate einer Studie, welche den Zusammenhang zwischen verkehrsbedingter Luftverschmutzung und der Telomerlänge bei europäischen Kindern im Alter von 8 Jahren untersuchte. Dabei wurde festgestellt, dass eine höhere Belastung durch Luftschadstoffe während der Schwangerschaft und frühen Kindheit mit kürzeren Telomeren bei den Kindern assoziiert war [171]. Diese Ergebnisse deuten darauf hin, dass Luftverschmutzung bereits in frühen Lebensphasen Auswirkungen auf den biologischen Alterungsprozess nehmen kann.

Umso dramatischer ist es, dass die mit dem **Klimawandel** verbundene höhere Temperatur und die daraus resultierende stagnierende Luft auch dazu führt, dass sich Schadstoffe wie Ozon und Stickoxide vermehrt anreichern [172]. Die mit dem Klimawandel einhergehenden Effekte auf die Luftverschmutzung sind also nicht nur eine langfristige Umweltkrise, sondern wirken auch konkret und unmittelbar auf den Alterungsprozess ein – wodurch offensichtlich wird, dass es für einen gesunden Alterungsprozess nicht ausreicht, dass wir uns um uns selbst sorgen, sondern auch die Umwelt eingeschlossen werden muss.

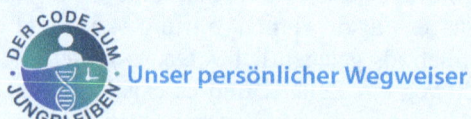 **Unser persönlicher Wegweiser**

- **Zigaretten lassen Zellen schneller altern:** Der Tabakkonsum führt zu DNA-Schäden, mitochondrialer Dysfunktion und Telomerverkürzung – Prozesse, die mit beschleunigtem Alter und Krebs in Verbindung stehen.
- **Frühes Aufhören rettet Leben:** Studien zeigen, dass ein Rauchstopp – selbst noch im höheren Alter – mehrere Lebensjahre zurückgewinnen kann und das Risiko für altersbedingte Erkrankungen signifikant senkt.
- **Alkohol ist ein pures Zellgift:** Ethanol verändert Zellmembranen, stört den Stoffwechsel und fördert oxidativen Stress – bereits moderater Konsum erhöht das Risiko für Krebs und vorzeitiges Altern.
- **Genuss ja, Gesundheit nein:** Der oft zitierte Nutzen von Rotwein für das Herz-Kreislauf-System lässt sich wissenschaftlich nicht belegen – gesund ist Alkohol in keiner Dosis.
- **Die Gefahr in der Luft:** Schadstoffe wie Feinstaub und Stickoxide fördern oxidativen Stress, schädigen Zellen und verkürzen Telomere. Damit beeinflusst die Luftverschmutzung uns von klein auf.
- **Umweltschutz als Altersvorsorge:** Maßnahmen gegen Luftverschmutzung und Klimawandel sind nicht nur für den Schutz der Umwelt notwendig, sondern auch für einen gesunden Alterungsprozess der gesamten Bevölkerung.

Geroprotektive Arzneimittel

Wie steht es um pharmakologische Möglichkeiten, den Alterungsprozess zu verlangsamen? Und warum steckt nicht in jeder Tablette eine Substanz mit Wirkversprechen? Hier werfen wir einen Blick auf den Unterschied zwischen zugelassenen Arzneimitteln und Nahrungsergänzungsmitteln, erklären, warum es bislang noch keine offiziell anerkannten Anti-Aging-Wirkstoffe bzw. keine zugelassenen geroprotektiven Arzneimittel gibt und welche Substanzen derzeit als besonders vielversprechende Kandidaten gelten.

Wirkstoffentwicklung

Meiner Aktivität als Wissenschaftlerin ist ein Pharmaziestudium vorausgegangen – mit dem Wissen über die Wirkmechanismen kam auch das Wissen über potenzielle Nebenwirkungen und letztlich dadurch ein noch vorsichtigerer Umgang mit Arzneimitteln. Umso mehr Kopfzerbrechen bereitet mir der derzeitige Boom vermeintlicher Anti-Aging-Wirkstoffe, deren Wirkung und Sicherheit schlichtweg bisher nicht belegt sind.

Aber was sind Wirkstoffe eigentlich? Wirkstoffe sind Substanzen, die ihre Funktion dadurch entfalten, dass sie gezielt an Strukturen in unseren Zellen (**Targets**) andocken – meist sind dies Eiweißstoffe wie Rezeptoren, Enzyme oder Transportproteine. Man spricht dabei vom „Schlüssel-Schloss-Prinzip". Der Wirkstoff (Schlüssel) bindet an eine bestimmte zelluläre Struktur (Schloss) und löst so eine Reaktion aus – dadurch werden zelluläre Vorgänge aktiviert, gehemmt oder moduliert.

Aus 20 bzw. 21 proteinogenen Aminosäuren, also jenen Aminosäuren, welche für den Aufbau von Proteinen verwendet werden, ergeben sich durch unterschiedliche Sequenz und Länge mehr als **100.000 verschiedene Proteine** im menschlichen Körper [173]. Folglich erscheint es naheliegend, dass ein einzelner Wirkstoff nicht nur an einem einzigen Zielprotein in einem gewünschten Zelltyp andockt, sondern womöglich auch an weitere Strukturen bindet (**Off-Targets**), woraus sich potenzielle unerwünschte Nebenwirkungen ergeben können.

Ein klassisches Beispiel ist der Wirkstoff Acetylsalicylsäure, besser bekannt unter dem Handelsnamen Aspirin. Aspirin hemmt das Enzym Cyclooxygenase-2 (**COX-2**), das für die Bildung von Prostaglandinen verantwortlich ist – Botenstoffen, die **Schmerz, Fieber und Entzündungen** auslösen. Wird COX-2 durch Aspirin gehemmt, wird dieses Trio an typischen Erkältungssymptomen deutlich abgeschwächt. Allerdings wirkt Aspirin nicht selektiv: Es hemmt auch **COX-1**, das neben der Prostaglandinsynthese unter anderem für die Produktion von Thromboxan A2 verantwortlich ist. Thromboxan A2 spielt eine zentrale Rolle bei der Aktivierung und Aggregation von Blutplättchen (Thrombozyten) – ein essenzieller Vorgang für die **Blutstillung**. Durch die Hemmung von COX-1 wird folglich auch die Thrombozytenfunktion beeinträchtigt, was die

Gerinnungsfähigkeit des Blutes herabsetzt. Diese Wirkung macht man sich gezielt mit der Einnahme von niedrig dosierter Acetylsalicylsäure zunutze – etwa zur Vorbeugung von Herzinfarkten oder Schlaganfällen, da die reduzierte Plättchenaggregation das Risiko für Gefäßverschlüsse senken kann. Gleichzeitig steigt jedoch die Blutungsneigung, insbesondere bei Verletzungen oder operativen Eingriffen.

Zusätzlich wirkt sich die COX-1-Hemmung auf die **Magenschleimhaut** aus: Das Enzym ist mitverantwortlich für die Produktion von schützendem Magenschleim. Wird COX-1 blockiert, kann die Schleimhautbarriere geschwächt werden – das erhöht das Risiko für Magenschleimhautreizungen, Geschwüre und sogar Blutungen. Deshalb wird bei längerer Einnahme von Schmerzmitteln wie Aspirin häufig ein Magenschutzpräparat begleitend verordnet, um die durch die Bindung an COX-1 entstehenden Nebenwirkungen abzumildern.

Acetylsalicylsäure hat also aufgrund verschiedener Targets auch grundlegend unterschiedliche Wirkungen. Aber wie kam es dazu, dass **Aspirin** als Arzneimittel überhaupt zum Einsatz kam, und warum sind mittlerweile die Richtlinien zur Zulassung eines neuen Medikaments anders? Weidenrinde wurde bereits im Altertum als Schmerzmittel eingesetzt. Damals war noch nicht bekannt, dass der Wirkstoff darin **Salicin** ist, eine Vorstufe von der biologisch aktiven **Salicylsäure**. Erst 1828 konnte ein deutscher Apotheker das Salicin isolieren, und es gelang die Umlagerung in Salicylsäure. Da dieser Wirkstoff stark reizend auf die Magenschleimhaut wirkte, wurde er durch Chemiker der Firma Bayer chemisch weiterentwickelt zu Acetylsalicylsäure. Ende des 19. Jahrhunderts brachte Bayer die **Acetylsalicylsäure** schließlich unter dem Namen Aspirin auf den Markt [174]. Die Substanz wurde davor nur an Einzelpersonen getestet – es erfolgte also keine standardisierte Testung zur Sicherheit und Wirksamkeit.

Dieser sorglose Ansatz hinsichtlich der Marktzulassung von neuen Arzneimitteln fand erst Jahrzehnte später ein jähes und sehr dramatisches Ende: 1957 wurde der Wirkstoff **Thalidomid** unter dem Handelsnamen **Contergan** als Beruhigungs- und Schlafmittel auf den Markt gebracht, ohne zu wissen, dass dieser Wirkstoff die Embryonalentwicklung in der frühen Schwangerschaft stört. Daraus resultierten mehr als 10.000 Kinder mit Missbildungen an den Extremitäten und anderen Körperteilen sowie eine unbekannte Zahl an Fehlgeburten. In den USA konnten diese verheerenden Auswirkungen verhindert werden – denn zu diesem Zeitpunkt hatte die **Food and Drug Administration (FDA)** bereits ein System zur Überwachung und Genehmigung von neuen Arzneimitteln etabliert und eine FDA-Mitarbeiterin, Dr. Frances Kelsey, hatte aufgrund der unzureichenden klinischen Testungen weitere Überprüfungen angefordert. Auf diese Weise konnte verhindert werden, dass Thalidomid flächendeckend in den USA angewandt wurde und das Unheil an den Ungeborenen blieb zumindest in den USA weitgehend aus [175].

Nach dieser Katastrophe wurde das Zulassungsverfahren hinsichtlich der klinischen Prüfung zu Sicherheit und Wirksamkeit weltweit erheblich verschärft und sowohl die FDA als auch die **European Medicine Agency (EMA)**, das europäische Pendant zur FDA, bzw. ihre Vorläuferorganisation wurden in ihren Aktivitäten zusehends gestärkt. Überdies wurden zahlreiche nationale und internationale Regelwerke und Leitlinien verabschiedet oder weiterentwickelt, um den Schutz der Studienteilnehmer*innen zu gewährleisten. Dazu zählen unter anderem die 1964 verabschiedete **Deklaration von Helsinki**, der bereits 1947 formulierte und später adaptierte **Nürnberger Kodex**, die **Good Clinical Practice Guidelines** sowie die Einrichtung und Stärkung von **Ethikkommissionen**, nationalen Behörden und gesetzlichen Grundlagen wie dem jeweiligen Arzneimittelgesetz.

Mittlerweile müssen neue Arzneimittel ein **mehrstufiges Zulassungsverfahren** – in sogenannten Phasen – durchlaufen: Nachdem der Mechanismus eines neuen Wirkstoffkandidaten an isolierten Körperzellen und Modellorganismen wie Fadenwürmern und Fruchtfliegen erfolgreich identifiziert worden ist, folgt eine umfassende **vorklinische Testphase**. Dabei werden erste Aussagen zur Wirksamkeit, Verträglichkeit sowie zu zentralen pharmakologischen Eigenschaften wie Aufnahme, Verteilung, Abbau und Ausscheidung des Wirkstoffs getroffen. Diese Untersuchungen erfolgen an verschiedenen Versuchstieren wie Mäusen oder Kaninchen. Um **Tierversuche** zu reduzieren, kommen auch zunehmend komplexe Modellsysteme wie humane **Organoide** zum Einsatz. Diese Modelle können als dreidimensionale Zellverbände die komplexe Gewebearchitektur und Funktion menschlicher Organe zumindest teilweise nachbilden, wodurch tierversuchsfrei erste Aussagen zur Wirksamkeit und Toxizität eines Wirkstoffs getroffen werden können. Kristallisiert sich in dieser vorklinischen Testung eine vielversprechende Substanz heraus, deren Sicherheit und Wirksamkeit durch valide Daten im Tierversuch bestätigt werden konnte, so kann bei den entsprechenden **Ethikkommissionen** und Behörden um Erlaubnis zur **klinischen Prüfung** angesucht werden. Bei der klinischen Prüfung werden Nutzen und Risiko des Wirkstoffs in einer bestimmten Darreichungsform (Arzneimittel) gründlich abgewogen. In der **Phase I** wird an gesunden Freiwilligen die Sicherheit und Verträglichkeit des Präparats getestet. Meist werden hier lediglich bis zu 100 Personen eingeschlossen, um eine sichere Dosis zu ermitteln und Nebenwirkungen zu identifizieren. In der **Phase II** erfolgt die Testung des Präparats im Vergleich zu einem wirkstofffreien Placebo-Präparat an mehreren 100 kranken Patient*innen, gegen deren Erkrankung der Wirkstoff entwickelt wurde. Ist die Sicherheit und Wirksamkeit gegeben, wird in der **Phase III** an größeren und diverseren Patient*innengruppen mit mehreren Tausend Personen in verschiedenen Kliniken und Ländern die Wirksamkeit und Langzeitsicherheit getestet.

Bevor neue Arzneimittel auf den Markt kommen, müssen die enthaltenen Substanzen also nicht nur auf ihre Wirksamkeit, sondern auch auf ihre Sicherheit getestet werden. Wenn die Ergebnisse in dieser Phase positiv sind, kann der Hersteller einen Antrag auf Zulassung des Arzneimittels bei der zuständigen Gesundheitsbehörde – FDA in den USA bzw. EMA in der Europäischen Union – stellen. Nach erfolgter Zulassung wird das Arzneimittel dann in großem Maßstab produziert und für die Patient*innen verfügbar. Wobei gleichzeitig auch die **Phase IV** – nämlich die Post-Marketing-Überwachung – anläuft. Diese dient dazu, auch seltene Nebenwirkungen und mögliche langfristige Auswirkungen aufzudecken, die erst in der breiten Anwendung ersichtlich werden. Zusammenfassend lässt sich festhalten, dass erst die vielschichtige Prüfung neuer Substanzen in vorklinischen und klinischen Testungen Sicherheit und Wirksamkeit belegen und damit zum therapeutischen Fortschritt beitragen kann.

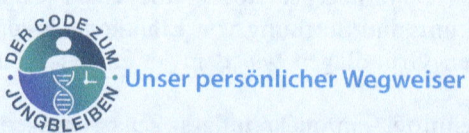 **Unser persönlicher Wegweiser**

- **Präzision durch Zielstrukturen:** Wirkstoffe entfalten ihre Wirkung durch Bindung an spezifische Zielstrukturen in der Zelle, sogenannte Targets. Diese sind meist Eiweißstoffe wie Rezeptoren, Enzyme oder Transportmoleküle. Neben den gewünschten Targets binden Wirkstoffe oft auch an andere Strukturen, sogenannte Off-Targets – mit potenziell unerwünschten Nebenwirkungen.
- **Mehrstufige Testung für maximale Sicherheit:** Nach erfolgreicher vorklinischer Forschung an Zellkulturen, Modellorganismen und Versuchstieren werden potenzielle Wirkstoffe vor der Zulassung in der klinischen Testung in 3 Phasen hinsichtlich Sicherheit, Dosierung und Wirkung geprüft.
- **Arzneimittelzulassung durch FDA oder EMA und die post-Marketing-Überwachung:** Die amerikanische FDA und die europäische EMA sowie auch nationale Zulassungsstellen setzen die Maßstäbe für die Prüfung neuer Arzneimittel und auch nach der Zulassung werden seltene Nebenwirkungen und Langzeiteffekte weiterhin evaluiert.

Altern als Indikation

Um die Wirksamkeit einer Substanz nachzuweisen, muss ein Einsatzgebiet definiert sein – eine Erkrankung, gegen welche der Wirkstoff eingesetzt wird: eine **Indikation**. Der Alterungsprozess ist jedoch ein komplexer und vielschichtiger Vorgang, der bislang nicht als Krankheit klassifiziert ist. Gleichzeitig steht außer Frage, dass mit dem Alter das Risiko für Erkrankungen und schließlich natürlich auch für den Tod drastisch ansteigt. Genau an diesem Punkt entzündet sich aktuell oftmals eine intensive Debatte, bei der diskutiert wird, ob Altern *per se* als Krankheit definiert und entsprechend behandelt werden soll. Derzeit existiert jedoch keine offizielle Indikation „Altern", während viele alterungsbedingte Erkrankungen als Indikationen bekannt sind. Man denke an Atherosklerose, Herzinsuffizienz, Diabetes mellitus Typ 2, Sarkopenie oder Alzheimer.

In diesem Zusammenhang war es bislang auch schwierig, ein **klares klinisches Ziel** zu definieren, weil der Alterungsprozess an sich bis vor Kurzem noch schwer messbar war. Wobei man in diesem Fall nun auf die Entwicklung der Alterungsuhren hoffen kann, die darauf hinzusteuern, derartig gut zu werden, dass auch ein Unterschied von wenigen Monaten im Altersprozess verlässlich messbar erscheint [24]. Ergänzend dazu gewinnen auch funktionelle Parameter, wie sie beim Frailty Index gemessen werden [176], an Bedeutung und können durchaus hilfreich sein, den biologischen Alterungsprozess abzubilden.

Doch die klinische Prüfung von potenziellen Anti-Aging-Wirkstoffen ist noch mit weiteren Schwierigkeiten behaftet: Diese Wirkstoffe müssen voraussichtlich verabreicht werden, bevor der Alterungsprozess weit fortgeschritten ist. Dies wird langwierige Studien erfordern, welche womöglich über Jahrzehnte laufen werden. Während dies ein sehr aufwendiges und teures Verfahren mit sich zieht, stellt sich hierbei auch die Frage nach der **Nutzen-Risiko-Abwägung**. Denn in einem derartigen Szenario müssen wohl junge, gesunde Proband*innen bereits Wirkstoffe mit potenziellen Nebenwirkungen langfristig aufnehmen – ohne dass kurzfristig ein klarer therapeutischer Nutzen ersichtlich ist. Genau dieser Punkt ist aus regulatorischer Sicht besonders heikel: Sowohl die FDA als auch die EMA haben Schwierigkeiten, Studien an gesunden Personen positiv zu bewerten, wenn kein klar definiertes Krankheitsbild vorliegt. Dies ist ein zentrales, aber verständliches Hindernis für die Entwicklung von Arzneimitteln, welche gezielt den Alterungsprozess adressieren sollen.

Ein prominenter Ansatz, um diese Hürde zu umgehen, stellt die **TAME-Studie** (Targeting Aging with Metformin) dar. In dieser Studie soll der altbekannte Wirkstoff Metformin, welcher seit Jahrzehnten erfolgreich bei Diabetes mellitus Typ 2 eingesetzt wird, nicht zur Behandlung des Alterns *per se*, sondern zur Prävention einer Reihe alterungsassoziierter Erkrankungen getestet werden. Der Trick: Anstatt Altern als Indikation zu wählen, setzt die TAME-Studie auf einen kombinierten Endpunkt aus typischen alterungsbedingten Erkrankungen wie Herz-Kreislauf-Erkrankungen, Krebs und neurodegenerative Erkrankungen [177].

Daneben darf nicht außer Acht gelassen werden, dass der Alterungsprozess je nach **genetischen Faktoren und Lebensstil** von Person zu Person sehr unterschiedlich verlaufen kann. Es liegt hier also an der Wissenschaft, möglichst allgemeingültige Merkmale einer alternden Zelle zu identifizieren und mit Wirkstoffen angreifbar zu machen, um den Alterungsprozess durch eine Intervention bei möglichst vielen Menschen zu verlangsamen.

Sie sehen, es gibt Gründe, warum es noch keine zugelassenen Anti-Aging-Wirkstoffe am Markt gibt. Aber gleichzeitig besteht durchaus Grund zur Hoffnung: Dank der Wissenschaft wird der Alterungsprozess immer messbarer, und die allgemeingültigen Alterungsmechanismen in den Zellen werden immer besser verstanden. Aus heutiger Sicht kann man durchaus damit rechnen, dass es in 10–15 Jahren Anti-Aging-Wirkstoffe geben wird.

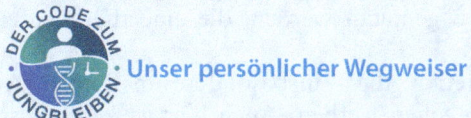

Unser persönlicher Wegweiser

- **Keine Indikation „Altern":** Als physiologischer Prozess ist das Altern (noch) keine Indikation für Zulassungsstudien, obwohl viele altersassoziierte Krankheiten klar definierte Indikationen darstellen.
- **Messbarkeit im Wandel:** Mithilfe molekularer Alterungsuhren wie den epigenetischen Uhren wird es zunehmend möglich, das biologische Alter präzise

zu quantifizieren und damit auch den Effekt von möglichen Anti-Aging-Interventionen messbar zu machen.
- **Identifizieren von grundlegenden Alterungsmechanismen:** Da der Alterungsprozess stark von genetischen und lebensstilbedingten Faktoren beeinflusst wird, müssen Wirkstoffe auf universelle zelluläre Alterungsmechanismen abzielen.
- **Herausforderungen im Studiendesign:** Die möglicherweise langfristige Gabe bei Gesunden stellt besondere Herausforderungen hinsichtlich Sicherheit, ethischer Vertretbarkeit und Kosten dar.
- **TAME-Studie als Modellansatz:** Die TAME-Studie zeigt exemplarisch, wie Anti-Aging-Forschung regulatorisch umsetzbar werden könnte – indem statt „Altern" ein kombinierter klinischer Endpunkt aus altersbedingten Erkrankungen als Studienziel definiert wird.

Arzneimittel und Nahrungsergänzungsmittel

Nun gibt es aber bereits unzählige Präparate, welche als Anti-Aging-Wundermittel angepriesen werden. Wie kann das sein, wo es doch offenbar noch keine zugelassenen Arzneimittel mit der Indikation „Altern" gibt? Der entsprechende Workaround nennt sich Nahrungsergänzungsmittel bzw. Supplemente.

Nahrungsergänzungsmittel wie Vitamine, Mineralstoffe, essenzielle Fettsäuren, Aminosäuren oder auch Pflanzenbestandteile sind in **definierten Dosierungen** in den **klassischen Darreichungsformen** – beispielsweise als Kapseln, Tabletten oder Pülverchen – erhältlich. Sie unterscheiden sich in ihrer Darreichungsform demnach nicht von zugelassenen Arzneimitteln und werden häufig auch neben diesen in Apotheken verkauft. Es gibt allerdings einen gravierenden Unterschied zwischen Nahrungsergänzungsmitteln und zugelassenen Arzneimitteln: Im Gegensatz zu zugelassenen Arzneimitteln, die ein mehrstufiges Zulassungsverfahren mit klinischen Testungen zum Nachweis der Sicherheit und – wichtig – **Wirksamkeit**, durchlaufen haben, ist der Nachweis der Wirksamkeit bei Nahrungsergänzungsmitteln nicht erforderlich. Ihr Zweck besteht lediglich darin, die tägliche Ernährung zu ergänzen oder gezielt die Versorgung von bestimmten Nährstoffen zu sichern – nicht jedoch darin, Krankheiten und gesundheitliche Beschwerden zu heilen, zu lindern oder vorzubeugen. Folglich dürfen auch keine gesundheitsbezogenen Aussagen gemacht werden, die eine therapeutische Wirkung suggerieren würden.

Ähnlich verhält es sich bei **Kosmetika**, die – insbesondere im Bereich Anti-Aging – mit gesundheitsnahen Versprechen werben. Auch hier ist keine wissenschaftlich fundierte Wirksamkeitsprüfung vorgeschrieben, solange das Produkt nicht als Arzneimittel eingestuft wird. Gerade weil Kosmetika und Nahrungsergänzungsmittel häufig in Apotheken angeboten werden und sich in Aufmachung und Vermarktung stark an Arzneimitteln orientieren, besteht für Konsument*innen ein erhöhtes Risiko, diese Produktgruppen fälschlich als evidenzbasiert einzuschätzen.

Zentral ist bei diesen Produkten, dass **kein Wirkversprechen** gemacht werden darf. Magnesium etwa ist bei Sportler*innen beliebt. Am Nahrungsergänzungsmittel wird aber nicht die Behandlung von Muskelkrämpfen angeführt, was bereits ein therapeutisches Versprechen darstellen würde, sondern eine Unterstützung der normalen Funktion von Muskeln und Nerven.

Obwohl kein Wirkversprechen beworben werden darf, unterliegen diese Präparate einer **amtlichen Kontrolle** hinsichtlich ihrer Sicherheit. Jährlich wird etwa ein Drittel der überprüften Proben beanstandet – häufig aufgrund irreführender Kennzeichnung oder abweichender Nährstoffgehalte. Ein kleiner Teil wird sogar als „nicht sicher – gesundheitsschädlich" eingestuft, etwa weil Höchstmengen überschritten wurden oder Verunreinigungen mit krankmachenden Keimen festgestellt wurden [178]. Folglich ist beim Erwerb von Nahrungsergänzungsmittel zur Vorsicht geraten.

Wesentlich dabei ist, dass die enthaltenen Substanzen meist in einer Dosierung vorliegen, welche vermeintlich **unterhalb der therapeutischen Schwelle** liegt. Folglich kann ein und dieselbe Substanz sowohl als Nahrungsergänzungsmittel als auch als Arzneimittel verfügbar sein. Vitamin D ist in geringeren Dosierungen (800–1000 I. E. pro Tag) etwa frei verkäuflich und wird gerade in den sonnenarmen Herbst- und Wintermonaten auch oft von Personen ohne nachgewiesenen Mangel supplementiert. Im Gegensatz dazu kann bei einem diagnostizierten Vitamin-D-Mangel oder als Therapie bei Knochenerkrankungen wie der Osteoporose eine wesentlich höhere Dosierung – oft bis zu 20.000 IE wöchentlich – zum Einsatz kommen. Solche höher dosierten Präparate sind in der Regel als Arzneimittel eingestuft und daher apothekenpflichtig und nicht frei verkäuflich im Drogeriemarkt. Je nach Präparat kann zusätzlich eine ärztliche Verschreibung erforderlich sein.

Man geht bei Nahrungsergänzungsmitteln also *de facto* davon aus, dass sie in der verabreichten Dosierung unter Einhaltung der angegebenen maximalen Tagesdosis keinen Schaden anrichten. Allerdings ist die Datenlage, auf welcher die **Dosierungen und Vorschläge zur maximalen täglichen Einnahme** beruhen, zu den entsprechenden Nahrungsergänzungsmitteln zum Teil eher dürftig und kann sich hinsichtlich der Vorgaben doch deutlich verändern. Ein Beispiel hierfür ist die Supplementierung mit Vitamin E. Nachdem Sauerstoffradikale als wichtige Faktoren im Alterungsprozess identifiziert worden waren, wurden in den 1990er-Jahren große Studien gestartet, um die Wirkung von sogenannten „Radikalfängern" – also Antioxidantien wie Vitamin E, die Sauerstoffradikale unschädlich machen – auf alterungsbedingte Erkrankungen zu testen. In der HOPE-Studie (Heart Outcomes Prevention Evaluation) wurde in diesem Zusammenhang an mehr als 9000 Proband*innen über 55 Jahre mit einem erhöhten Risiko für kardiovaskuläre Zwischenfälle neben einem blutdrucksenkenden Arzneimittel auch Vitamin E (400 I. E. pro Tag) über etwa 4,5 Jahre gegeben. Anschließend wurde die Studie um weitere 3 Jahre verlängert (HOPE-TOO). Dabei zeigte sich bei einer täglichen Vitamin-E-Gabe keine Reduktion von Herzinfarkten, Schlaganfällen oder kardiovaskulären Todesfällen, ebenso ergab sich kein Unterschied zur Krebsinzidenz. Allerdings hatten Patient*innen, welche Vitamin E einnahmen, ein erhöhtes Risiko für Herzversagen [179]. Dies verdeutlichte also, dass

Vitamin E (400 I. E. pro Tag) bei älteren Menschen keinen Nutzen, sondern sogar einen potenziell schädlichen Effekt zeigte. In den 2000er-Jahren wurde dann die SELECT-Studie (Selenium and Vitamin E Cancer Prevention Trial) durchgeführt. Dabei wurde untersucht, ob Vitamin E (400 I. E. pro Tag) und/oder Selen (200 μg pro Tag) das Risiko für Prostatakrebs in gesunden Männern verändern. Diese Studie wurde vorzeitig abgebrochen, weil keine der Substanzen eine präventive Wirkung gegen Prostatakrebs zeigte. In der Nachbeobachtung stellte sich sogar heraus, dass in der Vitamin-E-Gruppe das Risiko für Prostatakrebs signifikant erhöht war im Vergleich zum Placebo [180].

In Anbetracht dieser Ergebnisse scheint es einigermaßen verwunderlich, dass man immer noch eine bunte Mischung an Vitamincocktails in den Regalen der Drogeriemärkte findet – diese also weder **rezept- noch apothekenpflichtig** sind. In diesem Fall wird klar an die Eigenverantwortung appelliert und gehofft, dass die derzeitige maximale Tagesdosierung tatsächlich sicher ist.

Potenzielle Anti-Aging-Wirkstoffe werden oftmals als Nahrungsergänzungsmittel vertrieben – man denke beispielsweise an den Pflanzeninhaltsstoff **Resveratrol**. Studien in Modellorganismen legen nahe, dass Resveratrol die Aktivität von Sirtuinen steigern und damit zelluläre Alterungsprozesse positiv beeinflussen kann [181]. Über den zugrunde liegenden Wirkmechanismus wird seit Jahren kontrovers diskutiert, nicht zuletzt aufgrund von methodischen Artefakten in frühen Studien mit fluorophormarkierten Substraten [182, 183]. In unseren eigenen Untersuchungen konnten wir zudem zeigen, dass höhere Dosierungen von Resveratrol durch die Bindung an ein Enzym in der inneren Mitochondrienmembran (ATP Synthase) zum gezielten Zelltod (Apoptose) von seneszenten Zellen führen – ein Hinweis auf eine mögliche senolytische Wirkung [184, 185]. So weit, so vielversprechend – zumindest im *In-vitro*-Versuch. Doch vermutlich ahnen Sie anhand dieser verschiedenen Wirkmechanismen bereits das Problem: Resveratrol bindet offenbar nicht nur an ein Target, sondern hat unzählige **Off-Targets**. Folglich kommt es höchstwahrscheinlich nicht nur zur gewünschten Wirkung durch die Bindung an etwa die Sirtuine oder die ATP Synthase, sondern auch zu eventuellen unerwünschten Nebenwirkungen durch die Bindung an andere Strukturen. Im Körper kommt es leider (oder zum Glück) meist gar nicht so weit, denn Resveratrol hat eine miserable **Bioverfügbarkeit**. Dies bedeutet, vom oral aufgenommenen Resveratrol kommt letztlich sehr wenig am Zielort (z. B. ATP Synthase in der inneren Mitochondrienmembran von Endothelzellen) an. Der Großteil wird von der Leber schnell verstoffwechselt, um rasch im Urin wieder ausgeschieden werden zu können. Folglich gelangt nur etwa 1 % des oral aufgenommenen Resveratrols in den systemischen Blutkreislauf [186]. Selbst nach einer Aufnahme von sehr hohen Dosen mit bis zu 5 g pro Tag blieb der Level an Resveratrol im Plasma folglich sehr niedrig. Schneller Abbau und rasche Ausscheidung führen also dazu, dass vom Resveratrol kaum etwas am potenziellen Wirkort ankommt [187]. Folglich sind Substanzen wie das Resveratrol im Zellversuch zwar interessant, um Mechanismen für Anti-Aging-Interventionen zu entschlüsseln, gleichzeitig sind aber oftmals chemische Modifikationen nötig, um Off-Targets zu reduzieren und die Bioverfügbarkeit zu erhöhen.

Geroprotektive Arzneimittel

Das Resveratrol steht hier stellvertretend für viele hochpreisige Nahrungsergänzungsmittel, bei denen die Vermarktung als vermeintliche Anti-Aging-Wirkstoffe eher auf **cleverem Marketing** als auf wissenschaftlich gesicherten Erkenntnissen beruht. Während im Versuch an isolierten Körperzellen oder Versuchstieren durchaus vielversprechende Resultate erzielt werden, scheitert die Übertragung auf den menschlichen Organismus häufig an der geringen Bioverfügbarkeit, unspezifischen Wirkmechanismen oder der mangelnden Evidenz aus klinischen Studien. Aber trotzdem wird die Substanz in einer vermeintlich unbedenklichen Dosierung als Nahrungsergänzungsmittel verkauft.

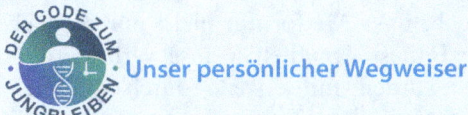

Unser persönlicher Wegweiser

- **Form gleich, Wirkung ungewiss:** Nahrungsergänzungsmittel haben gleiche Darreichungsformen wie Arzneimittel, es müssen aber keine klinischen Testungen zur Zulassung erfolgen und kein Nachweis der Wirkung wie bei Arzneimittel vorliegen.
- **Kosmetika ohne Wirksamkeitsnachweis:** Solange keine medizinische Wirkung beansprucht wird, sind für kosmetische Produkte keine klinischen Wirksamkeitsstudien vorgeschrieben.
- **Kein Wirkversprechen, aber Kontrollpflicht:** Nahrungsergänzungsmittel unterliegen amtlichen Kontrollen, wobei jährlich etwa ein Drittel der untersuchten Proben beanstandet wird. Gründe dafür können irreführende Kennzeichnung, abweichender Nährstoffgehalt oder Verunreinigungen sein. Folglich ist Vorsicht geboten.
- **Sicherheit durch Selbstverantwortung:** Nahrungsergänzungsmittel sind frei verkäuflich – also nicht rezept- oder apothekenpflichtig – und es wird davon ausgegangen, dass sie in der angegebenen maximalen Tagesdosis unbedenklich sind. Oft mit unzureichender Datenlage.
- **Dosierung macht den Unterschied:** Dieselben Substanzen (wie bspw. Vitamin D) können in niedriger Dosierung als Nahrungsergänzungsmittel frei verkäuflich und in höherer Dosierung rezeptpflichtige Arzneimittel sein.
- **Anti-Aging durch die Hintertür:** Nachdem es keine zugelassenen Arzneimittel mit der Indikation „Altern" gibt, sind viele vermeintliche Anti-Aging-Präparate als Nahrungsergänzungsmittel erhältlich.

Potenzielle Anti-Aging-Wirkstoffe

Mit der Indikation „Altern" ist derzeit also kein einziges Arzneimittel zugelassen. Allerdings gibt es für einige Substanzen erste vielversprechende Ergebnisse – allen voran für Mimetika der Kalorienrestriktion, für Induktoren der Zellreinigung bzw.

des Zellrecyclings (Autophagie) und für Senolytika, welche alte, seneszente Zellen gezielt in den Zelltod treiben sollen (Abb. 2.2).

Kalorienrestriktions-Mimetika: Metformin

Ein prominenter Vertreter der Kalorienrestriktions-Mimetika, also jener Substanzen, welche Signalwege des Fastens ankurbeln, ist das Metformin. Bereits in den 1960ern als **Antidiabetikum** in Europa zugelassen, hemmt dieser Wirkstoff die Glukoseneubildung in der Leber sowie die Glukoseaufnahme im Darm und fördert die Insulinsensitivität. Zudem ahmt dieser Wirkstoff durch Hemmung der mitochondrialen Atmungskette und Aktivierung der AMPK die Kalorienrestriktion nach und triggert Signalwege, welche mit Langlebigkeit assoziiert sind. Tatsächlich zeigte sich im Mausversuch, dass Metformin nicht nur die Lebensspanne verlängerte, sondern auch die Fitness der alten Mäuse verbesserte [188]. Diese tierexperimentellen Ergebnisse wurden mittlerweile durch größere, unabhängige Programme bestätigt: Das **Interventions Testing Program** des National Institute on Aging – ein multizentrisches, randomisiertes Testprogramm zur Untersuchung potenzieller Anti-Aging-Substanzen – konnte in einer aktuellen Analyse bei genetisch heterogenen, also unterschiedlichen, Mäusen eine Verlängerung der Lebensspanne durch Metformin nachweisen – allerdings nur bei den männlichen Tieren [189]. Die Frage, ob sich diese möglichen Anti-Aging-Effekte auch auf den Menschen übertragen lassen, ist derzeit Gegenstand intensiver Forschung.

Insgesamt gilt Metformin als vielversprechender Kandidat unter den Kalorienrestriktions-Mimetika – nicht zuletzt aufgrund seiner langjährigen Anwendung beim Menschen und seines günstigen Sicherheitsprofils. Daneben geben klinische Studien Hoffnung, dass die Einnahme von Metformin nicht nur die kardiovaskulären Risiken, sondern auch das Risiko für kognitive Einschränkungen und Krebs senkt [190]. Ob Metformin aber tatsächlich auch das Altern verzögern kann, soll in der **TAME-Studie** geklärt werden, von welcher Sie aufgrund des innovativen Studiendesigns bereits gelesen haben. Dabei wird der Wirkstoff an verschiedenen Institutionen 3000 Proband*innen über 65 Jahre für mehrere Jahre verabreicht und das Potenzial von Metformin zur Prävention von sämtlichen alterungsbedingten Erkrankungen getestet [191].

Zwar wurde das Design dieser auf 6 Jahre angelegten Studie bereits 2015 von der FDA genehmigt, ein konkretes Startdatum steht jedoch, Stand Sommer 2025, aufgrund von Finanzierungsunsicherheiten weiterhin aus. Mit den ersten Zwischenergebnissen ist daher wohl bestenfalls in 5 Jahren zu rechnen.

Autophagie-Induktoren: Rapamycin

Als eine Substanz, welche die **Autophagie** ankurbelt, wird immer wieder Rapamycin diskutiert. Dieser Wirkstoff ist seit den 1990er-Jahren als **Immunsuppressivum** bei Organtransplantationen in Verwendung. Basierend auf Versuchen in Zellkulturen und Versuchstieren hemmt dieser Wirkstoff den **mTORC1** und führt zu vermehrter Autophagie, wodurch die „Zellreinigung" angekurbelt wird.

Geroprotektive Arzneimittel

In der PEARL-Studie (Participatory Evaluation of Aging with Rapamycin for Longevity) konnte anhand von knapp über 100 Proband*innen gezeigt werden, dass die Gabe von niedrig dosiertem Rapamycin für 1 Jahr sicher ist. Zudem war die Körperzusammensetzung bei Frauen sowie die Knochendichte bei Männern nach einem Beobachtungszeitraum von einem Jahr signifikant verbessert [192]. Überdies zeigte eine randomisierte, placebokontrollierte Studie an über 65-jährigen Erwachsenen, dass eine 6-wöchige Behandlung mit einem Rapamycin-Derivat die Immunantwort auf die Grippeimpfung signifikant verbesserte [193] – ein Hinweis auf eine mögliche funktionelle „Verjüngung" des altersbedingt geschwächten Immunsystems. Daneben wird Rapamycin auch für spezifische Indikationen getestet: Nachdem der Wirkstoff im Versuch an Mäusen zu einer verlängerten Fertilitätsspanne geführt hat, wird in der VIBRANT-Studie (Validating Benefits of Rapamycin for Reproductive Aging Treatment) an

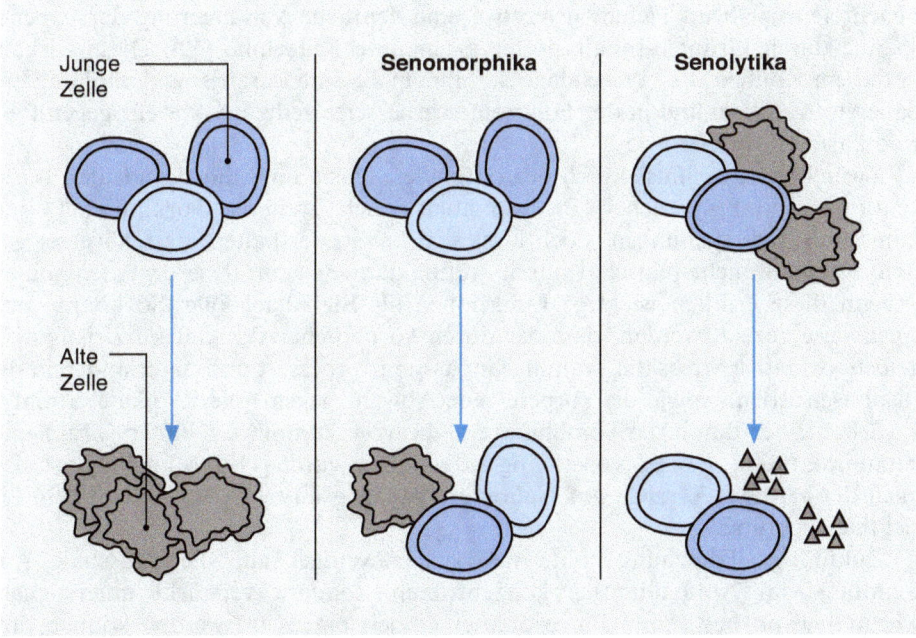

Abb. 2.2 Die Effekte von Senomorphika und Senolytika. (©Millinger Design)

Im physiologischen Alterungsprozess entwickeln sich aus jungen, funktionsfähigen Zellen im Laufe der Zeit seneszente Zellen, welche sich nicht mehr teilen (links). Senomorphika zielen darauf ab, die negativen Auswirkungen sowie die Entstehung von seneszenten Zellen während des Alterungsvorgangs zu reduzieren (Mitte). Senolytika führen zur gezielten Eliminierung seneszenter Zellen, sodass vorwiegend junge, vitale Zellen im Gewebe verbleiben (rechts).

ca. 1000 Frauen überprüft, ob Rapamycin die Eizellreserve erhöhen und damit potenziell die Fertilitätsspanne verlängern kann [194].

Während erste kleinere Studien am Menschen vielversprechende Ergebnisse zur Sicherheit und zu spezifischen Effekten zeigen, ist der therapeutische Nutzen von Rapamycin im Sinne einer echten Anti-Aging-Wirkung aber bis jetzt nicht abschließend geklärt – dafür sind groß angelegte, placebokontrollierte, randomisierte Doppelblindstudien nötig.

Pro- und Antioxidantien: Katechine

Wie anhand von großen Studien zum Einsatz von Vitamin E [179, 180] bereits diskutiert wurde, war das bloße Abfangen von Sauerstoffradikalen durch **Antioxidantien** nicht mit nachweislichen positiven Effekten auf alterungsbedingte Erkrankungen verbunden.

Stattdessen zeigen Studien an Modellorganismen, dass bestimmte Wirkstoffe, die vorübergehend eine erhöhte Produktion freier Radikale auslösen, die zelluläre Abwehr gegen oxidativen Stress nachhaltig stärken können. So beobachteten wir beim Fadenwurm etwa eine deutliche Verlängerung der Lebensspanne durch Grüntee-Inhaltsstoffe, sogenannte Katechine [69]. Diese wirkten in diesem Kontext als „**Prooxidantien**", indem sie eine kurzfristige Erhöhung der Sauerstoffradikale und in der Folge eine verbesserte zelluläre Abwehr gegen freie Radikale hervorriefen.

Zwar bedarf es hinsichtlich der optimalen Dosierung und des idealen Interventionszeitpunkts solcher Prooxidantien noch weiterer vorklinischer und klinischer Untersuchungen, doch lässt sich bereits festhalten, dass **körpereigene freie Radikale** nicht pauschal durch Antioxidantien neutralisiert werden sollten – denn diese erfüllen wichtige Funktionen als **Signalmoleküle**. So konnte beispielsweise gezeigt werden, dass der durch körperliche Aktivität kurzfristig ausgelöste oxidative Stress die Trainingsanpassung verbessert und unter anderem die Insulinsensitivität sowie die körpereigene Abwehr gegen freie Radikale erhöht – ein Effekt, der durch die kombinierte Gabe von Vitamin C (1000 mg/Tag) und Vitamin E (400 I. E./Tag) vollständig aufgehoben wurde [117]. Manchmal ist also auch der **bewusste Verzicht auf Nahrungsergänzungsmittel** der erste Schritt in die richtige Richtung.

Zukünftige Forschung sollte sich daher weniger auf die pauschale Anwendung von Antioxidantien konzentrieren, sondern verstärkt untersuchen, wie und wann bestimmte Prooxidantien gezielt eingesetzt werden können, um die körpereigene Abwehr gegen freie Radikale zu verbessern – mit Blick auf Dosierung, Zeitpunkt und biologischen Kontext.

Senolytika: Quercetin-Dasatinib

Während Kalorienrestriktions-Mimetika und Autophagie-Induktoren überwiegend senomorphe Effekte ausüben, indem sie die schädigende Aktivität bzw. die Entstehung seneszenter Zellen bremsen, zielt man bei Senolytika auf die selektive Eliminierung seneszenter Zellen ab (◘ Abb. 2.2). Dahinter steht die Idee, dass durch das Abtöten von seneszenten Zellen ihr negativer Einfluss auf die umgebenden Zellen reduziert und dadurch der Alterungsprozess verlangsamt wird.

Eine gängige senolytische Kombination besteht beispielsweise aus dem Polyphenol **Quercetin** und dem Proteinkinaseinhibitor **Dasatinib**. Eine **intermittierende, also periodische Gabe** dieser Substanzen führte im Mausversuch dazu, dass die Lebensspanne deutlich verlängert wurde und sich gleichzeitig auch die Fitness deutlich verbesserte [16]. Zudem konnte in Mäusen auch gezeigt werden, dass eine frühzeitige Gabe von Dasatinib und Quercetin den alterungsbedingten degenerativen Veränderungen der Bandscheiben bei Mäusen entgegenwirkte [195]. Basierend auf diesen vielversprechenden Daten aus Versuchstieren wurde diese Wirkstoffkombination auch in kleinen Patientenkollektiven – unter anderem an 14 Personen mit idiopathischer pulmonaler Fibrose [196] und an 9 Personen mit diabetischer Nierendysfunktion [197] – getestet. Dabei zeigte sich, dass die intermittierende Gabe dieser Wirkstoffe gut verträglich war. Unter diesem sogenannten **Hit-and-Run-Ansatz** versteht man eine kurzzeitige, gezielte Behandlung mit Senolytika, die nicht dauerhaft, sondern nur punktuell eingesetzt wird, um seneszente Zellen effektiv zu eliminieren. So konnte beispielsweise durch eine 3-malige Gabe innerhalb von weniger als 2 Wochen die Anzahl seneszenter Zellen in den behandelten Personen deutlich reduziert werden [197].

Dieser Ansatz ist besonders vielversprechend, da seneszente Zellen zwar im Alter vermehrt auftreten und mit chronischen Entzündungen sowie altersbedingten Erkrankungen in Verbindung gebracht werden, jedoch auch wichtige **physiologische Funktionen** erfüllen. Seneszente Zellen übernehmen beispielsweise eine entscheidende Rolle bei der Wundheilung, indem sie über die Ausschüttung bioaktiver Faktoren gezielt regenerative Prozesse wie Gewebeumbau, Zellmigration und Immunregulation unterstützen. Eine dauerhafte, durchgehende Einnahme von Senolytika wäre daher potenziell schädlich und nicht sinnvoll [198].

Der langfristige Nutzen und die möglichen Risiken von senolytischen Wirkstoffen sowie des „Hit-and-Run"-Ansatzes müssen also in klinischen Testungen noch systematisch untersucht werden, um den Einsatz von Senolytika am Menschen zu rechtfertigen.

Zusammenfassend lässt sich sagen, dass die bisherigen Daten zu den genannten Wirkmechanismen bzw. Wirkstoffen aus Versuchen an isolierten Zellen, Modellorganismen und Tieren vielversprechend sind. Allerdings fehlen noch umfassende Langzeitstudien mit innovativem Design am Menschen, um sowohl die Sicherheit als auch die tatsächliche Wirksamkeit dieser Ansätze gegen das Altern zu validieren.

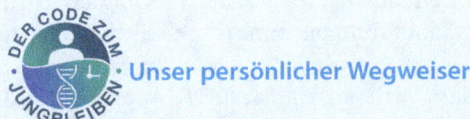 **Unser persönlicher Wegweiser**

- **Metformin als Hoffnungsträger:** Der seit Jahrzehnten bei Diabetes eingesetzte Wirkstoff Metformin aktiviert zelluläre Signalwege der Kalorienrestriktion und zeigt in Tiermodellen lebensverlängernde Effekte – sein Potenzial als Anti-Aging-Wirkstoff soll zeitnah in der großangelegten TAME-Studie untersucht.

- **Rapamycin und die Zellreinigung:** Rapamycin fördert durch Hemmung des mTORC1-Signalwegs die Autophagie – also den Abbau zellulärer „Altlasten". Erste Studien am Menschen deuten auf eine gute Verträglichkeit und positive Effekte auf Körperzusammensetzung, Knochengesundheit und das Immunsystem hin.
- **Freie Radikale – nicht immer schädlich:** Oxidativer Stress wirkt in moderater, kurzfristiger Form als zellulärer Trainingsreiz. Substanzen wie die im Grüntee enthaltenen Katechine können durch gezielte Reizung der körpereigenen Abwehrmechanismen positiv wirken – Antioxidantien können diesen Effekt jedoch blockieren.
- **Senolytika und der Angriff auf gealterte Zellen:** Wirkstoffe wie Quercetin und Dasatinib zielen darauf ab, seneszente Zellen gezielt zu eliminieren. Tierstudien zeigen vielversprechende Effekte auf Lebensdauer und Gewebefunktion – kleine Humanstudien deuten auf gute Verträglichkeit bei dem Hit-and-Run-Ansatz hin.
- **Vielversprechend, aber (noch) nicht praxistauglich:** Die bisherigen Daten aus Zell- und Tiermodellen machen Hoffnung, dass Kalorienrestriktions-Mimetika, Autophagie-Induktoren, Prooxidantien und Senolytika womöglich nicht nur die Lebens-, sondern auch die Gesundheitsspanne erhöhen. Doch ohne langfristige klinische Studien bleibt der Nutzen unklar – insbesondere bei der Anwendung an gesunden Personen.

Zelluläre Verjüngung

Was wäre, wenn wir den Alterungsprozess nicht nur verlangsamen, sondern zellulär sogar rückgängig machen könnten? In diesem Kapitel erläutern wir die molekularen Grundlagen des Reprogrammierens und der Telomerverlängerung und diskutieren, welche Risiken bei diesen potenziell bahnbrechenden Ansätzen für eine erfolgreiche Anwendung am Menschen noch minimiert werden müssen.

Reprogrammieren

Alle bis jetzt diskutierten Interventionen beruhen darauf, das Altern zu verlangsamen. Doch was, wenn wir die Zeit in unseren Zellen tatsächlich zurückdrehen könnten – also unsere Zellen in einen jungen, funktionell aktiven Zustand „resetten"?

Shinya Yamanaka zeigte 2006, dass sich spezialisierte Körperzellen durch die Behandlung mit 4 Transkriptionsfaktoren – also Proteinen, welche das Ablesen von Genen steuern – in einen undifferenzierten, Stammzell-ähnlichen Zustand zurückversetzen lassen. Diese 4 Transkriptionsfaktoren, bekannt geworden als **Yamanaka-Faktoren** (Oct4, Sox2, Klf4 und c-Myc), ermöglichen damit die Erzeugung sogenannter **induzierter pluripotenter Stammzellen**, aus denen sich nahezu alle Zelltypen des Körpers entwickeln können [199]. So wurde das Reprogrammieren entwickelt – ein bahnbrechender Fortschritt für die regenerative Medizin, weil dadurch die *Ex-vivo*-Züchtung von funktionellen Geweben und Organstrukturen, etwa von Haut, Knorpel oder Netzhaut, als Ersatz für geschädigte Körperteile möglich wurde.

Bald entstand die Idee, die Yamanaka-Faktoren nicht für ein vollständiges Reprogrammieren, sondern *in vivo* zur **Verjüngung alternder Zellen** einzusetzen – mit dem Ziel, deren Identität und Funktion zu bewahren. Dabei soll der zelluläre Alterungszustand auf molekularer Ebene rückgängig gemacht werden, ohne die Zellen in ihren embryonalen Ursprungszustand zurückzusetzen. Studien in verschiedenen Zelltypen konnten zeigen, dass ein gezieltes Reprogrammieren unter anderem zu einer partiellen Verjüngung führt, die Seneszenz reduziert, die zelluläre Funktion verbessert und eine Stabilisierung der Telomere bewirkt [200–202]. Bereits 10 Jahre nach der Vorstellung der Yamanaka-Faktoren wurden dahin gehend schon erste Resultate aus Tierversuchen publiziert: In einem Mausmodell mit beschleunigter Alterung führte die kurzzeitige Behandlung mit Yamanaka-Faktoren dazu, dass die Tiere signifikant länger lebten. Gleichzeitig konnte diese Intervention auch alterungsbedingte Schäden an Muskeln und Stoffwechselerkrankungen in „normalen" (Wildtyp) Mäusen verbessern [203].

Während diese Resultate sehr vielversprechend sind, müssen für die Anwendung noch wesentliche Hürden überwunden werden. Eine zentrale Herausforderung ist die Sicherheit: Die Yamanaka-Faktoren – allen voran das c-Myc – sind potenziell **krebsauslösend** (karzinogen). Folglich wurde in weiterführenden Experimenten die Kombination aus 3 Transkriptionsfaktoren, ohne c-Myc, getestet – was offenbar ausreichend war, um das Sehvermögen in Mäusen mit Glaukom wiederherzustellen [204].

Ein weiteres Problem liegt in der **Heterogenität** des Alterns: Nicht alle Zelltypen altern mit gleichem Tempo. Eine unspezifische Anwendung der Yamanaka-Faktoren könnte daher in einigen Zelltypen die gewünschte Verjüngung bewirken und in anderen zu einer unerwünschten Entdifferenzierung und damit zum Funktionsverlust führen.

Zudem scheint auch das richtige **Timing** wichtig zu sein. So zeigte eine Studie an Mäusen, dass dauerhaftes Reprogrammieren zu einem frühzeitigen Tod führen kann [205]. Dies legt nahe, dass eine Verjüngung durch Reprogrammieren nur bei transienter und gewebespezifischer Aktivierung von Yamanaka-Faktoren erfolgreich sein kann.

Damit käme es wesentlich darauf an, wie zielgenau die **Applikation** der entsprechenden Yamanaka-Faktoren erfolgt. Deshalb wird derzeit auch intensiv an verschiedenen Verabreichungsformen geforscht. Virale Vektoren könnten zum Beispiel dazu genutzt werden, die Gene für die Yamanaka-Faktoren in die Zellen einzuschleusen, um vor Ort von den Zellen selbst hergestellt zu werden. Alternativ dazu wäre auch ein Ansatz mithilfe der mRNA-Technologie, wie bei den COVID-19-Impfstoffen, denkbar. Dabei würden mRNAs, die für die Yamanaka-Faktoren codieren, direkt in die Zelle eingebracht und dann kurzzeitig dort hergestellt.

Die Entwicklung **zielgerichteter Applikationsformen**, welche auch eine genaue **Dosierung** erlaubt, scheint für eine erfolgreiche Zellverjüngung durch das Reprogrammieren also essenziell, um Nebenwirkungen wie Tumorbildung oder Funktionsverlust durch Entdifferenzierung vermeiden zu können. Gleichzeitig eröffnet das *Ex-vivo*-**Reprogrammieren** vielversprechende Perspektiven für die regenerative Medizin: Hier könnten verjüngte Zellen und Gewebe außerhalb des Körpers hergestellt und vor einer Transplantation gründlich getestet werden – ein Ansatz, der deutlich kontrollierbarer und sicherer erscheint als das *In-vivo*-Reprogrammieren.

Telomerverlängerung

Ein potenzielles weiteres Target bei der Zellverjüngung stellen die sogenannten Telomere dar. Wie bereits im Kapitel „Die Biologie des Alterns" erläutert, agieren diese sich wiederholenden DNA-Sequenzen am Ende der Chromosomen als **Schutzkappen** für unser Erbgut. Bei jeder Zellteilung wird ein Stück dieser Telomere geopfert, um unser Erbgut nicht anzutasten und es zu schützen. Deshalb wird nach einer bestimmten Anzahl von Zellteilungen, die stark vom Zelltyp abhängig ist, auch eine kritische Telomerlänge erreicht, welche einen weiteren Schutzmechanismus in Gang setzt: die **zelluläre Seneszenz**. In diesem Zustand stoppen Zellen dauerhaft ihre Teilung, um die Weitergabe des potenziell beschädigten Erbguts zu verhindern. Zwar schützt dies den Organismus kurzfristig, langfristig jedoch führt die Anhäufung seneszenter Zellen zu einer eingeschränkten Regenerationsfähigkeit des Gewebes und kann funktionelle Verluste in Organen begünstigen.

Bereits 2003 zeigte eine Studie mit über 140 Personen im Alter von über 60 Jahren, dass Proband*innen mit einer Telomerlänge im untersten Viertel ein 3-fach **erhöhtes Sterberisiko** durch Herz-Kreislauf-Erkrankungen sowie ein mehr als achtfach erhöhtes Risiko für tödliche Infektionskrankheiten aufwiesen [50]. Diese Erkenntnisse wurden auch durch Daten zur Telomerlänge in Leukozyten von fast 20.000 Teilnehmer*innen der Copenhagen-City-Heart-Studie und der Copenhagen-General-Population-Studie untermauert. In diesen Langzeitstudien zeigte sich ein durchschnittlicher jährlicher Telomerverlust von 20 Basenpaaren in der Copenhagen-City-Heart-Studie und 14,5 Basenpaaren in der Copenhagen-General-Population-Studie – eine Differenz, die die große interindividuelle Variabilität der Telomerlängen unterstreicht. Überdies konnte aber wiederum ein Zusammenhang zwischen der Telomerlänge und der Rate verschiedener Erkrankungen sowie einem vorzeitigen Tod festgestellt werden [206].

Basierend auf Studien wie diesen wurde das Bestreben groß, die Länge der Telomere mit pharmakologischen Interventionen oder Gentherapien zu erhalten, um dadurch das Altern zu verlangsamen. Einen vielversprechenden Angriffspunkt bietet das Enzym **Telomerase**, welches die Fähigkeit besitzt, an die Telomere DNA-Sequenzen anzuhängen – diese also wieder aufzubauen. Tatsächlich konnte die Gabe von einem **Telomerase-Aktivator**, TA-65, in einer Studie mit mehr als 100 Teilnehmer*innen über 50 Jahren die Telomerlänge innerhalb eines Behandlungszeitraums von 12 Monaten signifikant verlängern, während in der Placebo-behandelten Kontrollgruppe die Telomerlänge signifikant abnahm [207]. Auch untersuchten Studien bereits die Wirkung einer **Telomerase-Gentherapie** auf den Alterungsprozess und die Langlebigkeit von Mäusen. Mithilfe eines Virus wurde das Telomerase-Gen in die Mäuse eingebracht. Dies führte bei einer Behandlung von einjährigen Mäusen zu einer mehr als 20-%igen Lebensverlängerung [208]. Erste klinische Studienergebnisse am Menschen zur Telomerase-Gentherapie sind aber noch ausständig.

Dies scheint einigermaßen waghalsig, denn was in Tierversuchen als sehr hoffnungsvoller Ansatz für die Lebensverlängerung erscheint, birgt leider auch ein großes Risiko: Es bedienen sich nämlich auch **Krebszellen** erhöhter Telomerase-Aktivität, um ihre uneingeschränkte Zellproliferation und damit das Tumorwachstum zu sichern. So ist es nicht verwunderlich, dass das Enzym Telomerase in unseren Körperzellen für gewöhnlich unterdrückt ist, allerdings bei bis zu 90 % der humanen Krebsarten aktiv wird [209].

Somit braucht es auch hier großangelegte **vorklinische Studien**, um die genaue **Applikationsform und -dauer von Therapien**, die auf die Telomerlänge Einfluss nehmen, zu testen und deren Nebenwirkungen – allen voran die potenzielle Tumorbildung – einschätzen zu können.

Zusammenfassend lässt sich also festhalten, dass sowohl das Reprogrammieren als auch das Verlängern der Telomere sehr vielversprechende Ansätze sind. Ihr zukünftiger Einsatz beim Menschen wird jedoch maßgeblich davon abhängen, ob diese Technologien gewebespezifisch, zeitlich kontrolliert und mit vertretbarem Sicherheitsprofil angewendet werden können – insbesondere im Hinblick auf das Risiko der Tumorentstehung.

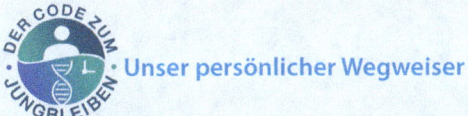 **Unser persönlicher Wegweiser**

- **Zellverjüngung durch Reprogrammieren:** Mithilfe der Yamanaka-Faktoren lassen sich Körperzellen in einen verjüngten Zustand zurückversetzen – eine Art molekularer Neustart, der auch im Mausversuch bei zeitlich begrenzter Anwendung zu positiven Effekten führt.
- **Telomerase birgt Chancen und Risiken:** Aktivierung der Telomerase kann die Lebensdauer von Versuchstieren erhöhen und im Menschen Telomere messbar verlängern. Die Telomerase ist in den meisten Zellen aber inaktiv, während eine erhöhte Aktivität vor allem in Krebszellen zu finden ist – deshalb ist große Vorsicht geboten.
- **Präzise Steuerung entscheidend:** Zielgerichtete und temporär steuerbare Behandlungen scheinen sowohl beim Reprogrammieren als auch bei der Telomerverlängerung essenziell, um Nebenwirkungen wie Tumorbildung oder zellulären Funktionsverlust zu vermeiden und der Anwendung im Menschen einen Schritt näher zu kommen.

Die medizinischen Strategien zur Förderung der Organfunktion

Inhaltsverzeichnis

Allgemeinmedizinische Perspektive – 87

Herz-Kreislauf-System – 92
Aufbau und Funktion – 93
Risikofaktoren im Überblick – 95
Diagnostik – 98
Primär- und Sekundärprävention – 105

Verdauungstrakt – 116
Aufbau und Funktion – 117
Unverträglichkeiten und Reizdarm – 122
Gastritis, Magengeschwüre und Magenkrebs – 123
Fettleber – 125
Darmkrebs – 127
Ernährungsstrategien für die Darmgesundheit – 128

Bewegungsapparat – 138
Aufbau und Funktion – 139
Arthrose – 141
Rückenschmerz – 143
Prävention und Therapie – 145

Hormonsystem – 153
Osteoporose – 154
Adipositas – 161

© Der/die Autor(en), exklusiv lizenziert an Springer-Verlag GmbH, DE, ein Teil von Springer Nature 2026
C. Madreiter-Sokolowski und K. Hütter-Klepp, *Der Code zum Jungbleiben*,
https://doi.org/10.1007/978-3-662-71277-1_3

Diabetes mellitus – 166
Schilddrüsenfunktion über das Alter hinweg – 171

Gehirn und Nervensystem – 175
Neurologische Aspekte – 175
Psychosomatik – 186

Grenzflächen – 197
Hals, Nase und Ohren – 197
Zahn – 204
Augen – 207
Haut – 211

Geschlechtsspezifische Gesundheit – 218
Fehlende Vielfalt in Studien – 219
Frauenspezifische Aspekte des Alterns – 220
Männerspezifische Aspekte des Alterns – 230

Immunsystem und Lunge – 234
Aufbau und Funktion – 235
Lunge – 236
Impfungen – 244
Post-COVID-Syndrom – 252

Allgemeinmedizinische Perspektive

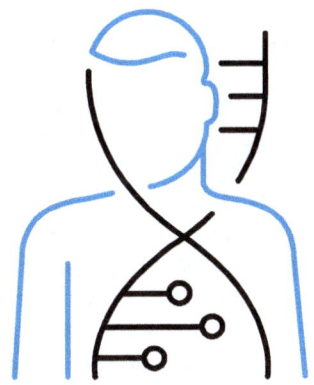

In diesem Kapitel beleuchten wir die Bedeutung von Longevity, welcher Hype sich dahinter verbirgt und warum es eigentlich um die Verlängerung der gesunden Lebensspanne gehen sollte und nicht um den unreflektierten Versuch einzelner, das Leben durch fragwürdige Interventionen zu verlängern. Zusätzlich diskutieren wir über Faktoren, welche die Lebenserwartung verringern können, ebenso wie über den verantwortungsvollen Umgang mit Arzneimitteln und unserer Umwelt.

In der Wissenschaft steht der Begriff „**Longevity**" für die Fähigkeit, ein langes Leben zu führen, das über das artspezifische, durchschnittliche Alter hinausgeht. Umgelegt auf unseren Alltag steht der Begriff auch für Maßnahmen, die zur Verlängerung der Lebenszeit führen und auch die Lebensqualität im hohen Alter bewahren können.

Es ist ja nicht so, dass dieses Streben nach ewiger Jugend neu wäre – selbst Hollywood hat diesen Wunsch schon vor Jahrzehnten künstlerisch aufgearbeitet, lange bevor „Longevity" in aller Munde war. Ich kann mich noch gut an den Film „Der Tod steht ihr gut" mit Bruce Willis und Meryl Streep aus dem Jahr 1992 erinnern, bei dem die Hauptfiguren körperlichen Verfall trotz der Unsterblichkeit erleben. Als ich diesen Film im Kino sah, war ich noch jung und knackig und weit vom Altern entfernt. Mittlerweile ist das so eine Sache mit „noch jung und eher nicht mehr so knackig", und da ist es nur logisch, dass sich auch meine Sichtweise auf unseren Alterungsprozess geändert hat und ich mit den Hauptfiguren aus dem angesprochenen Blockbuster auch immer mehr mitempfinde.

In den letzten Jahren kam das Schlagwort Longevity vor allem durch die sozialen Medien auf den Markt. Den Höhepunkt hat Longevity-Star Bryan Johnson geschaffen, der berühmte Tech-Tycoon, der das Altern stoppen will, mit dem Slogan: Don't die! Er hält sich an streng kontrollierte Ernährungs- und Trainingspläne, lässt seine Blutwerte genau analysieren und nimmt täglich massenhaft Supplements, also Nahrungsergänzungsmittel, zu sich – angeblich über 100 Tabletten täglich –, um sein biologisches Alter zu senken. Sein Wochenablauf ist genau geplant und sieht täglich gleich aus, genauso wie sein Schlafverhalten.

Prinzipiell klingt das Konzept ja sehr spannend – vor allem, wenn wir das Ganze wissenschaftlich betrachten und untersuchen, wie weit man mit all diesen Maßnahmen gehen und ob man tatsächlich eine Verjüngung der Zellen erreichen kann. Aber durch Einzelpersonen wie Bryan Johnson werden wir nicht weiterkommen in unserem Streben nach einem langen, gesunden Leben. Denn es können die Sicherheit und Wirksamkeit der eingesetzten potenziellen Anti-Aging-Maßnahmen nur durch große klinische Studien getestet werden und niemals anhand einer Einzelperson. Abgesehen davon ist Johnsons Langlebigkeitsplan aus medizinischer und wissenschaftlicher Sicht kritisch zu beurteilen – insbesondere aufgrund der Vielzahl an Nahrungsergänzungsmitteln, die teils ohne fundierte, evidenzbasierte Grundlage eingenommen werden.

Realistisch betrachtet (selbst wenn sich durch all diese strengen Verhaltensmuster und Vorgaben, die ja auch sehr zeitaufwendig und kostenintensiv sind, tatsächlich eine Verjüngung herauskristallisieren sollte) stellt sich schon die Frage, welche Konsequenz das für uns Menschen weltweit hat. Denn wer hat im echten Leben die Zeit, das Geld und die Muße, sich rund um die Uhr von Ärzt*innen und Expert*innen betreuen zu lassen – fernab von Alltag, Arbeit und Sorgen?

In sogenannten Longevity-Kliniken und Infusionspraxen werden zunehmend „Vitalstoffinfusionen" angeboten, die eine schnelle Revitalisierung, Immunstärkung oder gar eine „Verlangsamung des Alterns" versprechen. Die verabreichten Substanzen – darunter Vitamine, Mineralstoffe, Aminosäuren oder Spurenelemente – sind häufig auch in oraler Form als Nahrungsergänzungsmittel erhältlich. Aus medizinischer Sicht besteht für gesunde Personen ohne diagnostizierte Mängel jedoch in der Regel keine Indikation für eine intravenöse Substitution. Der Nutzen dieser Infusionen im Hinblick auf zelluläre Verjüngung und Langlebigkeit ist wissenschaftlich nicht belegt. Zahlreiche Studien zeigen, dass eine ausgewogene Ernährung bei gesunden Menschen ausreicht, um den Bedarf an Mikronährstoffen zu decken. Die parenterale Gabe bietet hier keinen nachgewiesenen Mehrwert – im Gegenteil: Sie birgt vermeidbare Risiken wie lokale Reizungen, Infektionsgefahr, allergische Reaktionen oder Fehldosierungen.

An dieser Stelle möchte ich als Ärztin einhaken. Wenn ich meine Wünsche und auch die Wünsche meiner Patient*innen richtig interpretiere, geht es nicht nur darum, das Altern an sich aufzuhalten, sondern gesund, bewusst und auch mit viel Lebensqualität und Lebensfreude älter zu werden.

Wir kennen schon seit Langem einige Faktoren, die zu einem längeren, gesünderen Leben von uns Menschen beitragen. So spielen nicht nur unsere Gene eine wichtige Rolle, sondern vor allem die frühzeitige Erkennung und Behandlung von Krankheiten wie Bluthochdruck und hohem Cholesterinspiegel, Adipositas, Krebs und Diabetes. Darüber hinaus machen regelmäßige Vorsorgeuntersuchungen und – das Allerwichtigste – ein gesunder Lebensstil und eine große Portion Lebensfreude den entscheidenden Unterschied, um die Entstehung von Erkrankungen bestenfalls zu verhindern.

In Österreich beträgt die Lebenserwartung derzeit rund 84 Jahre für Frauen und 79–80 Jahre für Männer. Die gesunde Lebensspanne liegt jedoch nur bei etwa 64–65 Jahren bzw. 63–64 Jahren. Das bedeutet: Frauen verbringen im Schnitt fast 20 Jahre ihres Lebens mit chronischen Erkrankungen, funktionellen Einschränkungen und häufig zunehmender Pflegebedürftigkeit – bei Männern sind es rund 15 Jahre. Wenn die Lebensqualität aufgrund körperlicher Einschränkungen und Schmerzen nicht mehr gegeben ist, dann ist die Höhe des Alters, das wir erreichen, auch nicht mehr das Ziel. Ich halte es deshalb für wichtig, den Hype um die Langlebigkeit durch einen **Hype um Gesundheit und Lebensqualität** zu ersetzen und nicht nur die Lebenserwartung immer weiter verlängern zu wollen.

Was man aber auf jeden Fall definitiv weiß, ist, welche **Lebensstilfaktoren** zu einer Verringerung unserer Lebenserwartung führen können: Rauchen, der übermäßige Konsum von Alkohol sowie Bewegungsmangel und Übergewicht können unsere gesunde Lebensspanne verkürzen. Betrachtet man diese Faktoren jeweils einzeln, dann sieht man, dass das Rauchen signifikant am stärksten wirkt: Raucht ein 40-jähriger Mann über 10 Zigaretten pro Tag, so verringert sich seine Lebenserwartung um ganze 9,4 Jahre, bei einer Frau immerhin um 7,3 Jahre. Auch ein moderater Konsum von weniger als zehn Zigaretten pro Tag reduziert die Lebenserwartung bei beiden Geschlechtern immerhin noch um etwa 5 Jahre. Demzufolge büßt ein adipöser starker Raucher, der viel Alkohol trinkt und reichlich rotes Fleisch verzehrt, gegenüber einer Person mit günstigem Risikoprofil bis zu 17 Jahre an Lebenserwartung ein [210].

Zusätzlich gibt es auch interessante Ergebnisse einer Forschungsgruppe, die Daten von mehr als zwei Millionen Erwachsenen analysierte. Rauchen, Gewichtsprobleme, hoher Cholesterinspiegel, Diabetes und Bluthochdruck erhöhen das Risiko für Herz-Kreislauf-Erkrankungen erheblich und können Menschen über 50 mehr als ein Jahrzehnt ihres Lebens kosten. Frauen, die im Alter von 50 Jahren die Gesamtheit dieser Risikofaktoren aufwiesen, erlitten im Schnitt 13,3 Jahre früher eine kardiovaskuläre Erkrankung, Männer ungefähr 10,6 Jahre früher als Menschen ohne jene Faktoren. Zudem war die Lebenszeit bei Frauen mit allen Risikofaktoren um 14,5 Jahre und bei Männern um 11,8 Jahre kürzer [211].

Dieselben Lebensstilfaktoren, insbesondere Rauchen, Alkoholkonsum, Stress und wenig Schlaf, tragen erheblich zur Entwicklung von **Multimorbidität**, also zu einem gleichzeitigen Bestehen mehrerer Krankheiten, bei.

Eigentlich sollten wir danach streben, so gesund wie möglich zu leben, um so lange wie möglich zu leben. Und ich spreche jetzt nicht davon, das Leben nicht mehr zu genießen und sich zu kasteien. Sondern bewusst auf das zu achten, was man seinem Körper täglich Gutes tun kann.

Gleichzeitig sehe ich auch das Gesundheitssystem und die Gesellschaft in der Verantwortung, gesundheitsfördernde Maßnahmen in den Alltag zu integrieren und sie zur Selbstverständlichkeit werden zu lassen. Wir wissen heute, dass Adipositas eine ernst zu nehmende Stoffwechselerkrankung ist, deren Entstehung durch einen gesunden Lebensstil weitgehend vermeidbar wäre. Doch anstatt frühzeitig in Prävention zu investieren – etwa durch gezielte Programme in Kindergärten und Schulen –, wird der Großteil der Ressourcen weiterhin in die kurative Medizin gesteckt. Das bedeutet: Erst wenn Folgeerkrankungen wie Diabetes mellitus oder Herz-Kreislauf-Erkrankungen auftreten, wird behandelt – obwohl viele dieser Erkrankungen durch frühzeitige Maßnahmen vermeidbar wären bzw. erst im späteren Lebensalter auftreten würden.

Dabei würde uns die Prävention helfen, unfassbar viel Zeit, Ressourcen und Geld zu sparen: Etwa 4,6 % der Gesundheitsausgaben und 8,2 % der Todesfälle waren in Österreich im Jahr 2019 auf Adipositas zurückzuführen! Dafür reicht es nicht, Empfehlungen wie: „Essen Sie etwas weniger und bewegen Sie sich mehr!" auszusprechen – die nicht nur nicht zielführend, sondern auch abwertend und wenig wertschätzend sind. Um unsere Lebenserwartung zu erhöhen, müssen wir einfach in die Prävention investieren. Dabei liegt es an der Gesellschaft und Politik, aber auch an uns selbst, den ersten Schritt zu tun, um Krankheiten von vornherein zu verhindern.

Gleichzeitig sollten wir verantwortungsvoll mit den verfügbaren Behandlungsmaßnahmen umgehen und dabei nicht nur unsere eigene Gesundheit im Blick behalten, sondern auch unser Wohlbefinden im Einklang mit den Auswirkungen auf unsere Umwelt gestalten.

Als Beispiel möchte ich die Antibiotikanutzung anführen: 1928 gelang es dem Bakteriologen Alexander Fleming, eine neue kostbare Substanz aus den Schimmelpilzen zu extrahieren – das Penicillin. Ein Meilenstein in unserer Menschheitsgeschichte! Man kann sich heute nicht mehr vorstellen, dass man früher oft an banalen Infektionen verstarb. Scharlach zum Beispiel war vor der Antibiotikaära eine schwere, hochgefährliche Erkrankung. Jedoch kann es auch heute bei Infektionskrankheiten trotz eingeleiteter Antibiotikatherapie zu fulminanten Verläufen kommen, die leider immer wieder zum Tode führen können – unter anderem auch deshalb, weil sich **Resistenzen gegen Antibiotika** ausgebildet haben.

Wie entstehen diese Antibiotikaresistenzen und welche Konsequenzen ergeben sich daraus?

Bakterien vermehren sich oft mehrmals pro Stunde, dabei gibt es zufällige genetische Mutationen. Wenn ein Antibiotikum eingesetzt wird, sterben empfindliche Bakterien. Manche Mutationen führen jedoch dazu, dass einzelne Bakterien überleben. Wenn wir Antibiotika also zu oft oder falsch einnehmen, erhöht das den Selektionsdruck auf die Mikroorganismen. Das heißt, die stärksten Bakterien entkommen der Wirkung der Antibiotika und sind somit resistent.

Tatsächlich stellen antimikrobielle Resistenzen mittlerweile eine globale Gesundheitsbedrohung dar und umfassen auch Resistenzen, die durch Viren, Parasiten oder Pilze verursacht werden. Wenn bisher erfolgreich eingesetzte Antibiotika gegen Bakterien nicht mehr wirken, dann hat unser Gesundheitssystem ein wirklich großes Problem, denn Resistenzen verursachen Todesfälle, verlängerte Spitalaufenthalte und höhere Kosten im Gesundheitswesen. Um das Ausmaß der Resistenzen zu erfassen, nutzten die Forscher unter anderem Entlassungsdaten aus Krankenhäusern, Daten zu Todesursachen, Resistenzprofile einzelner Medikamente und Erhebungen zum Antibiotikaverbrauch. Bis 2050 könnten diesen Untersuchungen nach mehr als 39 Mio. Menschen an antibiotikaresistenten Keimen sterben [212].

Antibiotikaresistenzen entwickeln sich zunehmend zu einem ernsthaften Risiko für unsere Gesundheit und Lebenserwartung. Manche sprechen bereits von einer „stillen Pandemie". Klar ist: Antibakterielle Medikamente müssen gezielt, umsichtig und nur bei richtiger Indikation eingesetzt werden. Ich weiß, dass viele Menschen glauben, dass nur eine antibiotische Therapie hilft, wenn sie krank sind. Wie oft höre ich in der Praxis: „Frau Doktor, mein Schleim ist ganz grün, ich huste dunkelgelbes Sekret aus und bin schon seit Tagen krank." Ich versuche immer wieder zu erklären, dass nicht die Farbe des Sekrets und die Dauer der Erkrankung darüber entscheiden, ob es sich um eine virale oder bakterielle Infektion handelt. Sondern die ausführliche und vollständige körperliche Untersuchung sowie ergänzend eventuell Laborwerte bzw. weitere diagnostische Abklärungen, die uns dann ein vollständiges Bild geben.

Wenn Antibiotika tatsächlich notwendig sind, ist es entscheidend, die Behandlung nicht eigenmächtig zu beginnen, sondern ausschließlich nach ärztlicher Verordnung. Auch Dosierung und Behandlungsdauer sollten stets in enger Abstimmung mit den behandelnden Ärzt*innen erfolgen.

Daneben dürfen wir aber unsere Umwelt nicht außer Acht lassen: Der Einsatz von Antibiotika in der Tierhaltung fördert nicht nur die Entstehung resistenter Keime, sondern auch deren Verbreitung. Genau wie nicht resistente Bakterien können resistente Bakterien zwischen Menschen und Tieren übertragen werden. Dabei nutzen sie viele verschiedene und komplexe Übertragungswege. Ein nachhaltiger Umgang mit unserer Umwelt ist also auch für die erfolgreiche Verlängerung unserer Gesundheits- und Lebensspanne nötig.

Da die weltweiten Resistenzraten seit Jahren kontinuierlich steigen, ist es umso wichtiger, neue Antibiotika und innovative Therapieansätze zu erforschen und zu entwickeln. Ein vielversprechendes Beispiel liefert der Biochemiker Gerry Wright und sein Team von der McMaster University in Kanada: In Bodenproben aus einem kanadischen Garten entdeckten sie das Bakterium *Paenibacillus sp. M2*, mithilfe dessen ein neuartiges Antibiotikum namens Lariocidin B produziert wurde [213]. Dieses zeigt in präklinischen Studien verheißungsvolle Eigenschaften, da es gängige Resistenzmechanismen offenbar umgehen kann – erste Tests an Mäusen verliefen erfolgreich.

Man sieht, dass wir Menschen also immer wieder Lösungen und neue Ansätze finden, wenn es notwendig wird – dies gibt Hoffnung, dass es uns tatsächlich gelingen wird, die Gesundheits- und Lebensspanne weiter zu verbessern. Zugleich ist es entscheidend, von Beginn an mit mehr Achtsamkeit mit unseren Ressourcen – unserer eigenen Gesundheit und unserer Umwelt – umzugehen, um das volle Potenzial neuer Erkenntnisse ausschöpfen zu können.

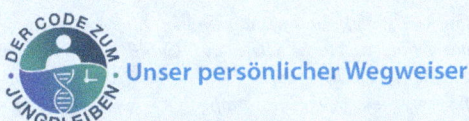 **Unser persönlicher Wegweiser**

- **Gesundheit statt ewiger Jugend als Ziel definieren:** Das Streben nach einem langen Leben sollte sich auf Lebensqualität und Vitalität konzentrieren – nicht auf unrealistische oder extrem kostenintensive Anti-Aging-Experimente.
- **Prävention früh und gezielt fördern:** Früherkennung und Behandlung von Bluthochdruck, Diabetes, Krebs und anderen chronischen Erkrankungen sowie regelmäßige Vorsorgeuntersuchungen sind entscheidend für gesunde Lebensjahre.
- **Lebensstil als Schlüssel zur Longevity:** Ein aktiver Alltag, ausgewogene Ernährung, Verzicht auf Rauchen und maßvoller Umgang mit Alkohol verlängern die gesunde Lebensspanne deutlich – teilweise um mehr als ein Jahrzehnt.

- **Adipositas und Bewegungsmangel ernst nehmen:** Übergewicht ist oftmals eine vermeidbare Stoffwechselerkrankung. Maßnahmen zur Bewegungsförderung und Ernährungskompetenz sollten bereits im Kindesalter beginnen – statt erst bei Folgeschäden zu intervenieren.
- **Antibiotika verantwortungsvoll einsetzen:** Antibiotika sollten nur bei medizinischer Notwendigkeit und nach ärztlicher Diagnose eingesetzt werden – falsche Anwendung fördert Resistenzen und gefährdet langfristig die Behandlungssicherheit.
- **Umwelt und Tierhaltung einbeziehen:** Auch der Antibiotikaeinsatz in der Landwirtschaft trägt zur Resistenzbildung bei – ein nachhaltiger Umgang mit unserer Umwelt ist essenziell für die globale Gesundheitsvorsorge.
- **Lebensfreude bewusst pflegen:** Lebensqualität im Alter entsteht nicht nur durch medizinische Maßnahmen, sondern auch durch soziale Einbindung, psychisches Wohlbefinden und eine positive Lebenseinstellung.
- **Multimorbidität durch gesunden Alltag vorbeugen:** Wer bewusst schläft, Stress reduziert, sich ausgewogen ernährt und regelmäßig bewegt, kann das Risiko für mehrere gleichzeitig auftretende Erkrankungen erheblich senken.
- **Eigenverantwortung stärken – ohne Schuldzuweisung:** Gesundheitsförderung braucht Wertschätzung statt Belehrung. Sätze wie „Bewegen Sie sich mehr" helfen wenig – es braucht strukturierte, unterstützende Maßnahmen auf individueller und gesellschaftlicher Ebene.
- **Wissenschaftlich fundierte Ansätze priorisieren:** Anti-Aging-Maßnahmen müssen auf klinischer Evidenz beruhen – Einzelbeispiele wie Bryan Johnson zeigen interessante Tendenzen, sind aber ohne breiten wissenschaftlichen Rückhalt nicht übertragbar.

Herz-Kreislauf-System

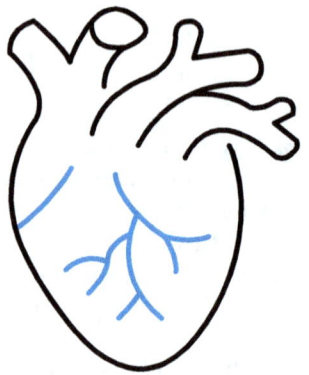

Unsere Gefäße altern – oft unbemerkt, aber mit weitreichenden Folgen. Doch Altern auf Gefäßebene ist kein Schicksal: Was wir essen, wie wir leben und wie wir mit Stress umgehen, beeinflusst maßgeblich, wie gesund unser Herz und unsere Gefäße bleiben. In diesem Kapitel zeigen wir, welche Mechanismen hinter Gefäßalterung und Atherosklerose stecken – und wie wir durch gezielte Prävention, frühzeitige Diagnostik und Lebensstilveränderungen unser biologisches Gefäßalter senken und so die gesunde Lebensspanne verlängern können.

» „Der Mensch ist so alt wie seine Gefäße" – diese Erkenntnis formulierte bereits im 19. Jahrhundert der deutsche Arzt und Pathologe Rudolf Virchow.

Tatsächlich gehören Erkrankungen des Herz-Kreislauf-Systems weltweit zu den häufigsten Todesursachen, rund 17 Mio. Menschen sterben jährlich daran. In Österreich sind kardiovaskuläre Erkrankungen für 35% aller Todesfälle verantwortlich. Trotz medizinischer Fortschritte und Präventionsprogramme wird das Risiko aber trotzdem oft unterschätzt oder verdrängt – sei es durch mangelndes Wissen über die Auswirkungen eines erhöhten Blutdrucks oder durch die Fehleinschätzung der persönlichen Gefährdung.

Die gute Nachricht: Viele Risikofaktoren lassen sich frühzeitig erkennen, beeinflussen oder sogar vermeiden. Ein bewusstes Gesundheitsverhalten – insbesondere Bewegung, Ernährung und Stressbewältigung – kann entscheidend dazu beitragen, unser Herz und unsere Gefäße jung zu erhalten und die gesunde Lebensspanne deutlich zu verlängern. Krank werden und sterben, davor haben wir Menschen Angst. Umso wichtiger wäre es daher, Risikofaktoren frühzeitig zu erkennen und entsprechend zu reagieren, um unsere gesunden Lebensjahre möglichst lange zu erhalten.

Aufbau und Funktion

Unser Herz-Kreislauf-System ist ein lebenswichtiges Transportsystem, das aus zwei miteinander verbundenen Kreisläufen besteht: dem **Lungenkreislauf** (kleiner Kreislauf) und dem **Körperkreislauf** (großer Kreislauf) (◘ Abb. 3.1). Das **Herz** pumpt dabei unermüdlich Blut durch das verzweigte Gefäßsystem – sage und schreibe 5 bis 6 l pro Minute! Damit ist unser Herz ein ständig arbeitender Muskel. In Ruhe schlägt unser Herz etwa 60–80 Mal pro Minute **(Herzfrequenz)**. Dabei wird pro Schlag eine Blutmenge von ca. 70 ml ausgeworfen **(Schlagvolumen)**. Über das **Blut** werden unsere Körperzellen mit Sauerstoff, Nährstoffen, Wasser und Hormonen versorgt.

Im Körperkreislauf gelangt sauerstoffreiches, CO_2-armes Blut aus der linken **Herzkammer** über die **Aorta** und ihre **Arterienäste** zu den Körperarterien. Diese leiten das Blut in das **Kapillarbett** des Körpergewebes, wo Sauerstoff und Nährstoffe an die Zellen abgegeben und Kohlendioxid aufgenommen werden. Das nun sauerstoffarme, CO_2-reiche Blut wird über die Körpervenen und die Hohlvenen zurück zum rechten Vorhof des Herzens transportiert.

Von dort wird es in die rechte Herzkammer weitergeleitet und über die **Lungenarterien** in den Lungenkreislauf gepumpt. In den **Kapillaren** der Lunge erfolgt der Gasaustausch: Kohlendioxid wird abgegeben, Sauerstoff aufgenommen. Das nun wieder sauerstoffreiche Blut strömt über die **Lungenvenen** zurück in den linken Vorhof, dann in die linke Herzkammer, wo der Kreislauf von vorn beginnt.

Über das Blut werden die Körperzellen also nicht nur mit Sauerstoff, sondern auch mit Nährstoffen, Wasser und Hormonen versorgt. Der gesamte Ablauf erfolgt über ein fein abgestimmtes System aus Arterien (für den Blutabfluss vom Herzen) und Venen (für den Rücktransport zum Herzen).

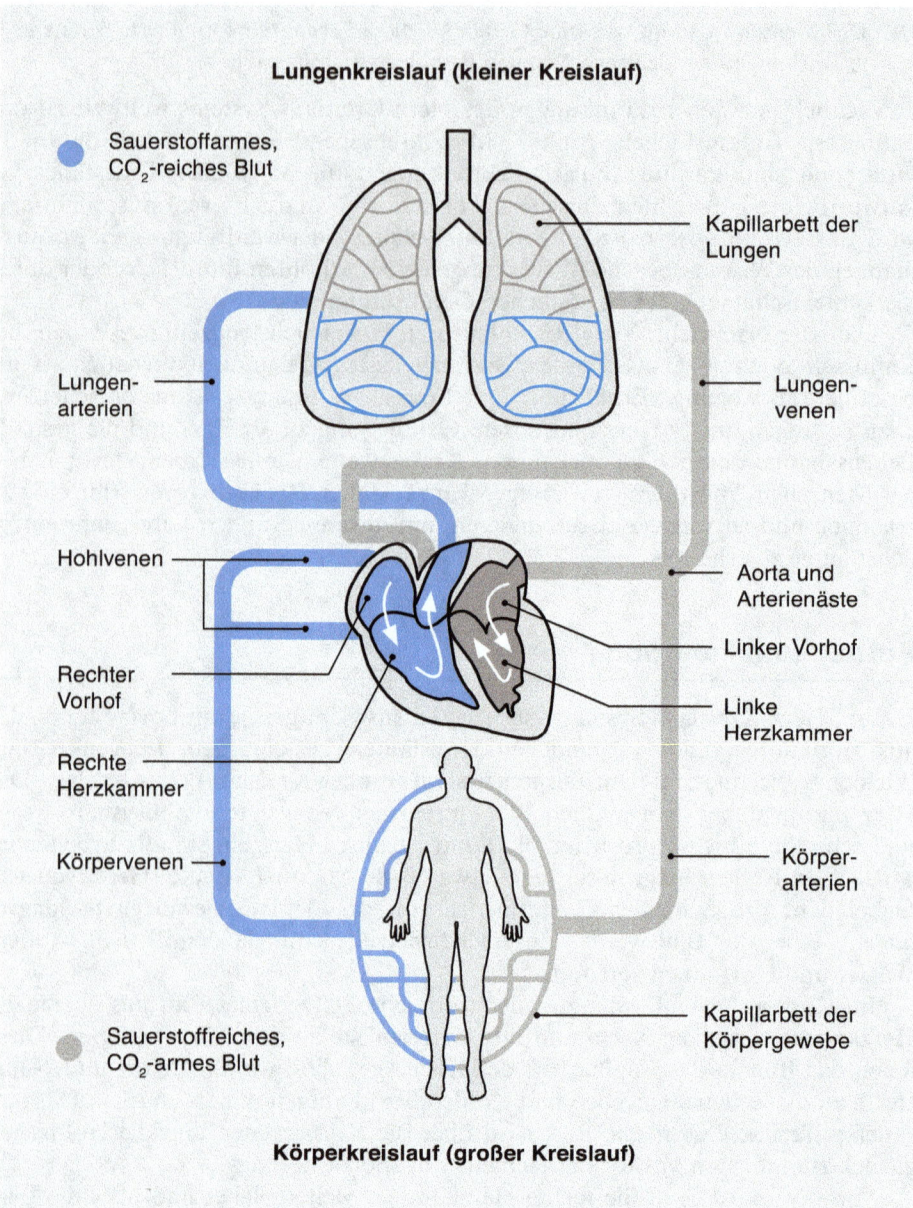

Abb. 3.1 Das menschliche Herz-Kreislauf-System. (©Millinger Design)

Die schematische Darstellung zeigt den Blutfluss durch das Herz sowie den Lungenkreislauf und Körperkreislauf. Sauerstoffarmes Blut (blau) gelangt über die rechte Herzhälfte in die Lunge, wird dort oxygeniert (beige) und fließt über die linke Herzhälfte in den Körper, wo es Sauerstoff und Nährstoffe abgibt. Anschließend kehrt es wieder zum Herzen zurück.

Im Idealfall fließt das Blut durch glattwandige und elastische Gefäße. Dabei besteht jeder Pumpvorgang aus zwei Phasen: Die **Diastole** bezeichnet den Vorgang, in dem sich die Herzkammern mit Blut füllen. In dieser Phase sind die Herzklappen, welche die Verbindung zwischen Herz und Hauptarterien herstellen, geschlossen, sodass sich das Herz in einem entspannten Zustand befindet. Die **Systole** bezeichnet die Kontraktionsphase des Herzens. In dieser Phase werden die Herzklappen geöffnet, um das Blut in die Aorta und die Pulmonalarterie zu pumpen.

Mit zunehmendem Alter verliert unser Gefäßsystem an **Elastizität**. Die Gefäße werden steifer, was zur Folge hat, dass das Herz gegen einen höheren Widerstand anpumpen muss. Dadurch steigt der systolische Blutdruck. Gleichzeitig sinkt der diastolische Wert, weil die starren Gefäße in der Entspannungsphase weniger elastisch „nachfedern". Die Differenz zwischen systolischem und diastolischem Druck – der sogenannte **Pulsdruck** – nimmt zu.

Die Gefäßsteifigkeit führt dazu, dass bei jedem Herzschlag stärkere Druckwellen auf die Gefäßwände treffen. Das begünstigt mikroskopisch kleine Verletzungen der Gefäßinnenhaut (Endothel), die wiederum die Entstehung von **Atherosklerose** fördern: Cholesterin und Kalzium lagern sich in der Arterienwand ab, es bilden sich lokale Entzündungen, die zu einer Verhärtung, Verdickung und Einengung der Gefäße führen können. Bei chronisch erhöhtem Blutzucker können sich auch Zuckerreste (Glukose) an Eiweißen in den Gefäßwänden anlagern. Diese sogenannten **Advanced Glycation Endproducts** verändern die Struktur und Funktion der Gefäßwand und fördern ebenfalls Entzündungsprozesse. Atherosklerose kann das gesamte arterielle Gefäßsystem betreffen. Sind die **Herzkranzgefäße** involviert, sprechen wir von einer **koronaren Herzkrankheit.** Diese kann zu einem **akuten Koronarsyndrom** führen – einer kardiovaskulären Erkrankung, bei der ein Herzkranzgefäß verengt oder verschlossen ist. Die möglichen Folgen reichen von **Angina pectoris** (Brustenge) bis hin zum **Herzinfarkt.**

Risikofaktoren im Überblick

Ich glaube, es ist in unserer Gesellschaft noch nicht richtig angekommen, wie bedeutsam es wäre, Risikofaktoren zu kontrollieren und zu minimieren, und wie sehr wir unsere gesunde Lebensspanne damit verlängern könnten. Oftmals sind die potenziellen Konsequenzen eines erhöhten Blutdrucks oder erhöhter Cholesterin- und Triglycerid-Werte nämlich schlichtweg nicht in vollem Umfang bewusst – obwohl sie zumeist gut beeinflussbar sind. Aussagen wie „Die Fettwerte sind bei mir eh schon lange erhöht" oder „Bei uns in der Familie hat jeder Bluthochdruck" mindern das Risiko keineswegs – im Gegenteil: Gerade solche Konstellationen erfordern besondere Aufmerksamkeit.

Was stellt nun für unser Herz-Kreislaufsystem ein Risiko dar und was bedeutet eigentlich „Gefäßalter"? Obwohl der Begriff kein klar definiertes medizinisches Maß darstellt, beschreibt das sogenannte Gefäßalter den funktionellen Zustand der Blutgefäße – quasi das biologische Alter, unabhängig vom kalendarischen Alter. Bestimmte Messwerte wie der Pulsdruck können Rückschlüsse auf die Elastizität der Gefäße und damit auf das Gefäßalter geben.

Der Alterungsprozess an sich ist der größte Risikofaktor für Schäden am kardiovaskulären System, aber auch Rauchen und Alkohol, Bluthochdruck, erhöhte Blutfett- und Blutzuckerwerte sowie Bewegungsmangel schädigen die Gefäßelastizität und führen zu einer zunehmenden Versteifung der Blutgefäße. Folglich kann ein erhöhtes Gefäßalter, verursacht durch modifizierbare Risikofaktoren, auch ein Frühindikator für das Risiko kardiovaskulärer Erkrankungen sein.

Individuelle Prävention beginnt mit dem Wissen um die eigenen Risikofaktoren. Umso wichtiger ist es, regelmäßige ärztliche Vorsorgeuntersuchungen wahrzunehmen – insbesondere bei familiärer Vorbelastung. Doch bin ich meinem genetischen Risiko einfach ausgeliefert? Nicht unbedingt. Es wird angenommen, dass etwa 40 % des Risikos für Herz-Kreislauf-Erkrankungen durch vererbbare Faktoren bedingt sind, die man als **„genetische Prädisposition"** bezeichnet [214]. Aber – und das ist eine ganz wichtige Botschaft – wir sind unseren Genen nicht völlig ausgeliefert. Die zentrale Erkenntnis der INTERHEART-Studie ist, dass rund 90 % der Herzinfarkte auf vermeidbare Risikofaktoren zurückzuführen sind – ein deutlich höherer Anteil als bislang angenommen. Daraus folgt: Durch gezielte Prävention ließen sich weit mehr Herz-Kreislauf-Erkrankungen verhindern als bisher vermutet [215].

Forscher*innen stellten etwa fest, dass eine genetische Variation auf Chromosom 9p21 nicht nur bei europäischen, sondern auch bei südasiatischen, chinesischen, lateinamerikanischen und arabischen Bevölkerungsgruppen mit einem erhöhten Herzinfarktrisiko assoziiert ist. Interessanterweise ließ sich dieses Risiko jedoch durch eine gesunde Ernährung ausgleichen. Studienteilnehmer*innen mit dem Risikogen wiesen ein ähnlich niedriges Herzinfarktrisiko auf wie Personen ohne die genetische Variante – vorausgesetzt, sie ernährten sich gesund: mit wenig Fleisch, salzigen Snacks und frittierten Speisen, dafür reich an Obst, Gemüse, Rohkost und Nüssen sowie einem mäßigen Konsum an Milchprodukten. Hielten sie sich weniger konsequent an diese Ernährungsempfehlungen, stieg ihr Herzinfarktrisiko auf das 1,3-fache im Vergleich zu genetisch nicht belasteten Personen. Besonders deutlich war der Effekt bei homozygoten Träger*innen der 9p21-Variante, also jenen Personen mit zwei Kopien des Risikogens: Ernährten sie sich ungesund, verdoppelte sich ihr Risiko für einen Herzinfarkt [216].

Es gibt jedoch auch genetische Mutationen, die sich durch Ernährung nicht beeinflussen lassen. Bei der familiären Hypercholesterinämie führen beispielsweise genetische Veränderungen an den Genen für den LDL-Rezeptor, Apolipoprotein B oder PCSK9 zu einer zwei- bis dreifachen Erhöhung des LDL-Cholesterins und in der Folge zu einer vorzeitigen Atherosklerose. Durch eine primär präventive, also frühzeitig schützende Therapie mit adäquaten Medikamenten, wie beispielsweise Cholesterinsenker (Statine) oder sehr spezifischen Wirkstoffen wie PCSK9-Inhibitoren, wird das kardiovaskuläre Risiko erheblich gesenkt. Dadurch kann auch bei einer weniger günstigen genetischen

Veranlagung das eigene Risiko für kardiovaskuläre Erkrankungen deutlich reduziert werden.

Auch **geschlechtsspezifische Risikofaktoren** müssen berücksichtigt werden. So gehen etwa eine Präeklampsie, ein Schwangerschaftsdiabetes oder eine Frühgeburt mit einem 2- bis 4-fach erhöhten Risiko für spätere Herz-Kreislauf-Erkrankungen einher. Diese Zusammenhänge werden zunehmend als prädiktive Marker für die kardiovaskuläre Gesundheit von Frauen anerkannt.

Gleichzeitig ist das Risiko für Herz-Kreislauf-Erkrankungen grundsätzlich geschlechtsabhängig: So erkranken Männer früher als Frauen an Atherosklerose und erleiden häufiger Herzinfarkte in jüngeren Jahren – bedingt durch eine Kombination aus biologischen Faktoren und Lebensstil. Studien zeigen allerdings, dass Männer bei kardiovaskulären Erkrankungen oftmals schneller diagnostiziert und konsequenter behandelt werden, wodurch sich bessere Therapieerfolge erzielen lassen.

Eine entscheidende Rolle spielt auch die **psychische Gesundheit**: Chronischer Stress gilt als häufig unterschätzter, aber wesentlicher Risikofaktor für Herz-Kreislauf-Erkrankungen. In andauernden Belastungssituationen produziert der Körper vermehrt Stresshormone wie Cortisol, Adrenalin und Noradrenalin. Diese bewirken kurzfristig eine Erhöhung von Puls, Blutdruck und Atemfrequenz – ursprünglich eine physiologische Reaktion auf akute Gefahren. Problematisch wird es, wenn dieser Zustand dauerhaft anhält. Chronisch erhöhte Stresshormonspiegel fördern Entzündungsreaktionen, begünstigen Bluthochdruck, Fettstoffwechselstörungen, Diabetes und stören die Funktion des Immunsystems. Langfristig kann das zu strukturellen Veränderungen des Herzmuskels und der Gefäße führen. Auch psychische Erkrankungen wie Depressionen oder Angststörungen sind mit einem erhöhten Risiko für Herz-Kreislauf-Erkrankungen verbunden. Menschen mit niedrigem sozialem Status, Einsamkeit oder emotionaler Isolation haben ebenfalls ein deutlich erhöhtes kardiovaskuläres Risiko.

Ein besonders eindrückliches Beispiel für die Verbindung zwischen emotionaler Belastung und Herzgesundheit ist das **Broken-Heart-Syndrom** (auch: Stress-Kardiomyopathie). Dabei führt ein plötzlicher emotionaler Schock – z. B. durch Verlust, Angst oder Trauma – zu einer akuten, vorübergehenden Funktionsstörung des Herzens. Die Symptome ähneln einem Herzinfarkt: Brustschmerzen, Atemnot, EKG-Veränderungen und auch in der Bildgebung werden Veränderungen sichtbar. Glücklicherweise erholt sich die Herzfunktion meist vollständig, dennoch ist die Situation ernst zu nehmen und bedarf einer kardiologischen Abklärung.

Was hilft, um das eigene Wohlbefinden zu stärken und Stress zu bewältigen? Besonders wirksam sind regelmäßige Bewegung, ausreichend Schlaf und bewusst eingelegte Pausen im Alltag. Auch Entspannungstechniken wie Atemübungen, Meditation oder Yoga können helfen, innere Ruhe zu finden und körperliche Anspannung zu lösen. Wichtig ist zudem, soziale Kontakte zu pflegen und sich bei Bedarf emotionale Unterstützung zu holen – sei es im Freundeskreis oder durch professionelle Hilfe. Nicht zuletzt trägt es zur Entlastung bei, persönliche Stressquellen zu erkennen und gezielt zu reduzieren.

Herzgesundheit beginnt also nicht nur auf dem Teller oder im Fitnessstudio – sie beginnt auch im Kopf und in der Seele. Eine ganzheitliche Prävention sollte deshalb stets auch die psychische Gesundheit und die Lebensqualität berücksichtigen.

Zusammenfassend ergeben sich also folgende **modifizierbaren Risikofaktoren:**
- Bluthochdruck: Der wichtigste Risikofaktor für Herzinfarkt, Schlaganfall und Herzschwäche. Werte über 140/90 mmHg gelten als behandlungsbedürftig.
- Erhöhte Blutfette: Vor allem ein hoher LDL-Cholesterinwert sowie erhöhte Triglyceride fördern Atherosklerose.
- Erhöhter Blutzucker: Zuckerschäden an Gefäßwänden begünstigen Gefäßverengungen.
- Bewegungsmangel: Reduziert die Herzleistung, erhöht das Gewicht und fördert Risikofaktoren wie Bluthochdruck.
- Rauchen: Führt zu Gefäßverengung, oxidativem Stress und Entzündungen der Gefäßwände.
- Alkoholkonsum: Bereits geringe Mengen erhöhen das Risiko für Vorhofflimmern und Bluthochdruck.
- Chronischer Stress: Wirkt über Hormone wie Cortisol und Adrenalin gefäßschädigend und kann zu Bluthochdruck führen.

Diese Risikofaktoren wirken nicht isoliert, sondern verstärken sich gegenseitig. So ist ein*e Patient*in mit Bewegungsmangel, Übergewicht, erhöhtem Blutdruck und familiärer Vorbelastung wesentlich gefährdeter als jemand mit nur einem dieser Faktoren.

Diagnostik

Wie Sie anhand der Risikofaktoren sehen, ist frühzeitige Diagnostik der Schlüssel zur Prävention von Herz-Kreislauf-Erkrankungen. Die Basis bildet dabei die regelmäßige Vorsorgeuntersuchung, die sich in folgende Abschnitte gliedert:

Anamnese
Eine ausführliche Befragung steht am Anfang jeder Diagnostik. Erhoben werden:
- Lebensstil (Bewegung, Ernährung, Alkohol- und Nikotinkonsum)
- Schlafverhalten und Stressbelastung
- Familienanamnese (z. B. Herzinfarkte, Schlaganfälle, Bluthochdruck)
- Frühere Erkrankungen und aktuelle Beschwerden
- Schwangerschaftskomplikationen (z. B. Präeklampsie, Schwangerschaftsdiabetes)

Diese Informationen geben erste Hinweise auf potenzielle Risiken und bestimmen den weiteren Verlauf der Diagnostik.

Herz-Kreislauf-System

Klinische Untersuchung
Die klinische Untersuchung setzt sich aus folgenden Teilen zusammen:
- Körpergewicht, Body-Mass-Index und Taille-Hüft-Verhältnis
- Blutdruckmessung in Ruhe
- Pulsfrequenz und Rhythmus
- Körperliche Untersuchung aller Organsysteme

Körpergewicht, BMI und Taillenumfang
Der **Body-Mass-Index (BMI)** ist eine international anerkannte Maßzahl zur Klassifizierung des Körpergewichts. Er ergibt sich, indem das Körpergewicht in Kilogramm durch die Körpergröße in Metern zum Quadrat geteilt wird, BMI = Körpergewicht (kg)/(Körpergröße (m))^2. Allerdings ist der BMI allein nur bedingt aussagekräftig, da er keine Rückschlüsse auf die Körperzusammensetzung der Person zulässt. So können sehr große oder kleine Menschen sowie Menschen mit einem hohen Muskelanteil einen erhöhten BMI aufweisen und dennoch nicht übergewichtig sein. Wenn es um eine Einschätzung zum Krankheitsrisiko geht, ist es wichtig, das viszerale Fett zu berücksichtigen. Das passiert beim Berechnen des **Taille-Hüft-Verhältnisses (Waist-to-Hip Ratio/WHR)**, WHR = Taillenumfang (in Zentimeter)/Hüftumfang (in Zentimeter).

Bei Männern gelten Werte ab 0,9, bei Frauen ab 0,85 als gesundheitlich bedenklich, auch ein vergrößerter Taillenumfang (>88 cm bei Frauen, >102 cm bei Männern) sind Hinweise auf ein erhöhtes kardiovaskuläres Risiko.

Blutdruck
Die Begriffe „systolischer" und „diastolischer" Blutdruck leiten sich von den Abläufen im Herzen ab. Unser Blut fließt nicht gleichmäßig durch unsere Gefäße – das wäre ja langweilig – sondern wird vom Herzen pulsierend durch den Körper gepumpt. Jedes Mal, wenn sich die linke Herzkammer zusammenzieht, wird das Blut mit einem Pumpstoß der Herzmuskulatur in die größte Schlagader, die Aorta, befördert. Der systolische Wert bezieht sich auf den Druck in den Arterien während der Phase, in der das Blut aus dem Herzen gepumpt wird. Ein normaler systolischer Wert liegt bei etwa 120 mmHg oder darunter. Nachdem sich die linke Herzkammer zusammengezogen und das Blut herausgepumpt hat, folgt die Entspannungsphase. Der diastolische Blutdruck misst den Druck auf die Gefäße, wenn der Herzmuskel entspannt ist, und sollte etwa 80 mmHg betragen.

Die **arterielle Hypertonie** ist der wichtigste Risikofaktor für Herzinfarkt, Schlaganfall, periphere Verschlusskrankheiten und Aortenaneurysmen. Bei jüngeren Menschen führt unbehandelter Bluthochdruck vor allem zu Herzinfarkten, und das führt wiederum zu einem Verlust unserer gesunden Lebensjahre.

Ein erhöhter Blutdruck verläuft insbesondere in frühen Stadien häufig asymptomatisch und wird daher treffend als „stiller Killer" bezeichnet – nicht zuletzt aufgrund seiner langfristigen Assoziation mit kardiovaskulären Endorganschäden und erhöhter Mortalität.

Epidemiologische Studien zeigen, dass ein systolischer Blutdruck unter 115 mmHg und ein diastolischer Blutdruck unter 75 mmHg mit dem geringsten kardiovaskulären Risiko assoziiert sind. Unter den 67 untersuchten Risikofaktoren der Global-Burden-of-Disease-Studie war ein systolischer Blutdruck über 115 mmHg der weltweit führende Einzelfaktor für vorzeitige Sterblichkeit und krankheitsbedingten Verlust an Lebensjahren. Im Jahr 2010 war er für rund 9,4 Mio. Todesfälle und 7 % der frühzeitigen Todesfälle verantwortlich [217].

Blutdruckwerte über 140/90 mmHg werden als Bluthochdruck bezeichnet, während bei einem erhöhten Blutdruck die Werte zwischen 120 und 139 mmHg und 70–89 mmHg liegen. Allerdings ist auf eine Schwankung der Werte je nach Art der Messung hinzuweisen (◘ Tab. 3.1). Der klassische Office-Blutdruck wird in der Arztpraxis gemessen und kann durch den sogenannten Weißkittel-Effekt – also die stressbedingte Reaktion auf die medizinische Umgebung – leicht erhöht sein. Genauere Ergebnisse liefert die unbeobachtete automatische Office-Messung, bei welcher die Patient*innen allein im Raum sind und der Blutdruck mehrfach automatisiert erfasst wird. Eine noch umfassendere Einschätzung des Blutdruckverhaltens über den Tag und die Nacht ermöglicht das 24-h-Blutdruckmonitoring. Die Blutdruckselbstmessung zu Hause gibt alltagsnahe Werte wieder und eignet sich besonders zur Verlaufskontrolle – die jeweils angestrebten Zielwerte sind der ◘ Tab. 3.1 zu entnehmen.

Bei diagnostiziertem Bluthochdruck wird in der Regel eine medikamentöse Behandlung empfohlen. Liegt hingegen ein erhöhter Blutdruck vor, erfolgt zunächst eine individuelle Risikoeinschätzung, bevor über eine Therapie entschieden wird. Dabei wird geprüft, ob zusätzliche Risikofaktoren oder Begleiterkrankungen wie Autoimmunerkrankungen, HIV oder Schwangerschaftskomplikationen bestehen, ob der oder die Patient*in einer Hochrisikogruppe

◘ **Tab. 3.1** Blutdruckwerte, abhängig von der Messart

Art der Blutdruckmessung	Zielwert [mmHg]
Office Blutdruck	
Systolischer Blutdruck	1. Ziel: 130 2. Ziel: 120–129
Diastolischer Blutdruck	70–79
Unbeobachtete automatische Office-Messung	
Mittelwert dreier Messungen	120–125/70
24-h-Blutdruckmonitoring	
24-h-Mittelwert	125/70
Tages-Mittelwert	125–129/70–75
Nacht-Mittelwert	115–120/65
Blutdruck-Selbstmessung	
Mittelwert	125–129/70–75

angehört und ob weitere Untersuchungsergebnisse abzuwarten sind. Arterielle Hypertonie tritt selten isoliert auf, sondern geht häufig mit weiteren kardiovaskulären Risikofaktoren einher – darunter modifizierbare wie Rauchen, Übergewicht, Hyperlipidämie und Diabetes mellitus sowie nicht modifizierbare wie höheres Lebensalter und genetische Veranlagung.

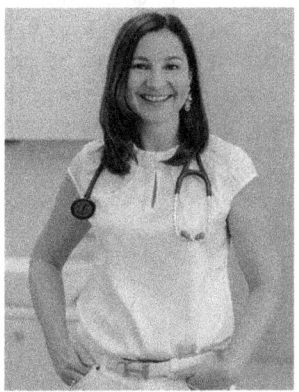

Wie sich der Blutdruck langfristig auf das Herz auswirken kann, haben wir mit **Priv. Doz. Dr. med. univ. Sabine Perl**, Fachärztin für Innere Medizin an der Klinischen Abteilung für Kardiologie der Medizinischen Universität Graz und niedergelassene Kardiologin in eigener Praxis, diskutiert.

Sabine Perl, bei mir wurde Bluthochdruck diagnostiziert. Wie beeinflussen Blutdruckwerte langfristig mein Herz, was kann ich selbst tun, und muss ich die verschriebenen Medikamente nehmen?

Langfristig haben Blutdruckwerte einen entscheidenden Einfluss auf Herz und Gefäße. Zu hoher Blutdruck schädigt die Gefäßwände und begünstigt damit das Auftreten einer Atherosklerose, was langfristig zu Gefäßverengung, Herzinfarkt und Schlaganfall führen kann. Früh sind solche Veränderungen an den zarten Gefäßen des Augenhintergrundes abbildbar, deswegen wird Patient*innen mit Bluthochdruck auch eine regelmäßige augenfachärztliche Untersuchung empfohlen. Durch den erhöhten Druck, den das Herz beim Auswurf des Blutes in die Gefäßbahn aufbringen muss, kommt es zu einer Verdickung des Herzmuskels, woraus sich in der Folge eine Herzschwäche (systolische oder diastolische Herzinsuffizienz) entwickeln kann. Als Folge der vermehrten Druckbelastung im Herzvorhof kann eine Vorhofflimmerarrhythmie mit unregelmäßigem Puls auftreten. Leider wird Bluthochdruck häufig erst aufgrund von solchen Endorganschäden diagnostiziert, da man einen erhöhten Blutdruck zumeist nicht spürt. Es ist daher notwendig, regelmäßig ein Screening mittels Blutdruckmessung beim Arzt oder zu Hause durchzuführen. Es sei an dieser Stelle auch darauf hingewiesen, dass Frauen mit einer Schwangerschaftshypertonie ein hohes Risiko haben, später eine arterielle Hypertonie zu entwickeln.

Herzfrequenz
Die Herzfrequenz beschreibt die Anzahl der Herzschläge pro Minute und zählt zu den wichtigsten Vitalparametern. Unser natürlicher Schrittmacher, der Sinusknoten, gibt den Takt vor und steuert den Herzrhythmus. Die vom Sinusknoten erzeugten Impulsfrequenzen werden durch zahlreiche innere und äußere Faktoren beeinflusst – darunter Lebensalter, Körpertemperatur, emotionaler Zustand, Körperlage, Biorhythmus, Blutdruck, Herzgröße und körperliche Aktivität. Ergänzend liefern auch die **Herzratenvariabilität** sowie die **VO$_2$max** wertvolle Informationen über Belastbarkeit und Trainingszustand; dabei beschreibt die HRV die Anpassungsfähigkeit des autonomen Nervensystems, während die VO$_2$max die maximale Sauerstoffaufnahme und damit die kardiorespiratorische Fitness widerspiegelt.

Normwerte des Ruhepulses sind:
- Neugeborene Babys: 120 bis 140/min
- Kleinkinder: 100 bis 120/min
- Bei älteren Kindern und Jugendlichen: 80 bis 100/min
- Erwachsenenalter: 60 bis 80/min

Labordiagnostik

Die klinische Untersuchung wird ergänzt durch die Labordiagnostik. Zu den wichtigsten Laborwerten gehören:
- Lipidstatus: Gesamtcholesterin, HDL- und LDL-Cholesterin, Triglyzeride
- Lipoprotein (a)
- Nüchternblutzucker und Langzeitblutzucker
- Nieren- und Leberwerte
- Urinstreifen: Protein, Glucose
- Bei speziellen Indikationen: hsCRP

Ein entscheidender Faktor für unser individuelles Herz-Kreislauf-Risiko ist der Fettstoffwechsel – der Lipidstatus im Blut. Dazu zählen das Gesamtcholesterin, das HDL-Cholesterin, das LDL-Cholesterin sowie Triglyzeride. Das Gesamtcholesterin wiederum setzt sich hauptsächlich aus HDL-, LDL- und Very-Low-Density-Lipoprotein (VLDL)-Cholesterin zusammen.

HDL und **LDL** sind körpereigene Lipoproteine – benannt nach ihren Hauptbestandteilen: Lipiden und Proteinen. Sie unterscheiden sich in ihrer Dichte und dienen dem Transport von Cholesterin und anderen Lipiden durch wässrige Körperflüssigkeiten. Das LDL-Cholesterin wird häufig als „schlechtes" Cholesterin bezeichnet, weil LDL als Zulieferer wirkt und das in der Leber hergestellte Cholesterin sowie Triglyzeride zu den Körperzellen transportiert. HDL ist dagegen vor allem für den Rücktransport von Cholesterin aus den Körperzellen zur Leber zuständig. Dort wird es verarbeitet und über die Galle ausgeschieden. Auf diese Weise wirkt HDL Fettablagerungen in den Blutbahnen entgegen. Im Gegensatz dazu ist belegt, dass erhöhte LDL-Cholesterinwerte zur Atherosklerose führen und das Risiko für Herzinfarkte und Schlaganfälle deutlich erhöhen.

Triglyzeride, auch Neutralfette genannt, sind der Hauptbestandteil der Fette, die wir mit der Nahrung aufnehmen, und werden zusätzlich von der Leber aus Fettsäuren und Glycerin synthetisiert. Sie dienen unserem Körper als wichtige Energiequelle und werden bei Energieüberschuss im Fettgewebe gespeichert. Eine übermäßige Zufuhr an Zucker, fetthaltigen Lebensmitteln und ein übermäßiger Konsum von Alkohol können aber auch den Blutspiegel von Triglyceriden erhöhen und zu einem Gesundheitsrisiko für unser Herz-Kreislaufsystem werden.

Sind die Blutfettwerte im Labor erhöht und liegen in der Familienanamnese kardiovaskuläre Erkrankungen oder Schlaganfälle vor, sollte zusätzlich das **Lipoprotein(a)** bestimmt werden. Dieser genetisch festgelegte Risikofaktor kann das kardiovaskuläre Risiko unabhängig von anderen Blutfetten deutlich erhöhen. Es handelt sich um einen Lipoproteinkomplex, der eine große strukturelle Ähnlichkeit mit dem LDL aufweist, da es aus einem LDL-Partikel und dem zusätzlich gebundenen Apolipoprotein A besteht. Die individuelle Konzentration im Blutplasma ist überwiegend genetisch bedingt. Ist dieser Wert nun um mehr als 50 mg/dl erhöht, verdoppelt sich das Herz-Kreislauf-Risiko, das heißt, es erhöht sich die Wahrscheinlichkeit, einen Herzinfarkt oder einen Schlaganfall zu erleiden. Leider lässt sich die Höhe des Lipoprotein(a) derzeit noch nicht medikamentös steuern oder behandeln, obwohl es bereits Wirkstoffe in klinischer Testung dafür gibt. Umso wichtiger ist es daher, andere Risikofaktoren wie Rauchen, Bluthochdruck und erhöhte Blutfette möglichst niedrig zu halten.

Ein hoher LDL-Wert (>160 mg/dl) und/oder ein erhöhtes Lipoprotein (a) >50 mg/dl weisen daher selbst bei jungen, sportlichen Menschen auf ein deutlich erhöhtes Risiko hin.

Nüchternblutzucker und **HbA1c** sind zwei zentrale Parameter zur Beurteilung der Blutzuckerkontrolle, die jedoch unterschiedliche Informationen liefern: Während der Nüchternblutzucker eine Momentaufnahme des morgendlichen Blutzuckerspiegels darstellt, spiegelt der HbA1c-Wert den durchschnittlichen Blutzuckerspiegel der vergangenen zwei bis drei Monate wider. A1c bezeichnet dabei eine Form des Hämoglobins, an das sich Zucker (Glukose) anlagern kann. Je höher der Blutzucker über längere Zeit ist, desto mehr Hämoglobin wird verzuckert (glykiert). Dabei bleibt der HbA1c-Wert durch kurzzeitige Schwankungen unverändert und zeigt den langfristigen Blutzuckerverlauf auf. Dauerhaft erhöhte Werte weisen auf eine chronische Zuckerbelastung hin, was das Risiko für Herz-Kreislauf-Erkrankungen und Nierenerkrankungen erhöhen kann. Werte ab 5,7 % gelten als erhöhtes Risiko für Diabetes (Prädiabetes) und ab 6,5 % zeigen sie einen Diabetes an.

Gleichzeitig ist es auch wichtig, die **Nierenfunktion** über Werte wie Kreatinin und Glomeruläre Filtrationsrate (GFR) zu kontrollieren. Ergänzend dient der sogenannte Urinstatus, eine Teststreifenuntersuchung des Urins, dem Screening auf Erkrankungen der Nieren- und Harnwege. Dabei wird beispielsweise untersucht, ob Protein oder Zucker (Glukose) im Urin vorhanden sind. Das Vorhandensein dieser Substanzen kann frühzeitig auf Stoffwechselstörungen wie Diabetes mellitus oder auf eine Schädigung der Nierenfilterfunktion hinweisen. Eine gesunde Nierenfunktion ist essenziell für das Herz-Kreislauf-System, da die Nieren unter anderem eine zentrale Rolle bei der Regulation des Blutdrucks spielen.

> **Sabine Perl, wie hängt meine Nierengesundheit mit dem Blutdruck zusammen und wie kann ich meine Niere vor einer vorzeitigen Alterung schützen?**
>
> Die Nieren hängen sehr eng mit dem Blutdruck zusammen, da sie über ihr Filter- und Hormonsystem (Renin-Angiotensin-Aldosteron-System) entscheidende Mineralstoffe wie Natrium und Kalium ausscheiden oder zurückhalten und so das Blutvolumen und damit den Blutdruck beeinflussen. Nierenerkrankungen führen häufig zu Bluthochdruck, auf der anderen Seite führt aber auch Bluthochdruck zu Nierenerkrankungen und ist gemeinsam mit Diabetes mellitus die häufigste Ursache für Nierenschwäche und Dialyse. Die Funktion der Niere sollte daher bei Hochdruckpatient*innen regelmäßig mittels Blut- und Harnanalyse unter besonderer Berücksichtigung der Eiweißausscheidung überprüft werden. Um die Niere zu schützen, soll der Blutdruck im Normbereich gehalten werden, idealerweise <130/80 mmHg, und der Salzkonsum reduziert werden.

Auch die **Leberwerte** (wie GOT, GPT und Gamma-GT) sollten im Blick behalten werden, da Veränderungen auf Stoffwechselstörungen hinweisen können, die in engem Zusammenhang mit einem erhöhten kardiovaskulären Risiko stehen.

Entzündliche Prozesse spielen eine zentrale Rolle bei der Entstehung und dem Fortschreiten der Atherosklerose. Instabile, erodierende Plaques, die das Gerinnungssystem aktivieren und das Risiko für Gefäßverschlüsse erhöhen, gehen häufig mit leicht erhöhten Konzentrationen des **C-reaktiven Proteins (CRP)** einher. Diese Veränderungen liegen jedoch meist unterhalb des klassischen CRP-Grenzwerts und können mit herkömmlichen Testverfahren nur unzureichend erfasst werden. Ein Anstieg des **hochsensitiven CRP (hsCRP)** stellt dagegen einen bedeutenden und unabhängigen Risikofaktor für kardiovaskuläre Erkrankungen dar. Bei akuten oder chronisch-entzündlichen Erkrankungen – wie Infektionen oder rheumatisch-entzündlichen Autoimmunerkrankungen – ist die hsCRP-Bestimmung jedoch für die Einschätzung des kardiovaskulären Risikos nicht verwertbar. In solchen Fällen wird die hsCRP-Erhöhung durch das zugrunde liegende Entzündungsgeschehen überlagert und maskiert mögliche atherosklerosebedingte Veränderungen.

Apparative Untersuchungen

Zentral ist dabei das **Elektrokardiogramm (EKG)**, welches die bei jedem Herzschlag erzeugten elektrischen Impulse misst. Dabei kann ein Ruhe-EKG beispielsweise zur Erkennung von Herzrhythmusstörungen oder ein Belastungs-EKG zur Einschätzung der Belastbarkeit und Durchblutung durchgeführt werden. Daneben kommen auch Ultraschall-Untersuchungen (Echokardiografie, Carotis-Sonografie) zur Darstellung von Herzstruktur und Gefäßveränderungen zum Einsatz.

SCORE-Algorithmus

Zur systematischen Einschätzung des 10-Jahres-Risikos für tödliche Herz-Kreislauf-Ereignisse dient der SCORE-Algorithmus (Systemic Coronary Risk Evaluation), welcher das prozentuale Risiko angibt, innerhalb der nächsten 10 Jahre an einer Herz-Kreislauf-Erkrankung zu sterben. Dieser Wert berücksichtigt:
- Alter
- Geschlecht
- Raucherstatus
- Blutdruck
- Gesamt- und HDL-Cholesterin

Das Ergebnis wird in Risikoklassen unterteilt (niedrig, moderat, hoch, sehr hoch) und dient als Grundlage für die individuelle Therapiewahl – von Lebensstilintervention bis hin zur medikamentösen Therapie. Ergänzend zur Risikobewertung mittels SCORE liegt ein sehr hohes kardiovaskuläres Risiko vor, wenn bereits manifeste kardiovaskuläre Erkrankungen einschließlich höhergradiger asymptomatischer Stenosen bestehen, ein Typ-2-Diabetes mit Endorganschäden vorliegt oder eine fortgeschrittene Niereninsuffizienz diagnostiziert wurde.

Primär- und Sekundärprävention

Herz-Kreislauf-Erkrankungen entstehen oft schleichend über Jahre hinweg. Umso wichtiger ist es, gezielt zwischen vorbeugenden (Primärprävention) und therapeutischen Maßnahmen zum Vorbeugen eines weiteren Zwischenfalls (Sekundärprävention) zu unterscheiden.

Die **Primärprävention** zielt darauf ab, das Auftreten einer Erkrankung zu verhindern, bevor klinische Symptome auftreten. Sie richtet sich an Menschen mit Risikofaktoren, aber ohne bestehende kardiovaskuläre Erkrankungen.

> **Sabine Perl, kann ich mit einem gesunden Lebensstil meine Herzgesundheit jung halten?**
>
> Ein gesunder Lebensstil wirkt sich langfristig positiv auf unsere Herzgesundheit aus, dies ist in zahlreichen Studien bewiesen und wird in allen nationalen und internationalen Guidelines der kardiologischen Fachgesellschaften empfohlen. Dazu zählen allen voran eine gesunde Ernährung, regelmäßige Bewegungseinheiten, Verzicht auf Nikotin- und (übermäßigen) Alkoholkonsum, Halten oder Wiedererlangen eines normalen Körpergewichtes sowie ein adäquates Stressmanagement mit ausreichend Schlaf.
>
> Regelmäßige Vorsorgeuntersuchungen helfen zudem, das Risiko für Bluthochdruck, erhöhte Cholesterinwerte, Diabetes und Adipositas abzuschätzen und bei Notwendigkeit früh zu therapieren.

Maßnahmen der Primärprävention:
- Frühzeitige Identifikation und Reduktion von Risikofaktoren (z. B. Bluthochdruck, erhöhte Blutfette, Rauchen, Bewegungsmangel)
- Lebensstiländerungen (z. B. Rauchstopp, gesunde Ernährung, regelmäßige Bewegung, Stressbewältigung)
- Medikamentöse Therapie bei erhöhtem Risiko (z. B. Statine bei Hypercholesterinämie)
- Vorsorgeuntersuchungen und individuelle Risikoabschätzung

Ein klassisches Beispiel ist die Behandlung eines erhöhten LDL-Cholesterins mit Statinen bei einem 50-jährigen Patienten mit familiärer Vorbelastung, aber noch ohne klinische Symptome. Ziel ist es, das Auftreten bzw. das Fortschreiten der Atherosklerose frühzeitig zu stoppen.

Die **Sekundärprävention** richtet sich an Menschen, bei denen bereits eine Herz-Kreislauf-Erkrankung diagnostiziert wurde – z. B. nach Herzinfarkt, Schlaganfall, koronarer Herzkrankheit, peripherer arterieller Verschlusskrankheit oder Stentimplantation.

> Sabine Perl, ich hatte bereits einen Herzinfarkt und habe Angst vor einem neuen Ereignis. Kann ich überhaupt etwas tun, um mein Herz zu schützen?
>
> Nach einem Herz-Kreislauf-Ereignis ist es besonders wichtig, die verordneten Medikamente regelmäßig und zumeist lebenslang einzunehmen. Dazu gehören blutdruckmodulierende und herzstärkende Medikamente sowie Thrombozytenaggregationshemmer oder Blutverdünner und cholesterinsenkende Medikamente. Zudem werden eine regelmäßige Ausdauerbewegung sowie eine gesunde Ernährung empfohlen, und auf Alkohol und Nikotin soll verzichtet werden. Nach einem kardiovaskulären Ereignis sollte bei Bedarf auch großzügig eine psychotherapeutische Behandlung in Anspruch genommen werden, um etwaige Ängste zu nehmen und in den normalen Alltag zurückzufinden.

Ziel der Sekundärprävention ist es, weitere Ereignisse zu verhindern, das Fortschreiten der Erkrankung zu verlangsamen und die Lebensqualität zu erhalten.
Maßnahmen der Sekundärprävention:
- Konsequente medikamentöse Behandlung (z. B. Statine, Blutdrucksenker, Thrombozytenaggregationshemmer)
- Lebensstiländerung zur Reduktion der Belastung (z. B. Gewichtsreduktion, Nikotinverzicht, regelmäßige Bewegung)
- Rehabilitationsmaßnahmen (Herzsportgruppen, kardiologische Nachsorge)
- Kontrolle von Begleiterkrankungen wie Diabetes mellitus oder Nierenerkrankungen

Die Sekundärprävention ist besonders wichtig, da das Rückfallrisiko nach einem kardiovaskulären Ereignis erheblich erhöht ist. Studien zeigen, dass adäquate Therapien – insbesondere Statine – die Sterblichkeit nach einem Herzinfarkt deutlich senken können. So ist es bei einem Patienten nach einem Herzinfarkt entscheidend, den LDL-Cholesterinwert unter 55 mg/dl zu senken, um das Risiko für einen zweiten Infarkt zu minimieren.

Primär- und Sekundärprävention sind keine Gegensätze, sondern ergänzende Strategien. Beide verfolgen das Ziel, Herz-Kreislauf-Erkrankungen frühzeitig zu erkennen, deren Folgen zu minimieren und die gesunde Lebenszeit zu verlängern. Entscheidend sind das individuelle Risikoprofil und die Bereitschaft, Verantwortung für die eigene Gesundheit zu übernehmen.

Statintherapie

Gerne möchte ich hier noch kurz von meinen Erfahrungen mit der medikamentösen Therapie von erhöhten Blutfettwerten berichten und erklären, warum mir eine gute Behandlung so sehr am Herzen liegt. Oft bespreche ich mit meinen Patient*innen, wie sie ihre Blutfette durch Änderungen des Lebensstils – mehr Bewegung, mediterrane Ernährung, weniger tierische Produkte – senken können. Wenn diese Maßnahmen nach einer gewissen Zeit zu keinem Effekt führen, empfehle ich häufig eine medikamentöse Therapie, insbesondere, wenn zusätzliche Risikofaktoren oder sogar ein familiäres Herz-Kreislauf-Risiko vorliegen. Ich erkläre das immer so: Wir wissen einfach nicht im Voraus, welche Auswirkungen das erhöhte Risikoprofil auf die gesunden Lebensjahre haben wird. Natürlich besteht immer die Möglichkeit, mit hohen Cholesterinwerten 100 Jahre alt zu werden. Das ist ähnlich, wie wenn wir unser ganzes Leben lang nicht angeschnallt Auto fahren und keinen Unfall haben. Wenn aber ein Ereignis eintritt, dann trifft es uns unvorbereitet.

Um die Fettwerte zu senken, setzen wir regelmäßig Cholesterinsenker, sogenannte Statine, ein. Die Wirkung beruht auf der Hemmung des Enzyms HMG-CoA-Reduktase, das an der Cholesterinsynthese beteiligt ist. Infolge der reduzierten Cholesterinproduktion in den Zellen erhöht sich die Aufnahme von LDL-Cholesterin aus dem Blut – der LDL-Spiegel sinkt. Statine senken nicht nur effektiv den LDL-Cholesterinspiegel im Blut, sondern entfalten darüber hinaus entzündungshemmende Effekte und stabilisieren atherosklerotische Plaques in den Gefäßwänden. Dadurch wirken sie sich positiv auf unsere kardiovaskuläre Gesundheit aus.

In den letzten Jahren haben Statine jedoch einen schlechten Ruf erworben. Im Internet finden sich unzählige Artikel zu diesem Thema. Oft wird berichtet, dass Statine erhebliche Nebenwirkungen hätten, unnötig seien, da eine Cholesterinerhöhung unbedeutend sei, und alles nur eine große pharmazeutische Lüge sei. Wir wissen jedoch, dass erhöhte LDL-Cholesterinwerte nachweislich zu Atherosklerose und somit zu einem erhöhten Risiko für Herzinfarkte und Schlaganfälle führen.

Die häufigste Nebenwirkung unter Statinen sind muskuloskelettale Beschwerden, insbesondere Muskelschmerzen (Statinmyopathie) und Muskelkrämpfe. Interessanterweise konnte in Studien auch ein ausgeprägter Noceboeffekt nachgewiesen werden: Allein die Erwartung von Muskelbeschwerden kann entsprechende Symptome auslösen – unabhängig von der tatsächlichen Einnahme des Medikaments [218].

Ein weiteres potenzielles Risiko ist eine leichte Erhöhung des Diabetesrisikos, hauptsächlich bei prädisponierten Patient*innen. Dieses Risiko ist jedoch in Relation zur kardiovaskulären Risikoreduktion als gering einzustufen. So profitieren selbst jene Personen, die im Rahmen der Statintherapie einen Diabetes entwickeln, nachweislich stärker von der LDL-Senkung als jene ohne Diabetesmanifestation.

So zeigte eine Metaanalyse von 26 randomisierten, kontrollierten Studien eindrucksvoll den präventiven Nutzen von Statinen: Eine LDL-Senkung um 39 mg/dl (1 mmol/l) senkt das Risiko schwerwiegender kardiovaskulärer Ereignisse – wie Herzinfarkt, Schlaganfall oder Tod durch koronare Herzkrankheit – um etwa 22 % [219].

Zusammenfassend möchte ich sagen, dass der klinische Nutzen einer Statintherapie trotz möglicher Nebenwirkungen in den allermeisten Fällen überwiegt, insbesondere bei Hochrisikopatient*innen. Eine individuelle Risiko-Nutzen-Abwägung und eine ausführliche Aufklärung sind dennoch essenziell, da es leider nicht immer möglich ist, durch eine gesunde Lebensweise seinem genetischen Risikoprofil zu entkommen, und deshalb Medikamente zum Einsatz kommen müssen. Umso wichtiger ist es, gemeinsam mit den behandelnden Ärzt*innen einen guten therapeutischen Weg zu finden, um vorzeitige Alterungsprozesse so früh wie möglich zu verhindern und damit unsere gesunde Lebensspanne so weit wie möglich ausdehnen zu können.

Körperliche Aktivität

Wenn es nur immer so einfach wäre. Wie gut kennen wir doch alle unseren kleinen Schweinehund, der mehr oder weniger in uns ruht oder aktiv ist. Lieber liegen wir auf dem Sofa, als uns abends noch einmal körperlich zu betätigen – verständlich, nachdem uns der Alltag schon so viel abverlangt. Aber die gute Nachricht ist, selbst geringe Bewegung ist besser als gar keine. Jede Aktivität zählt – besonders im höheren Lebensalter. Und genau das empfehle ich auch meinen Patient*innen: **Jeder Schritt zählt!** Und so gesehen ist auch das Motto „**10.000 Schritte täglich**" durchaus empfehlenswert. Wir müssen uns einfach bewegen! Und zwar jeden Tag – sieben Tage die Woche.

Regelmäßige körperliche Aktivität verbessert die Herzfunktion, senkt Blutdruck und Blutfette, reguliert den Blutzucker und wirkt stimmungsaufhellend, wie sie im Kapitel „Die wissenschaftlichen Grundlagen von Anti-Aging Strategien" bereits gelesen haben. Bereits 150 min moderate Bewegung pro Woche (z. B. zügiges Gehen) reichen aus, um einen präventiven Effekt zu erzielen.

Machen wir es wie unsere Kinder: Bleiben wir in Bewegung, laufen, klettern, hüpfen, nutzen wir den Spaziergang zum Koordinationstraining, ein paar

Hampelmänner zwischendurch, am besten mit der ganzen Familie oder mit Freunden, um sich gegenseitig zu motivieren.
Empfohlen ist dabei Folgendes:
- Alltagsbewegung fördern: Treppe statt Aufzug, zu Fuß oder mit dem Rad zur Arbeit
- 3×pro Woche Ausdauertraining (z. B. Walking, Schwimmen, Radfahren)
- 2×pro Woche Krafttraining (z. B. Eigengewichtsübungen, Theraband)
- Dehn- und Koordinationsübungen integrieren

Ernährung

Die moderne kardiovaskuläre Präventionsmedizin empfiehlt eine pflanzenbasierte, mediterran geprägte Ernährung– von klein auf.

Der Grundstein für Herz-Kreislauf-Erkrankungen kann nämlich bereits während der Entwicklung des Fötus und im Kindes- und Jugendalter gelegt werden. So deuten zahlreiche Studien auf ein erhöhtes kindliches Risiko für Übergewicht und Adipositas nach Schwangerschaftsdiabetes hin. Ebenso wird eine höhere Prävalenz von Typ-2-Diabetes und Prädiabetes bei Nachuntersuchungen im Alter von 18 bis 27 Jahren für Kinder von Patientinnen mit Schwangerschaftsdiabetes beschrieben. Die erhöhten Blutzuckerwerte und Übergewicht können schließlich zu frühzeitigen kardiovaskulären Erkrankungen führen [220].

Daher ist es entscheidend, so früh wie möglich mit einer herzgesunden Ernährung zu beginnen und diese der ganzen Familie anzubieten. Dabei ist es wichtig, zu betonen, dass es nicht um einzelne Lebensmittel geht, sondern um eine positive Einstellung zu gesundem Essen und eine langfristige Ernährungsumstellung.

Während in früheren Richtlinien die Bedeutung einzelner Nahrungsbestandteile – wie beispielsweise die Vermeidung von cholesterinreichen Lebensmitteln, gesättigten Fettsäuren oder Kochsalz – betont wurde, versucht man heute, die Ernährung als Gesamtkonzept zu bewerten. Was alle Daten und Studien vereint, ist die Empfehlung zu einer **pflanzenbasierten Ernährung** mit regelmäßigem Verzehr von Gemüse und Obst, Nüssen und Hülsenfrüchten sowie Ballaststoffen. Der Verzehr von Transfetten und rotem Fleisch sollte vermieden werden, zusätzlich sind pflanzliche Fette jenen tierischer Herkunft vorzuziehen.

Bezüglich **Kohlenhydrate** ist es wichtig, nochmals – wie im Kapitel „Die wissenschaftlichen Grundlagen von Anti-Aging Strategien" erläutert – zu erwähnen, dass eine Ernährung mit niedrigem Kohlenhydratanteil zu einer höheren Gesamtmortalität führt, das heißt, sie ist mit einem höheren Sterberisiko verbunden. Gerade in Zeiten des Diätwahns, in denen hauptsächlich proteinreiche Ernährung propagiert wird, ist es wertvoll, zu wissen, dass komplexe Kohlenhydrate ein wichtiger Bestandteil einer herzgesunden Ernährung sind.

Aus diesen allgemeinen Richtwerten ergeben sich Ernährungsformen mit nachgewiesenem Nutzen: Die **mediterrane Ernährungsform** beschreibt die traditionellen Ernährungsgewohnheiten des Mittelmeerraums um Kreta und im südlichen Italien in den 1950er- und 1960er-Jahren. Im Mittelpunkt stehen frische, unverarbeitete und gesunde Lebensmittel mit einem besonders hohen Anteil an pflanzlichen Produkten wie Gemüse, Obst, Hülsenfrüchte, Nüsse und Getreide. Zudem wird Olivenöl als Basisfett verwendet und 2–3 Mal wöchentlich Fisch gegessen, während der Anteil an gesättigten tierischen Fetten gering ist. Milchprodukte werden mäßig in verarbeiteter Form als Käse und fermentiert als Joghurt und Kefir empfohlen. Zusätzlich wird weitgehend auf verarbeitete Lebensmittel, Zuckerzusatz und Weißmehl verzichtet.

Ein weiterer bewährter ernährungsmedizinischer Ansatz zur Förderung der Herzgesundheit ist die **DASH-Diät** (Dietary Approaches to Stop Hypertension). Sie wurde speziell zur Blutdrucksenkung entwickelt und zeigt auch günstige Effekte auf Cholesterinwerte und das kardiovaskuläre Gesamtrisiko. In der DASH-Studie zeigte sich, dass der Verzehr von reichlich Gemüse, Obst und fettarmen Milchprodukten den Blutdruck deutlich senken kann. Empfohlen werden Vollkornprodukte, ein regelmäßiger Verzehr von Fisch, Geflügel und Nüssen sowie ein eingeschränkter Verzehr von rotem oder fettem Fleisch, fetten tierischen Produkten, zuckerhaltigen Lebensmitteln und mit Zucker gesüßten Getränken. Eine Reduktion von salzreicher Ernährung kann den positiven Effekt noch verstärken. Die blutdrucksenkende Wirkung der DASH-Diät wird auch auf eine erhöhte Aufnahme an Magnesium, Kalium, Kalzium und Ballaststoffen sowie eine reduzierte Aufnahme von gesättigten Fetten, Cholesterin und Gesamtfett zurückgeführt.

Ballaststoffe sind genau das Gegenteil von dem, was ihr Name vermuten lässt. Sie sind kein Ballast für unseren Körper, sondern lebensnotwendige Inhaltsstoffe, unverdauliche Kohlenhydrate, die ein besonders hohes gesundheitsförderndes Potenzial aufweisen. Laut einer Empfehlung der Europäischen Lebensmittelsicherheitsbehörde (European Food Safety Authority, EFSA) sollten Erwachsene täglich mindestens 25–30 g Ballaststoffe aufnehmen, um eine gesunde Darmtätigkeit zu erhalten. Eine viel untersuchte Ballaststoffgruppe sind die β-Glucane aus Getreide, die man vor allem in Hafer und Gerste findet, und die nachweislich das LDL-Cholesterin senken und den Blutzucker stabilisieren können. Eine im Jahr 2020 publizierte Studie bestätigte erneut die cholesterinsenkende Wirkung von Hafer-β-Glucan. Im Rahmen der Studie wurde über einen Zeitraum von 8 Wochen eine tägliche Einnahme von 3 g β-Glucan aus Hafer bei 83 Proband*innen beobachtet. Nach einer 4-wöchigen Intervention wurde eine durchschnittliche Senkung des LDL-Cholesterins um 12,2 % beobachtet, während nach 8 Wochen eine Reduktion um 15,1 % festgestellt wurde. Es konnte eine signifikante Reduktion des Gesamtcholesterins um 6,5 % nach einer 4-wöchigen Intervention und um 8,9 % nach einer 8-wöchigen Intervention festgestellt werden [221].

Gerade bei leicht erhöhten Cholesterinwerten, wie sie häufig im Rahmen von Routineuntersuchungen im Labor auffallen, ist es besonders wichtig, gezielt auf den Lebensstil zu achten. Doch auch wenn bereits eine medikamentöse Therapie notwendig ist, lohnt sich eine angepasste Ernährungsweise in jedem Fall. Unser Herz und unsere Gefäße werden es uns danken.

Grundprinzipien einer herzgesunden Ernährung sind also die folgenden (◘ Abb. 3.2):

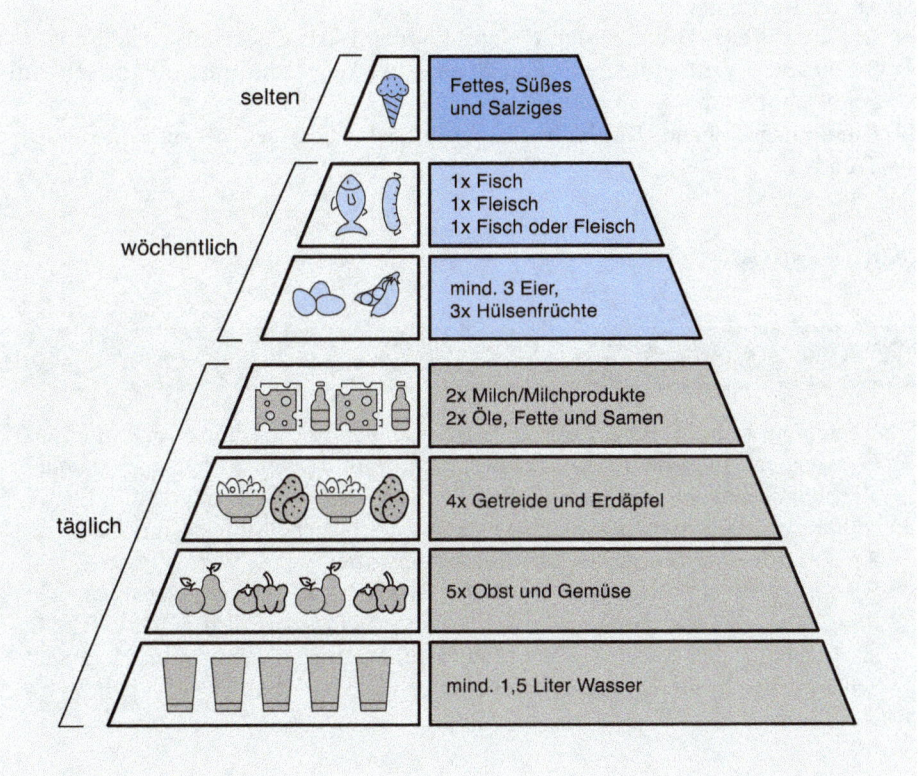

◘ **Abb. 3.2** Österreichische Ernährungspyramide mit Fleisch und Fisch. (©Millinger Design)

Die Ernährungspyramide zeigt, welche Lebensmittel in welcher Häufigkeit konsumiert werden sollten. Die Basis bildet eine ausreichende Flüssigkeitszufuhr, gefolgt von reichlich Obst, Gemüse, Getreide und Kartoffeln. Milchprodukte, pflanzliche Öle sowie proteinreiche Lebensmittel wie Eier, Hülsenfrüchte, Fisch und Fleisch sollten in maßvoller Menge eingebaut werden. Süßes, Fettiges und stark Gesalzenes gehören nur selten auf den Speiseplan. Die Pyramide unterstützt eine ausgewogene und gesundheitsfördernde Ernährung.

- Viel Gemüse (mind. 4–5 Portionen/Tag), Obst (1–2 Portionen/Tag)
- Vollkornprodukte, Hülsenfrüchte, Nüsse und Samen
- Hochwertige pflanzliche Fette (z. B. Olivenöl, Leinöl)
- Fisch 1–2× pro Woche, wenig rotes Fleisch
- Meiden von verarbeiteten Produkten, wenig Zucker und Salz
- Ausreichend Flüssigkeit, vor allem Wasser und ungesüßte Tees

Ernährungsformen mit nachgewiesenem Nutzen:
- **Mediterrane Ernährung:** pflanzenbetont, reich an ungesättigten Fettsäuren
- **DASH-Diät:** Speziell zur Blutdrucksenkung entwickelt – ballaststoffreich, salzarm, fettarm

Spezielle Hinweise:
- Ballaststoffe (z. B. aus Hafer, Gerste) können LDL-Cholesterin senken
- β-Glucane und Omega-3-Fettsäuren wirken antiinflammatorisch und gefäßschützend
- Eine ausgewogene Kohlenhydratzufuhr ist wichtiger als ein „Low-Carb-Trend"

Genussmittel

> **Sabine Perl, wie wirken sich Alkohol und Rauchen auf das Herz aus? Macht es Sinn, mit dem Rauchen auch nach langen Jahren aufzuhören?**
>
> Übermäßiger und regelmäßiger Alkoholkonsum wirkt sich definitiv negativ auf das Herz aus und führt häufig zu Bluthochdruck, Vorhofflimmerarrhythmie und/oder alkoholinduzierter Herzschwäche. Dem Rotwein werden zwar aufgrund der darin enthaltenen Antioxidantien in einigen Studien schützende Effekte für das Herz-Kreislaufsystem zugesprochen, dies ist aber umstritten.
> Nikotin führt über die Aktivierung des Sympathikus zu einer Verengung der Blutgefäße, erhöht damit den Blutdruck und schädigt zusätzlich durch Giftstoffe im Rauch die Gefäßinnenwände, damit erhöht Rauchen das Risiko für Herz- und Schlaganfall enorm – ein Rauchstopp zahlt sich also immer aus!

Alkohol
Lange Zeit galt ein tägliches Glas Rotwein als herzschützend – insbesondere aufgrund enthaltener Polyphenole wie Resveratrol, die zu den sekundären Pflanzenstoffen zählen und die Gefäße vor oxidativem Stress schützen sollen. Wie im Kapitel „Die wissenschaftlichen Grundlagen von Anti-Aging-Strategien" ausführlich erläutert, ist Alkohol ein Zellgift. Neuere Studien zeigen, dass bereits geringe Mengen Alkohol das Risiko für Vorhofflimmern – eine Form der Herzrhythmusstörung – auch bei ansonsten gesunden Menschen erhöhen können. Darüber hinaus kann regelmäßiger Alkoholkonsum zu einem Anstieg von Blutdruck und Herzfrequenz führen. Langfristig sind auch strukturelle Veränderungen des Herzmuskels möglich – mit potenziell schwerwiegenden Folgen für die Herzgesundheit.

Leider gibt es beim Alkoholkonsum keine unbedenklichen Mengen. Alkohol ist eine toxische, psychoaktive und süchtig machende Substanz und ist zusätzlich ein potentes Karzinogen, das heißt, es können unterschiedliche Krebsarten wie z. B. Brustkrebs, Blasenkrebs, Dickdarmkrebs ausgelöst werden. Wenn wir also auf unseren Körper als Ganzes und damit auch auf unsere Gesundheit achten wollen, dann müssen wir auch unseren Alkoholkonsum im Blick behalten.

Gerade bei uns in Österreich wird Alkohol oft täglich konsumiert. Im Jahr 2021 gaben rund 60 % der Österreicher*innen an, regelmäßig Bier zu trinken, im Jahr 2023 wurden pro Kopf rund zehn Liter reiner Alkohol konsumiert. Damit ist Österreich im internationalen Vergleich zusammen mit Polen im Jahr 2019 auf Platz 19 der Länder mit dem höchsten Alkoholkonsum pro Kopf. 15 % der Österreicher*innen trinken Alkohol in einem problematischen, gesundheitsgefährdenden Ausmaß – das sind rund 1 Million Menschen. Davon gelten schätzungsweise 370.000 Betroffene als alkoholabhängig [222].

Mir ist es ein Anliegen, an dieser Stelle klarzustellen, dass es nicht darum geht, Alkohol grundsätzlich zu verteufeln, sondern sachlich über die gesundheitlichen Risiken aufzuklären. Ein gelegentliches Glas Rotwein oder Bier als bewusst genossenes Genussmittel kann selbstverständlich Teil eines sozialen oder kulinarischen Moments sein. Entscheidend ist jedoch das Verständnis, dass Alkohol – entgegen früherer Annahmen – keinen gesundheitlichen Nutzen hat, sondern ein rein genussorientiertes Rauschmittel ist. Gerade in einem Land wie Österreich, in dem der Alkoholkonsum kulturell tief verankert ist, erscheint mir dieses Bewusstsein besonders wichtig.

Zusammengefasst:
- Beim Alkoholkonsum gibt es keine gesundheitlich unbedenkliche Menge!
- Erhöhtes Risiko für Vorhofflimmern, Bluthochdruck, Herzmuskelerweiterung
- Alkohol gehört zu den größten Risikofaktoren im Hinblick auf Herzgesundheit

Nikotin

Nikotin ist ein Suchtmittel, das nicht nur körperlich abhängig macht, sondern auch Adrenalin freisetzt und die Herzfrequenz erhöht. Außerdem führt Nikotin zu einer Verengung der peripheren Gefäße und damit zu einer Erhöhung des Blutdrucks. Normaler Zigarettenrauch enthält mehr als 5000 chemische Substanzen, die unseren Körper auf unterschiedliche Weise schädigen und altern lassen. Die kardiovaskulären Folgen reichen von Bluthochdruck über Herzinfarkt bis hin zu Herzmuskelschwäche; bereits eine Zigarette pro Tag erhöht das Herzinfarktrisiko deutlich.

Doch was ist mit den Alternativprodukten, die derzeit in den sozialen Medien so beliebt sind? E-Zigaretten oder Nikotin-Beutel (Snus)? Sie werden gerne als „gesunde" Alternative zur Zigarette angepriesen. Diese Produkte enthalten ebenso Nikotin und sind genauso suchterzeugend wie Zigaretten. Sie sind daher keine sichere Option, da auch hier krebsfördernde, lungen- und herzfunktionseinschränkende Mechanismen nachgewiesen wurden. Trotzdem liegt Vapen – also Dampfen – voll im Trend. Das Problem ist, dass mögliche toxische Wirkungen durch das Erhitzen der Aromen bisher nicht ausreichend erforscht sind und zudem die Aufnahme von Schadstoffen wie Nikotin über die Lunge in den Körper womöglich sogar erleichtert wird.

Zusammengefasst:
- Jede Zigarette schädigt Gefäße und erhöht das Infarktrisiko
- Auch E-Zigaretten und Nikotin-Beutel sind keine sichere Alternative
- Rauchstopp bringt unmittelbare und langfristige gesundheitliche Vorteile

Kaffee
„Guter Kaffee ist wie gute Musik – beides berührt die Seele." (Roger Cicero).

Für viele ist Kaffee weit mehr als nur ein Getränk: Er ist Genussmoment und Lebenselixier zugleich. Der morgendliche Gang zur Kaffeemaschine mit noch verschlafenen Augen, das frische Mahlen der Bohnen, der aufsteigende Duft – all das gehört zu einem kleinen, aber wohltuenden Alltagsritual. Auch ich zähle mich, wie unschwer zu erkennen ist, zur Gruppe der leidenschaftlichen Kaffeetrinker*innen. Doch ist Kaffee gesund oder schadet er uns womöglich?

Die Forschung der letzten Jahre hat das Image des Kaffees stark verändert. Galt er früher als potenziell gesundheitsschädlich, zeigen neuere Studien ein differenzierteres Bild. Bis 2016 stufte die WHO Kaffee noch als möglicherweise krebserregend ein, da frühere Studien zu dem Ergebnis gekommen waren, dass ein Zusammenhang zwischen Kaffeekonsum und Blasenkrebs bestehen könnte. Zum großen Glück vieler Kaffeeliebhaber*innen zeigte sich jedoch, dass Blasenkrebspatient*innen zwar deutlich mehr Kaffee tranken, aber dafür auch deutlich mehr rauchten. Wurde dies berücksichtigt, gab es keine signifikanten Unterschiede mehr zwischen den untersuchten Gruppen. Auch zeigten Studienergebnisse, dass moderater Kaffeekonsum bei koffeingewöhnten Personen nicht zu einer Dehydrierung, also einem Wasserverlust aufgrund des potenziell harntreibenden Koffeins, führt. Im Gegenteil: Kaffee kann bei regelmäßigen Konsument*innen sogar zur täglichen Flüssigkeitszufuhr beitragen und als Ersatz für Wasser dienen [223].

Weltweit werden jeden Tag rund 2,6 Mrd. Tassen Kaffee getrunken. In Österreich trinken wir rund 162 l im Jahr, das sind ungefähr 2,6 Tassen Kaffee pro Tag. Laut der EFSA sind 400 mg Koffein über den Tag verteilt für einen gesunden Erwachsenen unbedenklich. Das entspricht etwa drei bis fünf Tassen – damit sind wir Österreicher*innen auf der sicheren Seite und tun uns potenziell sogar etwas Gutes. Ein Team der Harvard School of Public Health hat Daten von mehr als 200.000 Personen ausgewertet, die im Rahmen der Nurses Health Studies und der Health Professionals Follow-up Study erhoben worden waren. Es zeigte sich, dass Personen, die regelmäßig Kaffee konsumieren, eine höhere Lebenserwartung aufweisen als diejenigen, die keinen Kaffee trinken. Bis zu fünf Tassen täglich senken demnach das Risiko, vorzeitig an Herz-Kreislauf-Erkrankungen zu sterben. Welche Inhaltsstoffe dafür verantwortlich sind oder ob es doch die soziale Komponente ist, ist nicht ganz klar. Dabei dürfte Koffein womöglich nicht der Hauptwirkstoff sein, denn entkoffeinierter Kaffee zeigte den gleichen Effekt [224]. Tatsächlich finden sich im Kaffee eine Vielzahl bioaktiver Substanzen wie Polyphenole und Alkaloide. Insgesamt enthält unser Kaffee über 1000 chemische Verbindungen wie Koffein, Cafesto, Trigonellin und Chlorogensäure. Dies sind – wie die Chlorogensäure – zum Teil wichtige Antioxidantien, die entzündungshemmend wirken und vor freien Radikalen schützen können.

Doch welcher Kaffee ist nun am gesündesten – der beliebte Cappuccino, der kräftige Espresso oder doch der oft unterschätzte Filterkaffee? Aktuelle Studien zeigen: Filterkaffee schneidet am besten ab, vorzugsweise ohne Milch. Durch das Filtern werden nämlich potenziell cholesterinerhöhende, lipophile Diterpene wie Cafestol weitgehend entfernt. Gleichzeitig bleiben viele gesundheitsfördernde

Inhaltsstoffe erhalten. Die längere Brühzeit beim Filterkaffee führt jedoch dazu, dass mehr Säuren, Bitter- und Reizstoffe extrahiert werden – das kann den Magen reizen. Die magenfreundlichere Alternative wäre ein Espresso, welcher für gewöhnlich mit relativ kurzer Brühzeit zubereitet wird. Abgesehen von der Herstellungsart sollte auf Milch vorzugsweise verzichtet werden. Da bestimmte im Kaffee enthaltene Substanzen wie Polyphenole durch das in der Milch enthaltene Kasein gebunden werden können, wird deren potenziell positive Wirkung nämlich vermindert. Eine kürzlich erschienene Studie mit mehr als 46.000 Teilnehmer*innen bestätigte, dass ein höherer Kaffeekonsum mit einer reduzierten Gesamtmortalität und kardiovaskulären Todesfällen verbunden war. Gleichzeitig zeigte sich, dass die Zugabe von gesättigten Fetten – wie in Milch – sowie von Zucker die positiven Effekte des Kaffees reduzierte [225].

Also trinken wir unseren Kaffee, vorzugsweise schwarz und ungezuckert, mit Genuss!

Zusammengefasst:
- 3 bis 5 Tassen täglich sind für gesunde Erwachsene unbedenklich und sogar gesundheitsfördernd
- Kaffee ohne Zucker und Milch bevorzugen

Zahn- und Mundgesundheit

Daneben gibt es bezüglich der Gesundheit des Herz-Kreislaufsystems auch unerwartete Studienergebnisse: Über einen Zeitraum von 25 Jahren verfolgten die Studienautoren die Zahnputzgewohnheiten von mehr als 6000 Personen mit einem durchschnittlichen Alter von 62 Jahren. Das Risiko eines Schlaganfalls durch verengte Blutgefäße verringerte sich durch die Verwendung von Zahnseide um gut 20 %, die Wahrscheinlichkeit, einen Schlaganfall zu erleiden, weil ein Blutgerinnsel vom Herzen ins Gehirn wandert, sank um fast 45 %. Auch Herzrhythmusstörungen traten in der Gruppe mit der Zahnseide seltener auf – das Risiko für Vorhofflimmern war um 12 % geringer [226].

Studien wie diese zeigen, dass es essenziell ist, entzündliche Prozesse im Körper zu reduzieren, um unser Herz-Kreislauf-Risiko zu senken!

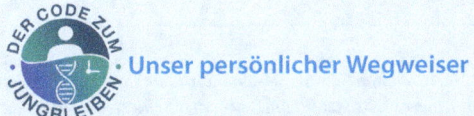 **Unser persönlicher Wegweiser**

- **Risikofaktoren frühzeitig erkennen und regelmäßig kontrollieren:** Blutdruck, Blutzucker, Cholesterin und familiäre Vorbelastungen sollten regelmäßig im Rahmen von Vorsorgeuntersuchungen ärztlich überprüft werden – insbesondere bei bestehender genetischer Prädisposition.
- **Täglich bewegen – jeder Schritt zählt:** Mindestens 150 min moderate Ausdaueraktivität (z. B. zügiges Gehen) pro Woche plus zweimal wöchentliches Krafttraining fördern Herzleistung, Gefäßelastizität und senken das Risiko für Herzinfarkt und Schlaganfall deutlich.

- **Herzgesund essen – pflanzenbasiert und ballaststoffreich:** Mediterrane Ernährung mit viel Gemüse, Hülsenfrüchten, Vollkorn, Nüssen, hochwertigen pflanzlichen Ölen und regelmäßigem Fischverzehr wirkt nachweislich gefäßschützend. Zucker, verarbeitete Lebensmittel, rotes Fleisch und Salz sollte selten aufgenommen werden.
- **Psychische Gesundheit ernst nehmen und Stress reduzieren:** Chronischer Stress, Einsamkeit oder depressive Belastungen erhöhen das kardiovaskuläre Risiko. Techniken wie Yoga, Meditation, bewusste Pausen und soziale Kontakte unterstützen aktiv die Herzgesundheit.
- **Rauchen stoppen – auch Alternativen sind keine Lösung:** Nikotin, unabhängig vom Konsumprodukt (Zigarette, E-Zigarette, Nikotinbeutel), fördert Gefäßschäden, Bluthochdruck und das Infarktrisiko erheblich. Ein Rauchstopp bringt bereits kurzfristig spürbare gesundheitliche Vorteile.
- **Alkoholkonsum kritisch hinterfragen:** Alkohol erhöht selbst in geringen Mengen das Risiko für Vorhofflimmern, Bluthochdruck und Krebserkrankungen. Er sollte als gelegentliches Genussmittel, nicht als Gesundheitsförderer verstanden werden.
- **Kaffee bewusst genießen – am besten gefiltert:** 3–5 Tassen Filterkaffee täglich sind für gesunde Erwachsene unbedenklich und können durch antioxidative Inhaltsstoffe sogar schützend wirken – vorzugsweise ohne Milch, um die positive Wirkung nicht zu mindern.
- **Zähne pflegen – das Herz profitiert mit:** Regelmäßige Mundhygiene, insbesondere Zahnseide, senkt laut Studien das Risiko für systemische Entzündungen, Vorhofflimmern und Schlaganfälle.
- **Frühzeitige medikamentöse Therapie bei Bedarf nicht scheuen:** Bei hohem Risiko (z. B. familiärer Hypercholesterinämie) kann eine frühe Behandlung mit Statinen oder anderen Lipidsenkern die Prognose entscheidend verbessern – auch wenn der Lebensstil bereits optimiert wurde.
- **Prävention als Gemeinschaftsaufgabe begreifen:** Politik, Gesundheitssystem und Gesellschaft müssen in Aufklärung und Prävention investieren – von Kindheit an. Aber auch jede*r Einzelne trägt Verantwortung, die eigene Gesundheitskompetenz zu stärken und Lebensjahre in Lebensqualität umzuwandeln.

Verdauungstrakt

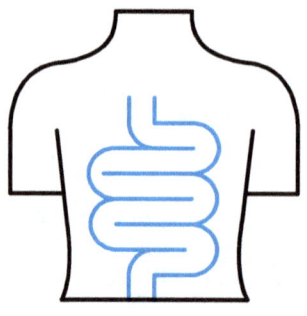

Der Darm ist weit mehr als ein Verdauungsorgan – er ist unser inneres Kraftzentrum. Er entscheidet, wie gut wir Nährstoffe aufnehmen, wie stark unser Immunsystem ist, und sogar, wie wir uns fühlen. Neue Forschung zeigt, dass Veränderungen in der Darmbarriere, der Zusammensetzung des Mikrobioms und der neuronalen Kommunikation im Alter weitreichende Folgen haben können – von chronischen Entzündungen bis hin zu neurodegenerativen Erkrankungen. In diesem Kapitel widmen wir uns den physiologischen Grundlagen, typischen Beschwerden, alters- und geschlechterspezifischen Besonderheiten sowie den Möglichkeiten, über Ernährung, Bewegung und spezifische Therapien die Darmgesundheit gezielt zu fördern.

„Der Leib ist das Königreich des Herzens", schrieb der persische Theologe Abu Hamid al-Ghazali bereits vor Hunderten von Jahren. Eine Aussage, die auch aus heutiger medizinischer Sicht hohe Relevanz hat: Unser Darm ist weit mehr als nur ein Verdauungsorgan. Er ist ein komplexes, hochaktives System mit weitreichender Wirkung auf unseren gesamten Körper.

Symptome wie Bauchschmerzen, Blähungen, Übelkeit, Sodbrennen, Völlegefühl, Verstopfung oder Durchfall sind weitverbreitet – viele Menschen kennen sie, besonders in stressreichen Lebensphasen. Aus meiner langjährigen Erfahrung weiß ich, dass Magen-Darm-Beschwerden zu den häufigsten Symptomen in der ärztlichen Praxis zählen. Kaum jemand ist dauerhaft beschwerdefrei – was nicht zuletzt auf moderne Ernährung, ein hohes Stressniveau und ein oft verändertes Mikrobiom zurückzuführen ist.

Auch ich selbst habe seit meiner Kindheit mit wiederkehrenden Magen-Darm-Problemen zu kämpfen – unabhängig davon, was oder wie viel ich esse. Es hat Jahre gedauert und viele medizinische Abklärungen gebraucht, bis ich die Diagnose Reizdarmsyndrom erhalten habe. Besonders eindrücklich war die Erkenntnis, dass akuter emotionaler Stress oft der eigentliche Auslöser meiner Beschwerden ist – ein Zusammenhang, den viele meiner Patient*innen ebenfalls beobachten.

Aufbau und Funktion

Das Verdauungssystem spielt eine zentrale Rolle für unsere Gesundheit und unser Wohlbefinden. Es sorgt dafür, dass unser Körper mit den nötigen Nährstoffen versorgt wird – und dass alles, was nicht verwertet werden kann, wieder ausgeschieden wird. Vom ersten Bissen bis zur letzten Verdauung im Dickdarm durchläuft unsere Nahrung eine erstaunlich komplexe Reise, die eine Distanz von bis zu 9 m umfassen kann!

Nahrungsaufnahme

Der Verdauungstrakt (◨ Abb. 3.3) besteht aus einem langen, muskulösen Schlauch sowie aus mehreren unterstützenden Organen. Die meisten Verdauungsorgane befinden sich in der Bauchhöhle. Die Bauchhöhle ist mit einer dünnen Schutzhaut, dem Bauchfell (Peritoneum), ausgekleidet, das auch die äußeren Oberflächen der Verdauungsorgane bedeckt. Dieses System ermöglicht reibungslose Bewegungen der Organe gegeneinander – wichtig für Magenperistaltik, Darmpassage und funktionierende Verdauung.

Die Verdauung beginnt im **Mund,** wo die Nahrung durch Kauen mechanisch zerkleinert und mit Speichel vermischt wird. Der Speichel enthält bereits Enzyme, die insbesondere mit der Aufspaltung von Kohlenhydraten beginnen. Anschließend gelangt die Nahrung über die **Speiseröhre** mittels wellenförmiger Muskelkontraktionen, der sogenannten Peristaltik, in den **Magen.** Dort werden die Nahrungsbestandteile durchmischt, mit Magensäure versetzt und weiter zerkleinert. Die Magensäure hat eine keimtötende Wirkung, und Enzyme wie Pepsin beginnen mit der Spaltung und dem Abbau von Eiweißen. Im anschließenden

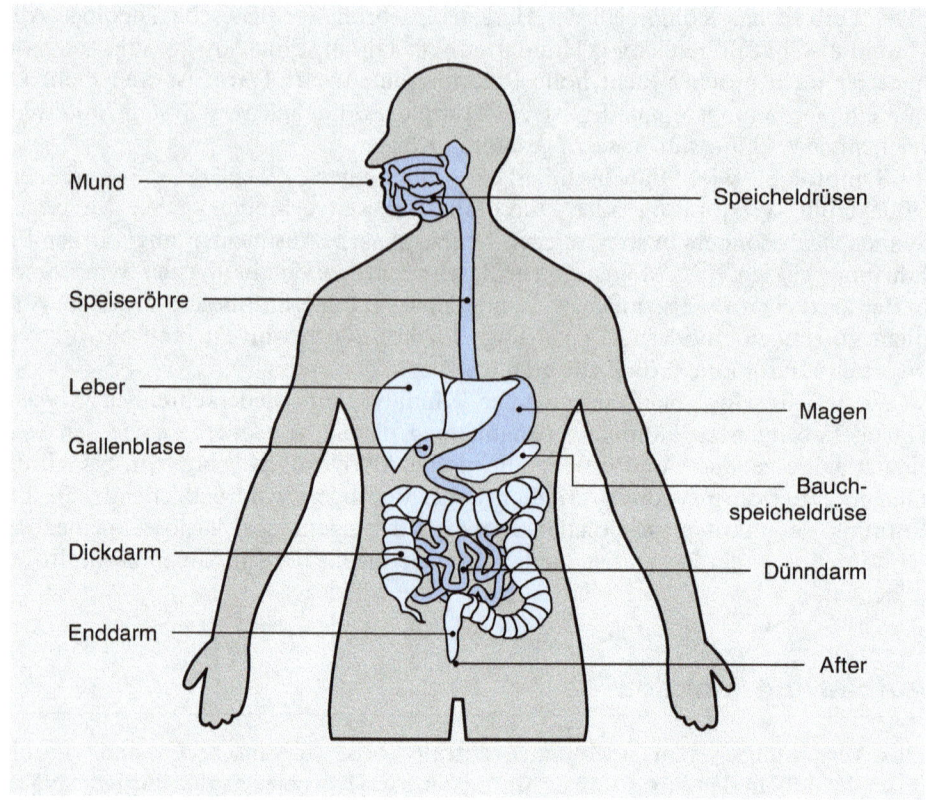

Abb. 3.3 Schematische Darstellung des Verdauungstrakts. (©Millinger Design)

Die Nahrung wird zunächst im Mund zerkleinert und durch Speicheldrüsen enzymatisch vorverdaut. Über die Speiseröhre gelangt sie in den Magen, wo die chemische Zersetzung beginnt. Anschließend erfolgt im Dünndarm die Hauptresorption der Nährstoffe, unterstützt durch Sekrete von Leber (über die Gallenblase) und Bauchspeicheldrüse. Im Dickdarm wird dem Nahrungsbrei Wasser entzogen, bevor die unverdaulichen Reste im Enddarm gesammelt und über den After ausgeschieden werden.

Dünndarm findet der Hauptteil der Verdauung und Nährstoffaufnahme statt. Dabei sind die Leber und die Bauspeicheldrüse zentral: Die **Leber** produziert die Galle, die in der **Gallenblase** gespeichert und bei Bedarf in den **Dünndarm** abgegeben wird. Die Galle sorgt dafür, dass die großen Fetttröpfchen in kleine Tröpfchen zerlegt, also emulgiert werden. Dadurch entsteht eine größere Angriffsfläche für fettspaltende Enzyme, welche im Dünndarm wirksam werden. Daneben liefert die **Bauchspeicheldrüse** die Verdauungsenzyme für Kohlenhydrate, Fette und Eiweiße. Die entstehenden Abbauprodukte werden im Dünndarm durch die Darmwand aufgenommen und über die Blut- und Lymphgefäße zu den Organen des Körpers transportiert. Im **Dickdarm** werden Wasser und Mineralstoffe rückresorbiert, gleichzeitig zersetzen Darmbakterien die unverdaulichen Ballaststoffe. Die verbleibenden unverwertbaren Reste gelangen schließlich in den **Enddarm** und werden über den **After** als Stuhl ausgeschieden.

Verdauungstrakt

Mikrobiom

Unser Darm ist nicht nur das Zentrum der Verdauung, sondern auch Heimat eines der vielfältigsten Ökosysteme unseres Körpers – dem Mikrobiom. Dieses besteht aus Milliarden von Mikroorganismen – Bakterien, Viren, Phagen, Pilzen und anderen Mikroben –, die in einer fein abgestimmten Symbiose mit unserem Körper leben. Man könnte sagen: Der Darm ist wie ein tropischer Regenwald – dicht besiedelt, hochaktiv und lebenswichtig.

Die Aufgaben des Mikrobioms sind vielfältig: Es hilft bei der Verdauung, produziert Vitamine, schützt vor schädlichen Keimen und spielt eine Schlüsselrolle für unser Immunsystem. Eine intakte Bakterienbesiedelung an der Darmwand verhindert, dass krank machende Erreger die Oberhand gewinnen. Die Vielfalt und Zusammensetzung des Mikrobioms ist dabei hochindividuell – und stark von unserem Lebensstil abhängig.

Ernährung, körperliche Aktivität, Schlaf, Medikamente, Stress und sogar Tageszeit und Reisen beeinflussen die Zusammensetzung unseres Mikrobioms. Studien zeigen: Schon innerhalb weniger Stunden kann sich das bakterielle Gleichgewicht verändern – zum Guten wie zum Schlechten.

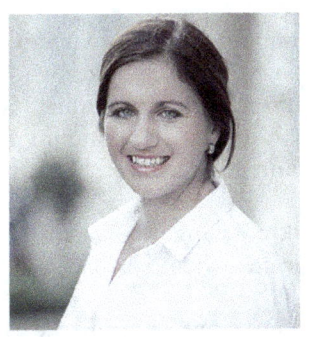

Über die Erforschung und die Bedeutung des Mikrobioms, haben wir mit **Univ. Prof. Priv. Doz. Dr. med. univ. Vanessa Stadlbauer-Köllner**, Fachärztin für Innere Medizin an der Klinischen Abteilung für Gastroenterologie und Hepatologie der Medizinischen Universität Graz, diskutiert.

Vanessa Stadlbauer-Köllner, wie wurde das Mikrobiom entdeckt – und wann begann seine wissenschaftliche Erforschung?

Obwohl seine Existenz lange bekannt ist, war die Erforschung aufgrund der schwierigen Kultivierbarkeit vieler Mikroorganismen lange Zeit eingeschränkt. Zudem lag der wissenschaftliche Fokus des 20. Jahrhunderts auf der Bekämpfung von Infektionen, wodurch bedeutende Fortschritte in der Entwicklung von Antibiotika und Impfstoffen erzielt wurden. Erst im 21. Jahrhundert begann man, die Rolle des Mikrobioms für die Gesundheit umfassend zu verstehen und gezielt therapeutische Ansätze zu entwickeln.

Ein Pionier auf diesem Gebiet war Ilja Iljitsch Metschnikow, der 1908 den Nobelpreis für die Entdeckung phagozytierender Zellen erhielt und später erforschte, ob bakterienreiche Lebensmittel den Alterungsprozess verlangsamen können. Das Darmmikrobiom des Menschen umfasst etwa 100 Billionen (10^{14}) Mikroorganismen, wobei sich die größte Dichte im Dickdarm befindet. Das Gewicht des Mikrobioms beträgt zwischen 200 g und einem Kilogramm. Etwa ein Drittel der Bakterienarten ist bei den meisten Menschen gleich, während der restliche Anteil individuell stark variiert.

Diese Vielfalt beginnt schon bei der Geburt: Während der natürlichen Entbindung überträgt die Mutter erste Darmbakterien auf das Neugeborene – ein essenzieller Startpunkt für den Aufbau des Mikrobioms. Stillen, Hautkontakt mit den Eltern und der frühe Verzehr von Obst und Gemüse im Kindesalter tragen wesentlich zur Stabilisierung und Reifung des Mikrobioms bei.

Auch die frühkindliche Entwicklung des Darms, des Gehirns und des Immunsystems hängen eng zusammen. Wir bezeichnen das als **Darm-Immunsystem-Gehirn-Achse**. Dabei kooperieren Bakterien im Darm mit dem Immunsystem, das die Darmmikroben überwacht und passende Reaktionen darauf entwickelt. Mit dem Gehirn steht der Darm einerseits über den Vagusnerv und andererseits über das Immunsystem in Kontakt.

Darmachsen bezeichnen also komplexe Kommunikationsnetzwerke zwischen unserem Darm und anderen Organen oder Körpersystemen. Allen gemeinsam ist, dass sie in einem wechselseitigen Austausch mit dem Darm stehen – das heißt, Informationen fließen in beide Richtungen. Das Mikrobiom spielt dabei eine zentrale Rolle: Es beeinflusst über chemische Botenstoffe, Stoffwechselprodukte und immunologische Signale den Zustand und die Funktion des gesamten Organismus – und daher unser Wohlbefinden und unsere Gesundheit. Die wichtigsten Darmachsen im Überblick:

Darm-Gehirn-Achse: Das Mikrobiom beeinflusst Stimmung, Schlaf, Appetit und sogar unser Schmerzempfinden – u. a. über Botenstoffe wie kurzkettige Fettsäuren. Umgekehrt wirkt sich Stress negativ auf unsere Darmgesundheit aus.

Darm-Immunsystem-Achse: Unsere Darmmikroben trainieren das Immunsystem und schützen vor Entzündungen. Andererseits kann ein gestörtes Mikrobiom das Immunsystem schwächen oder fehlleiten.

Darm-Leber-Achse: Nährstoffe und Bakterienprodukte gelangen aus dem Darm direkt in die Leber. Bei einem mikrobiellen Ungleichgewicht steigt das Risiko für Fettleber und Leberentzündungen.

Darm-Herz-Achse: Ein unausgewogenes Mikrobiom kann chronische Entzündungen und Herz-Kreislauf-Erkrankungen fördern.

Darm-Knochen-Achse: Darmbakterien beeinflussen auch die Knochengesundheit, z. B. über Entzündungsbotenstoffe oder Vitaminbildung.

Darm-Gelenk-Achse: Veränderungen im Mikrobiom können Entzündungen in den Gelenken (z. B. bei Arthrose) verstärken.

Basierend auf diesen vielfältigen Aufgaben hat das Mikrobiom natürlich Auswirkungen auf unseren Alterungsprozess. Neuere Studien belegen, dass Menschen mit einer hohen mikrobiellen Vielfalt nicht nur seltener chronische Entzündungen entwickeln, sondern auch eine deutlich höhere gesunde Lebensspanne aufweisen [227].

Mit zunehmendem Alter kommt es häufig zu einem bakteriellen Ungleichgewicht, das mit chronischen Entzündungsprozessen einhergeht. Diese wiederum begünstigen die Entstehung zahlreicher Erkrankungen – von Diabetes über neurodegenerative Erkrankungen bis hin zu kardiovaskulären Komplikationen. Zusätzlich kann ein gestörtes Mikrobiom die Nährstoffaufnahme beeinträchtigen und so den gesamten Organismus schwächen. In Studien konnten Forscher zeigen, dass es während der Alterung zu einer starken Reduzierung der Stoffwechselaktivität des Mikrobioms kommt, die einzelnen Bakterienspezies arbeiten nicht mehr so effizient zusammen und konkurrieren verstärkt um Nährstoffe. Das hat wiederum direkten Einfluss auf die Stabilisierung der Darmbarriere sowie auf viele Reparatur- und Umbauprozesse [228, 229].

Die zentrale Erkenntnis: Ein starkes, vielfältiges Mikrobiom ist eine der wichtigsten Voraussetzungen für Gesundheit, Vitalität und Langlebigkeit.

Vanessa Stadlbauer-Köllner, ist eine Mikrobiomanalyse für mich sinnvoll?

Auch wenn sich in den letzten 20 Jahren die Technik der Mikrobiomanalyse rasant entwickelt hat, ist sie aktuell erst bei sehr speziellen medizinischen Fragestellungen klinisch einsetzbar. Während wir in der Forschung Gruppen (z. B. Patient*innen mit gesunden Kontrollen oder Patient*innen vor/nach einer Behandlung) miteinander vergleichen und daraus sinnvolle Schlussfolgerungen ziehen können, fehlen uns für den klinischen Einsatz bei einzelnen Patient*innen noch die Normalwerte, um beurteilen zu können, ob ein Mikrobiom normal oder krankhaft verändert ist. Beim Mikrobiom ist es sehr viel schwieriger als bei einzelnen Blutwerten, festzustellen, was „normal" ist, da unterschiedliche Zusammensetzungen eines Mikrobioms sehr ähnliche Funktionen haben können und umgekehrt, das heißt, die gleichen Bakterien funktionieren in unterschiedlichen Umgebungen unterschiedlich. Daher macht es heute, im Jahr 2025, nur in ganz speziellen klinischen Situationen Sinn, eine einzelne Mikrobiomanalyse durchzuführen. Am LKH-Universitätsklinikum in Graz wurden zu diesem Zweck in 10 Jahren ca. 720 Stuhlproben von ca. 380 Patient*innen analysiert. Das waren zum Beispiel Menschen mit schwersten Durchfällen nach Stammzelltransplantationen oder mit ungeklärten chronischen Durchfällen. Wenn sich in diesen Untersuchungen dann eine dramatische Verarmung des Mikrobioms zeigt, dann können wir zum Beispiel mit einer Stuhltransplantation helfen, die Vielfalt der Bakterien wieder zu erhöhen. Ich bin aber überzeugt davon, dass in den nächsten 5 bis 10 Jahren die ersten mikrobiombasierten Biomarker – darunter versteht man Messwerte aus Stuhl-, Harn- oder Blutproben – verfügbar sein werden, die zum Beispiel bei Krebserkrankungen helfen können, jene Therapie auszuwählen, die die besten Erfolgsaussichten hat. Die Mikrobiomanalyse wird ein relevanter Bestandteil der Präzisionsmedizin sein.

Im klinischen Alltag begegnet man häufig Erkrankungen des Gastrointestinaltrakts, die in enger Verbindung mit Lebensstilfaktoren stehen und eindrucksvoll verdeutlichen, wie sehr unser Verdauungssystem die langfristige Gesundheit und den Alterungsprozess beeinflusst.

Neben dem Verlust der Mikrobiomvielfalt kann auch die Barrierefunktion und die Beweglichkeit des Darms abnehmen, und auch das Immunsystem reagiert weniger flexibel. Dadurch werden entzündliche Prozesse begünstigt und die Nährstoffaufnahme gestört.

Unverträglichkeiten und Reizdarm

„Ich bin verzweifelt – ich kann kaum noch etwas essen, ohne dass ich aufgebläht bin oder Bauchschmerzen bekomme. Ich weiß nicht mehr weiter."

Solche Aussagen höre ich häufig in meiner Praxis – und der Leidensdruck ist enorm. Die Betroffenen haben oft bereits zahlreiche Lebensmittel weggelassen, essen nur noch eine Handvoll Gerichte und verlieren zunehmend an Lebensqualität. Die Hoffnung ist groß, durch eine gezielte Untersuchung die Ursache zu finden – idealerweise mit einem einfachen Bluttest oder Stuhlbefund.

Kein Wunder, dass sich in diesem sensiblen Bereich ein lukrativer Markt etabliert hat. Im Internet werden zahlreiche Tests angeboten, die angeblich helfen sollen, Unverträglichkeiten aufzudecken. Viele dieser Tests basieren auf dem Nachweis von Immunglobulin-G-Antikörpern (IgG) gegen bestimmte Nahrungsmittel. Auf Basis der gemessenen IgG-Spiegel wird dann empfohlen, bestimmte Lebensmittel zu meiden.

Doch wissenschaftlich ist dieses Vorgehen nicht haltbar: IgG-Antikörper spiegeln in erster Linie den Kontakt mit einem Lebensmittel wider – nicht dessen Unverträglichkeit. Es gibt zahlreiche Studien, die sich mit der Evidenz, also der Aussagefähigkeit solcher Tests beschäftigen, die zeigen, dass erhöhte IgG-Werte auch bei gesunden Personen ohne Beschwerden auftreten können. Der Körper reagiert damit schlicht auf Lebensmittel, die regelmäßig verzehrt wurden.

Was hilft wirklich?
- Ein detailliertes **Ernährungs- und Symptomtagebuch,** um Zusammenhänge zu erkennen.
- Bei entsprechenden Symptomen sollte eine **medizinische Abklärung** auf Laktose- und Fruktoseintoleranz, eine mögliche *Helicobacter-pylori*-Besiedelung sowie eine Testung auf Histaminintoleranz oder Zöliakie erfolgen. Andere Darmerkrankungen sollten ausgeschlossen werden.
- **Beratung und Begleitung** durch Ernährungsmediziner*innen, Fachärzt*innnen und Diätolog*innen

Auch psychische Belastungen wie Stress oder emotionale Anspannung können gastrointestinale Symptome verstärken – besonders beim Reizdarmsyndrom, das häufig ohne organische Ursache verläuft.

Wichtig ist: Eine Selbstdiagnose auf Basis nicht validierter Tests kann mehr schaden als nützen – insbesondere durch unnötige Einschränkungen,

Mangelernährung oder soziale Isolation. Nur durch fundierte medizinische Diagnostik und individuelle Beratung lässt sich eine nachhaltige Linderung erzielen.

Gastritis, Magengeschwüre und Magenkrebs

Eine **Gastritis** ist eine Entzündung der Magenschleimhaut, die entsteht, wenn der natürliche Schutzmantel der Magenwand geschädigt ist oder zu viel Magensäure vorhanden ist. Sie kann plötzlich auftreten (akute Gastritis) oder sich schleichend über längere Zeit entwickeln (chronische Gastritis).

Eine **akute Gastritis** äußert sich häufig durch plötzliche heftige Schmerzen im Oberbauch oder Rücken, Übelkeit, Erbrechen. Viele Betroffene klagen über Appetitlosigkeit oder auch das Gefühl, ständig hungrig zu sein und essen zu müssen.

Die **chronische Gastritis** verläuft oft unbemerkt oder macht sich durch unspezifische Beschwerden bemerkbar – wie Völlegefühl nach dem Essen, Blähungen, Aufstoßen oder leichte Oberbauchschmerzen. **Refluxbeschwerden** können diese Symptome verstärken, da aufsteigende Säure die Schleimhaut zusätzlich reizt.

Die Ursachen einer Gastritis sind vielfältig und reichen von äußeren Reizen bis hin zu schweren körperlichen Belastungen. Häufige Auslöser sind ausgeprägter Alkohol- und Nikotinkonsum sowie ernährungsbedingte Reizungen.

Gallenrückfluss kann ebenfalls eine Gastritis verursachen. Normalerweise gelangt Galle in den Dünndarm, wo sie die Verdauung unterstützt. Fließt sie jedoch zurück in den Magen, kann sie dort Reizungen verursachen und die Schleimhaut schädigen. Auch Medikamente, insbesondere nichtsteroidale Antiphlogistika (Non-Steroidal Anti-Inflammatory Drugs/NSAIDs) wie Acetylsalicylsäure (Aspirin), Kortikosteroide oder Zytostatika und Infektionen sind weitere Ursachen für die Entstehung einer Gastritis – insbesondere bei Menschen mit geschwächtem Immunsystem. Dazu zählen vor allem bakterielle Infektionen wie *Helicobacter pylori,* aber auch seltenere Bakterien sowie Viren, Parasiten und Pilze. *Helicobacter pylori* kann die Magenschleimhaut durchdringen und Enzyme bilden, welche die Magensäure neutralisieren und Entzündungsreaktionen auslösen können, die langfristig zu Gastritis und sogar Magenkrebs führen können.

Auch physischer oder psychischer Stress – etwa durch Schock, großflächige Verbrennungen, Operationen, intrakranielle Erkrankungen oder intensive körperliche Belastung wie beim Leistungssport (z. B. „Läufermagen") – kann eine akute Gastritis begünstigen.

Bei der Behandlung steht die Linderung der Entzündung und die Wiederherstellung einer gesunden Magenschleimhaut im Vordergrund. Entscheidend ist dabei, reizende Auslöser wie Nikotin, Alkohol sowie scharfe oder fettige Speisen konsequent zu meiden. Auch magenschädigende Medikamente – insbesondere NSAIDs wie Ibuprofen, Diclofenac oder Acetylsalicylsäure – sollten nach Möglichkeit abgesetzt oder durch verträglichere Alternativen ersetzt werden.

Bei einer akuten Gastritis genügt häufig eine kurze Nahrungskarenz bzw. leichte Schonkost wie Haferschleim, Tee oder Zwieback. Kleine, gut gekaute

Mahlzeiten (5–6 pro Tag) schonen den Magen zusätzlich. Bettruhe, Wärmeanwendungen (z. B. Wärmflasche) und pflanzliche Mittel wie Käsepappeltee, Schafgarbe oder Süßholzwurzel können ebenfalls lindernd wirken. Autogenes Training, Meditation, Yoga oder regelmäßige Entspannungseinheiten fördern die Heilung.

Werden die Symptome durch diese Maßnahmen nicht besser, empfiehlt sich unbedingt eine weitere ärztliche Abklärung und Diagnostik und eventuell das Einleiten einer adäquaten medikamentösen Therapie. Dabei können einerseits Antazida zum Neutralisieren der Magensäure oder Protonenpumpenhemmer zur Reduzierung der Magensäureproduktion zum Einsatz kommen. Daneben stehen auch Präparate wie Sucralfat zur Auswahl, welche einen schützenden Film über die Schleimhaut bilden. Wird eine *Helicobacter-pylori*-Infektion nachgewiesen, kommen Antibiotika zum Einsatz, um die Besiedelung des Bakteriums im Magen zu beenden. Neben Lebensstilfaktoren sind zur Behandlung der Gastritis also zum Teil auch medikamentöse Interventionen notwendig.

Ein **Magengeschwür (Ulcus ventriculi)** ist eine tiefe Verletzung der Magenschleimhaut. Sie entsteht, wenn das Gleichgewicht zwischen aggressiven Faktoren wie einer verstärkten Magensäureproduktion und der schützenden Schleimhautbarriere gestört ist. Oberflächliche Schleimhautschäden werden als Erosion, tiefere Defekte als Ulkus bezeichnet.

Typische Beschwerden bei einem Magengeschwür sind brennende oder stechende Schmerzen im Oberbauch, Druckgefühl, Übelkeit, Völlegefühl oder Appetitlosigkeit. Die Symptome können nach dem Essen zunehmen oder unabhängig von Mahlzeiten auftreten.

Die häufigste Ursache für Magengeschwüre sind chronische Infektionen mit Helicobacter pylori. Zudem können NSAIDs bei langfristiger Einnahme die Magenschleimhaut schädigen. Daneben können eine genetische Veranlagung, Rauchen, chronischer Stress, fettreiche oder stark gewürzte Ernährung, Durchblutungsstörungen der Magenschleimhaut sowie übermäßiger Alkoholkonsum weitere Risikofaktoren darstellen.

Die Diagnose erfolgt meist durch eine Magenspiegelung (Gastroskopie). Therapeutisch steht heute die medikamentöse Behandlung im Vordergrund, beispielsweise werden Protonenpumpenhemmer zur Hemmung der Magensäureproduktion eingesetzt. Zudem wird bei einer *Helicobacter-pylori*-Infektion eine Eradikationstherapie empfohlen. In seltenen Fällen ist bei Komplikationen eine chirurgische Behandlung erforderlich. Vorbeugend sollte auf jeden Fall bei längerer Einnahme von Schmerzmitteln wie NSAIDs prophylaktisch ein Protonenpumpenhemmer zum Schutz der Magenschleimhaut eingenommen werden.

Es ist essenziell, rasch eine Behandlung einzuleiten, denn ein unbehandeltes Magengeschwür kann schwerwiegende Folgen wie Blutungen, Magenperforation (Durchbruch) und ein erhöhtes Risiko für **Magenkarzinome** zur Folge haben. Magenkrebs ist eine bösartige Erkrankung, die meist von den Drüsenzellen der Magenschleimhaut ausgeht – in den meisten Fällen handelt es sich dabei um ein Adenokarzinom. In Österreich erkranken jährlich rund 1200 Menschen daran. Die Erkrankungs- und Sterberaten sind in den letzten Jahrzehnten jedoch kontinuierlich gesunken – ein Rückgang, der vor allem auf veränderte Ernährungsgewohnheiten und die wirksame Behandlung von *Helicobacter-pylori*-Infektionen zurückgeführt wird.

Fettleber

Die Leber ist eines unserer größten und wichtigsten Organe – sie reguliert den Stoffwechsel, baut Giftstoffe ab, speichert Nährstoffe und ist essenziell für den Fett-, Zucker- und Hormonhaushalt.

> **Vanessa Stadlbauer-Köllner, altert unsere Leber? Und wie lässt sich ihre Funktion möglichst lange erhalten?**
>
> Die Leber verfügt über eine außergewöhnliche Regenerationsfähigkeit und altert langsamer als viele andere Organe. Mit zunehmendem Alter nimmt das Lebervolumen jedoch ab, und auch die Durchblutung und die Zellfunktionen verändern sich. Trotz dieser altersbedingten Anpassungen bleibt die Leberfunktion oft länger erhalten als andere Organfunktionen.
>
> Altern erhöht jedoch das Risiko für Leberschäden, insbesondere für fibrotische Veränderungen, also Verhärtungen der Leber. Chronische Lebererkrankungen wie nichtalkoholische Fettleber, alkoholische Lebererkrankung oder Hepatitis C verlaufen im Alter schwerwiegender und haben eine schlechtere Prognose.

Tatsächlich ist die **nichtalkoholische Fettlebererkrankung** ein unterschätztes Risiko im Alter. Bei einer Fettleber lagert sich vermehrt Fett in den Leberzellen ab – meist ohne spürbare Beschwerden. In Österreich sind rund 40 % der Bevölkerung betroffen, Tendenz steigend. Die Ursachen können dabei Übergewicht, Bewegungsmangel, ungesunde Ernährung wie Fruktoseüberschuss sowie bestimmte Medikamente und Stoffwechselerkrankungen sein.

Während eine einfache Fetteinlagerung meist noch reversibel ist, kann sie sich zur entzündlichen Form – der nichtalkoholischen Steatohepatitis – weiterentwickeln. In diesem Stadium drohen dauerhafte Leberschäden, Leberfibrose, Leberzirrhose oder sogar Leberzellkarzinome.

Typische Risikofaktoren:
- Übergewicht und Adipositas
- Insulinresistenz, Typ-2-Diabetes
- hoher Fruktose- und Alkoholkonsum
- Bewegungsmangel
- erhöhte Fettwerte im Labor

Die Diagnosestellung erfolgt im Rahmen von Vorsorgeuntersuchungen durch:
- Erhöhte Leberwerte (Transaminasen) im Blutbild
- Ultraschalluntersuchung mit sichtbarem Fettgehalt
- ggf. weitere bildgebende Verfahren oder Lebersteifigkeitsmessung

Die gute Nachricht: Die Fettleber kann sich zurückbilden!

> **Vanessa Stadlbauer-Köllner, bei bestehender Fettleber – welche Maßnahmen sind jetzt besonders wichtig?**
>
> Ein normales Körpergewicht ist entscheidend, da Übergewicht ein wesentlicher Risikofaktor für eine Fettleber ist. Bei Übergewicht sollte eine Gewichtsreduktion von mindestens 5 %, besser 10 %, des Ausgangsgewichtes erreicht werden. Auch bei normalem Körpergewicht und Fettleber ist eine Gewichtsreduktion von ca. 3 bis 5 % anzuraten, um die Fetteinlagerungen aus der Leber zu beseitigen. Alkohol und Nikotin sollten komplett vermieden werden, da sie die Leber zusätzlich belasten. Regelmäßige ärztliche Kontrollen der Leberwerte sind besonders für Menschen mit Risikofaktoren wie Diabetes oder Übergewicht sinnvoll. Diabetes oder Fettstoffwechselstörungen müssen entsprechend den medizinischen Leitlinien behandelt werden. Impfungen gegen Hepatitis A und B können zudem dazu beitragen, schwere Infektionen der Leber und somit zusätzliche Leberschäden zu verhindern.

Tatsächlich hat die Leber ein enormes Regenerationspotenzial. Bereits durch gezielte Lebensstilveränderungen – etwa 5 bis 10 % Gewichtsreduktion, regelmäßige Bewegung und eine leberfreundliche Ernährung – kann sich die Leberstruktur deutlich verbessern.

Im Konkreten empfiehlt sich Folgendes:
- Verzicht auf Lebensmittel mit hohem Fruktoseanteil (z. B. Softdrinks, Süßigkeiten, Fertigprodukte)
- Reduktion von Zucker und gesättigten Fetten
- Regelmäßige Bewegung (mind. 150 Min./Woche)
- Mediterrane Kost mit viel Gemüse, Vollkorn, Hülsenfrüchten und hochwertigem Öl
- 3–4 Tassen Filterkaffee pro Tag: Studien zeigen eine schützende Wirkung auf die Leberfunktion

Die Fettleber ist eine stille, aber ernst zu nehmende Erkrankung. Sie ist häufig reversibel – vorausgesetzt, sie wird rechtzeitig erkannt und konsequent behandelt. Prävention durch einen gesunden Lebensstil ist der beste Schutz vor Langzeitschäden.

Eine der wichtigsten Maßnahmen ist, alkohol- und medikamentenbedingte Schädigungen zu verhindern.

Verdauungstrakt

> **Vanessa Stadlbauer-Köllner, wie stark können Alkohol und Medikamente meiner Leber auf Dauer schaden?**
>
> Sowohl Alkohol als auch bestimmte Medikamente können die Leber erheblich belasten und langfristig zu schweren Schäden führen. Als zentrales Stoffwechselorgan spielt die Leber eine Schlüsselrolle beim Abbau von Giftstoffen. Alkohol wird in der Leber zu Acetaldehyd abgebaut, einer toxischen Substanz, die Zellschäden verursacht. Chronischer Alkoholkonsum kann zu einer Fettleber, Leberentzündung (Hepatitis) und in schweren Fällen zu einer Leberzirrhose führen. Bereits geringe tägliche Mengen – etwa ein achtel Liter Wein bei Frauen und zwei Achtel bei Männern – können langfristig eine chronische Lebererkrankung begünstigen. Es gibt keine „gesunde" Alkoholmenge, jeder Schluck Alkohol muss von der Leber abgebaut werden – ebenso Abbauprodukte wie Acetaldehyd, welches ein Zellgift ist. Auch Medikamente können Leberschäden hervorrufen. Manche, wie Paracetamol, sind dosisabhängig schädlich, während andere selbst bei korrekter Einnahme in seltenen Fällen zufällige Leberschäden verursachen können. Neuere Studien zeigen zudem, dass Rauchen die Leber ebenso stark belastet wie Alkohol und zur Entstehung der Leberzirrhose stark beiträgt.

Darmkrebs

Darmkrebs zählt zu den häufigsten Krebsarten in Europa – in Österreich erkranken jährlich rund 5000 Menschen daran, etwa 3000 sterben an den Folgen. Das Tragische: In den meisten Fällen entwickelt sich Darmkrebs langsam über viele Jahre – und lässt sich durch rechtzeitige Vorsorge fast immer verhindern oder heilen.

Warum ist Vorsorge so entscheidend? Darmkrebs entsteht meist aus gutartigen Vorstufen – sogenannten Polypen oder Adenomen –, die sich über Jahre hinweg zu bösartigen Tumoren entwickeln können. Werden diese Veränderungen früh erkannt und entfernt, lässt sich der Krebsprozess stoppen, bevor er beginnt.

Die wichtigsten Vorsorgeuntersuchungen:
- **Koloskopie (Darmspiegelung)**: der Goldstandard der Früherkennung und daher die erste Wahl. Sie ermöglicht die direkte Inspektion des Darms und die sofortige Entfernung verdächtiger Polypen, wodurch es sich um eine echte Vorbeugung von Krebs handelt.
- **Stuhltest (FIT)**: testet auf verstecktes Blut im Stuhl. Moderne immunologische Tests, Fecal Immunochemical Tests (FIT), sind deutlich empfindlicher als ältere Methoden. Allerdings erkennt dieser Test erst große Polypen, die oft schon frühe Krebsformen sind. Bei positivem Test muss dann eine Darmspiegelung erfolgen.

Wer sollte sich untersuchen lassen?
- Frauen und Männer ab dem 45. Lebensjahr – idealerweise mit einer ersten Koloskopie

- Personen mit familiärer Vorbelastung bereits ab 40 Jahren oder nach individueller Absprache
- Bei Risikofaktoren wie chronisch-entzündlichen Darmerkrankungen ggf. noch früher

Risikofaktoren für Darmkrebs sind unter anderem Rauchen, Übergewicht (BMI > 25), Bewegungsmangel, eine ballaststoffarme Ernährung, häufiger Verzehr von rotem und verarbeitetem Fleisch, hoher Alkoholkonsum (>45 g täglich), familiäre Vorbelastung oder genetische Mutationen, chronisch-entzündliche Darmerkrankungen sowie Diabetes mellitus.

Wie wichtig diese Untersuchung sein kann, zeigt ein Patientenfall aus meiner Praxis. Ein 50-jähriger Patient stellte sich im Rahmen einer Vorsorgeuntersuchung mit unspezifischen Beschwerden wie Müdigkeit und allgemeinem Unwohlsein vor. Die Blutuntersuchung ergab eine Eisenmangelanämie. Ein daraufhin durchgeführter Stuhltest auf okkultes Blut fiel positiv aus. Die anschließende Koloskopie bestätigte den Verdacht: Es wurde ein fortgeschrittener Tumor im Dickdarm diagnostiziert. Zum Glück konnte der Tumor rechtzeitig operativ entfernt und erfolgreich behandelt werden. Viele meiner Patient*innen haben vor einer Darmspiegelung Angst – sei es aus Sorge vor Schmerzen, aus Scham oder aufgrund von Unsicherheiten rund um den Ablauf der Untersuchung. Dabei ist der Eingriff heute routinemäßig und schonend – auf Wunsch erfolgt er unter Sedierung, sodass wir mit hoher Wahrscheinlichkeit nichts davon mitbekommen.

Fazit: Darmkrebs ist eine der wenigen Krebsarten, die sich durch gezielte Vorsorge nahezu vollständig verhindern lassen. Die Koloskopie rettet Leben – je früher, desto besser. Wer Verantwortung für die eigene Gesundheit übernehmen will, sollte die Chance auf Früherkennung unbedingt nutzen.

Ernährungsstrategien für die Darmgesundheit

Eine gesunde Verdauung basiert auf einem Zusammenspiel von aktiver Lebensweise, Stressreduktion und ausgewogener Ernährung. Doch was ist eigentlich die „richtige" Ernährung für ein gesundes Verdauungssystem? In der Flut von Diättrends und Ernährungsempfehlungen – von Low Carb über Paleo bis vegan – ist es nicht leicht, den Überblick zu behalten. Selbst als Ärztin, die sich seit Jahren mit Ernährung beschäftigt, stoße ich in Fachliteratur und Leitlinien immer wieder auf widersprüchliche Aussagen. Manche Empfehlungen bleiben über Jahrzehnte stabil, andere ändern sich rasant – abhängig von neuen Studienergebnissen oder gesellschaftlichen Trends.

Dabei zeigt sich in der Praxis: Nicht jede Ernährung passt zu jedem Menschen. Die individuellen Voraussetzungen – von Grunderkrankungen über Stoffwechseltypen bis hin zur genetischen Prädisposition – sind zu verschieden. Was dem einen guttut, kann bei der anderen Person zu gastrointestinalen Beschwerden führen. Ein plastisches Beispiel aus meinem Alltag zeigt, wie individuell Ernährungstoleranzen sein können: Ein hoch motivierter

Profifußballer aß vor jedem Spiel einen Apfel, in dem festen Glauben, damit seiner Gesundheit etwas Gutes zu tun. Doch immer wieder kam es während des Spiels zu Magenkrämpfen. Erst nach eingehender Analyse wurde klar: Der vermeintlich gesunde Apfel war in diesem Fall der Auslöser – und wurde als „Übeltäter" enttarnt. Im krassen Gegensatz dazu erzählte mir eine sportlich aktive Kollegin, sie habe während eines Ultramarathons ein Gulasch gegessen – und sei anschließend beschwingt und ohne Probleme weitergelaufen. So unterschiedlich kann die individuelle Verträglichkeit sein – was dem einen guttut, kann beim anderen Beschwerden auslösen. Pauschale Ernährungsempfehlungen stoßen hier schnell an ihre Grenzen.

Allerdings zeigen große internationale Studien übereinstimmend, dass bestimmte Ernährungsmuster mit einer höheren Lebenserwartung verbunden sind – so scheint die pflanzenbasierte mediterrane Kost, welche wir beim Kapitel „Herz-Kreislauf-System" bereits vorgestellt haben, besonders empfehlenswert.

Als wirksames Ernährungsmuster hat sich dabei Folgendes erwiesen:
- Anteil der Kohlenhydrate sollte über 50 % der Gesamtenergie betragen, Fett etwa 30 % der Energiezufuhr, für Proteine wird eine tägliche Zufuhr von 0,8 bis 1,0 g pro Kilogramm Körpergewicht empfohlen, was rund 10 bis 15 % der Gesamtenergieaufnahme entspricht.
- Hoher Anteil an pflanzlichen Lebensmitteln (Gemüse, Hülsenfrüchte, Obst, Vollkorn)
- Wenig tierische Produkte, insbesondere rotes und verarbeitetes Fleisch
- Reduzierter Zuckerkonsum und Verzicht auf stark verarbeitete Produkte
- Begrenzter Alkoholkonsum

Darüber hinaus scheinen sowohl eine Kalorienrestriktion – also die langfristige Reduktion der täglichen Kalorienzufuhr ohne Mangelernährung – als auch intermittierendes Fasten nicht nur für die Aktivierung bestimmter Signalkaskaden, die Sie im wissenschaftlichen Teil dieses Buches bereits kennengelernt haben, von Bedeutung zu sein, sondern auch bei gastrointestinalen Beschwerden hilfreich zu wirken.

Dabei empfehle ich aus der Praxis:
- Regelmäßige Pausen zwischen den Mahlzeiten (z. B. 14–16 h über Nacht)
- Spätes Abendessen vermeiden, Essenszeiten idealerweise tagsüber
- Qualität vor Quantität: nährstoffreiche, pflanzenbasierte Kost in den Essensphasen

Im Hinblick auf die Darmgesundheit ist zudem auf eine Ernährung zu achten, welche die Vielfalt des Mikrobioms fördert und Entzündungen reduziert – wie wir sie im Folgenden vorstellen werden.

Fazit: Die Studienlage zeigt deutlich, es kommt bei der Darmgesundheit weniger auf das „perfekte" Ernährungskonzept an, sondern auf die konsequente Umsetzung von grundlegenden Prinzipien gesunder Ernährung – pflanzenbasiert, frisch, vielseitig und möglichst unverarbeitet. Daneben können auch Kalorienrestriktion und Intervallfasten als vielversprechende Strategien eingesetzt werden.

Mikrobiomvielfalt

> **Vanessa Stadlbauer-Köllner, welche Bedeutung hat unsere Ernährung für die Darmgesundheit?**
>
> Die Ernährung beeinflusst die Zusammensetzung und Funktion des Darmmikrobioms erheblich. Eine ausgewogene und vielfältige Ernährung fördert die Diversität der Darmbakterien, die essenziell für Verdauung, Immunsystem und zahlreiche weitere Körperfunktionen sind. Je abwechslungsreicher die Nahrung, desto vielfältiger kann auch das Mikrobiom sein. Studien belegen, dass eine hohe Diversität im Mikrobiom mit einer besseren Gesundheit einhergeht.
> Ballaststoffe spielen eine zentrale Rolle, da sie als Nahrung für nützliche Darmbakterien dienen. Sie sind besonders in Vollkornprodukten, Hülsenfrüchten, Gemüse und Obst enthalten. Während der Fermentation dieser Ballaststoffe entstehen kurzkettige Fettsäuren wie Butyrat, die entzündungshemmend wirken und die Darmbarriere stärken. Fermentierte Lebensmittel wie Joghurt, Kefir, Sauerkraut, Kimchi oder Miso enthalten lebende Mikroorganismen, die das Mikrobiom positiv beeinflussen können. Gleichzeitig ist es ratsam, stark verarbeitete Lebensmittel, Zucker und gesättigte Fette zu reduzieren, da diese die Bakterienzusammensetzung ungünstig verändern und die Diversität verringern können.

Die Ernährung ist also einer der stärksten Modulatoren unserer Darmgesundheit – und spielt eine zentrale Rolle für unsere allgemeine Gesundheit und unser biologisches Alter.

Auch Fastenphasen und nährstoffarme Diäten können das Mikrobiom vorübergehend verändern, die langfristigen Effekte hängen stark von der jeweiligen Ernährung nach dem Fasten ab.

Ein bewusster Umgang mit der Nahrung – abwechslungsreich, pflanzenbetont und wenig verarbeitet – ist somit einer der wirksamsten Wege, um unser Mikrobiom und damit unsere Gesundheit zu stärken. Wer sein Mikrobiom pflegt, unterstützt nicht nur die Verdauung, sondern beeinflusst auch Immunabwehr, Stoffwechsel, Stimmung und Entzündungsprozesse positiv.

Entzündungshemmende Lebensmittel

Entzündungen sind natürliche Abwehrreaktionen des Körpers, die helfen, Krankheitserreger oder Gewebeschäden zu bekämpfen. Dadurch sind Entzündungen an der Entstehung und dem Verlauf vieler akuter und chronischer Erkrankungen beteiligt. Allgemeine Entzündungsmarker wie das CRP, die Zahl der weißen Blutkörperchen oder die Blutsenkungsgeschwindigkeit geben Hinweise auf ein Entzündungsgeschehen, lassen jedoch keine genaue Aussage über die zugrunde liegende Erkrankung zu. Bei bestimmten Krankheitsbildern – etwa chronisch-entzündlichen Darmerkrankungen – stehen zusätzlich spezifischere Laborwerte wie Calprotectin zur Verfügung, die eine genauere diagnostische Einordnung ermöglichen.

Der Begriff **Inflammaging** – eine Wortschöpfung aus den englischen Begriffen inflammation (Entzündung) und aging (Altern) – wurde bereits im Jahr 2000 geprägt. Er beschreibt chronische, niedriggradige Entzündungen, die ohne akute Ursache im Körper bestehen. Diese unterschwelligen Entzündungsprozesse gelten als zentrale Mitverursacher altersbedingter Erkrankungen wie Alzheimer, Herz-Kreislauf-Erkrankungen oder Arthritis.

Lange Zeit wurde angenommen, dass Inflammaging ein universelles biologisches Merkmal des Alterns darstellt. Neue Erkenntnisse stellen diese Annahme jedoch infrage: Demnach hängen chronische Entzündungen nicht zwangsläufig mit dem Alterungsprozess selbst zusammen – sondern treten viel mehr als Folge eines westlich-industriellen Lebensstils auf [230].

Wie beeinflusst die Ernährung nun entzündliche Prozesse? Unsere tägliche Nahrung kann entweder entzündungsfördernd oder entzündungshemmend wirken. Verschiedene Inhaltsstoffe – etwa Transfette, raffinierter Zucker oder ein Übermaß an tierischem Fett – fördern entzündliche Reaktionen. Andere Komponenten wie Ballaststoffe, Probiotika, β-Glucane, Omega-3-Fettsäuren und sekundäre Pflanzenstoffe können Entzündungen hingegen wirksam reduzieren.

Patient*innen mit chronisch-entzündlichen Erkrankungen wie Rheuma, metabolischem Syndrom oder chronischen Darmerkrankungen profitieren besonders von einer antientzündlichen Ernährung. Auch bei beginnenden Entzündungsprozessen – erkennbar etwa durch leicht erhöhte CRP-Werte – kann eine gezielte Ernährungsumstellung hilfreich sein.

Die EFFORT-Studie belegt, dass eine individuell angepasste Ernährungstherapie gegenüber der Standardkost im Krankenhaus zu deutlich weniger Komplikationen und einer reduzierten Mortalität führt. Eine weiterführende Auswertung der EFFORT-Studie untersuchte den Einfluss einer Ernährungstherapie bei Patient*innen mit erhöhten Entzündungswerten. Die Ergebnisse zeigen, dass insbesondere Patient*innen mit einer niedrig- bis mittelgradigen Entzündung – unabhängig davon, ob infektiöser oder nicht infektiöser Ursache – von einer individualisierten Ernährung profitieren können, etwa durch eine reduzierte Sterblichkeit [231, 232].

Empfohlene Lebensmittel mit entzündungshemmender Wirkung:
- Frisches Gemüse und Pilze (z. B. Spinat, Brokkoli, Champignons)
- Obst (insbesondere heimisches Obst wie Beeren, Kirschen, ungeschälte Äpfel)
- Kräuter und Gewürze (z. B. Petersilie, Kurkuma, Ingwer, Rosmarin)
- Nüsse und Samen (z. B. Walnüsse, Leinsamen)
- Hochwertige Öle (z. B. Olivenöl, Leinöl, Rapsöl)
- Fermentierte Milchprodukte (z. B. Naturjoghurt, Kefir)

Auch ausreichender Schlaf, Stressmanagement, Bewegung und der Verzicht auf Rauchen und übermäßigen Alkoholkonsum unterstützen die Wirkung einer entzündungshemmenden Ernährung nachhaltig. Daneben kommt es auch auf die richtige Lagerung und Zubereitung der Speisen an:
- Leicht verderbliche Lebensmittel immer im Kühlschrank aufbewahren
- Obst und Gemüse nach Saison möglichst frisch verzehren und gut waschen
- Keine verschimmelten Lebensmittel verwenden

- Gegrilltes, Gepökeltes oder Geräuchertes (Fleisch, Fisch oder Wurst) nur selten verzehren
- Speisen möglichst schonend zubereiten, zu hohe Temperaturen und zu lange Garzeiten sollten vermieden werden – eine gute Alternative ist das Dünsten
- Vermeiden von angebrannten oder verkohlten Speisen

In diesem Zusammenhang stellt sich auch die Frage: Warum werden **rotes Fleisch oder Wurstwaren** eigentlich nicht mehr empfohlen?

Der Fleischkonsum in Österreich ist in den letzten Jahren allmählich zurückgegangen. Während im Jahr 2007 noch knapp 67 kg Fleisch pro Kopf und Jahr verzehrt wurden, lag der durchschnittliche Verbrauch 2023 bei rund 58 kg. Die Internationale Agentur für Krebsforschung (IARC) hat mehr als 800 Studien ausgewertet, um mögliche gesundheitliche Risiken des Fleischkonsums zu bewerten [233]. Das Ergebnis:

- Der regelmäßige Verzehr von 50 g verarbeitetem Fleisch pro Tag (etwa eine Portion Wurst) erhöht das Risiko für Darmkrebs um 18 %.
- Auch der Konsum von unverarbeitetem rotem Fleisch zeigt ein erhöhtes Risiko: Pro 100 g täglich steigt das Darmkrebsrisiko um 17 %.
- Darüber hinaus wurde ein möglicher Zusammenhang zwischen rotem Fleisch und Bauchspeicheldrüsen- sowie Prostatakrebs festgestellt.
- Verarbeitetes Fleisch wird zusätzlich mit einem erhöhten Risiko für Magenkrebs in Verbindung gebracht [234].

Doch die gesundheitlichen Auswirkungen gehen darüber hinaus: Ein hoher Konsum von rotem und verarbeitetem Fleisch könnte Studien zufolge auch das Risiko für Herz-Kreislauf-Erkrankungen wie Herzinfarkt und Schlaganfall erhöhen [235]. Zudem werden Zusammenhänge mit Typ-2-Diabetes [236] sowie einer erhöhten Wahrscheinlichkeit für Demenz diskutiert [237].

Warum rotes Fleisch als ungesund gilt, ist bislang nicht abschließend geklärt. Ein möglicher Erklärungsansatz ist das im Hämoglobin enthaltene Eisen (Häm-Eisen), das nicht nur für die rote Farbe des Fleisches verantwortlich ist, sondern auch die Bildung freier Radikale und potenziell krebserregender Nitrosoverbindungen begünstigt. Es kann entzündliche Prozesse fördern, DNA-Schäden verursachen und zur Entstehung von Tumoren führen [238]. Darüber hinaus zeigt sich, dass Menschen, die viel rotes und verarbeitetes Fleisch konsumieren, häufig auch insgesamt ungesünder leben und beispielsweise weniger pflanzliche Produkte konsumieren.

Fazit: Entzündungsprozesse sind ein zentraler Hebel für chronische Alterungsprozesse – und lassen sich durch eine gezielte Ernährung wirkungsvoll beeinflussen. Wer sich antientzündlich ernährt, schützt nicht nur Darm, Herz und Gefäße, sondern trägt aktiv zu mehr Lebensqualität und einem gesunden Altern bei.

Regionale und biologische Lebensmittel

Die Begriffe „regional" und „biologisch" werden häufig gleichgesetzt, unterscheiden sich jedoch deutlich. Beide stehen für nachhaltige Ernährung, aber aus unterschiedlichen Blickwinkeln – Regionalität betont kurze Transportwege und lokale Wirtschaftskreisläufe, während Bio für kontrollierten, umweltschonenden Anbau steht.

Regionale Produkte haben den Vorteil kurzer Transportwege, was die CO_2-Bilanz verbessert. Sie sind meist saisonal, frisch und unterstützen lokale Produzenten. Der Begriff „regional" ist jedoch rechtlich nicht geschützt – was bedeutet, dass auch Produkte mit kurzer Zwischenlagerung oder Verarbeitung im Inland als „regional" deklariert werden können, obwohl ihre Rohstoffe aus dem Ausland stammen.

Biologisch erzeugte Lebensmittel hingegen unterliegen strengeren gesetzlichen Vorgaben. Die EU-Bio-Verordnung regelt den Verzicht auf synthetische Pestizide, Kunstdünger, Gentechnik und den Einsatz von Antibiotika in der Tierhaltung. Bioprodukte weisen in der Regel eine geringere Schadstoffbelastung und eine höhere Mikronährstoffdichte auf.

Ein Bericht des Wissenschaftlichen Dienstes des Europäischen Parlaments zeigt [232]: Der Verzehr von Biolebensmitteln kann das Risiko für Allergien bei Kindern, Übergewicht bei Erwachsenen sowie für bestimmte Krebsarten wie Non-Hodgkin-Lymphome senken. Zudem gibt es Hinweise auf einen möglichen Schutz vor Typ-2-Diabetes und Herz-Kreislauf-Erkrankungen.

Was bedeutet das für die Praxis? Ideal wäre eine Kombination: regional UND biologisch – also Lebensmittel aus kontrolliert ökologischem Anbau, die in der Region produziert werden. Natürlich ist das nicht immer möglich oder leistbar. Umso wichtiger ist das Bewusstsein für Herkunft, Qualität und Produktionsweise. Schon kleine Änderungen im Einkaufsverhalten – wie der regelmäßige Besuch am Bauernmarkt – können einen wertvollen Beitrag für die eigene Gesundheit und die Umwelt leisten.

Fazit: Regionalität stärkt die lokale Wirtschaft und Umweltbilanz, während Bioprodukte einen messbaren gesundheitlichen Mehrwert bieten. Im Idealfall ergänzen sich beide Konzepte – für eine nachhaltige, gesundheitsfördernde und verantwortungsbewusste Ernährung.

Hoch verarbeitete Lebensmittel

Nicht alle Lebensmittel sind gleich gesund – das ist allgemein bekannt. Doch besonders problematisch sind sogenannte hoch verarbeitete Lebensmittel, auch als **„Ultra-Processed Foods"** bezeichnet. Sie enthalten oft zahlreiche Zusatzstoffe, sind stark industriell verändert und liefern viele Kalorien bei gleichzeitig geringem Nährwert.

Was bedeutet „hoch verarbeitet"? Hoch verarbeitete Produkte entstehen durch komplexe industrielle Verfahren wie Extrudieren, Frittieren, Rehydrieren oder die Kombination vieler isolierter Zutaten. Sie enthalten häufig Konservierungsmittel, künstliche Aromen, Farbstoffe, Emulgatoren und Süßstoffe. Dabei haben diese Produkte eine lange Haltbarkeit und intensiven Geschmack – also maximale Convenience – zum Ziel.

Typische Beispiele für hoch verarbeitete Lebensmittel:
- Fertiggerichte, Tiefkühlpizza, Instantnudeln
- Chips, gesüßte Frühstückscerealien, Backmischungen

- Limonaden, Energydrinks, Diätprodukte mit Süßstoffen
- Industriell hergestellte Brot- und Wurstwaren

Warum sind hoch verarbeitete Lebensmittel ein Problem? Studien belegen einen Zusammenhang zwischen dem Konsum von hoch verarbeiteten Lebensmitteln und einem erhöhten Risiko für Fettleibigkeit, Typ-2-Diabetes, Herz-Kreislauf-Erkrankungen sowie für Depressionen und kognitive Einschränkungen, aber auch für Darmkrebs und Gesamtmortalität.

Das Klassifizierungssystem NOVA gilt als praktikabel, um den Einfluss der industriellen Lebensmittelverarbeitung auf die Nahrungszufuhr und die menschliche Gesundheit zu untersuchen und unterteilt Lebensmittel nach dem Grad ihrer Verarbeitung in vier Gruppen:
1. Unverarbeitet oder minimal verarbeitet: frisches Obst, Gemüse, Eier, Reis, Milch, Fleisch
2. Verarbeitete Zutaten: Salz, Zucker, pflanzliche Öle, Honig
3. Verarbeitete Lebensmittel: konserviertes Gemüse, Käse, Brot, Joghurt mit Fruchtzusatz
4. Hoch verarbeitete Lebensmittel: industrielle Produkte mit zahlreichen Zusatzstoffen

Es gibt jedoch Kritik an diesem System. So beschreibt die DGE das NOVA-Klassifizierungssystem als hilfreich, jedoch mit gewissen Einschränkungen: Bei der Einteilung der Lebensmittel nach dem Verarbeitungsgrad gibt es einen Interpretationsspielraum, der unter Umständen zu einer verzerrten Einschätzung des Anteils stark verarbeiteter Lebensmittel führen kann.

Viele hoch verarbeitete Lebensmittel enthalten auch **künstliche Süßstoffe.** Während einzelne Süßstoffe wie Aspartam laut WHO als „möglicherweise krebserregend" eingestuft werden, werden auch ihre Auswirkungen auf das Mikrobiom und das kardiovaskuläre Risiko diskutiert.

Daneben dürfen wir bei den hoch verarbeiteten Lebensmitteln auch die **Verpackung** nicht vergessen: Weichmacher, Mikroplastik oder hormonaktive Substanzen aus Kunststoffverpackungen können ebenfalls negative Effekte auf den Organismus haben – vor allem bei regelmäßigem Konsum verpackter Fertigprodukte.

Fazit: Hoch verarbeitete Lebensmittel sind oft billig, praktisch und geschmacklich attraktiv – aber gesundheitlich problematisch. Eine bewusste Reduktion dieser Produkte zugunsten frischer, naturbelassener Lebensmittel ist ein zentraler Baustein für langfristige Gesundheit und Krankheitsprävention.

Probiotika und Präbiotika

Die Begriffe Probiotika und Präbiotika sind aus dem Gesundheitsdiskurs kaum noch wegzudenken. Sie gelten als Schlüssel zur Darmgesundheit – doch was genau verbirgt sich dahinter, und wie wirksam sind sie tatsächlich?

Probiotika sind lebende, nicht krankheitserregende Mikroorganismen, die in ausreichender Menge aufgenommen werden und einen gesundheitsfördernden

Effekt auf den Darm entfalten können. Sie sind auch in fermentierten Lebensmitteln wie Naturjoghurt, Kefir, Sauerkraut, Kimchi, Kombucha oder Miso enthalten.

Präbiotika hingegen sind Ballaststoffe – meist unverdauliche Kohlenhydrate wie Inulin, Oligofruktose oder resistente Stärke –, die selektiv das Wachstum von bestimmten Bakterienstämmen wie Bifidobakterien oder Laktobazillen fördern. Sie kommen natürlicherweise in Lebensmitteln wie Zwiebeln, Knoblauch, Lauch, Spargel, Bananen, Hafer oder Hülsenfrüchten vor.

Synbiotika sind Kombinationen aus Pro- und Präbiotika – also sowohl lebende Bakterien als auch ihre bevorzugte „Nahrung".

Können Probiotika das Mikrobiom gezielt stärken? Viele greifen zu entsprechenden Präparaten. Doch einige Studien deuten darauf hin, dass:
- nicht alle Probiotika die Magenpassage überleben,
- viele Stämme sich nicht dauerhaft im Darm ansiedeln,
- einige Präparate die natürliche Wiederbesiedlung sogar verzögern können
- und die individuelle Wirkung vom Mikrobiom des Einzelnen abhängt.

Zudem handelt es sich bei Probiotika rechtlich um Nahrungsergänzungsmittel – ihre Qualität und Wirkung unterliegen daher keiner so strengen Prüfung wie Arzneimittel. Viele Studien werden von den Herstellern finanziert, was eine kritische Bewertung notwendig macht.

Bei bestimmten Erkrankungen wie dem Reizdarmsyndrom oder während einer Antibiotikatherapie, um Nebenwirkungen zu vermeiden – etwa im Rahmen einer *Helicobacter-pylori*-Eradikation – kann eine gezielte probiotische Therapie jedoch durchaus sinnvoll sein. Die aktuelle Literatur zeigt, dass Probiotika in der Therapie des Reizdarmsyndroms nicht generell als wirksam oder unwirksam eingestuft werden können. Vielmehr muss differenziert werden, für welche probiotischen Spezies bzw. Stämme, bei welcher Patientengruppe die Wirksamkeit in kontrollierten Studien nachgewiesen werden konnte. Einige spezifische Keime zeigen klare Vorteile – insbesondere *B. bifidum MIMBb75, L. acidophilus NCFM, Bacillus coagulans MTCC 5856* und *S. boulardii*. Multispezies-Präparate können bei bestimmten Symptomkonstellationen ebenfalls hilfreich sein, sollten aber gezielt ausgewählt werden [239].

Fazit: Eine gezielte Ernährung mit prä- und probiotischen Lebensmitteln ist der sicherste und effektivste Weg, das Mikrobiom zu stärken. Probiotische Nahrungsergänzungsmittel oder Arzneimittel können im Einzelfall sinnvoll sein. Eine individuelle ärztliche Beratung ist auf jeden Fall empfehlenswert – insbesondere bei komplexer Symptomatik oder dem Wunsch nach ergänzender Therapie.

Obst und Gemüse

Pflanzenbasierte Ernährung gilt als zentrale Säule einer gesunden Lebensweise. Dabei stellt sich häufig die Frage: Was ist eigentlich gesünder – Obst oder Gemüse?

Viele Patient*innen berichten, dass sie täglich bewusst Obst essen, während der Gemüseanteil oft geringer ausfällt. Dabei wird häufig übersehen, dass die gesundheitlichen Wirkungen durchaus unterschiedlich sind – speziell im Hinblick auf Zucker- und Fruchtzuckergehalt.

Gemüse enthält im Vergleich zu Obst meist weniger Fruktose und Kalorien, dafür mehr Ballaststoffe, sekundäre Pflanzenstoffe und eine größere Vielfalt an Mikronährstoffen. Es wirkt sättigend, reguliert den Blutzucker und fördert ein gesundes Mikrobiom. Deswegen empfehlen nationale und internationale Ernährungsgesellschaften eine bevorzugte Aufnahme von Gemüse.

Obst hingegen enthält – vor allem in süßen Sorten wie Trauben, Mangos, Kirschen oder Bananen – deutlich mehr Fruchtzucker (Fruktose). Früher galt Fruchtzucker als besonders gesund. Denn Fruktose führt nicht direkt zu einer Insulinausschüttung und wird auch insulinunabhängig in unsere Körperzellen aufgenommen, weshalb Fruktose auch bei Diabetikern als Süßungsmittel empfohlen wurde. In moderaten Mengen ist die Fruktose für gesunde Menschen tatsächlich unproblematisch. Allerdings weisen verhältnismäßig viele Menschen eine sogenannte intestinale Fruktoseintoleranz auf. Dabei kann Fruktose im Dünndarm nur unzureichend aufgenommen werden und wird im Dickdarm von Bakterien verstoffwechselt. Die entstehenden Abbauprodukte führen zu Blähungen, Bauchschmerzen, Durchfall und Übelkeit. Daneben wirkt Fruktose kaum sättigend und wird in der Leber oft in Triglyzeride umgewandelt, wodurch das Risiko für Fettleber, Übergewicht und Typ-2-Diabetes steigt. Deshalb sollten vor allem Fruchtsäfte, Smoothies und zugesetzte Fruktosesirupe vermieden werden.

Besonders kritisch ist auch der Konsum von industriell verarbeiteten Produkten mit Fruktose-Maissirup (High Fructose Corn Syrup, HFCS), wie er in vielen Softdrinks, Fertiggerichten und Süßwaren enthalten ist. Auch Agavensirup, Ahornsirup und Honig sollten nur in kleinen Mengen verwendet werden.

Generell empfiehlt die DGE eine tägliche Zufuhr von etwa 400 g Gemüse und maximal 250 g Obst.

Praktische Empfehlungen:
- Täglich mindestens drei bis vier Portionen Gemüse (roh und gegart)
- Obst in Maßen: idealerweise eine knappe Handvoll pro Tag
- Besser frisches Obst und keine Smoothies
- Saisonale, regionale Sorten bevorzugen

Fazit: Gemüse sollte mengenmäßig den Hauptanteil der pflanzlichen Ernährung ausmachen. Obst ist ein wertvoller Bestandteil, sollte aber aufgrund des Fruktosegehalts bewusst dosiert werden. Entscheidend ist die Balance – und die Qualität der Auswahl.

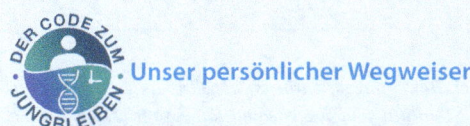
Unser persönlicher Wegweiser

- **Vielfältige, ballaststoffreiche Ernährung pflegen:** Eine pflanzenbetonte Kost mit viel Gemüse, Hülsenfrüchten, Vollkornprodukten und Nüssen unterstützt ein vielfältiges und stabiles Mikrobiom. Ballaststoffe dienen als Nahrung für „gute" Bakterien und fördern die Produktion entzündungshemmender kurzkettiger Fettsäuren.
- **Darmfreundliche Zubereitung und Lagerung von Speisen:** Schonende Zubereitung (z. B. Dünsten statt Braten), frische, saisonale Zutaten und Verzicht auf verdorbene, verschimmelte oder übermäßig verarbeitete Produkte unterstützen eine gesunde Verdauung und beugen Störfaktoren vor.
- **Antientzündliche Ernährung integrieren:** Lebensmittel wie Beeren, grünes Gemüse, Omega-3-Fettsäuren (z. B. aus Leinsamen, Fisch), Olivenöl, Kurkuma und Ingwer wirken entzündungshemmend und schützen Darmwand und Mikrobiom vor chronischen Reizfaktoren.
- **Gezielter Einsatz von Pro- und Präbiotika:** Lebensmittel wie Joghurt, Kefir, Sauerkraut oder Kimchi (Probiotika) sowie Präbiotika wie Inulin und resistente Stärke (z. B. aus Zwiebeln, Hafer, Bananen) unterstützen den Aufbau eines gesunden Mikrobioms. Nahrungsergänzungsmittel sollten nur gezielt und fachlich begleitet eingesetzt werden.
- **Vermeidung hoch verarbeiteter Lebensmittel:** Ultra-Processed Foods mit vielen Zusatzstoffen, Zucker, Emulgatoren und Transfetten schädigen das Mikrobiom, erhöhen Entzündungen und stehen im Zusammenhang mit zahlreichen chronischen Erkrankungen.
- **Bewusst essen und gut kauen:** Die Verdauung beginnt im Mund. Gründliches Kauen fördert die enzymatische Aufspaltung und entlastet Magen und Darm. Achtsames Essen ohne Ablenkung verbessert zudem das Sättigungsgefühl und die Verdauung.
- **Stressbewältigung und psychische Balance fördern:** Der Darm kommuniziert über die Darm-Hirn-Achse mit unserem Gehirn. Chronischer Stress stört die Verdauung, fördert Entzündungen und beeinflusst das Mikrobiom negativ. Entspannungstechniken und ausreichend Schlaf sind für die Darmgesundheit essenziell.
- **Regelmäßige Bewegung in den Alltag integrieren:** Bewegung fördert die Darmmotilität, unterstützt das Mikrobiom, verbessert die Durchblutung der Verdauungsorgane und wirkt Stress-abbauend. Bereits 30 min tägliche Aktivität zeigen positive Effekte.
- **Symptome medizinisch abklären lassen:** Statt unkontrollierte Eliminationsdiäten oder Selbsttests anzuwenden, sollten wiederkehrende Beschwerden wie Blähungen, Schmerzen oder Durchfall immer ärztlich abgeklärt werden. Intoleranzen (Laktose, Fruktose, Histamin), Helicobacter pylori und Zöliakie müssen ausgeschlossen werden. Das Reizdarmsyndrom soll ärztlich unterstützt behandelt werden.
- **Frühzeitige Vorsorge gegen Darmkrebs nutzen:** Koloskopien ab dem 45. Lebensjahr und Stuhltests können lebensrettend sein. Darmkrebs ist in vielen Fällen durch Früherkennung verhinderbar, da er meist langsam aus Polypen entsteht.

Bewegungsapparat

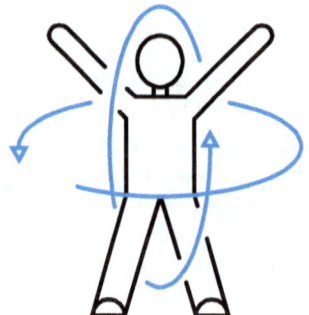

Unser Bewegungsapparat ist die Grundlage für Mobilität, Stabilität und Lebensqualität – vom ersten Schritt bis ins hohe Alter. Doch mit den Jahren hinterlassen Abnutzung, Inaktivität und hormonelle Veränderungen ihre Spuren: Knochenmasse nimmt ab, Muskeln schwinden, Gelenke schmerzen. Die gute Nachricht: Dieser Prozess ist beeinflussbar. In diesem Kapitel beleuchten wir, wie unser aktiver und passiver Bewegungsapparat aufgebaut ist, welche Rolle Muskeln, Sehnen, Faszien und Knochen spielen – und was wir tun können, um Beweglichkeit, Kraft und Belastbarkeit möglichst lange zu erhalten.

» „Der Mensch bewegt sich nicht weniger, weil er alt wird. Er wird alt, weil er sich weniger bewegt. Also beweg' dich!" sagte schon der ehemalige deutsche Radrennfahrer Gustav Adolf „Täve" Schur.

Und genau so ist es! Wenn wir uns zu wenig bewegen, werden wir müder, unsere persönliche Leistungsfähigkeit vermindert sich und unsere Muskulatur baut ab. Mit jeder unbewegten Minute steigt das Risiko für zahlreiche Erkrankungen an – und oft merken wir es zuallererst am Bewegungsapparat.

„Liebe Frau Doktor, ich kann mich kaum noch bewegen – mir tut alles weh. Zuerst war es der Rücken, dann die rechte Hüfte, und jetzt kann ich auch mein rechtes Knie nicht mehr belasten." Solche Sätze höre ich häufig von Patientinnen und Patienten, die mit starken Schmerzen in die Praxis kommen – ob im Knie, Rücken oder in der Schulter. Oft beginnt damit ein klassischer *Circulus vitiosus,* also ein typischer Teufelskreis. Schmerzen führen dazu, dass sich die Betroffenen weniger bewegen. Durch die Bewegungseinschränkung nehmen die Beschwerden jedoch weiter zu. Um Schmerzen zu vermeiden, wird eine Schonhaltung eingenommen – diese wiederum belastet andere Körperregionen falsch und verursacht neue Beschwerden. Hinzu kommt in vielen Fällen eine Gewichtszunahme infolge der reduzierten Aktivität. Auch sie kann die Symptome verstärken und die Beweglichkeit weiter einschränken. Aus Schmerz wird Schonung, aus Schonung neue Schmerzen – ein Kreislauf, der ohne gezielte Intervention kaum zu durchbrechen ist.

In solchen Fällen ist es entscheidend, die Schmerzen möglichst rasch zu lindern und unverzüglich mit einer gezielten physiotherapeutischen Behandlung zu beginnen. Eine radiologische Bildgebung ist zu Beginn in der Regel nicht notwendig – es sei denn, es besteht ein konkreter Verdacht auf beispielsweise eine Fraktur, ein Knochenmarksödem oder eine komplexe Bandverletzung. Bleiben die Beschwerden jedoch therapieresistent, also zeigen sie unter entsprechender Behandlung keine Besserung, ist eine weiterführende ärztliche Abklärung unerlässlich. Je nach Befund können dann ergänzende Maßnahmen wie Infiltrationen, Ultraschall- oder Stoßwellentherapie erforderlich sein, um das bestehende Schmerzmuster gezielt zu durchbrechen und eine nachhaltige Besserung zu erzielen.

Im Folgenden werden häufig mit dem Alter assoziierte Erkrankungen – Arthrose und Rückenschmerzen – samt der möglichen Interventionsstrategien besprochen.

Aufbau und Funktion

Zum Bewegungsapparat gehören alle Strukturen des Körpers, die uns Stabilität geben und Bewegung ermöglichen – Knochen, Muskeln, Sehnen und Gelenke. Er sorgt dafür, dass wir aufrecht stehen, gehen, sitzen oder greifen können. Gleichzeitig schützt er wichtige innere Organe wie Herz und Lunge vor äußeren Einflüssen.

Der menschliche Bewegungsapparat wird funktionell in zwei Hauptkomponenten unterteilt: den passiven und den aktiven Bewegungsapparat. Gemeinsam ermöglichen sie unsere Körperhaltung, gezielte Bewegungen und die Fortbewegung im Raum.

Zum **passiven Bewegungsapparat (Stützapparat)** zählen alle Strukturen, die in erster Linie der Stabilisierung, Formgebung und dem Schutz des Körpers dienen. Dazu gehören:
- **Knochen,** die das Skelett bilden und als stabile Grundlage fungieren,
- **Gelenke,** die zwei oder mehr Knochen beweglich miteinander verbinden,
- **Bänder,** die als feste Bindegewebsstrukturen Gelenke stabilisieren
- sowie **Bandscheiben,** die zwischen den Wirbelkörpern als Puffer und Stoßdämpfer wirken.

Diese Strukturen sind nicht aktiv beweglich, sondern stellen die mechanische Grundlage dar, auf der alle körperlichen Bewegungen aufbauen. Zusätzlich übernimmt der Stützapparat eine schützende Funktion für lebenswichtige Organe, wie der knöcherne Brustkorb (Thorax) für Herz und Lunge oder die Wirbelsäule für das Rückenmark.

Der **aktive Bewegungsapparat** umfasst alle Strukturen, die durch Kontraktion und Relaxation Bewegung erzeugen können. Hierzu gehören:
- **Skelettmuskulatur,** die über willentliche Steuerung Bewegungen ermöglicht,
- **Sehnen,** die die Muskeln mit den Knochen verbinden und die Kraftübertragung gewährleisten (◘ Abb. 3.4),
- sowie **Faszien,** die als Bindegewebshüllen Muskeln umgeben, stabilisieren und das Zusammenspiel zwischen verschiedenen Muskelgruppen koordinieren.

Das Interagieren von aktiven und passiven Strukturen ermöglicht präzise und kraftvolle Bewegungsabläufe sowie eine stabile Körperhaltung. Erst im Zusammenspiel beider Systeme – der tragenden und der bewegenden Komponenten – ist effiziente und kontrollierte Bewegung möglich. Störungen in einem der beiden Bereiche, etwa durch Verletzungen, Überlastung oder degenerative Prozesse, können daher die gesamte Funktion des Bewegungsapparats beeinträchtigen.

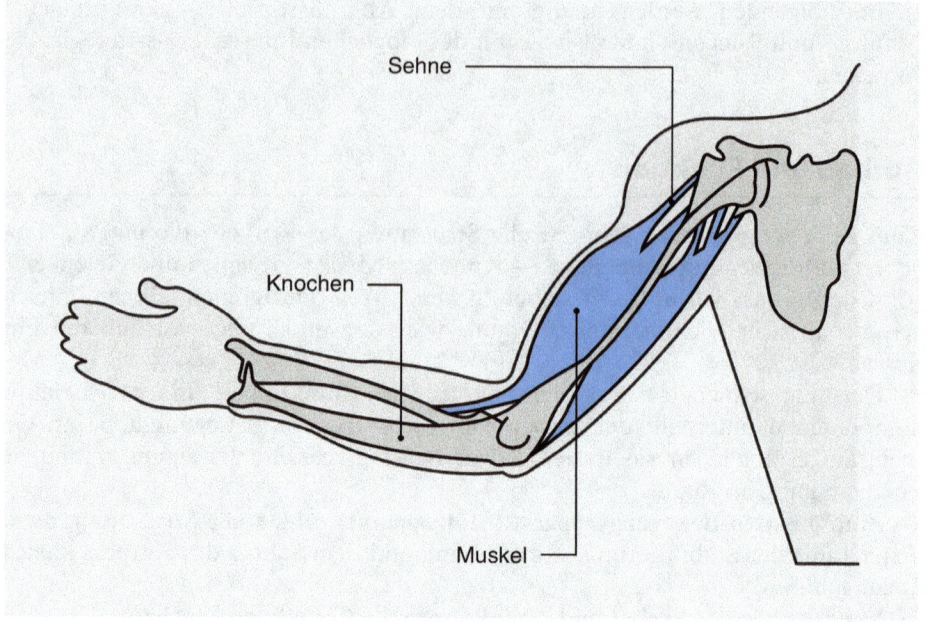

Abb. 3.4 Der aktive Bewegungsapparat. (©Millinger Design)

Die Abbildung zeigt das Zusammenspiel von Muskeln, Sehnen und Knochen im Bereich des Oberarms. Muskeln (blau) ziehen sich aktiv zusammen und erzeugen dadurch Bewegung. Über Sehnen (hellblau) sind sie mit den Knochen verbunden, auf die sie ihre Zugkraft übertragen. So wird beispielsweise beim Beugen des Arms der Unterarm durch die Kontraktion des Bizepsmuskels nach oben gezogen.

Eine zentrale Rolle im Bewegungsapparat spielen unsere **Muskeln.** Sie sind die treibende Kraft hinter jeder Bewegung und sorgen in enger Zusammenarbeit mit den passiven Strukturen für Dynamik und Stabilität. Durch die Aktivität unserer Muskeln werden über die Sehnen Kräfte auf die Knochen übertragen, wodurch Bewegungen der Gliedmaßen und des Rumpfes entstehen. Ohne Muskeln könnten wir uns nicht bewegen. Tatsächlich steuern über 600 Muskeln unser Skelett, das aus über 200 **Knochen** besteht – wovon 180 direkt an den Bewegungen beteiligt sind. Unser umfangreichster Muskel ist unser großer Gesäßmuskel, der flächenmäßig größte Muskel ist der breite Rückenmuskel. Insgesamt machen unsere Muskeln etwa 40 % unserer Körpermasse aus.

Körperliche Aktivität übt einen komplexen, adaptiven Einfluss auf unseren Organismus aus. Unsere Muskelzellen produzieren dabei sogenannte **Myokine**– Botenstoffe, die auf verschiedene Weise wirken können: Sie beeinflussen die produzierende Muskelzelle selbst (autokrin), benachbarte Zellen im unmittelbaren Umfeld (parakrin) oder gelangen über den Blutkreislauf zu entfernten Organen und Geweben (endokrin). Viele dieser Botenstoffe wirken in unserem Körper entzündungshemmend und immunmodulierend. Sie unterstützen Stoffwechselvorgänge in Leber und Gehirn und können präventiv gegen Erkrankungen wie Krebs, Herz-Kreislauf-Leiden, Diabetes und Osteoporose wirken.

Wie Sie im Kapitel „Die wissenschaftlichen Grundlagen von Anti-Aging-Strategien" bereits gelesen haben, verlieren wir mit dem Alter – sofern wir nicht aktiv durch regelmäßige Bewegung gegensteuern – kontinuierlich Muskelmasse, Muskelkraft und schließlich auch Muskelfunktion. In diesem Fall sprechen wir von **Sarkopenie**. Ohne regelmäßige körperliche Aktivität verlieren wir bis zum 80. Lebensjahr bis zu 40 % unserer Muskelmasse. Gleichzeitig steigt häufig der Körperfettanteil, da die Kalorienzufuhr oft unverändert bleibt, oder sich sogar erhöht, obwohl sich der Energieverbrauch durch weniger Bewegung deutlich verringert. Wie schnell der Muskelverlust vonstattengehen kann, wird uns auch drastisch vor Augen geführt, wenn wir krankheitsbedingt eine Woche ans Bett gefesselt sind. Durch das Liegen können wir bis zu 25 % unserer Muskelmasse verlieren, und es dauert mehrere Wochen, bis diese durch regelmäßiges Training wieder aufgebaut ist. Ein Muskelverlust hat weitreichende Konsequenzen: Eine reduzierte muskuläre Stabilisierung führt zu einer geringeren Gelenkstabilität und einer ungleichmäßigen Gelenkbelastung. Dies hat wiederum einen unterschiedlich starken Druck auf den Gelenkknorpel zur Folge. Die Konsequenzen sind Mikroschäden im Knorpelgewebe, welche entzündliche und degenerative Prozesse verursachen. Hinzu kommt, dass der Knorpel nicht durchblutet ist und seine Nährstoffversorgung ausschließlich durch Bewegung und wechselnde Druckbelastung erfolgt. Bewegungsmangel – etwa infolge von Muskelschwäche oder Schmerz – verschlechtert somit direkt die Knorpelernährung und fördert den fortschreitenden Abbau der Knorpelstruktur.

Auch die Knochenstruktur ist in hohem Maße von muskulärer Aktivität abhängig. Diese benötigen nämlich Muskelzug und mechanische Belastung als Trigger zum Knochenerhalt, ansonsten nimmt die **Knochendichte** ab und kann letztlich zur Osteoporose führen – ein Thema, das im Kapitel „Hormonsystem" vertiefend behandelt wird. Zudem erhöht die reduzierte Muskelkraft das Sturzrisiko, was in Kombination mit fragilen Knochenstrukturen das Risiko für Frakturen signifikant steigert.

Unser aktiver Bewegungsapparat ist also eng mit dem passiven verbunden, und die altersbedingte Schwächung von nur einer Komponente kann zu schwerwiegenden Folgen führen.

Arthrose

Arthrose gilt weltweit als die häufigste Gelenkerkrankung bei Erwachsenen. Der wichtigste Risikofaktor ist das Alter, sie kann aber auch durch Verletzungen frühzeitig entstehen. Dabei verliert der Knorpel durch mechanische Überbelastung, Entzündungsfaktoren und enzymatischen Abbau seine Elastizität und Belastbarkeit, was zu strukturellem Abbau, Schmerzen und eingeschränkter Gelenkfunktion führt. Unbehandelt verläuft die Arthrose chronisch fortschreitend.

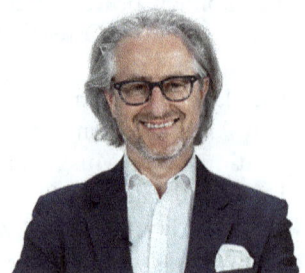

Welche Faktoren die Entstehung der Arthrose begünstigen, haben wir mit **Priv. Doz. Dr. Gerd Ivanic**, Facharzt für Orthopädie und Orthopädische Chirurgie am Privatklinikum Graz Ragnitz („Die Orthopaeden"), diskutiert.

Gerd Ivanic, welche Faktoren begünstigen die Entstehung von Arthrose?

Eine Arthrose entsteht, weil ein normales Gelenk zu stark belastet wird oder weil eine normale Belastung für ein vorgeschädigtes Gelenk zu groß ist. Im ersten Fall kann Übergewicht oder ausgeprägte Belastung wie beispielsweise beim Leistungssport die Ursache für eine Arthrose sein. Im zweiten Fall kann eine falsche Anlage, wie beispielsweise einer Hüftdysplasie, wo die Pfanne einer Hüfte nicht richtig angelegt ist, zu Problemen führen.

Unser Knorpel wirkt im gesunden Gelenk wie ein Stoßdämpfer. Geht er verloren, reiben die Knochen zunehmend direkt aufeinander – dadurch kommt es zu einer eingeschränkten Beweglichkeit, zunehmenden Schmerzen, und in späteren Stadien kann sogar eine Versteifung des Gelenks entstehen.

Die Erkrankung kann durch natürlichen Verschleiß, nach Verletzungen oder durch Fehlbelastungen entstehen. Wenn der Knorpel verschwindet, wird der Knochen darunter stärker belastet. In der Folge lagert sich vermehrt Kalk ein, es bilden sich Knochenverdickungen und sogenannte Randwülste. Diese Veränderungen stören die Bewegungsabläufe und können die Gelenkfläche sogar stellenweise einbrechen lassen.

Zudem können sich Abbauprodukte des Knorpels in der Gelenkflüssigkeit ansammeln. Dies kann Entzündungen der Gelenkkapsel, Schwellungen und Gelenkergüsse zur Folge haben. Solche Reizzustände verstärken die Beschwerden zusätzlich. Die mechanischen Veränderungen – etwa freiliegender Knochen, Knochenwucherungen oder abgesplitterte Knorpelstücke – beeinträchtigen die Gelenkfunktion weiter und führen zu akuten Schmerzzuständen. Gleichzeitig wirkt sich die eingeschränkte Beweglichkeit negativ auf die umliegende Muskulatur aus: Es kommt zusätzlich zu schmerzhaften Verspannungen, Muskelverkürzungen und einem allmählichen Verlust an Muskelmasse und Kraft. Die Schmerzen führen dazu, dass das betroffene Gelenk geschont wird. Dadurch wird die Muskulatur geschwächt, was wiederum die Beschwerden verschlimmert.

> **Gerd Ivanic, welche Maßnahmen können helfen, den Krankheitsverlauf positiv zu beeinflussen?**

Das Beste für ein Gelenk ist die Bewegung ohne Belastung. Das bedeutet, dass das Gelenk mit großem Bewegungsausmaß gleichmäßig durchbewegt werden soll. Dadurch kommt es zu einem normalen und wiederkehrenden Ausschütten von Gelenkflüssigkeit, die in der inneren Gelenkmembran produziert wird. Auf den Erhalt des Bewegungsumfanges sollte geachtet werden.
Sehr wichtig ist es, die Muskulatur zu stärken, die das Gelenk stabilisiert. Dafür soll zusätzliches Training, anfangs mit den Physiotherapeut*innen, oder, wenn noch keine wesentliche Pathologie vorhanden ist, auch im Selbsttraining zum Einsatz kommen. Dies soll zur Verbesserung der Koordination und der Propriozeption – also der Fähigkeit des Körpers, seine eigene Position im Raum wahrzunehmen, ohne visuelle Kontrolle – beitragen. Das Verwenden von orthopädietechnischen Maßnahmen hilft zusätzlich, um dadurch zum Beispiel den Druck im Knie etwas nach innen zu verlagern. So können etwa bei O-Beinen Einlagen mit Außenranderhöhung verwendet werden. Auch ist die richtige Sportwahl entscheidend: Bei einer Arthrose in der Hüfte eignet sich beispielsweise Radfahren mit nicht zu hohen Übersetzungen. Da man auf den Sitzbeinknochen sitzt, hat das Hüftgelenk nur die Bewegungsbelastung und nicht auch noch die statische Belastung zu tragen.

Rückenschmerz

Nicht zuletzt betreffen alterungsbedingte Veränderungen auch die **Wirbelsäule.** Man unterschätzt allerdings häufig, wie früh sogenannte degenerative Veränderungen schon einsetzen können. Rückenschmerzen– insbesondere im Bereich der Lendenwirbelsäule – betreffen fast jede und jeden von uns irgendwann im Leben, mal mehr, mal weniger. Ein wesentlicher Grund dafür ist unser sitzender, bewegungsarmer Lebensstil, der langfristig zur Schwächung der tief liegenden (autochthonen) Rückenmuskulatur führt. Diese stabilisierenden Muskeln verkümmern, wenn sie nicht regelmäßig aktiviert werden – und das begünstigt Fehlhaltungen, Verspannungen und schließlich Schmerzen.

In den meisten Fällen handelt es sich bei Kreuzschmerzen um unspezifische Beschwerden. Das bedeutet, es lässt sich keine eindeutige Ursache feststellen. Solche Schmerzen sind in der Regel harmlos und klingen meist von selbst wieder ab. Allerdings können sie im Laufe der Zeit wiederholt auftreten und neue Schmerzepisoden auslösen.

Anders verhält es sich beim spezifischen Kreuzschmerz: In diesem Fall liegt eine klar identifizierbare Ursache vor, die direkt für die Beschwerden verantwortlich ist, etwa strukturelle Veränderungen an der Wirbelsäule wie Bandscheibenvorfälle, Wirbelkörperfrakturen oder entzündliche Prozesse.

Durch den altersbedingten Abbau der Rumpfmuskulatur kommt es häufig zu Haltungsveränderungen, die eine unausgeglichene Belastung der

Zwischenwirbelgelenke und Bandscheiben zur Folge haben. Tatsächlich werden die meisten von uns deshalb mit dem Alter auch kleiner!

> **Gerd Ivanic, warum wird man eigentlich im Alter immer kleiner?**
>
> 1. Die Wirbelsäule hat im Normalfall 23 Bandscheiben. Durch den altersbedingten Flüssigkeitsverlust der einzelnen Bandscheiben kommt es zu einer Erniedrigung derselbigen. D. h., wenn jede der 23 Bandscheiben um nur 1 mm niedriger wird, haben wir fast 2,5 cm an Größe verloren.
> 2. Die physiologischen Krümmungen wie Rundrücken an der Brustwirbelsäule und Hohlkreuz an der Lendenwirbelsäule verstärken sich mit dem Alter. Vor allem der Rundrücken an der Brustwirbelsäule fällt als Erstes auf, dies gemeinsam mit einer entsprechend schlechteren Muskulatur führt wiederum zu einer Verstärkung der Krümmungen auch an der Lendenwirbelsäule und dadurch zu einer Verkleinerung des Menschen.
> 3. So wie die Bandscheiben sich erniedrigen, werden auch die Knorpelschichten in den Gelenken niedriger. Das bedeutet, dass es allein durch die 3 Hauptgelenke der unteren Extremität (Hüfte, Knie, Sprunggelenk) zu einer Verkleinerung kommt. Eine Verbesserung der Situation kann durch eine verbesserte Körperhaltung und einem entsprechenden Muskelaufbau mit ausreichender Flüssigkeitszufuhr erzielt werden.

Darüber hinaus können altersbedingte Veränderungen an Gelenken und Bandscheiben zu Gewebeverletzungen, Entzündungsreaktionen und Reizungen von Schmerzrezeptoren führen, was letztlich die Schmerzentstehung begünstigt.

Chronische Schmerzen können durch krankhafte Veränderungen der Signalverarbeitung im Nervensystem verursacht oder verstärkt werden. Dabei können sich Schmerzen, die einer unzureichenden Behandlung unterliegen, negativ auf das Zentralnervensystem auswirken. Dies kann sich in einer erhöhten Empfindlichkeit für Schmerzreize äußern, die sich klinisch als Hyperalgesie manifestiert. Besonders häufig entsteht ein **Schmerzgedächtnis** bei neuropathischen Schmerzen, d. h., wenn das Nervensystem geschädigt ist und dadurch Schmerzsignale entstehen. Ob sich ein Schmerzgedächtnis entwickelt, hängt von der Dauer und Intensität des Schmerzes ab. Daher ist es wichtig, Schmerzen frühzeitig und gezielt zu behandeln und die Ursache abzuklären. Dabei hilft oft ein ganzheitlicher Behandlungsansatz, bei dem verschiedene Fachrichtungen aus der Medizin zusammenarbeiten, also ein interdisziplinäres Team aus Mediziner*innen, Psycholog*innen und Physiotherapeut*innen.

> **Gerd Ivanic, was kann man im Alltag tun, um Rückenproblemen vorzubeugen, und warum ist starke Muskulatur dabei so wichtig?**
>
> Die beste Vorbeugung für Erkrankungen am Stütz- und Bewegungsapparat, vor allem auch bei der Wirbelsäule, ist eine gute Muskulatur. Das Vermeiden von nicht dem Normalmaß entsprechenden Belastungen und Übergewicht sind wichtige Co-Faktoren.
> Für die Wirbelsäule sind vornübergebeugte, verdrehte Belastungen schlecht. Beispiel: Wenn ich eine Bierkiste aus dem Auto Kofferraum heben möchte, sollte man diese an den Rand zur Stoßstange ziehen und erst dann herausheben. Des Weiteren sollte zur Stabilisierung der Wirbelsäule das Hochheben aus der Hüfte und dem Knie und nicht aus der Wirbelsäule erfolgen. Generell sollten diese Belastungen nahe am Körper erfolgen. Hat eine Frau z. B. große Brüste, sollten entsprechend gute BHs getragen werden, um dieser zusätzlichen Belastung Rechnung zu tragen. Beim Schlafen sollten entsprechende Matratzen verwendet werden. Wenn man in der Früh müder aufwacht, als man am Abend schlafen gegangen ist, dann stellen oft die falsche Matratze oder das falsche Polster das Problem dar. Jeder Mensch muss aber für sich selbst herausfinden, welche Matratze, welches Kissen zum eigenen Körperbau am besten passt. Zur Behandlung und Vermeidung von Wirbelsäulenproblemen ist der Muskelaufbau von großem Vorteil. Dies anfangs mit Therapeut*innen und in weiterer Folge mit assistierter medizinischer Trainingstherapie zum gezielten Muskelaufbau, um auch jene Muskelpartien zu stärken, die vielleicht zu schwach ausgebildet sind.
> Bei Schmerzen mit Muskelhartspann, also durch spannungsbedingte Verhärtungen im Muskel, hilft eine Lumbalbandage, die Verkrampfungen zu lösen und trotzdem über die Wahrnehmung der Körperhaltung die Wirbelsäule zu stabilisieren.
> Nordic Walking, Schwimmen vor allem im Kraulstil und Langlaufen stellen für die Wirbelsäule ideale Sportarten dar.

Prävention und Therapie

Bewegung

Als ich noch an der Klinik tätig war, kam ich vor lauter Arbeit oft nicht zum Laufen und habe mir irgendwann geschworen, in meinem Leben jede Treppe zu gehen und nicht mit dem Lift zu fahren, es sei denn, es geht nicht anders. So kam es, dass ich im Nachtdienst oft alle 10 Stockwerke rauf und runter gelaufen bin – zwar mit Mannerschnitten in der Tasche, aber fit wie ein Turnschuh.

Wann haben wir angefangen, uns nicht mehr bewegen zu wollen, Anstrengung und körperliche Aktivität zu vermeiden? Als Kinder rannten wir umher, konnten nicht still sitzen und entdeckten mit Freude immer wieder etwas Neues. Heute ist der **körperliche Stillstand** das neue Mantra, ja kein Schritt zu viel, ja keine Anstrengung, ja keine positive Belastung für den Körper.

Worauf ich hinaus will: Es kommt ja nicht nur auf das regelmäßige Training an, sondern vor allem auch auf die **Bewegung im Alltag**. Unser Körper ist von Natur aus so gebaut, dass wir uns eigentlich ständig bewegen sollten, unsere Muskeln, Knochen und unser Kreislauf wollen aktiviert werden. Wer kennt nicht das Bild vom Fitnesscenter, vor dem eine Rolltreppe zur Eingangstür führt? Denn wie sieht die Realität aus? Wir sitzen den ganzen Tag. Erst im Auto oder im Bus vor dem Handy, dann im Büro und abends vielleicht noch vor dem Computer. Wenn wir nicht das Glück haben, einen „bewegten" Beruf auszuüben, kommen wir nicht einmal auf tausend Schritte am Tag.

Und dabei sind wir nicht alleine: Rund 2 Mrd. Menschen – etwa ein Viertel der Weltbevölkerung – bewegen sich zu wenig. Bewegung ist für unseren Organismus und unsere Zellen jedoch lebensnotwendig, körperliche Aktivität löst zahlreiche molekulare Effekte aus, und verschiedene Botenstoffe werden freigesetzt. Schon 15 min Bewegung pro Tag senken das Sterberisiko um 14 %, bereits ein täglicher, zügiger Spaziergang von zehn Minuten senkt das persönliche Risiko für Herz-Kreislauf-Erkrankungen um 20 %. Andererseits weisen Personen mit überwiegend sitzender Lebensweise (mehr als 8 h am Tag) ein um rund 80 % erhöhtes Sterberisiko auf [240].

Auch unser Immunsystem profitiert von einem bewegten Leben: Ältere Menschen, die ihr Leben lang viel Ausdauersport betrieben und regelmäßig trainiert haben, wiesen in einer Studie deutlich aktivere B- und T-Zellen – also aktivere Immunzellen im Blut – auf als untrainierte Menschen. Dadurch waren sie weniger gefährdet, an Infektionen, chronischen Entzündungen und Autoimmunerkrankungen zu erkranken, und wiesen zusätzlich einen besseren Impfschutz auf, worauf wir im Kapitel „Immunsystem und Lunge" noch näher eingehen werden [241].

Ich habe einige Patient*innen über 80 Jahre, die täglich spazieren gehen, meist mit Nordic-Walking-Stöcken für eine bessere Koordination. Es ist beeindruckend, zu sehen, wie sich durch diese konsequenten Maßnahmen Beweglichkeit und Muskelkraft im Alter erhalten lassen. Dass zielgerichtetes Ausdauer- und Krafttraining die Leistungsfähigkeit bis ins hohe Alter erhalten kann, zeigt auch der Fall einer über 70-jährigen Amerikanerin, die in einem beachtlichen Tempo noch Marathons läuft und damit ein Fitnesslevel einer 25-Jährigen aufweist.

Setzen wir also neue Reize im Alltag, zum Beispiel indem wir die Route zur Arbeit verändern oder beim Spazierengehen Nordic-Walking-Stöcke einsetzen, die zusätzlich unsere Armmuskulatur aktivieren und kräftigen. Noch besser ist es, gemeinsam aktiv zu werden: mit Freund*innen, Kolleginnen oder Kollegen. Gegenseitige Motivation wirkt oft Wunder, sei es beim gemeinsamen Training, im Tanzkurs oder beim Ausprobieren einer neuen Sportart. Ich bin beispielsweise eine überzeugte Verfechterin des Treppensteigens – und das aus gutem Grund. Treppensteigen ist nicht nur ein effektives Training, sondern auch eine alltägliche Anforderung. Denn wenn der Lift ausfällt, die Rolltreppe außer Betrieb ist oder es schlicht und ergreifend keine Alternative gibt, müssen wir in der Lage sein, Treppen sicher hinauf- und hinunterzusteigen. Beobachten Sie einmal eine Treppe, die wirklich genutzt werden muss, Sie werden feststellen, wie viele, selbst jüngere Menschen, damit bereits Schwierigkeiten haben, sei es durch mangelnde Kraft, fehlende Stabilität oder eingeschränkte Koordination. Gerade deshalb hat das Treppentraining in der Physiotherapie einen festen Platz. Es hilft, diese Bewegungsanforderung gezielt zu fördern und – auch bei bestehenden Vorerkrankungen – wieder in den Alltag zu integrieren.

Eine Woche hat rund 10.000 min – und nur 150 min davon in moderater Bewegung genügen, um einen positiven Effekt auf unsere Gesundheit zu erzielen. Das kann zügiges Gehen, Walken oder Radfahren sein. Wer intensiver trainiert, kommt sogar schon mit 75 min pro Woche aus. Wenn man es so betrachtet, ist der Aufwand wirklich gering – die Wirkung aber enorm.

Aber selbst wenn man schon in seiner Mobilität eingeschränkt ist oder an Grunderkrankungen leidet, kann man sich mit der richtigen therapeutischen Unterstützung neue Fertigkeiten aneignen oder alte Bewegungsmuster wieder erlernen. Je nach Gesundheitszustand sprechen wir von Remobilisation oder von ambulanter oder stationärer Rehabilitation, Physiotherapie oder auch ärztlich begleiteten Fitnessstudios.

Eine liebe Freundin von mir hat leider letztes Jahr den Kampf gegen den Krebs verloren. Und ich sehe sie jeden Tag vor mir, wie sie mit ihren Unterarmstützkrücken durch die Gegend läuft, wie sie bis zuletzt im Garten gearbeitet hat und jede Bewegung als Freude empfunden hat, obwohl sie keine Sekunde schmerzfrei war.

Wenn ich an sie denke, dann wird mir immer aufs Neue bewusst, was es für ein Privileg ist, sich aktiv bewegen zu können und nicht auf Hilfsmittel oder Unterstützung angewiesen zu sein. Deshalb sollten wir auch jeden Tag etwas dafür tun, dass dies so lange wie möglich so bleibt.

Der Begriff **„körperliche Aktivität" (physical activity)** beschreibt jede Bewegung, die durch die Skelettmuskulatur erzeugt wird und zu einem erhöhten Energieverbrauch über den Grundumsatz hinausführt. Darunter fällt jede Form von Bewegung, bei der der Körper aktiv Energie verbraucht.

Im engeren Sinn versteht man unter gesundheitsförderlicher körperlicher Aktivität jene Bewegungsformen, die nachweislich positive Effekte auf die Gesundheit haben, ohne dabei ein erhöhtes Risiko für Verletzungen oder gesundheitliche Schäden mit sich zu bringen. Typische Beispiele hierfür sind Radfahren, zügiges Spazierengehen oder das regelmäßige Treppensteigen im Alltag.

Im Gegensatz dazu versteht man unter Sport oder Training eine strukturierte, kontrollierte und regelmäßige körperliche Aktivität, die im Allgemeinen auf eine bestimmte Leistung oder ein bestimmtes Ziel ausgerichtet ist.

Für uns ist eines wichtig: Je mehr wir uns bewegen, desto größer ist der körperliche Nutzen. Und ja, wir dürfen und sollen uns auch anstrengen!

Immer wieder wird darüber diskutiert, was gesünder sei: ein Langstreckenläufer wie Eliud Kipchoge zu werden oder Krafttraining zu betreiben wie Arnold Schwarzenegger. Die Antwort aus medizinischer Sicht ist eindeutig: Der Mix machts.

Zahlreiche Studien zeigen, dass sowohl **Ausdauer-** als auch **Krafttraining** wirksam zur Prävention chronischer Erkrankungen beitragen – mit vergleichbarem gesundheitlichem Nutzen. Deshalb wird heute eine Kombination beider Trainingsformen empfohlen.

Gezieltes, dosiertes Krafttraining spielt eine zentrale Rolle bei der Behandlung und Vorbeugung von Beschwerden des Bewegungsapparats. Es ist besonders wirksam bei Erkrankungen wie Arthrose, Osteoporose, altersbedingtem Muskelabbau (Sarkopenie) und unspezifischen Schmerzen im muskuloskelettalen Bereich.

> **Gerd Ivanic, wie kann ich altersbedingt Muskelaufbau und Knochenschwund entgegenwirken?**
>
> Die beste Möglichkeit, altersbedingtem Muskelabbau entgegenzuwirken, ist der gezielte Muskelaufbau. Das bedeutet, dass man aktiv bleibt, regelmäßig Sport betreibt, sich bewegt und belastet. Reines Spazierengehen allein ist zu wenig, um Muskel zu erhalten und aufzubauen. Es bedarf einer Belastung über das Normmaß hinaus. Für die Ausdauer ist Gehen (Nordic Walking!), Laufen, Radfahren in einem für den Körper anstrengenden Bereich bereits die Möglichkeit, das kardiopulmonale System zu stärken. Krafttraining, bei dem gezielt Gewichte bewegt werden, ist sinnvoll. Das bedeutet nicht unbedingt das Verwenden eines Fremdgewichtes wie einer Hantel. Es gibt auch genug Möglichkeiten, dies mit dem eigenen Körper zu tun, wie z. B. mit Klimmzügen, Liegestützen oder Übungen für die Bauchmuskulatur. Mit dem Muskeltraining wird gleichzeitig auch dem Knochenschwund entgegengewirkt. Durch die Muskelbelastung kommt es zu einem Stress auf den Knochen, der zur Stärkung desselben führt. D. h., dass das Training für den Stütz- und Bewegungsapparat und seine Muskulatur gleichzeitig auch zu einem Erhalt und einer Verbesserung des Knochens führt.
> Unsere Gelenke wiederum sind die Grundvoraussetzung für unsere Beweglichkeit, sie haben die Aufgabe, Kräfte und Drehmomente zu übertragen und werden durch Bänder und Kapselstrukturen stabilisiert.
> Kurz zusammengefasst, unser Körper ist für jede Art von Bewegung programmiert und wartet nur darauf, dass wir das richtige Programm starten.

Früher wurde bei vielen chronischen oder akuten Erkrankungen, besonders nach Operationen am Bewegungsapparat, häufig zur Schonung geraten – oft sogar zu einem wochenlangen Bewegungsverbot. Heute weiß man, dass dies nur in wenigen Ausnahmefällen sinnvoll ist. In der Regel wird eine frühzeitige Mobilisation angestrebt, um Heilung und Funktionserhalt bestmöglich zu unterstützen. Denn wenn wir uns zu wenig bewegen, verlieren wir nach und nach unsere Beweglichkeit und Geschmeidigkeit. Der Körper wird steif, unbeweglich, und die Muskulatur baut ab, wird schwächer und anfälliger für Beschwerden. Bewegung ist also nicht nur Therapie, sondern auch ein entscheidender Beitrag zur langfristigen Gesundheitsvorsorge.

Ernährung

In den letzten Jahren ist das Interesse an Vitaminen, Mineralstoffen und anderen Nahrungsergänzungsmitteln stark gestiegen. Aus meiner ärztlichen Erfahrung weiß ich, dass es durchaus medizinische Situationen gibt, in denen der gezielte Einsatz solcher Präparate sinnvoll sein kann – etwa bei nachgewiesenem Mangel, erhöhter körperlicher Belastung oder im höheren Lebensalter. Doch eines ist ebenso klar: Nahrungsergänzungsmittel sind kein Ersatz für eine ausgewogene Ernährung und einen gesunden Lebensstil. Sie können unterstützend wirken – aber sie können nicht kompensieren, was durch ungesunde Ernährung, Bewegungsmangel oder Stress aus dem Gleichgewicht geraten ist.

Die beste Maßnahme bei Problemen des Bewegungsapparates ist, übermäßiges Gewicht abzubauen. Eine dauerhafte Gewichtsreduktion ist natürlich eine Herausforderung für die betroffenen Personen und nicht immer leicht zu bewerkstelligen. Dies gelingt am besten durch eine nachhaltige Veränderung der Lebens- und Ernährungsgewohnheiten, idealerweise mit fachlicher Begleitung. Entscheidend ist nicht nur das Abnehmen selbst, sondern das Halten des erzielten Gewichts auf lange Sicht. Begleitend sollte stets ein gelenkschonendes Ausdauertraining durchgeführt werden. Es fördert nicht nur den Fettabbau, sondern stärkt auch die Muskulatur und verbessert damit Stabilität, Beweglichkeit und Belastbarkeit der betroffenen Gelenke. Rehabilitationsmaßnahmen können besonders in der Anfangsphase eine wertvolle Unterstützung bei der Ernährungsumstellung und dem gezielten Aufbau der Muskulatur bieten.

Patient*innen mit entzündlicher Ausprägung der Arthrose (Osteoarthritis) profitieren nachweislich von einer gezielten Ernährungsumstellung. In Kombination mit einer Gewichtsreduktion sollte die Zufuhr entzündungsfördernder Lebensmittel deutlich reduziert und gleichzeitig eine entzündungshemmende, nährstoffreiche Kost bevorzugt werden – wie im Kapitel „Verdauungstrakt" bereits ausführlich beschrieben. Ziel ist es, Schmerzen zu lindern, die Entzündungsaktivität zu senken und langfristig den Medikamentenbedarf zu reduzieren. Besonders bedeutsam ist in diesem Zusammenhang die Reduktion tierischer, fettreicher Lebensmittel, welche entzündliche Prozesse antreiben können. Im Gegensatz dazu zeigen sich pflanzenbasierte, vollwertige Ernährungsformen – reich an Omega-3-Fettsäuren und Ballaststoffen – als unterstützend bei der Kontrolle entzündlicher Prozesse. Ein entscheidender Aspekt, der oft unterschätzt wird: Die richtige Ernährung sollte nicht erst im Alter beginnen, sondern bereits in jungen Jahren forciert werden, um degenerative Veränderungen frühzeitig zu verhindern und die Gesundheit von Gelenken und Knochen nachhaltig zu fördern.

> **Gerd Ivanic, welche Rolle spielen Ernährung und Gewicht für die Jugend und Gesundheit von Knochen und Gelenken?**
>
> Die Ernährung hat viel mit Gewohnheit zu tun. Dies bedeutet, dass wir bereits im Kindes- und Jugendalter eine Bahnung für unser weiteres Leben erfahren. Ernährung sollte uns vor allem nicht nur sättigen, sondern dem Körper auch jene „Wirkstoffe" zur Verfügung stellen, die er für seine regelrechte Funktion benötigt. Der erwachsene Körper braucht verschiedene dieser Wirkstoffe nur um den Erhalt seiner Funktion zu sichern bzw. um ein zu schnelles Verschlechtern dieser zu vermeiden. Der wachsende Körper braucht oft das Vielfache, um ein physiologisches Wachstum zu sichern.
>
> Mit der Ernährung können einzelne Funktionen des Körpers positiv, wie auch negativ beeinflusst werden – beispielsweise das Gewicht. Wir wissen, dass Übergewicht einen Trigger für Probleme am Stütz- und Bewegungsapparat darstellt – z. B. Entstehung von Arthrosen und Wirbelsäulenbeschwerden.
>
> Dabei ist wichtig, anzumerken, dass sowohl Über- als auch Untergewicht schädlich sind. Es können beispielsweise schon jugendliche Magersüchtige an Osteoporose leiden. In beiden Fällen kann es zudem zu Wachstumsproblemen wie O-Beinen, X-Beinen, Skoliosen, Plattfüßen, Knorpelüberlastungen etc. kommen.
>
> Es geht also um die entsprechende Balance bei der Nahrungsaufnahme. Diesbezüglich gibt es Evidenzen dafür, dass die mediterrane Ernährung einen positiven Effekt auf die Lebensqualität und Lebenslänge hat.

Medikamentöse Schmerztherapie

In der Medizin gibt es unterschiedliche Möglichkeiten und Strategien zur Schmerzlinderung. Zum einen gibt es Wirkstoffe, die direkt am Schmerzort wirken, zum anderen Substanzen, welche zentral im Gehirn wirken.

Zur ersten Gruppe gehören die klassischen **nichtsteroidalen Antiphlogistika** wie Ibuprofen, Diclofenac oder Acetylsalicylsäure. Die schmerzstillende und entzündungshemmende Wirkung sowie die Nebenwirkungen der nichtsteroidalen Antiphlogistika entstehen, weil sie bestimmte Enzyme im Körper hemmen – die sogenannten Cyclooxygenasen (COX).

Wirkstoffe wie Ibuprofen, Diclofenac und Acetylsalicylsäure hemmen zwei Isoformen des Enzyms Cyclooxygenase: COX-1 und COX-2. Die entzündungshemmende Wirkung beruht vor allem auf der Blockade von COX-2, das für die Bildung entzündungsfördernder Botenstoffe wie Prostaglandine verantwortlich ist. Durch die verminderte Prostaglandinproduktion kommt es klinisch zu einer Reduktion von Schmerzen und Entzündungszeichen.

Nebenwirkungen wie Magenschleimhautschädigungen, Magenblutungen oder eine verlängerte Blutungszeit sind vor allem auf die Hemmung von COX-1 zurückzuführen, einer Isoform, die im Körper physiologische Schutzfunktionen erfüllt, etwa den Erhalt der Magenschleimhaut und die Regulation der Blutgerinnung.

Um diese Nebenwirkungen zu reduzieren, wurden Wirkstoffe wie Celecoxib und Etoricoxib entwickelt, die selektiv COX-2 hemmen und dadurch ein geringeres Risiko für Magenschleimhautreizungen aufweisen.

Die verschiedenen Medikamente unterscheiden sich nämlich nicht nur darin, welche Enzyme sie hemmen, sondern auch durch die Art und Weise, wie sie es tun.

Ein besonderes Beispiel ist Acetylsalicylsäure: Sie ist das einzige nichtsteroidale Antiphlogistikum, das die COX-Enzyme irreversibel hemmt. Schon in niedriger Dosierung blockiert sie also gezielt COX-1 in den Blutplättchen (Thrombozyten) und verhindert so dauerhaft die Bildung des Stoffes Thromboxan, der für die Blutgerinnung mitverantwortlich ist. Deshalb wird Acetylsalicylsäure auch zur Vorbeugung von Herzinfarkt, Schlaganfall und Durchblutungsstörungen der Beine (periphere arterielle Verschlusskrankheit) eingesetzt.

Für einzelne Wirkstoffe aus der Gruppe der nichtsteroidalen Antiphlogistika gibt es besondere **Gegenanzeigen (Kontraindikationen)**, die unbedingt beachtet werden müssen, dazu gehören schwere Leber- oder Nierenfunktionsstörungen oder Überempfindlichkeitsreaktionen gegen NSAIDs. Darüber hinaus darf Acetylsalicylsäure nicht bei Kindern mit Virusinfektionen angewendet werden, und Diclofenac sollte nicht bei Patient*innen mit bestimmten Herz-Kreislauf-Erkrankungen eingesetzt werden.

In solchen Fällen sollte auf besser verträgliche Alternativen zurückgegriffen und stets ärztlicher Rat eingeholt werden, da es häufig zu unerwünschten Wechsel- und Nebenwirkungen kommen kann.

Eine Alternative kann **Paracetamol** darstellen. Dieser Wirkstoff hemmt ebenfalls die Cyclooxygenasen – allerdings vorwiegend im zentralen Nervensystem und kaum im peripheren Gewebe, wo die Entzündungsprozesse ablaufen. Deshalb ist Paracetamol auch nur gegen den Schmerz (und auch Fieber) wirksam, aber nicht gegen Entzündungen. Es gilt als Schmerzmittel der ersten Wahl für Schwangere und Stillende und wird auch bei Patient*innen mit empfindlichem Mägen oder unter Blutverdünnung empfohlen. Vorsicht ist jedoch bei Lebererkrankungen und regelmäßigem Alkoholkonsum geboten: Beim Abbau von Paracetamol entsteht ein giftiges Zwischenprodukt, das normalerweise durch körpereigenes Glutathion abgebaut wird. Chronischer Alkoholkonsum führt jedoch dazu, dass einerseits mehr dieser toxischen Metaboliten gebildet werden und andererseits die Glutathionreserven vermindert sind, was das Risiko einer Leberschädigung deutlich erhöht.

Eine weitere hochwirksame Substanzklasse zur Schmerzlinderung zielt auf das zentrale Nervensystem ab, insbesondere auf Gehirn und Rückenmark: die **Opioide**. Zu dieser Wirkstoffgruppe zählen Substanzen wie Codein, Tramadol, Oxycodon und das stark wirksame Morphin, die vor allem bei starken und anhaltenden Schmerzen zum Einsatz kommen. Opioide entfalten ihre Wirkung, indem sie an körpereigene Opioidrezeptoren binden, die sich auf Nervenzellen befinden, welche Schmerzsignale weiterleiten. Durch diese Bindung wird die Weiterleitung des Schmerzreizes gehemmt. Gleichzeitig beeinflussen Opioide auch die

Schmerzverarbeitung im Gehirn. Einige wirken zusätzlich beruhigend, dämpfend oder euphorisierend – Eigenschaften, die wesentlich zur Entwicklung von Toleranz und Abhängigkeit beitragen können.

Insbesondere in den Vereinigten Staaten hat der sorglose Einsatz von Opioiden zu ernsthaften Gesundheitskrisen geführt. Zwischen Juli 2021 und Juni 2022 starben in den USA mehr als 107.000 Menschen infolge einer Überdosis – häufig durch das Opioid Fentanyl.

Die moderne Schmerztherapie bietet eine Vielzahl pharmakologischer Wirkstoffe, die – abhängig von Art, Intensität und Ursache des Schmerzes – gezielt eingesetzt werden können. Entscheidend ist jedoch stets eine individuelle und sorgfältige Abwägung, um das therapeutisch am besten geeignete Präparat auszuwählen. Neben der Auswahl des Wirkstoffs spielt auch die Darreichungsform eine zentrale Rolle, da sie maßgeblich beeinflusst, wie schnell und in welchem Umfang der Wirkstoff freigesetzt und aufgenommen wird.

Zusammenfassend lässt sich sagen, dass eine adäquate Schmerztherapie ein zentraler Pfeiler in der Medizin ist. Ebenso wichtig ist jedoch, die Wahl des richtigen Medikaments gemeinsam mit uns behandelnden Ärztinnen und Ärzten abzustimmen. So lassen sich unerwünschte Neben- und Wechselwirkungen vermeiden und das individuell wirksamste Präparat finden – für eine sichere und gezielte Linderung der Beschwerden.

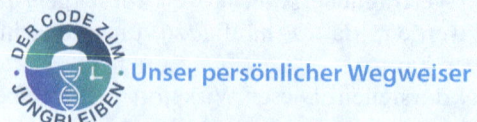 **Unser persönlicher Wegweiser**

- **Der Bewegungsapparat ist unser Fundament:** Knochen, Muskeln, Sehnen und Gelenke arbeiten als Einheit. Nur im Zusammenspiel von stabilen Strukturen und aktiven Muskeln bleiben wir aufrecht, mobil und belastbar – ein Leben lang.
- **Bewegung schützt vor Abbau:** Bereits ab dem 30. Lebensjahr verlieren wir Muskulatur – ohne Training bis zu 40 % bis ins hohe Alter. Regelmäßige Bewegung erhält Kraft, Gleichgewicht und Lebensqualität – und beugt Gelenkverschleiß, Knochenschwund und Stürzen vor.
- **Schmerzen brauchen Bewegung – nicht Schonung:** Rückenschmerzen und Arthrose werden durch Inaktivität oft schlimmer. Bewegungstherapie, gezieltes Krafttraining und eine gute Haltung können den Teufelskreis aus Schmerz, Schonung und neuer Belastung durchbrechen.
- **Gelenke leben von Bewegung:** Knorpel wird nicht durchblutet – er ernährt sich durch Druck und Entlastung. Wer sich zu wenig bewegt, riskiert Knorpelschäden und Arthrose. Gelenkschonende Bewegung ist daher entscheidend für Erhalt und Schutz der Gelenkfunktion.
- **Krafttraining ist kein Luxus, sondern notwendig:** Gezielt gesetzte Reize sind essenziell, um Muskulatur und Knochen gesund zu halten – besonders bei Arthrose, Osteoporose oder altersbedingtem Muskelabbau. Spazierengehen allein reicht nicht aus.

- **Jeder Schritt zählt:** Nicht nur Sport, auch Bewegung im Alltag – z. B. Treppensteigen statt Lift – bringt messbare Vorteile. Bereits 150 min moderate Aktivität pro Woche verbessern Herz-Kreislauf, Stoffwechsel und Immunsystem.
- **Schmerzen gezielt behandeln – nicht ignorieren:** Ob Schmerzmittel wie Ibuprofen und Paracetamol oder physikalische Therapie – bei akuten Beschwerden ist eine frühzeitige, individuell angepasste Behandlung entscheidend. Ziel ist Schmerzlinderung, nicht Medikamentenabhängigkeit.

Hormonsystem

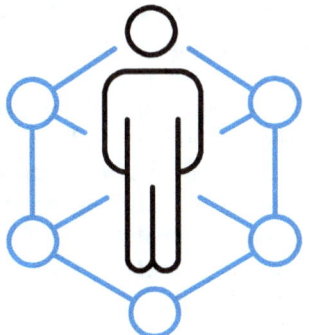

Unsere Hormone steuern, was in unserem Körper passiert – vom Wachstum über den Energiehaushalt bis hin zur Knochendichte. Doch mit dem Älterwerden geraten diese fein abgestimmten Regelkreise zunehmend aus dem Gleichgewicht. Die Folge: chronische Erkrankungen wie Osteoporose, Adipositas oder Diabetes mellitus Typ 2 und Fehlfunktionen der Schilddrüse nehmen zu. Sie alle teilen eine gemeinsame Grundlage – eine gestörte endokrin-metabolische Balance. In diesem Kapitel beleuchten wir, wie Hormone unseren Stoffwechsel, unsere Körperzusammensetzung und unsere Gesundheit prägen – und was wir tun können, um diese Balance möglichst lange zu erhalten.

Die Endokrinologie beschäftigt sich mit der Funktion hormonproduzierender Organe und der Wirkung von Hormonen im Körper. Hormone sind biochemische Botenstoffe, die in spezialisierten Drüsenzellen gebildet werden – etwa in der Hypophyse, der Schilddrüse, den Nebennieren, den Eierstöcken oder der Bauchspeicheldrüse. Anschließend werden diese Hormone über das Blut an ihre Zielorgane transportiert, erlauben so die Kommunikation zwischen den Organen und regulieren lebenswichtige Prozesse: Wachstum und Entwicklung, Stoffwechsel und Körpergewicht, Knochengesundheit, Sexualfunktion, Temperaturregulation, Wasser- und Elektrolythaushalt sowie unser seelisches Gleichgewicht.

Das hormonelle System funktioniert über fein abgestimmte Regelkreise, welche permanent Rückmeldungen verarbeiten und auf innere wie äußere Reize reagieren. Mit zunehmendem Alter verändert sich dieses System: Produktion, Empfindlichkeit und Rückkopplung der Hormone unterliegen natürlichen Schwankungen. Manche Hormone wie Östrogen und Testosteron nehmen ab, andere bleiben stabil oder steigen leicht an, wie das schilddrüsenstimulierende Hormon. Diese Veränderungen wirken sich auf den gesamten Organismus aus – insbesondere auf die Knochengesundheit, den Energiestoffwechsel, den Blutzuckerhaushalt und die Körperzusammensetzung.

Besonders deutlich zeigt sich dies anhand häufiger chronischer Erkrankungen mit hormoneller Beteiligung wie Osteoporose, Adipositas, Diabetes mellitus und Über- oder Unterfunktionen der Schilddrüse. Diese sogenannten endokrin-metabolischen Erkrankungen teilen viele gemeinsame Risikofaktoren – wie Bewegungsmangel, ungesunde Ernährung, Alter oder genetische Vorbelastung – und können die Lebens- und Gesundheitsspanne deutlich einschränken. Umso wichtiger ist es, sie frühzeitig zu erkennen, wirksam zu behandeln und idealerweise sogar zu verhindern.

Osteoporose

Osteoporose ist die häufigste Knochenerkrankung im höheren Lebensalter. Sie führt in Österreich zu einer sehr hohen Zahl an Fragilitätsfrakturen, ist mit einer deutlich erhöhten Sterblichkeit nach Hüft- und Wirbelkörperbrüchen verbunden und verursacht hohe Gesundheitskosten – damit zählt sie zu den wichtigsten, aber oft unterschätzten Volkskrankheiten im Alter. Schätzungen zufolge sind in Österreich über 370.000 Frauen und 90.000 Männer davon betroffen. Der Begriff Osteoporose stammt aus dem Altgriechischen und setzt sich aus den Wörtern ὀστέον (ostéon), deutsch „Knochen", und πόρος (poros), deutsch „Pore", zusammen. Er bedeutet so viel wie „löchrige Knochen". Dabei kommt es zum Verlust von Masse, Struktur und Festigkeit der Knochen, daneben ist auch die Muskelfunktion reduziert – mit daraus resultierenden Knochenbrüchen. Osteoporose entwickelt sich meist schleichend, bleibt lange unbemerkt, ist aber durch Lebensstil und gezielte Prävention gut beeinflussbar. In der Praxis wird die Diagnose jedoch häufig erst dann gestellt, wenn die Erkrankung bereits manifest ist, etwa durch Spontanfrakturen oder chronische Rückenschmerzen. Sogar in diesem späten Stadium erhalten nur knapp über 10 % der Betroffene eine leitliniengerechte Therapie. Dabei wäre eine frühzeitige Erkennung im Rahmen der Vorsorge entscheidend, um schwerwiegende Komplikationen und chronische Schmerzen zu verhindern und somit unsere aktive gesunde Lebensspanne zu verlängern. Über 65 % der Betroffenen bleiben jedoch unbehandelt, was einen alarmierend hohen Anteil darstellt. Viele Patient*innen erfahren erst von ihrer Erkrankung, wenn bereits Frakturen aufgetreten sind oder strukturelle Schäden am Skelett vorhanden sind. Dabei kann eine rechtzeitige Diagnose das Fortschreiten des Knochenschwunds wirksam aufhalten.

Gerade für Menschen mit individuellen Risikofaktoren, wie familiärer Vorbelastung, niedrigem Körpergewicht, längerer Cortisontherapie oder früher Menopause, ist ein gezieltes Osteoporose-Screening dringend zu empfehlen. Eine frühzeitige Diagnostik ermöglicht nicht nur wirksame Behandlungsansätze, sondern kann auch dazu beitragen, Schmerzen, Mobilitätseinschränkungen und Frakturen im Alter deutlich zu reduzieren.

Entstehung

Der Knochenstoffwechsel ist ein lebenslanger, dynamischer Prozess, bei dem die Aufnahme, Verwertung und Einlagerung von **Kalzium** – dem wichtigsten Baustoff des Knochens – maßgeblich von zahlreichen Faktoren abhängt. **Vitamin D** sorgt dafür, dass Kalzium im Darm aufgenommen wird und unterstützt die Wirkung von sogenannten **Osteoblasten**. Diese spezialisierten Zellen bilden neue Knochensubstanz, während **Osteoklasten** alten und beschädigten Knochen abbauen. Für die Einlagerung von Kalzium in die Knochenmatrix ist auch **Vitamin K** entscheidend, und daneben beeinflusst **Magnesium** die Aktivitäten von Osteoblasten und Osteoklasten, wodurch sich ein Gleichgewicht im Knochenstoffwechsel einstellt.

In einem gesunden Knochen herrscht immer eine Balance zwischen Abbau und Aufbau, welche entscheidend für die Knochendichte, die Stabilität und die Fähigkeit zur Regeneration ist. Dieser Prozess wird von zahlreichen weiteren Regulatoren beeinflusst: **Hormone** wie Somatotropin und Insulin-like Growth Faktor 1 (IGF-1) fördern beispielsweise Knochenaufbau und das Längenwachstum, während Östrogene die Aktivität der Osteoklasten hemmen und so die Knochenstabilität sichern.

Besonders in der Wachstumsphase und in Zeiten hormoneller Veränderungen – wie in der Pubertät oder nach den Wechseljahren – spielt der Hormonhaushalt eine entscheidende Rolle. Während in der Pubertät also Somatotropin und IGF-1 für Wachstum sorgen, hat der Östrogenmangel nach der Menopause negative Auswirkungen auf den Knochenaufbau und kann letztlich auch zur Osteoporose führen.

Osteoporose ist eine systemische Erkrankung des Skelettsystems, die durch eine Störung im Knochenstoffwechsel entsteht. Dabei können die Ursachen vielfältig sein und Umwelteinflüsse, Systemerkrankungen sowie hormonelle und medikamentenbedingte Faktoren einschließen.

Diese Veränderungen führen zu einer verstärkten Fragilität, also Brüchigkeit der Knochen, und erhöhen somit das Risiko für Knochenbrüche. Häufig betroffen sind die Brust- und Lendenwirbelsäule, die Hüfte, der Ober- oder der Unterarm sowie die Beckenknochen.

Risikofaktoren

In der Kindheit, Jugend und im jungen Erwachsenenalter legen wir den Grundstein für unsere stabilen Knochen. In dieser Zeit wird mehr Knochen aufgebaut als abgebaut, was das Wachstum und die Festigkeit des Skeletts bestimmt. Bis etwa zum 30. Lebensjahr erreicht unser Körper die maximale Knochenmasse – danach beginnt sie allmählich abzunehmen. Wer früh auf Ernährung, Bewegung und gesunde Lebensgewohnheiten achtet, kann das Risiko für Osteoporose im späteren Leben also bereits deutlich senken.

Das Tückische an Osteoporose ist, dass sie oft über Jahre hinweg unbemerkt bleibt. Die Erkrankung wird nach wie vor unterschätzt und findet in der medizinischen Routine häufig zu wenig Beachtung. Gerade deshalb liegt es an uns Ärztinnen und Ärzten aufmerksam zu sein, gezielt nach Risikofaktoren zu fragen und bei Bedarf eine frühzeitige Abklärung in die Wege zu leiten.

Ein höheres Lebensalter und ein zu geringes Körpergewicht zählen zu den wichtigsten Risikofaktoren. Wer bereits Knochenbrüche bei nur leichter Belastung erlitten hat oder weiß, dass Elternteile eine Hüftfraktur aufwiesen, sollte besonders aufmerksam sein. Auch eine langfristige Einnahme von Cortisonpräparaten kann den Knochen schaden. Zusätzlich erhöhen regelmäßiger

Alkohol- oder Nikotinkonsum sowie Bewegungsmangel das Risiko, an Osteoporose zu erkranken.

Darüber hinaus können eine Reihe von Erkrankungen wie entzündliche Darmerkrankungen, Essstörungen wie Magersucht oder chronische Nierenerkrankungen das Risiko für Osteoporose ebenso erhöhen wie bestimmte Medikamente.

Dank neuer Modelle und Berechnungen lässt sich mit dem Fracture Risk Assessment-Tool (FRAX-Tool) nun besser abschätzen, ob und wann eine spezifische Osteoporose-Behandlung notwendig ist. Es berechnet das 10-Jahres-Risiko, eine hüftnahe Fraktur oder eine größere osteoporotische Fraktur (Wirbelsäule, Unterarm, Hüfte oder Schulter) zu erleiden. Auch bei Patient*innen ohne vorangegangene Fraktur kann damit ein therapiebedürftiges Risiko frühzeitig erkannt werden.

Prävention und Therapie
Ernährung bei Osteoporose

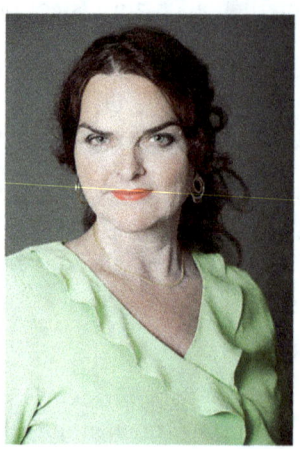

Wie sich die Ernährung bei Osteoporose gestaltet, haben wir mit **Univ. Prof. Priv. Doz. Dr. Astrid Fahrleitner-Pammer**, Fachärztin für Innere Medizin in eigener Praxis sowie Präsidentin der Österreichischen Gesellschaft für Knochen- und Mineralstoffwechsel, diskutiert.

Astrid Fahrleitner-Pammer, wie soll sich die Ernährung bei Osteoporose gestalten, und wird dies durch derzeitige Trends unterstützt?

Sehr vereinfacht ausgedrückt: Kalzium ist gut, Phosphat ist schlecht.
Die Schulmilchaktion durch Automaten mit Softdrinks zu „ersetzen", war eine unfassbar negative Entwicklung der letzten Jahre, welche ich bei meinen Kindern miterlebt habe. Cola und andere Softdrinks haben einen hohen Phosphatgehalt und entziehen dem Knochen das Kalzium – oft gerade während der Pubertät bzw. des jungen Erwachsenenalters, in dem die maximale Knochenmasse aufgebaut werden sollte.
Erschwerend hinzu kommt die Tatsache, dass die Vitamin-D-Bildung in der Haut nur unter UV-Licht-Exposition stattfinden kann. Bewegung im Freien zwischen 11

> und 14 Uhr ist aber häufig utopisch für viele Berufsgruppen, vor allem für Schüler. Eine Vitamin-D-Anreicherung in der Nahrung, die in zahlreichen anderen Ländern Standard ist, ist in Österreich verboten. Eine Vitamin-D-Supplementation wird für Säuglinge mit 400 I. E. pro Tag von den Kinderärzten empfohlen – damit ist es in Österreich gelungen, Rachitis auszurotten. Unverständlich bleibt, dass sich die Empfehlung für eine Substitution auf die ersten 12 Lebensmonate beschränkt. Kein Kleinkind wird üblicherweise ohne Sonnenschutz der Sonne ausgesetzt, und über die Nahrung kann nicht ausreichend Vitamin D aufgenommen werden. Eine Supplementation mit 800–2000 I. E. pro Tag wird daher empfohlen.
>
> Eine Kalziumzufuhr von 1000 mg pro Tag über die Ernährung (Mineralwasser, Milchprodukte, Gemüse) ist schaffbar, ansonsten wird eine Supplementation mit 500 mg Kalzium empfohlen.

Es ist also wichtig, auf eine ausreichende Zufuhr von **Kalzium** und **Vitamin D** zu achten und gleichzeitig phosphatreiche Lebensmittel zu reduzieren.

Als kalziumhaltige Lebensmittel eignen sich die folgenden:
- Milch- und Milchprodukte: Buttermilch, Joghurt, Skyr, Kefir, Hüttenkäse, Topfen, Hartkäse.
- Gemüse: Kohl, Brokkoli, Rucola
- Nüsse, Kerne und Samen: Mandeln, Walnüsse, Haselnüsse, Erdnüsse, Leinsamen und Hanfsamen
- Hülsenfrüchte: Bohnen, Linsen, Erbsen, Kichererbsen
- Fisch
- Getränke: Mineralwasser mit hohem Kalziumgehalt (>150 mg Kalzium/l)

Gleichzeitig sollte auf kalziumraubende Lebensmittel verzichtet werden, da diese Kalzium binden und dazu führen, dass dieses vom Körper nicht mehr verarbeitet werden kann.
- Phosphatreiche Produkte: Cola, Wurst- und Fleischwaren, Fast Food und Fertiggerichte, Chips, Schmelzkäse, Hefe.
- Phytinsäurehaltige Lebensmittel: Kleie
- Oxalsäurereiche Lebensmittel: Rote Beete, Rhabarber, Spinat

Für die Aufnahme und den Einbau von Kalzium in die Knochen ist **Vitamin D** unerlässlich, weshalb es eine zentrale Voraussetzung für gesunde Knochen ist. Im Jahr 2019 wiesen rund 13 % der EU-Bevölkerung, das entspricht etwa 1,1 Mio. Österreicher*innen, zu niedrige Vitamin-D-Werte auf.

Vitamin D wird vorwiegend im Fettgewebe gespeichert und größtenteils nicht über die Nahrung, sondern durch UV-B-Strahlung, also Sonnenlicht, in der Haut gebildet. In unseren Breitengraden reicht die Sonneneinstrahlung jedoch besonders in den Herbst- und Wintermonaten oft nicht aus, um die körpereigene Produktion sicherzustellen. Lebensmittel wie fetter Fisch, Eier oder Milchprodukte enthalten zwar Vitamin D, doch selbst bei ausgewogener Ernährung können darüber nur etwa 10 bis 20 % des Bedarfs gedeckt werden.

Bei einem Serumspiegel unterhalb von 30 nmol/L (12 ng/ml) besteht das Risiko eines Vitamin-D-Mangels, was langfristig auch zu einem erhöhten Risiko für Osteomalazie (Knochenerweichung) und Rachitis führt. Zu den Risikogruppen zählen ältere Menschen, immungeschwächte Personen, Säuglinge und Kleinkinder, schwangere und stillende Frauen, Personen mit dunkler Hautpigmentierung sowie stark übergewichtige Menschen. Eine über 20 Jahre laufende Langzeitstudie aus Wien mit mehr als 70.000 Teilnehmer*innen zeigte zudem, dass Serumspiegel von ≤ 50 nmol/L 25-Hydroxyvitamin D mit einer erhöhten Sterblichkeit assoziiert sind [242]. Dazu passend legt eine große Cochrane-Metaanalyse nahe, dass die Einnahme von Vitamin D3 die Sterblichkeit senken kann [316].

Bei einem echten Vitamin-D-Mangel besteht also die dringende Notwendigkeit einer Supplementierung. Mit einer täglichen Zufuhr von 20 µg (800 I. E.) Vitamin D lässt sich auch ohne Sonnenexposition in der Regel ein Serumspiegel von 50 nmol/L (20 ng/ml) erreichen. In bestimmten Fällen kann aus ärztlicher Sicht eine höhere Dosierung erforderlich sein. Dann sollte die Supplementierung jedoch durch regelmäßige Kontrollen des Vitamin-D-Spiegels begleitet werden [243].

Zusammenfassend zeigen große klinische Studien aber auch, dass Personen mit einem ausreichenden Vitamin-D-Status in der Regel nicht zusätzlich von der Einnahme von Vitamin-D-Präparaten profitieren. Das Risiko für Krebs, Typ-2-Diabetes, Herz-Kreislauf-Erkrankungen, Knochenbrüche oder Stürze war in diesen Studien durch die zusätzliche Einnahme nicht reduziert [244–248]. Eine generelle Empfehlung zur vorbeugenden Supplementierung lässt sich daher auf Basis der aktuellen Datenlage nicht ableiten. Ein Vitamin-D-Mangel sollte jedoch in jedem Fall vermieden werden.

Gesunden jungen Menschen wird eine tägliche **Proteinzufuhr** von 0,8 bis 1,0 g pro Kilogramm Körpergewicht empfohlen. Dies entspricht rund 10 bis 15 % der Gesamtenergieaufnahme. Basierend auf aktuellen wissenschaftlichen Erkenntnissen empfiehlt die PROT-AGE Study Group Menschen über 65 Jahren eine tägliche Proteinzufuhr von mindestens 1,0 bis 1,2 g Protein pro Kilogramm Körpergewicht. Für körperlich aktive oder regelmäßig trainierende Senior*innen wird sogar eine höhere Proteinzufuhr von > 1,2 g pro kg Körpergewicht pro Tag angeraten, um Muskelmasse und -funktion bestmöglich zu erhalten. Zudem kann bei Aufnahmestörungen oder schweren Erkrankungen der Proteinbedarf weiter auf maximal 2,0 g pro kg Körpergewicht ansteigen [249]. Zu den pflanzlichen Eiweißlieferanten zählen Nüsse, Mandeln, Hülsenfrüchte (z. B. Erbsen, Linsen, Bohnen), Sojaprodukte wie Tofu und Tempeh sowie Pseudogetreide wie Quinoa und Amaranth. Auch Vollkorngetreide wie Dinkel und Hafer tragen zur Proteinversorgung bei. Zu den tierischen Proteinquellen gehören Fisch, Geflügel, mageres Fleisch sowie Käse wie Emmentaler oder Parmesan und Eier.

Darüber hinaus sollte der Konsum potenziell schädlicher Substanzen wie Alkohol und Nikotin eingeschränkt werden, da sie die Knochengesundheit zusätzlich beeinträchtigen können. Gleichzeitig ist es wichtig, auf eine ausgewogene Nährstoffzufuhr zu achten, um einen gesunden Körperfettanteil zu erhalten bzw. zu erreichen.

> **Astrid Fahrleitner-Pammer, wann sollte mit gezielten sportlichen Aktivitäten gestartet werden, um Osteoporose entgegenzuwirken?**
>
> Der Knochen ist alles andere als ein statisches Gewebe. Vom Tag der Geburt bis zum Tod passt er sich den äußeren Einflüssen an. Die deutschsprachigen Sprichwörter „Turne bis zur Urne" und „Fit in die Kiste" entsprechen dem angloamerikanischem „Use it or loose it". Es gibt eine Vielzahl von Studien, die belegen, dass Widerstandstraining und mechanische Belastung einen Erhalt oder sogar Aufbau des Knochens bewirken. Körperliches Training hat altersunabhängig immer einen positiven Effekt.
> Die maximale Knochenmasse wird bis in die dritte Lebensdekade aufgebaut. In dieser Zeit kann also vieles richtig, aber auch falsch laufen. Sport und Bewegung sollten schon bei Kindern zentraler Bestandteil des Lebens sein.

Bewegung und Training

Mechanische Reize durch Muskelzug und Bewegung fördern die Aktivität der Osteoblasten, steigern die Ausschüttung anaboler Hormone wie IGF-1 und Wachstumshormone und verbessern die Mineralstoffeinlagerung in den Knochen. Gleichzeitig wird durch die Muskelaktivität die Durchblutung und Nährstoffversorgung des Knochens verbessert, wodurch die Regeneration besser wird.

> **Astrid Fahrleitner-Pammer, sollte Kraft- oder Ausdauertraining absolviert werden?**
>
> Regelmäßiges Krafttraining führt zu mehr Muskelaufbau, wodurch die Insulinsensitivität verbessert und das Osteoporoserisiko reduziert wird. Ausdauertraining führt zur Ausschüttung von Glückshormonen und verbessert die Fettverbrennung. Im konkreten empfiehlt es sich, tägliche Gleichgewichtsübungen (Sturzprophylaxe) und 2 bis 3 Mal pro Woche Krafttraining zu absolvieren. Gleichzeitig sollte bei Risikogruppen eine Zufuhr von 1,5 g Protein pro kg Körpergewicht gesichert sein, um den Muskelaufbau zu unterstützen. Daneben sollte ein mäßiges Ausdauertraining erfolgen. Aber die Dosis macht das Gift! Ein Übermaß an Sport kann jedoch auch Stress bedeuten, zu Untergewicht und Zyklusunregelmäßigkeiten führen.
> Steigt das Knochenbruchrisiko – errechenbar mit dem FRAX-Tool über die individuelle Interventionsschwelle, hat die betroffene Person wohlgemerkt sogar das Recht auf eine spezifische Knochenschutztherapie.

Ein gezieltes Training, das **Kraft, Koordination** und **Gleichgewicht** fördert, hilft also doppelt: Es verringert die Wahrscheinlichkeit eines Sturzes und verbessert gleichzeitig die Knochenqualität. Wenn wir älter und fragiler werden, dann erhöht sich auch unser **Sturzrisiko**. Erkrankungen, die mit Gangunsicherheit, Schwindel und Schwäche einhergehen, Medikamente, Stolperfallen in der Wohnung oder schlecht sitzendes Schuhwerk sind oft die Ursache.

Etwa 30 % der über 65-Jährigen und 40 bis 50 % der über 80-Jährigen stürzen mindestens einmal pro Jahr. Dabei kommt es häufig zu schweren Verletzungen, insbesondere zu Knochenbrüchen. Stürze zählen somit zu den häufigsten indirekten Ursachen für Pflegebedürftigkeit – rund 40 % aller Einweisungen in Pflegeheime gehen auf ihre Folgen zurück, da sie körperliche Einschränkungen und den Verlust der Selbstständigkeit begünstigen. Umso wichtiger ist regelmäßige Bewegung – sie ist ein zentraler Bestandteil gesunden Alterns: nicht nur zur Sturzprävention und Erhaltung der Knochengesundheit, sondern auch für das Herz, das Gehirn und das allgemeine Wohlbefinden.

Medikamentöse Therapie
Neben einer Basisversorgung mit Kalzium und Vitamin D kommen hier oft Wirkstoffe zum Einsatz, welche den Knochenabbau hemmen, wie Bisphosphonate, oder den Knochenaufbau fördern, wie Teriparatid. Mittlerweile gibt es dafür viele unterschiedliche medikamentöseTherapieansätze, deren Einsatz vom Frakturrisiko und von den jeweiligen Patient*innen abhängen und gemeinsam mit den betreuenden (Fach-)Ärzt*innen besprochen werden sollten. Diese Therapien sind von zentraler Bedeutung, um das Risiko osteoporosebedingter Frakturen nachhaltig zu senken, die Lebensqualität zu erhalten und Pflegebedürftigkeit im Alter zu vermeiden. Sie sollten insbesondere bei postmenopausalen Frauen mit diagnostizierter Osteoporose, bereits erlittenen Frakturen oder deutlich erhöhtem Frakturrisiko Teil des Therapieplans sein – ebenso bei Patient*innen mit sekundärer Osteoporose, zum Beispiel infolge einer langfristigen Cortisontherapie oder chronischer Grunderkrankungen.

> **Astrid Fahrleitner-Pammer, auf welche chemischen Noxen soll man bei Osteoporose achten?**
>
> Potenzielle Noxen wie Alkohol, Nikotin und Medikamente, die den Knochen schädigen, wie beispielsweise Cortison sowie Protonenpumpenhemmer und Schleifendiuretika, sollten vermieden bzw. so niedrig dosiert wie möglich eingesetzt werden.

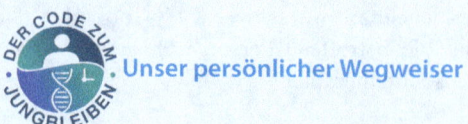 **Unser persönlicher Wegweiser**

- **Osteoporose bedeutet „poröser Knochen"** und ist die häufigste Erkrankung des Knochenstoffwechsels – oft lange symptomlos, aber mit weitreichenden Folgen wie Knochenbrüchen und Immobilität.
- **Knochengesundheit beginnt früh:** Die maximale Knochenmasse wird etwa bis zum 30. Lebensjahr aufgebaut – Prävention muss also bereits im Kindes-, Jugend- und jungen Erwachsenenalter beginnen.

- **Die Erkrankung betrifft viele:** In Österreich sind über 370.000 Frauen und 90.000 Männer betroffen – Tendenz steigend mit zunehmender Lebenserwartung.
- **Ursache ist ein gestörter Knochenstoffwechsel,** der zu Knochenschwund, Strukturverlust und erhöhter Brüchigkeit führt – oft begünstigt durch Hormone, Erkrankungen, Lebensstil oder Medikamente.
- **Risikofaktoren sind vielfältig:** Alter, niedriger BMI, frühere Frakturen, Cortisoneinnahme, Hormonstörungen, Diabetes, entzündliche Darmerkrankungen, Bewegungsmangel, Rauchen, Alkohol und bestimmte Medikamente.
- **Hormone haben großen Einfluss:** Besonders Östrogen, Somatotropin, IGF-1, Parathormon und Vitamin D spielen eine zentrale Rolle für Aufbau, Erhalt und Abbau von Knochensubstanz.
- **Eine gezielte Ernährung schützt die Knochen:** Kalzium, Vitamin D, Vitamin K, Magnesium und Eiweiß sind essenziell – während phosphatreiche, oxalsäure- oder phytinsäurehaltige Lebensmittel den Kalziumhaushalt stören können.
- **Bewegung ist essenziell:** Kraft- und Gleichgewichtstraining stärkt die Muskulatur, stabilisiert das Skelett, aktiviert den Knochenstoffwechsel und senkt das Sturz- und Frakturrisiko deutlich.
- **Sturzprävention rettet Lebensqualität:** Stürze im Alter sind häufig und können durch Frakturen schwerwiegende Folgen haben – bis hin zur Pflegebedürftigkeit. Prävention lohnt sich!
- **Medikamentöse Therapie ist wichtig und wirksam:** Sie richtet sich nach dem individuellen Frakturrisiko und sollte in enger Abstimmung mit Fachärzt*innen erfolgen.

Adipositas

Adipositas ist eine chronische Erkrankung, die Menschen jeden Alters und jeder sozialen Schicht betreffen kann. In Österreich sind laut Statistik Austria rund 35 % der über 15-Jährigen übergewichtig (BMI $\geq$ 25 kg/m^2, etwa 17 % leiden an Adipositas (BMI $\geq$ 30 kg/m^2) – Tendenz steigend. Für Betroffene bedeutet dies nicht nur eine eingeschränkte Lebensqualität, sondern auch eine deutlich verkürzte Lebenserwartung: Menschen mit Hochrisiko-Adipositas im Alter von 45 Jahren verlieren im Schnitt fast fünf Lebensjahre und rund zehn gesunde Jahre. 2019 starben in Österreich etwa 4000 Menschen an den Folgen von Adipositas [250]. Die Erkrankung stellt damit auch das Gesundheitssystem vor wachsende Herausforderungen.

Wenn wir übergewichtig sind und nur 5 % unseres Körpergewichts reduzieren, verbessern sich schon unsere Blutfettwerte und bestehende Lungenprobleme. Wenn wir 10 % abnehmen, optimieren sich unsere Blutdruckwerte, die Nieren erholen sich, das Herz-Kreislauf-Risiko sinkt, und die Leberfunktion verbessert sich. Wenn wir sogar mehr als 15 % unseres Gewichts reduzieren können, sinken die Sterblichkeitsrate und die kardiovaskuläre Mortalität signifikant [251].

Entstehung

Bei Erwachsenen wird Adipositas über den BMI klassifiziert (◘ Tab. 3.2). Bei Kindern und Jugendlichen wird die Einteilung nach BMI-Perzentilen vorgenommen, da sich deren Körper noch im Wachstum befindet. Ein Gewicht über der 90. Perzentile gilt als Übergewicht, ab der 97. Perzentile spricht man von Adipositas.

Adipositas entsteht durch Überernährung. Die Verfügbarkeit von Lebensmitteln mit einer hohen Energiedichte, wie beispielsweise viele hoch verarbeitete Lebensmittel oder solche mit hohem Zucker- und Fettgehalt, begünstigt eine zu hohe Energieaufnahme. Zusätzlich können Schlafmangel, Stress, psychische Erkrankungen, gewisse Medikamente und auch genetische Voraussetzungen die Entstehung von Adipositas weiter verstärken.

Wenn die Energiezufuhr ständig den Energieverbrauch übersteigt, wird die überschüssige Energie im Fettgewebe gespeichert. Dabei vergrößern sich die Fettzellen (Adipozyten) und können sich bei chronischer Überbelastung auch vermehren – das viszerale Fettgewebe, also jenes im Bauchraum um die inneren Organe, nimmt zu.

Bei normalgewichtigen Menschen erfüllt das **viszerale Fettgewebe** wichtige Funktionen im Körper. Es dient nicht nur als Energiespeicher, sondern übernimmt auch immunologische und hormonelle Aufgaben. So enthält es Zellen des angeborenen und erworbenen Immunsystems und produziert verschiedene Botenstoffe wie antimikrobielle Peptide, Adipokine und Zytokine, die an der Abwehr von Infektionen beteiligt sind. Auch als Energielieferant für das Immunsystem spielen die Fettzellen (Adipozyten) eine wichtige Rolle.

Besonders die **Adipokine** – hormonähnliche Signalstoffe – zeigen eine doppelte Wirkung: Bei Gewichtsabnahme wirken sie eher entzündungshemmend (antiinflammatorisch), bei Gewichtszunahme hingegen fördern sie Entzündungen (proinflammatorisch).

Bei Adipositas gerät dieses fein austarierte System aus dem Gleichgewicht. Die **endokrine** und **immunologische Funktion** des Fettgewebes verändert sich. Wie im Kapitel „Die wissenschaftlichen Grundlagen von Anti-Aging-Strategien" erklärt, kommt es durch die Zunahme des viszeralen Fetts zu einer chronisch niedriggradigen Entzündungsreaktion, ausgelöst durch eine Überaktivierung

◘ **Tab 3.2** Klassifizierung des BMIs

Kategorie	BMI	Risiko für Begleiterkrankungen
Untergewicht	<18,5	Niedrig
Normalgewicht	18,5–24,9	Durchschnittlich
Präadipositas	25–29,9	Gering erhöht
Adipositas Grad I	30–34,9	Erhöht
Adipositas Grad II	35–39,9	Hoch
Adipositas Grad III	≥40	Sehr hoch

der Adipozyten sowie ortsständiger und zugewanderter Makrophagen. Diese produzieren vermehrt proinflammatorische Zytokine. Das schädigt das Gewebe und fördert die Entstehung zahlreicher Krankheiten. Tatsächlich konnten Studien zeigen, dass eine Gewichtsabnahme die Makrophageninfiltration im Fettgewebe reduziert und damit zur Abnahme entzündlicher Prozesse beiträgt – ein bedeutender Schritt zur Verbesserung der Gesundheit bei Adipositas [252–255].

Deshalb ist es auch wichtig, den **Taillen-Hüft-Quotient (WHR)**, welchen wir bereits im Kapitel „Herz-Kreislaufsystem" besprochen haben, zu bestimmen. Dieser gibt indirekt Hinweise über das viszerale Fett, da mit diesem Quotienten beurteilt werden kann, ob sich das Körperfett eher im Bauchbereich ansammelt (**abdominale Adipositas**) oder gleichmäßiger über den Körper verteilt ist (**generelle Adipositas**). Fett im Bauchraum, wie im Fall der abdominalen Adipositas, ist meist viszerales Fett und stellt deshalb ein größeres Risiko für Herz-Kreislauf-Erkrankungen dar als gleichmäßig verteiltes Übergewicht.

Adipositas ist daher nicht nur selbst eine schwerwiegende Stoffwechselerkrankung, sondern geht auch mit einem erhöhten Risiko für viele **Begleiterkrankungen** wie Diabetes mellitus Typ 2, Herz-Kreislauf- und Lebererkrankungen, chronische Nierenerkrankungen, degenerative Gelenkerkrankungen und sogar einige Krebsarten wie Darmkrebs einher. Gleichzeitig kann es trotz Überernährung zu Nährstoffmangel kommen, etwa bei unausgewogener Lebensmittelauswahl (z. B. zu wenig Vitamine, Ballaststoffe, Mineralstoffe).

Viele adipöse Menschen leiden zudem unter **sozialer Benachteiligung und Diskriminierung** sowohl im beruflichen wie auch im privaten Umfeld. Adipositas hat viele Facetten, häufig wird die Verantwortung für das Übergewicht der betroffenen Person selbst und ihrem Verhalten zugeschrieben, sozusagen als Ausdruck des individuellen Versagens und der Willensschwäche. Zusätzlich haben Personen, die an krankhaftem Übergewicht leiden, ein deutlich höheres Risiko, auch an psychischen Störungen zu erkranken [256]. Vor allem ausgeprägte Adipositas ist mit einem erhöhten Risiko für psychische Störungen assoziiert, gleichzeitig nimmt die Wahrscheinlichkeit einer Gewichtszunahme bei Personen mit psychischen Störungen zu.

Die Stigmatisierung und Diskriminierung übergewichtiger Menschen ist eine Thematik, mit der wir uns auch als Gesellschaft auseinandersetzen müssen. Häufig bestehen stereotype Vorstellungen, dass Adipositas auf Faulheit, mangelnde Disziplin oder Willensschwäche zurückzuführen sei. Solche Überzeugungen sowie negative Erfahrungen im Zusammenhang mit dem eigenen Körpergewicht können das Risiko für Selbstzweifel, ein negatives Körperbild und wiederum die Entwicklung psychischer Erkrankungen erhöhen.

Wichtig wäre es, präventive Maßnahmen zu ergreifen, sowohl in der Sozialpolitik als auch in der Gesundheitspolitik, um Krankheiten zu vermeiden und ein Gesundheitsbewusstsein zu schaffen, das schon im Kindesalter gelehrt werden sollte – am besten unterstützt von Fachpersonal wie Psycholog*innen, Diätolog*innen und Ernährungsmediziner*innen.

Therapie

Ziel der Adipositastherapie ist eine langfristige Gewichtsreduktion, um die Risikofaktoren und Folgeerkrankungen zu verringern, das Risiko einer vorzeitigen Sterblichkeit zu senken, Arbeitsunfähigkeit zu vermeiden und die Lebensqualität nachhaltig zu verbessern.

Als Hausärzt*innen sind wir oft die erste Anlaufstelle – und sollten diese Rolle nutzen, um gemeinsam mit unseren Patient*innen individuelle und wirkungsvolle Therapiekonzepte zu entwickeln. Das ist oft nicht einfach und erfordert Zeit, Geduld und Einfühlungsvermögen auf beiden Seiten. Die Therapieziele sollten auf jeden Fall realistisch sein und auch Begleiterkrankungen müssen berücksichtigt und therapiert werden, weil Adipositas wie eine chronische Erkrankung ist, die immer wiederkehren kann.

Empfohlen wird daher unbedingt eine Kombination aus **Ernährungsumstellung**, vermehrter Bewegung und Verhaltenstherapie. Um Gewicht zu reduzieren, sollte die tägliche Energiezufuhr verringert werden – idealerweise um etwa 500 Kilokalorien pro Tag, in Einzelfällen auch weniger. Dies lässt sich erreichen, indem der Fettverzehr, die Aufnahme von Zucker und leicht verfügbaren Kohlenhydraten sowie insgesamt kalorienreiche Lebensmittel reduziert werden. Auch der Ersatz einzelner Mahlzeiten durch Formulaprodukten kann in manchen Fällen dabei unterstützen.

Die wichtigste Maßnahme zum langfristigen Gewichtserhalt ist jedoch die **Bewegung**. Wie bereits in mehreren Kapiteln unseres Buches bereits erwähnt, ist Alltagsbewegung in Kombination mit gezieltem **Kraft- und Ausdauertraining** eine echte Allrounder-Medizin – gewissermaßen eine Wunderpille gegen zahlreiche Erkrankungen. Sie spielt auch eine zentrale Rolle bei der Behandlung von Übergewicht. Inzwischen stehen strukturierte medizinische Trainingsprogramme sowie ambulante, berufsbegleitende Rehabilitationsangebote zur Verfügung, die neben dem körperlichen Training auch psychologische und diätologische Betreuung umfassen.

Verhaltenstherapie ist der nächste wichtige Baustein, um die Therapie zu optimieren, denn wer sein Gewicht verringern will, muss seinen gewohnten Lebensstil und damit auch sein Verhalten ändern.

Schließlich stehen uns auch **medikamentöse Therapien** zur Verfügung. Sie sollten jedoch erst zum Einsatz kommen, wenn mit der Änderung des Lebensstils keine Gewichtsreduktion erreicht werden kann.

Ab einem BMI von ≥ 30 kg/m^2 – oder bereits ab ≥ 27 kg/m^2 in Kombination mit mindestens einer adipositassoziierten Begleiterkrankung wie Prädiabetes, Diabetes mellitus Typ 2, Bluthochdruck, Fettstoffwechselstörungen oder dem obstruktiven Schlafapnoe-Syndrom – kann eine medikamentöse Adipositastherapie in Erwägung gezogen werden. Mit der Einführung sogenannter **Glukagon-like Peptide 1 (GLP-1)-Rezeptoragonisten** hat die medikamentöse Behandlung von Adipositas in den letzten Jahren stark an Bedeutung gewonnen. Wirkstoffe wie Semaglutid führen zentral zu einem früheren Sättigungsgefühl und verstärken die Wirkung des Insulins. Dadurch kann das Körpergewicht oft deutlich gesenkt und gleichzeitig eine positive Wirkung auf Begleiterkrankungen wie

Diabetes mellitus Typ 2 erzielt werden. Wichtig ist jedoch, zu betonen, dass die Gewichtsabnahme mit diesen Medikamenten zwar häufig rasch erfolgt, nach dem Absetzen der Therapie jedoch oft ein sogenannter Rebound-Effekt eintritt, wenn keine begleitende Lebensstilveränderung erfolgt. Das bedeutet, dass das Gewicht schnell wieder zunimmt, weil das Sättigungsgefühl nicht mehr so rasch einsetzt. Daher wird zurzeit auch eine langfristige medikamentöse Therapie diskutiert, deren Wirksamkeit und Sicherheit ohne weitere Langzeitdaten noch nicht abgeschätzt werden kann.

Schließlich steht bei Bedarf auch die **bariatrische Chirurgie (Adipositaschirurgie)** als therapeutische Option zur Verfügung. Sie umfasst verschiedene Operationsverfahren, die nicht nur zu einer nachhaltigen Gewichtsreduktion bei Menschen mit Adipositas führen, sondern auch mit einer deutlichen Besserung von Begleiterkrankungen wie Diabetes mellitus Typ 2 oder Bluthochdruck einhergehen können. In Österreich wird eine bariatrische Operation in der Regel ab einem BMI von mindestens 40 kg/m² empfohlen. Ab einem BMI von 35 kg/m² kann ein chirurgischer Eingriff ebenfalls erwogen werden, sofern schwerwiegende Begleiterkrankungen vorliegen. Vor der Operation ist eine umfassende Abklärung in einem spezialisierten Adipositaszentrum erforderlich. Diese umfasst medizinische Untersuchungen, eine psychologische Begutachtung sowie eine diätologische Schulung.

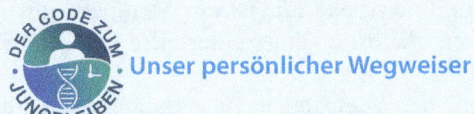

Unser persönlicher Wegweiser

- **Adipositas ist mehr als Übergewicht:** Es handelt sich um eine chronische Erkrankung mit weitreichenden Folgen für Stoffwechsel, Psyche und Organe – nicht um ein bloßes Lifestyle-Problem.
- **Stigmatisierung verstärkt das Problem:** Soziale Vorurteile, Schuldzuweisungen und Diskriminierung belasten Betroffene zusätzlich und erschweren die Therapie nachhaltig.
- **Bauchfett ist besonders gefährlich:** Viszerales Fettgewebe fördert chronische Entzündungen und erhöht das Risiko für Herz-Kreislauf-Erkrankungen, Diabetes und Krebs.
- **Kleine Erfolge haben große Wirkung:** Schon eine Gewichtsabnahme von 5–10 % verbessert Blutdruck, Blutfette, Leber- und Nierenfunktion deutlich.
- **Lebensstil ist die Basis der Therapie:** Ernährung, Bewegung und Verhalten müssen langfristig angepasst werden – Medikamente und Operationen können ergänzen, aber nicht ersetzen.
- **Frühe Prävention ist entscheidend:** Gesundheitsbildung, Bewegung und gesunde Ernährung sollten schon im Kindesalter gefördert werden – gestützt durch Politik und Fachpersonal.

Diabetes mellitus

Etwa alle 50 Minuten stirbt in Österreich ein Mensch an den Folgen von Diabetes mellitus – das entspricht rund 10.000 Todesfällen pro Jahr. Die häufigsten Ursachen sind kardiovaskuläre Komplikationen wie Herzinfarkte und Schlaganfälle. Zudem müssen jährlich etwa 300 Menschen mit Diabetes mellitus dialysiert werden, rund 200 erblinden infolge ihrer Erkrankung. Mit diesen Zahlen wollen wir ganz bewusst sensibilisieren – denn Diabetes ist eine ernstzunehmende chronische Erkrankung mit schwerwiegenden Folgen, die weit verbreitet ist.

In Österreich ist rund jede zehnte Person von Diabetes mellitus betroffen – doch mindestens ein Drittel der Erkrankten weiß nichts von ihrer Diagnose. Aktuell leben etwa 800.000 Menschen in Österreich mit dieser Erkrankung, bis 2045 wird mit über einer Million Betroffenen gerechnet. Solche Zahlen verdeutlichen, welche weitreichenden Folgen Diabetes für unser Gesundheitssystem und auch für die individuelle Lebensqualität und Lebenserwartung haben kann.

Entstehung

Bereits im Jahr 1675 beschrieb der englische Arzt Thomas Willis den Geschmack des Urins bei Diabetes mellitus Patient*innen als honigsüß – „... tasted as if it has been mixed with honey" – ein Hinweis darauf, dass bei stark erhöhtem Blutzucker Glukose über den Urin ausgeschieden wird und dieser süßlich schmeckt. Diabetes mellitus, auch als Zuckerkrankheit bekannt, ist ein Sammelbegriff für verschiedene Stoffwechselerkrankungen, die durch eine dauerhafte Erhöhung der Blutzuckerwerte gekennzeichnet sind.

Normalerweise wird Insulin von den Betazellen der Bauchspeicheldrüse produziert und führt zur Aufnahme von Glukose in die Muskel- und Fettzellen, wodurch der Blutzuckerlevel sinkt. Beim **Diabetes mellitus Typ 1** kann die Bauchspeicheldrüse kein oder nur mehr unzureichend Insulin produzieren. Ursache ist eine Autoimmunreaktion, bei der das körpereigene Immunsystem die insulinproduzierenden Betazellen in der Bauchspeicheldrüse angreift und zerstört. Dadurch entsteht meist ein absoluter Insulinmangel, der eine lebenslange Insulintherapie erforderlich macht. Diabetes mellitus Typ 1 betrifft derzeit etwa 30.000 Menschen in Österreich, darunter rund 1600 Schulkinder. Die Erkrankung tritt häufig im Kindes- oder Jugendalter auf, kann aber auch im Erwachsenenalter erstmals diagnostiziert werden.

Rund 85 bis 90 % der an Diabetes Erkrankten leiden aber an **Diabetes mellitus Typ 2** (Typ-2-Diabetes). Diese Erkrankung tritt meist im Erwachsenenalter auf, besonders häufig zwischen dem 60. und 70. Lebensjahr und ist eng mit dem Lebensstil verbunden. Wird dauerhaft zu viel Zucker und Fett aufgenommen und damit eine ständige Insulinausschüttung provoziert, reagieren die Körperzellen zunehmend schlechter auf Insulin, was zur Entstehung einer Insulinresistenz führt. Um die nachlassende Insulinwirkung zu kompensieren, produziert die Bauchspeicheldrüse noch mehr Insulin (kompensatorische Hyperinsulinämie). Irgendwann erschöpfen sich die Betazellen aber, und die Insulinsekretion nimmt ab. Dann sprechen wir von einem **relativen Insulinmangel,** der sich später zu einem **absoluten Insulinmangel** entwickeln kann.

Neben ungesunden Ernährungsgewohnheiten, chronischem Nikotinkonsum, übermäßigem Alkoholkonsum und Bewegungsmangel können auch genetische Faktoren zur Entwicklung eines Typ-2-Diabetes beitragen. Ist ein Elternteil betroffen, erhöht sich das Erkrankungsrisiko um das 1,7-fache; sind beide Elternteile betroffen, verdreifacht sich die Wahrscheinlichkeit, im Laufe des Lebens ebenfalls zu erkranken [257].

Darüber hinaus deuten aktuelle Erkenntnisse darauf hin, dass auch epigenetische Veränderungen an der Entstehung von Typ-2-Diabetes beteiligt sein könnten. So konnten spezifische DNA-Veränderungen in Blutzellen bereits Jahre vor der klinischen Diagnose nachgewiesen werden. Dies legt nahe, dass epigenetische Mechanismen nicht nur Folge, sondern möglicherweise auch Ursache der Erkrankung sind und potenziell als frühe Biomarker dienen könnten [258].

Wird ein Diabetes mellitus über Jahre hinweg unzureichend kontrolliert, führt die chronische Überzuckerung (**Hyperglykämie**) zu schwerwiegenden Folgekomplikationen – insbesondere an unseren Blutgefäßen. Ein zentraler pathophysiologischer Mechanismus ist die dauerhafte Anlagerung von Zucker an Proteine, Lipide und DNA, wodurch sogenannte **Advanced Glycation End-products (AGEs)** entstehen. Diese verzuckerten Zell- und Gewebekomponenten fördern Entzündungsprozesse und oxidativen Stress, mit der Folge struktureller und funktioneller Gewebeschäden. Vor allem die kleinen Blutgefäße (Mikroangiopathie) sind betroffen, was zur Entstehung diabetischer Spätfolgen wie Retinopathie (Augen), Nephropathie (Nieren) und Neuropathie (Nervensystem) führen kann. Auch die großen Gefäße (Makroangiopathie) werden in Mitleidenschaft gezogen: Durch atherosklerotische Veränderungen erhöht sich das Risiko für Herz-Kreislauf-Erkrankungen wie Herzinfarkt, Schlaganfall oder periphere arterielle Verschlusskrankheit.

Durchblutungsstörungen beeinträchtigen bei Diabetes die **Wundheilung** erheblich. Besonders an den Füßen können bereits kleine Verletzungen zu schlecht heilenden, infektionsanfälligen Wunden führen. Ist die mikrovaskuläre Schädigung erst eingetreten, lässt sie sich meist nicht mehr rückgängig machen – eine frühzeitige Blutzuckereinstellung ist daher entscheidend. Zudem schwächt ein dauerhaft erhöhter Blutzuckerspiegel das Immunsystem. Die Funktion der Abwehrzellen wird direkt beeinträchtigt, wodurch Patient*innen anfälliger für bakterielle und Pilzinfektionen werden.

Typ-2-Diabetes ist häufig Teil des **metabolischen Syndroms**, das mehrere Risikofaktoren vereint: Übergewicht – insbesondere viszerales Fett –, Bluthochdruck, erhöhte Triglyzeride, niedriges HDL-Cholesterin und erhöhte Nüchternblutzuckerwerte. All diese Risiken unterstreichen, wie entscheidend eine gute Stoffwechseleinstellung ist. Sie kann Folgeerkrankungen verhindern oder zumindest deutlich hinauszögern – und damit nicht nur die Lebensqualität, sondern auch die Lebenserwartung positiv beeinflussen.

Die **Lebenserwartung** bei Typ-2-Diabetes hängt vor allem von drei Faktoren ab: dem Erkrankungsalter, dem HbA1c-Wert (Langzeitzucker) und der Nierenfunktion. Wer spät erkrankt, den Blutzucker gut im Griff hat und eine gesunde Nierenfunktion aufweist, hat in der Regel eine vergleichsweise gute Prognose.

Neben Diabetes mellitus Typ 1 und Typ 2 wird auch **Schwangerschaftsdiabetes (Gestationsdiabetes)** zunehmend relevant. Aktuell ist etwa jede zehnte Schwangere in Österreich betroffen. Gestationsdiabetes ist eine Form der Zuckerstoffwechselstörung, die erstmals während der Schwangerschaft auftritt. Dabei steigen die Blutzuckerwerte über bestimmte Grenzwerte – oft ohne spürbare Beschwerden. Unbehandelt kann diese Form des Diabetes zu Komplikationen bei Mutter und Kind führen.

Risikofaktoren für Gestationsdiabetes sind ein höheres mütterliches Alter, eine familiäre Vorbelastung mit Diabetes, Übergewicht und eine vorangegangene Schwangerschaft mit Gestationsdiabetes. Durch den erhöhten Blutzucker der Mutter produziert der Fötus mehr Insulin, was zu einem überdurchschnittlichen Wachstum führen kann. Neugeborene wiegen daher häufig über 4000 g, was das Risiko für Geburtskomplikationen erhöht.

Mögliche Komplikationen bei Mutter und Kind sind Frühgeburtlichkeit, ein erhöhtes Geburtsgewicht, Präeklampsie (Bluthochdruck, Eiweiß im Urin, Wassereinlagerungen), eine gestörte Blutzuckerregulation beim Neugeborenen, postpartale Depressionen und langfristig ein erhöhtes Risiko für Übergewicht und Typ-2-Diabetes bei Mutter und Kind.

Daher ist der **orale Glukosetoleranztest** in der 24.–28. Schwangerschaftswoche ein essenzielles Instrument, um frühzeitig einen möglichen Gestationsdiabetes auszuschließen bzw. zu diagnostizieren und zu therapieren.

Etwa 70 bis 80 % der betroffenen Frauen können ihren Blutzucker bereits durch eine Umstellung der Ernährung und mehr Bewegung normalisieren. Zwar verschwindet der Gestationsdiabetes meist nach der Geburt, das Risiko für einen späteren Typ-2-Diabetes – sowohl bei der Mutter als auch beim Kind – bleibt jedoch erhöht.

Therapie

Ein gut eingestellter Diabetes ist die Voraussetzung dafür, dass es nicht zu Organschäden kommt und dass ein hohes Lebensalter erreicht werden kann. Dennoch beobachte ich in meiner Praxis immer wieder eine gewisse Sorglosigkeit im Umgang mit dem Blutzucker – selbst bei bereits an Diabetes erkrankten Patient*innen. Trotz ausführlicher Aufklärung ist vielen die Bedeutung einer stabilen Blutzuckereinstellung nicht ausreichend bewusst.

Wichtig zu wissen ist, dass sich ein manifester Typ-2-Diabetes meist über Jahre entwickelt. Die Vorstufe – der sogenannte Prädiabetes ist – durch eine beginnende Insulinresistenz und gestörte Glukosetoleranz gekennzeichnet. Die Blutzuckerwerte liegen dabei bereits über dem Normalbereich, aber noch unterhalb der Schwelle für einen manifesten Diabetes. Häufig verläuft diese Stoffwechselstörung symptomlos und bleibt lange unbemerkt. Nicht selten wird sie zufällig im Rahmen einer Blutuntersuchung entdeckt – ein Befund, der jedoch entscheidend für die weitere gesundheitliche Entwicklung sein kann. Denn das Risiko, innerhalb weniger Jahre an Typ-2-Diabetes zu erkranken, ist bei Prädiabetes deutlich erhöht: Bis zu 10 % der Betroffenen entwickeln pro Jahr einen manifesten Typ-2-Diabetes.

Die Österreichische Diabetes Gesellschaft empfiehlt hierzu folgende Richtwerte: Ein wiederholt gemessener Nüchternblutzucker zwischen 100 und 125 mg/dl gilt als Hinweis auf Prädiabetes. Auch der sogenannte Langzeitzucker, der HbA1c-Wert, kann Aufschluss geben – Werte zwischen 5,7 % und 6,4 % (entsprechend 39 bis 46 mmol/mol) deuten auf ein erhöhtes Risiko für die Entwicklung eines Diabetes mellitus hin. Zusätzlich kann ein Zuckerbelastungstest (oraler Glukosetoleranztest, oGTT) durchgeführt werden. Dabei trinkt die getestete Person eine Lösung mit 75 g Glukose, woraufhin zwei Stunden später der Blutzucker gemessen wird. Liegt dieser 2-h-Wert zwischen 140 und 199 mg/dl, spricht dies für eine gestörte Glukosetoleranz – ein weiterer Hinweis auf eine Vorstufe des Diabetes.

Um das Fortschreiten zu einem manifesten Diabetes zu verhindern, sind regelmäßige Kontrollen entscheidend, vor allem sollten der HbA1c-Wert, die Blutfette (v. a. LDL-Cholesterin) und der Blutdruck wiederholt untersucht werden.

Das primäre Ziel in der Behandlung des Typ-2-Diabetes ist die Senkung des Blutzuckerspiegels, vorrangig durch eine Änderung des Lebensstils. Eine **ausgewogene Ernährung** und **regelmäßige körperliche Aktivität** bilden dabei die Grundlage jeder wirksamen Therapie. Gerade in der Frühphase der Erkrankung ist es oft möglich, allein durch diese Maßnahmen auf Medikamente zu verzichten. Besonders übergewichtige Patient*innen profitieren von einer ausgewogenen Ernährung, mehr Bewegung, einer dadurch erzielten Gewichtsabnahme und einer gesteigerten körperlichen Fitness.

Für Menschen mit Typ-2-Diabetes eignen sich verschiedene Ernährungsformen, wie etwa eine mediterrane, vegetarische oder allgemein pflanzenbetonte Kost. Körperliche Aktivität wirkt sich nicht nur vorbeugend, sondern auch therapeutisch positiv auf den Blutzuckerspiegel aus. Denn jede Bewegung hilft dabei, Glukose aus dem Blut in die Körperzellen aufzunehmen, wodurch der Blutzuckerspiegel sinkt. Gleichzeitig verbessert regelmäßige Bewegung die Insulinempfindlichkeit der Zellen, sodass der Zucker effizienter verwertet wird. Auf Dauer kann so auch der HbA1c-Wert, also der Langzeitblutzuckerwert, gesenkt werden.

Häufig reichen bereits kleine Anpassungen aus, um die Blutzuckerwerte zu stabilisieren und wieder in den Normalbereich zu bringen. Sollte das nicht ausreichen, können zusätzlich blutzuckersenkende Medikamente, sogenannte **Antidiabetika**, zum Einsatz kommen. Als Standardtherapie gilt Metformin, das die Insulinempfindlichkeit verbessert und die Glukoseneubildung der Leber drosselt. Weitere Wirkstoffe sind Sodium-Glucose-Cotransporter-2-Inhibitoren (SGLT-2-Hemmer) wie Empagliflozin, die die Ausscheidung von Glukose über die Niere fördern und zusätzlich das Risiko für Herz-Kreislauf-Erkrankungen senken, sowie GLP-1-Rezeptoragonisten wie Semaglutid, die das Sättigungsgefühl verstärken, die Insulinausschüttung fördern und die Gewichtsabnahme unterstützen. Auch Dipeptidyl-Peptidase-4-Inhibitoren (DDP-4-Hemmer) können zum Einsatz kommen – sie verlängern die Wirkung von körpereigenem Insulin. Sulfonylharnstoffe fördern ebenfalls die Insulinfreisetzung, werden aber wegen des erhöhten Risikos für Unterzuckerungen (Hypoglykämien) und Gewichtszunahme heute seltener eingesetzt. In weiter fortgeschrittenen Fällen kann auch eine **Insulintherapie** notwendig werden.

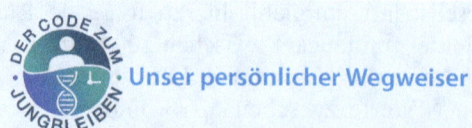 **Unser persönlicher Wegweiser**

- **Diabetes rechtzeitig erkennen und behandeln:** Diabetes mellitus ist eine chronische Stoffwechselerkrankung, bei der der Blutzuckerspiegel dauerhaft erhöht ist – bedingt durch Insulinmangel und/oder eine verminderte Insulinwirkung. Ohne Behandlung kann Diabetes langfristig Blutgefäße und Organe schädigen.
- **Viele Betroffene wissen nichts von ihrer Erkrankung:** In Österreich ist etwa jede zehnte Person betroffen – doch rund ein Drittel lebt mit unerkanntem Diabetes. Vorsorgeuntersuchungen und regelmäßige Blutzuckerkontrollen können Leben retten.
- **Diabetes hat schwerwiegende gesundheitliche Folgen**: Etwa alle 50 min stirbt in Österreich ein Mensch an den Folgen von Diabetes. Dauerhaft erhöhte Blutzuckerwerte schädigen kleine und große Gefäße. Das führt zu Augen-, Nerven- und Nierenerkrankungen, aber auch zu Herzinfarkt, Schlaganfall und Durchblutungsstörungen. Zusätzlich ist das Immunsystem geschwächt – Infektionen treten häufiger auf.
- **Typ-2-Diabetes ist vermeidbar:** Diese häufigste Diabetesform entsteht meist schleichend und ist stark mit dem Lebensstil verbunden. Übergewicht, Bewegungsmangel, Fehlernährung und Rauchen zählen zu den wichtigsten Risikofaktoren.
- **Prädiabetes ist die Warnstufe:** Erhöhte Nüchternblutzuckerwerte sind ein Alarmsignal. Lebensstilveränderungen – mehr Bewegung, gesunde Ernährung, Gewichtsreduktion – können den Ausbruch von Typ-2-Diabetes oft verhindern oder deutlich verzögern. Bis zu 10 % der Betroffenen entwickeln jährlich einen manifesten Diabetes. Frühzeitige Lebensstiländerungen können die Erkrankung verhindern oder hinauszögern.
- **Gestationsdiabetes (Schwangerschaftsdiabetes) ernst nehmen**: Er betrifft rund jede zehnte Schwangere in Österreich und erhöht das Risiko für Typ-2-Diabetes im späteren Leben – bei Mutter und Kind. Eine gute Blutzuckerkontrolle schützt beide.
- **Eine gesunde Lebensweise als Grundlage jeder Behandlung:** Bereits durch mehr Bewegung und eine bewusste Ernährung lassen sich Blutzucker, Blutdruck und Blutfettwerte verbessern – besonders wirksam bei Übergewicht. Folglich ist ein gesunder Lebensstil essenziell für die Behandlung von Prädiabetes, Typ-2-Diabetes und Gestationsdiabetes.
- **Antidiabetika und Insulin kommen bei Bedarf ergänzend zum Einsatz:** Die medikamentöse Therapie zielt darauf ab, den Blutzucker zu senken und Stoffwechselprozesse zu stabilisieren. Medikamente wie Metformin, SGLT-2-Hemmer oder GLP-1-Analoga beeinflussen verschiedene Stoffwechselwege. Insulin ersetzt das fehlende Hormon bei Typ-2-Diabetes im späteren Verlauf.
- **Typ-1-Diabetes braucht Insulin:** Diese Autoimmunerkrankung beginnt meist im Kindes- oder Jugendalter. Die insulinproduzierenden Zellen werden zerstört, sodass eine lebenslange Insulintherapie notwendig ist – begleitet von einer individuellen Stoffwechseleinstellung.

Schilddrüsenfunktion über das Alter hinweg

Die Schilddrüse spielt eine zentrale Rolle in der Regulierung unseres Stoffwechsels, im Wachstum und der Differenzierung während der Entwicklung sowie auch in der Herz- und Muskelaktivität. Folglich müssen die Schilddrüsenhormone in ihrer Ausschüttung und Umwandlung auch gut gesteuert werden. So erfolgt die Abgabe der Schilddrüsenhormone aus der Schilddrüse ins Blut kontrolliert über die Hypothalamus-Hypophysen-Achse. Durch das Schilddrüsen-stimulierende Hormon (**Thyroidea stimulating hormone/TSH**) wird die Schilddrüse zur Produktion von Schilddrüsenhormonen angeregt. Sind die Schilddrüsenhormonelevels im Blut gering, so wird vermehrt TSH gebildet, um die Produktion von Schilddrüsenhormonen weiter anzukurbeln. Die Schilddrüse produziert vorwiegend das Hormon Thyroxin (T4), das in seiner ursprünglichen Form nur geringe biologische Aktivität besitzt. Gebunden an Transporteiweiße gelangt T4 über das Blut zu den Zielorganen, wo es durch bestimmte Enzyme in die biologisch aktive Form Triiodthyronin (T3) umgewandelt wird. Schilddrüsenhormone können direkt an Rezeptoren in den Zellkernen binden und dort gezielt die Genaktivität beeinflussen. Auf diese Weise steuern sie zahlreiche zelluläre Prozesse, insbesondere den Energiestoffwechsel. Durch die Aktivierung bestimmter Gene erhöhen sie den Grundumsatz und steigern den Energieverbrauch des Körpers. Darüber hinaus wirken Schilddrüsenhormone stimulierend auf das Herz-Kreislauf-System – sie erhöhen sowohl die Herzfrequenz als auch die Kontraktilität des Herzmuskels.

Bei einer Überfunktion der Schilddrüse (**Hyperthyreose**) werden diese Effekte klar ersichtlich: So erhöht sich bei den entsprechenden Patient*innen die Herzfrequenz, es kommt zu übermäßigem Schwitzen sowie Gewichtsverlust. Andererseits kommt es bei einer Schilddrüsenunterfunktion (**Hypothyreose**) zu einer verminderten Leistungsfähigkeit, Antriebslosigkeit, Empfindlichkeit gegenüber Kälte, verlangsamtem Herzschlag und Gewichtszunahme.

Im Verlauf des Entwicklungs- und Alterungsprozesses verändert sich die Funktionsweise der Schilddrüse.

> **Astrid Fahrleitner-Pammer, wie verändert sich der Spiegel von Schilddrüsenhormonen über das Leben hinweg?**

Nach der Geburt sind die TSH- und T4-Spiegel erhöht, diese normalisieren sich jedoch während der ersten Lebenswochen. Die T3-Werte sind bei Kindern und Jugendlichen oft erniedrigt, hier ist die Umwandlung von T4 in T3 noch nicht voll ausgereift. Im höheren Lebensalter kommt es zu einem physiologischen TSH-Anstieg, der nicht therapiebedürftig ist. Darüber hinaus kommt es im Alter, aber auch im Rahmen schwerer Erkrankungen, zu einem T3-Abfall. Dieses sogenannte **Low-T3-Syndrom** ist eine physiologische Down-Regulation des Stoffwechsels, um den Energiebedarf zu senken, und sollte nicht substituiert werden.

Tatsächlich steigt nach der Geburt der TSH-Wert im Neugeborenen innerhalb von Minuten stark an und bewirkt dadurch eine Schilddrüsenhormonausschüttung, um den erhöhten Stoffwechselbedarf und die Anpassung an das Leben außerhalb des Mutterleibs zu unterstützen. Innerhalb der ersten Lebenswoche pendelt sich der TSH-Wert auf einem niedrigeren Level ein und erst innerhalb des ersten Lebensjahres erreichen die TSH-Werte das Niveau von Erwachsenen. Nachdem die Schilddrüsenhormone entscheidend für die geistige und körperliche Entwicklung der Kinder sind, wird im Rahmen des **Neugeborenenscreenings** auch der TSH-Wert bestimmt, um zu überprüfen, ob möglicherweise eine Schilddrüsenunterfunktion vorliegt, welche gegebenenfalls behandelt wird.

Da für die Bildung der Schilddrüsenhormone Jod benötigt wird – T3 enthält drei und T4 vier Jodatome – ist auch eine ausreichende **Jodversorgung** essenziell, um die Funktionsfähigkeit der Schilddrüse und somit unsere Gesundheit zu gewährleisten.

Entsprechend empfiehlt die DGE auch, eine altersabhängige Jodzufuhr sicherzustellen – 40 bis 80 µg pro Tag bei Säuglingen, 100 bis 200 µg pro Tag bei Kindern unter 15 Jahren und >200 µg pro Tag bei Jugendlichen und Erwachsenen. Wichtig ist auch, hervorzuheben, dass für Schwangere 230 und für Stillende 260 µg Jod pro Tag empfohlen wird, um einerseits den eigenen und andererseits auch den Jodbedarf des heranwachsenden Kindes und damit dessen körperliche und geistige Entwicklung zu sichern.

> **Astrid Fahrleitner-Pammer, warum müssen wir gerade in Österreich die Jodversorgung im Blick behalten?**
>
> Österreich, als Binnenland, ist ein **Jodmangelgebiet.** Vor vielen Jahrzehnten ist es durch die Jodsupplementierung in Form von jodiertem Speisesalz gelungen, die Anzahl der „Kröpfe" (Struma) bzw. die Strumainzidenz zu reduzieren. Eine normale Jodzufuhr unterstützt also die Schilddrüse in ihrer Funktion und ist nötig für unsere Gesundheit. Weitere wichtige Spurenelemente sind Selen, Zink und Eisen, welche über die Nahrung oder Supplemente zugeführt werden sollten.

Tatsächlich kam es in der Vergangenheit – vor der Einführung des jodierten Speisesalzes – in den jodarmen Gebirgsregionen, wie wir sie in der Schweiz, Österreich und Süddeutschland vorfinden, durch einen ausgeprägten Jodmangel während der Schwangerschaft und frühen Kindheit zu geistigen und körperlichen Entwicklungsstörungen. Dieser sogenannte **Kretinismus** ging einher mit geistiger Retardierung, Kleinwuchs, Sprachstörungen und Muskelfunktionsstörungen.

Bei anhaltendem Jodmangel vergrößert sich häufig die Schilddrüse und es entsteht eine **Struma** (umgangssprachlich: Kropf). Die Schilddrüse versucht dabei, den Jodmangel durch vermehrtes Wachstum auszugleichen. Früher war der Kropf in vielen Regionen weit verbreitet. Daher trugen Frauen im 19. Jahrhundert bei festlichen Anlässen breite Halsbänder, um entweder den Kropf selbst oder die Operationsnarben nach einer Schilddrüsenentfernung zu kaschieren. Eine ausreichende Jodversorgung ist also essenziell für die Funktionsfähigkeit der Schilddrüse und folglich wird auch die Verwendung von jodiertem Speisesalz ausdrücklich empfohlen. Allerdings legen Analysen aus Deutschland nahe, dass lediglich 30 % der Bevölkerung tatsächlich auf jodiertes Speisesalz zurückgreifen [259], was wohl leider auch auf Österreich zutrifft und äußerst bedenklich erscheint.

Mit zunehmendem Alter sinkt der T3-Spiegel im Blut, weil die Umwandlung von T4 zu T3 im Gewebe weniger effizient verläuft. Gleichzeitig steigt der TSH-Wert auch tendenziell etwas an, da die alternde Schilddrüse stärker stimuliert werden muss. Die reduzierten T3-Werte führen zu einer Verlangsamung des Stoffwechsels und können auch zu Symptomen wie Müdigkeit, Kälteempfindlichkeit und reduzierter Leistungsfähigkeit beitragen. Trotzdem gelten diese Veränderungen nicht als therapiebedürftig. Gleichzeitig wurden in epidemiologischen Studien niedrige TSH-Werte mit einem erhöhten Risiko für Darm-, Lungen-, Prostata- und Brustkrebs in Verbindung gebracht, während hohe Schilddrüsenhormonspiegel zudem mit fortgeschrittenen klinischen Stadien des Brustkrebses assoziiert waren – was sich auch in Versuchen an Zellen im Labor bestätigte [260–262].

Demnach kann es also durchaus als Vorteil gewertet werden, dass die Schilddrüsenfunktion im Alter etwas gebremst wird. Letztlich wird die Schilddrüse in jeder Lebensphase fein austariert und gewährleistet so unsere Gesundheit. Folglich ist es auch von besonderer Wichtigkeit, Störungen frühzeitig zu erkennen und diesen durch Supplementierung wie Jod oder gegebenenfalls durch externe Gabe von Schilddrüsenhormonen entgegenzuwirken.

Hashimoto-Thyreoditis

Die Hashimoto-Thyreoiditis ist die häufigste **Autoimmunerkrankung** der Schilddrüse und tritt in Österreich bei rund 10 bis 15 % der Bevölkerung auf. Frauen sind etwa neunmal häufiger betroffen als Männer, und mit zunehmendem Alter steigt die Häufigkeit weiter an. Das Immunsystem bildet Antikörper gegen das körpereigene Schilddrüsengewebe – meist gegen das Enzym Thyreoperoxidase oder gegen Thyreoglobulin. Diese Immunreaktion löst eine **chronische Entzündung** aus, die das Schilddrüsengewebe allmählich zerstört. Die genauen Ursachen sind bis heute nicht vollständig geklärt. Vermutet werden genetische Faktoren, Virusinfektionen, psychosozialer Stress, Umweltfaktoren sowie eine übermäßige Jodzufuhr. Häufig tritt die Erkrankung gemeinsam mit anderen Autoimmunerkrankungen auf, etwa mit Typ-1-Diabetes, Morbus Addison oder rheumatoider Arthritis. Auch familiäre Häufungen sind bekannt.

Die Erkrankung verläuft meist schleichend und führt langfristig zu einer **Schilddrüsenunterfunktion.** In seltenen Fällen kann es zu akuten Phasen mit Halsschmerzen, Krankheitsgefühl und vorübergehender Überfunktion (**Hashitoxikose**) kommen. Zu den häufigsten Beschwerden zählen Müdigkeit, depressive Verstimmungen, Gewichtszunahme, Konzentrationsstörungen, Zyklusstörungen, unerfüllter Kinderwunsch, Verdauungsprobleme sowie Veränderungen von Haut, Haaren und Nägeln. Diese Symptome sind für die Betroffenen äußerst belastend und führen sehr oft zu einer Verminderung der Lebensqualität.

Diagnostisch sind vor allem **TSH, freies T3 und T4** sowie **Antikörper** gegen Thyreoperoxidase und Thyreoglobulin relevant. Im **Ultraschall** zeigt sich typischerweise eine echoarme, inhomogene Schilddrüse. Solange die Hormonproduktion stabil ist, reicht eine regelmäßige Kontrolle aus. Eine nachgewiesene Unterfunktion oder ein bestehender Kinderwunsch sollten stets ärztlich begleitet werden – häufig ist eine Substitution mit **L-Thyroxin** erforderlich, um die Beschwerden wirksam zu kontrollieren. Eine ursächliche Therapie gibt es nicht. Die Gewebeschädigung ist zwar irreversibel, kann aber hormonell ausgeglichen werden. Auf zusätzliche Jodzufuhr, etwa über Nahrungsergänzungsmittel oder sehr jodreiche Lebensmittel, sollte verzichtet werden, da sie den Krankheitsverlauf ungünstig beeinflusst.

Eine ausgewogene, entzündungshemmende **Ernährung** spielt bei der Hashimoto-Thyreoiditis eine zentrale Rolle. Neben der Ernährung tragen auch regelmäßige **Bewegung** und gezieltes **Stressmanagement** wesentlich zum Umgang mit der Erkrankung bei. Moderate körperliche Aktivität verbessert das allgemeine Wohlbefinden und kann den Stoffwechsel günstig beeinflussen. Ein gutes Verständnis der Erkrankung sowie individuelle Strategien im Alltag helfen, besser mit den Symptomen umzugehen und die Lebensqualität zu steigern. Auch wenn Hashimoto eine chronische Erkrankung ist, lässt sich mit dem richtigen Wissen, einer passenden Therapie und einem ganzheitlichen Lebensstil ein aktives und gesundes Leben führen.

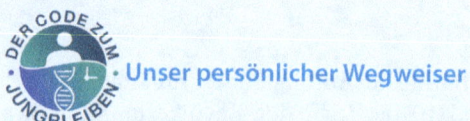 **Unser persönlicher Wegweiser**

- **Schilddrüsenhormone steigern den Grundumsatz**: Sie erhöhen den Energieverbrauch, die Herzfrequenz und die Kontraktilität – bei Überfunktion treten Symptome wie Gewichtsverlust, Tachykardie und Schwitzen auf.
- **Eine Schilddrüsenunterfunktion führt zum Energieabfall**: Typisch sind Müdigkeit, Kälteintoleranz, Gewichtszunahme und verlangsamter Herzschlag – besonders im höheren Alter häufiger.
- **Der Schilddrüsenstoffwechsel verändert sich im Laufe des Lebens**: Bei Kindern ist die T3-Produktion oft noch unreif, im Alter sinkt T3, und TSH steigt moderat – meist physiologisch, nicht therapiebedürftig.
- **Jod ist der Grundbaustein für Schilddrüsenhormone**: Ohne ausreichende Zufuhr über Nahrung oder Supplemente kann die Hormonproduktion nicht aufrechterhalten werden.
- **Schilddrüsenhormone sind für die kindliche Entwicklung unverzichtbar**: Ein Mangel – auch pränatal – kann zu schweren geistigen und körperlichen Entwicklungsstörungen führen.
- **Österreich ist ein Jodmangelgebiet – eine gezielte Jodversorgung ist entscheidend**: Die Einführung jodierten Speisesalzes hat Struma und Kretinismus massiv reduziert – auch heute bleibt Jodprävention zentral.

- **Wichtige Co-Faktoren für die Schilddrüsenfunktion sind Selen, Zink und Eisen**: Sie unterstützen die Hormonproduktion, -aktivierung und antioxidative Schutzmechanismen.
- **Eine Überversorgung mit Schilddrüsenhormonen birgt Risiken**: Vor allem im Alter können kardiale Nebenwirkungen und ein erhöhtes Krebsrisiko die Folge sein – eine Übertherapie ist zu vermeiden.

Gehirn und Nervensystem

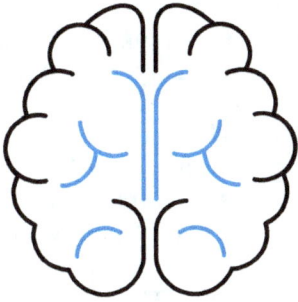

Unser Gehirn ist die Schaltzentrale des Körpers. Es verarbeitet Informationen, reagiert mit Bewegungen, bildet Emotionen und formt Gedanken – und das alles zum Teil unbewusst. Mit zunehmendem Alter treten Veränderungen auf, welche die geistige Leistungsfähigkeit und das emotionale Gleichgewicht beeinflussen können. Gleichzeitig finden aber psychische Belastungen wie Stress nicht nur im Kopf statt, sondern haben großen Einfluss auf unsere Gesundheit, nicht nur im Alter. Hier möchten wir Ihnen vorstellen, welche Präventionsmaßnahmen es für neurodegenerative Erkrankungen gibt und wie Sie eine Stressresistenz aufbauen können.

Neurologische Aspekte

Dieses Kapitel liegt mir besonders am Herzen, auch wenn es nicht unser kardiovaskuläres System betrifft. Nein, es geht um unser Gehirn und unser Nervensystem. Und gerade diese so wichtigen Organsysteme sind im Alterungsprozess besonders anfällig – so nehmen neurodegenerative Erkrankungen wie Morbus Parkinson und Demenz mit dem Alter deutlich zu.

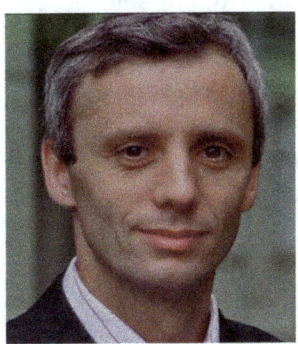

Warum Präventionsstrategien immer wichtiger werden, haben wir mit **Assoz. Prof. Priv. Doz. Dr. med. univ. Michael Khalil, Ph. D.**, Facharzt für Neurologie an der Klinischen Abteilung für allgemeine Neurologie der Medizinischen Universität Graz, diskutiert.

> **Michael Khalil, warum wird die Entwicklung von Präventionskonzepten für Demenz immer wichtiger?**
>
> Die kontinuierlich steigende Lebenserwartung der Menschen führt zu einer steigenden Zahl von Demenzerkrankungen. Derzeit leben schätzungsweise über 50 Mio. Menschen mit Demenz. Bis 2050 wird diese Zahl voraussichtlich auf über 150 Mio. ansteigen. Die Erforschung und Implementierung von Präventionskonzepten spielen somit eine immer wichtigere Rolle.

Laut der Datenbank Statista liegt die Prävalenz von Demenzerkrankungen in Österreich im Jahr 2021 bereits bei 15,6 pro 1000 Einwohner*innen.

Dies ist eine Herausforderung, da neurodegenerative Erkrankungen sowohl für Betroffene als auch für Angehörige große psychische und körperliche Herausforderungen mit sich bringen – das weiß ich leider aus eigener Erfahrung. Deshalb ist dieses Thema für mich nicht nur ein medizinisches, sondern ein ganz persönliches Herzensanliegen. Ich möchte Ihnen, liebe Leserinnen und Leser, eine Hilfestellung geben: Was können Sie selbst tun, um diesen Erkrankungen vorzubeugen – insbesondere dann, wenn in Ihrer Familie bereits entsprechende Belastungen bestehen?

Sehr häufig sind die ersten Symptome im Alterungsprozess Vergesslichkeit und Konzentrationsstörungen. Nach Jahren der intensiven Ausbildung und Berufstätigkeit, parallel zur Familiengründung und beruflichen Entwicklung, werden die eigenen Eltern anspruchsvoller und die Kinder erwachsen, und in der Mitte des Lebens merkt man plötzlich, dass die grauen Zellen nicht mehr so frisch sind wie früher. Neues zu lernen fällt schwerer, das Gedächtnis hat erste Aussetzer und man beginnt, automatisch Dinge aufzuschreiben, weil man weiß, dass man sie in der nächsten Minute vergessen hat.

Es gibt jedoch Lebenssituationen, die ebenfalls zu Demenzsymptomen führen können, zum Glück meist nur vorübergehend. Ich erinnere mich noch gut daran, wie ich am Ende meiner Schwangerschaft und in der Stillzeit unter plötzlicher Vergesslichkeit und Wortfindungsstörungen litt. Schuld daran sind neben dem Schlafmangel und den emotionalen Herausforderungen auch hormonelle Veränderungen: Progesteron und Östrogen fallen nach der Geburt des Kindes ab, dafür werden vermehrt Oxytocin und Prolaktin ausgeschüttet. Diese Hormone fördern die Milchproduktion und die intensive Bindung zwischen Mutter und Baby, das Gehirn konzentriert sich nun auf die Mutter-Kind-Beziehung. Neurowissenschaftliche Studien zeigen, dass diese Anpassungen vorübergehend zulasten anderer kognitiver Funktionen gehen und tatsächlich zur sogenannten „Stilldemenz" beitragen können.

Aber auch im alltäglichen Leben können Schlaflosigkeit sowie körperliche und emotionale Stresssituationen unsere Hormone aus der Balance bringen. Bei chronischem Stress steigt der **Cortisolspiegel** an. Das kann kognitive Prozesse wie die Gedächtnisleistung beeinträchtigen. Daher ist man auch in beruflich oder privat herausfordernden Zeiten oft vergesslicher als in entspannten Lebensphasen.

Gehirn und Nervensystem

Andererseits bringt das Älterwerden auch Vorteile mit sich: Wir können immer schneller auf unser gesammeltes Wissen zurückgreifen. Diese sogenannte **kristalline Intelligenz** nimmt mit den Jahren zu – wir werden also klüger, erfahrener, vielleicht sogar ein Stück weiser.

Diese Erkenntnis tröstet mich ehrlich gesagt ein wenig, besonders in jenen Momenten, in denen ich merke, dass ich ohne meinen Schummelzettel ziemlich verloren wäre.

Aufbau und Funktion

Unser Nervensystem ist ein komplexes Netzwerk aus spezialisierten Zellen, das die Aufgabe hat, **Reize** aus dem Körperinneren und der Umwelt aufzunehmen, zu verarbeiten und entsprechende **Reaktionen** zu steuern. Damit reguliert unser Nervensystem lebenswichtige Funktionen, koordiniert Bewegungen und ermöglicht kognitive Leistungen wie Denken und Emotionen.

Strukturell lässt sich das Nervensystem in das **zentrale Nervensystem (ZNS)** sowie in das **periphere Nervensystem (PNS)** unterteilen (◘ Abb. 3.5). Das ZNS besteht aus Gehirn und Rückenmark und agiert als Steuer- und Integrationszentrum für Informationen. Das PNS umfasst alle Nerven und Ganglien außerhalb des ZNS. Über sensorische Nerven des PNS werden Reize von Sinnes-

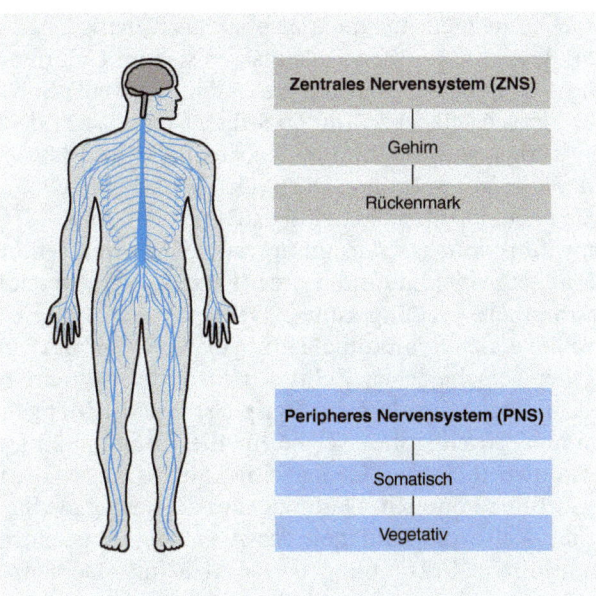

◘ **Abb. 3.5** Der Aufbau unseres Nervensystems. (©Millinger Design)

Die Abbildung zeigt den Aufbau des menschlichen Nervensystems. Es gliedert sich in das zentrale Nervensystem (ZNS) mit Gehirn und Rückenmark sowie das periphere Nervensystem (PNS), das in ein somatisches (willkürliches) und ein vegetatives (unwillkürliches) System unterteilt ist. Gemeinsam steuern diese Strukturen alle Körperfunktionen – von bewussten Bewegungen bis hin zu lebenswichtigen automatischen Abläufen.

organen wie Haut, Augen, Ohren und Nase zum ZNS und schließlich an das Gehirn weitergeleitet.

Funktional unterscheiden wir das **somatische** und das **autonome Nervensystem**. Ersteres steuert die Motorik der Skelettmuskulatur und damit alle willkürlichen sowie reflektorischen Körperbewegungen. Vereinfacht gesagt reguliert es jene Funktionen, die uns eine aktive Interaktion mit der Außenwelt ermöglichen. Das **autonome Nervensystem** steuert dagegen unbewusst und selbstständig die Funktionen der inneren Organe. Es reguliert lebenswichtige Prozesse wie Atmung, Herzschlag und Verdauung. Dazu gehören unser **Sympathikus** – er aktiviert und erhöht unsere Leistungsbereitschaft, der **Parasympathikus** – er beruhigt und fördert die Regeneration – und das **Enterische Nervensystem** als eigenständiges Nervensystem des Darms.

Die Hauptfunktionen unseres Nervensystems sind dabei Steuerung der Organ- und Muskelaktivität (willkürlich und unwillkürlich), Kommunikation und Koordination zwischen Körperinnerem und Umwelt, Anpassung an Veränderungen im Inneren und Äußeren des Körpers sowie kognitive Leistungen wie Gedächtnis, Sprache, Emotionen, Bewusstsein.

Gewährleistet wird das durch verschiedene spezialisierte Zellen. **Neuronen** sind für Aufnahme, Weiterleitung und Verarbeitung von Reizen zuständig, während **Gliazellen** die Neuronen unterstützen. Diese Zellen versorgen Neuronen beispielsweise mit Nährstoffen und isolieren auch deren Fortsätze (Axone) durch die Bildung von Myelinschichten. Damit tragen sie auch maßgeblich zur guten Reizweiterleitung bei. Basierend auf den Zellen lassen sich im Gehirn auch zwei grundlegende Gewebearten unterschieden: die graue und die weiße Substanz. Die **graue Substanz** enthält Nervenzellkörper. Im ZNS findet man sie in der Großhirnrinde, in subkortikalen Kernen sowie zentral im Rückenmark. Im PNS sind die Ganglien gleichbedeutend mit grauer Substanz. Die **weiße Substanz** besteht aus myelinisierten Nervenfasern. Sie bildet im ZNS die Leitungsbahnen, im PNS die Nerven.

Unsere Gehirnfunktionen sowie unsere kognitiven und emotionalen Fähigkeiten verändern sich im Laufe unseres Lebens. Zunehmende Gedächtnisschwäche, Zerstreutheit, verlangsamtes Denken und auch emotionale Veränderungen sind die ersten Symptome der normalen Gehirnalterung. Dies ist auf Fehlfunktionen der verschiedenen Zelltypen im Nervensystem zurückzuführen. Mit zunehmendem Alter verändert sich beispielsweise die Menge und Funktionsfähigkeit bestimmter Eiweißstoffe, welche für die Kommunikation zwischen den Nervenzellen verantwortlich sind. Gleichzeitig kann es zu Ablagerungen von fehlgefalteten Eiweißstoffen kommen. Dadurch sind die neuronale Signalübertragung und die Plastizität – also die Fähigkeit des Anpassens – beeinträchtigt und das Risiko für altersbedingte Erkrankungen wie Alzheimer-Demenz und Parkinson erhöht.

Parkinson

Rund 10 Mio. Menschen weltweit und etwa 25.000 in Österreich leben mit Parkinson. Obwohl die Erkrankung typischerweise in der zweiten Lebenshälfte auftritt, kann sie auch deutlich früher beginnen.

Während die Symptome der Parkinsonkrankheit bereits 1817 vom Londoner Arzt James Parkinson erstmals detailliert beschrieben wurden, hat sich unser Wissen über Ursachen, Verlauf und Frühzeichen der Erkrankung erst in den letzten Jahrzehnten erweitert. In seiner Schrift *„An Essay on the Shaking Palsy"* („Eine Abhandlung über die Schüttellähmung") beschrieb er erstmals systematisch die typischen Merkmale der heute als Parkinsonkrankheit bekannten Störung.

Morbus Parkinson, oder idiopathisches Parkinsonsyndrom genannt, ist eine chronisch fortschreitende neurodegenerative Erkrankung des zentralen Nervensystems. Dabei kommt es im Gehirn zum Absterben jener Nervenzellen, die für die Produktion des Botenstoffs **Dopamin** zuständig sind. Dieser Mangel an Dopamin führt zu den typischen motorischen Symptomen wie einer Verlangsamung der Bewegungen (**Bradykinese**), einer erhöhten Muskelsteifigkeit (**Rigor**), häufig auch zu einem Ruhezittern (**Tremor**) sowie zu Störungen der Haltungsstabilität und Gangsicherheit (**posturale Instabilität**). Neben den motorischen Beschwerden treten zusätzlich auch nicht motorische Symptome auf. Dazu gehören Schlafstörungen, depressive Verstimmungen, kognitive Einschränkungen sowie vegetative Symptome wie Blutdruckabfall oder Blasenfunktionsstörungen. Die Erkrankung entwickelt sich in der Regel schleichend und wird aufgrund der vielfältigen Ausprägungsformen nicht immer frühzeitig erkannt. Heute weiß man jedoch, dass viele Jahre – teils bis zu 20 Jahre – vor dem Auftreten der klassischen motorischen Symptome bereits nicht motorische Beschwerden auftreten können, die auf eine spätere Parkinsonerkrankung hinweisen. Die genauen Ursachen sind bislang nicht vollständig geklärt, jedoch gelten Alter, genetische Veranlagung und Umweltfaktoren als mögliche Risikofaktoren.

Ein wesentlicher Vorteil präventiver und begleitender Maßnahmen liegt darin, dass positive Effekte in allen Phasen der Parkinsonerkrankung nachweisbar sind – von der asymptomatischen über die prodromale bis hin zur manifesten Phase. So zählen Bewegung, ausgewogene Ernährung und ausreichend Schlaf zu den Grundpfeilern der Prävention. Sind die Symptome von Parkinson manifest, so verfolgen die Behandlungen das Ziel, die Symptome zu lindern und die Lebensqualität zu erhalten. Dabei steht im Mittelpunkt eine medikamentöse Therapie mit dem Wirkstoff Levodopa, welcher den Dopaminmangel im Gehirn ausgleichen soll. Daneben spielen Physiotherapie, Ergotherapie und Logopädie eine wichtige Rolle, um die Beweglichkeit, Selbstständigkeit und Kommunikationsfähigkeit zu sichern. Diese und weitere Therapien müssen in Absprache mit den behandelnden Fachärzt*innen individuell angepasst erfolgen.

Demenzerkrankungen

Die Begriffe „**Demenz**" und „**Alzheimer**" werden häufig gleichgesetzt, bezeichnen jedoch nicht dasselbe. Demenz ist ein Überbegriff für ein Symptommuster, bei dem geistige Fähigkeiten – etwa Gedächtnis, Orientierung oder Sprache – im Vergleich zum früheren Zustand nachlassen. Das kann viele verschiedene Ursachen haben. Die Alzheimerkrankheit ist dabei die häufigste, aber nicht die einzige Ursache einer Demenz.

Wichtig ist: Es gibt auch normale, lebensstil- bzw. altersbedingte Vergesslichkeit, die kein Grund zur Sorge ist. Wenn man gelegentlich die Brille verlegt, einen Termin vergisst oder den Namen eines Bekannten, ist das völlig normal, das tritt bei vielen Menschen auf. Solche Symptome müssen nicht zwingend auf eine Demenz hindeuten. Es gibt viele andere mögliche Ursachen: Stress, Erschöpfung, Depressionen oder emotionale Belastungen und hormonelle Gründe, etwa in den Wechseljahren oder bei Schilddrüsenunterfunktion.

Bei der Alzheimererkrankung sterben Nervenzellen im Gehirn nach und nach ab. Mit diesem neuronalen Verlust gehen auch Eiweißablagerungen einher, die sich im Gehirn der Betroffenen bilden. Dabei handelt es sich um β-Amyloid-Proteine, die sich zwischen den Nervenzellen zu sogenannten Plaques verklumpen, sowie um Tau-Proteine, die das Innere der Nervenzellen schädigen, indem sie dort zu fibrillären Ablagerungen führen. Die genauen Ursachen dieser Proteinablagerungen sind bisher nicht vollständig geklärt. Zusätzlich lässt sich bei Alzheimerpatient*innen eine rasch fortschreitende Hirnatrophie, also eine Schrumpfung des Hirnvolumens, beobachten. Diese Prozesse gehen mit typischen Alzheimersymptomen wie **Gedächtnisverlust, Orientierungslosigkeit, innere Unruhe und mitunter herausforderndem Verhalten** einher.

Dabei wissen wir, dass neben dem Alter die **genetische Veranlagung** einen wesentlichen Risikofaktor darstellt. Menschen mit neurodegenerativen oder demenziellen Erkrankungen in der Familie haben ein deutlich erhöhtes Risiko, selbst zu erkranken.

> **Michael Khalil, in der Familie meiner Mutter leiden viele an Demenz. Habe ich auch ein erhöhtes Risiko?**
>
> Die Alzheimerdemenz ist die häufigste Form der Demenzerkrankungen. Mehrere genetische Studien konnten belegen, dass die Erkrankung eine deutliche erbliche Komponente aufweist. In den letzten Jahren gab es große Bemühungen, genetische Risikofaktoren für die Alzheimererkrankung genau zu charakterisieren. So konnten mehrere Genvarianten identifiziert werden, die mit einem erhöhten Risiko für eine Alzheimererkrankung bzw. die Entwicklung einer Alzheimerdemenz assoziiert sind. Mithilfe dieser neuen Erkenntnisse sollen zugrunde liegende pathologische Prozesse identifiziert und neue Therapieansätze entwickelt werden.

Die gute Nachricht ist jedoch, dass auch individuelle Risikofaktoren eine entscheidende Rolle spielen – und viele davon lassen sich beeinflussen. Mit einem gesunden Lebensstil können wir unser persönliches Erkrankungsrisiko aktiv senken.

Unser Hauptaugenmerk sollte daher auf der Prävention liegen. Laut dem aktuellen Lancet-Report 2024 könnte fast die Hälfte aller Demenzerkrankungen durch vorbeugende Maßnahmen verzögert oder sogar verhindert werden [263]. Es ist eigentlich erstaunlich, dass im Jahr 2025 im Rahmen der klassischen Vorsorgeuntersuchung, die einmal jährlich von den Sozialversicherungsträgern übernommen wird, weder nach Demenzerkrankungen in der Familie gefragt wird, noch gezielt Symptome erhoben werden. Wenn dieses wichtige Thema nicht aktiv von Patient*innen oder behandelnden Ärzt*innen angesprochen wird, bleibt es meist unerwähnt – und damit eine große Chance zur Früherkennung ungenutzt.

Wenn man sich ein wenig einliest, dann sieht man, dass unzählige Studien darauf hinweisen, dass die Entwicklung von neurodegenerativen Erkrankungen vielfältig ist, und doch kristallisieren sich einige **Risikofaktoren** heraus. Interessanterweise spielen gerade hier kardiovaskuläre und metabolische Grunderkrankungen gemeinsam mit dem individuellen Lifestyle und den psychosozialen Faktoren eine große Rolle. Auf Basis einer großen Metaanalyse konnten die wichtigsten Risikofaktoren bestimmt werden: **körperliche Inaktivität, Diabetes, Bluthochdruck, Übergewicht, Depression, Rauchen und niedriger Bildungsstand** [264]. Im Jahr 2020 wurden diese Punkte noch um drei wesentliche Faktoren ergänzt: **erhöhter Alkoholkonsum, traumatische Hirnverletzungen und Luftverschmutzung** [265].

Ein weiterer wesentlicher Risikofaktor für die Entwicklung einer Demenz im Alter ist eine **unbehandelte Schwerhörigkeit**. Studien zeigen, dass ein nicht versorgter Hörverlust das Demenzrisiko deutlich erhöhen kann. Die ACHIEVE-Studie der Johns Hopkins University belegt, dass das Tragen von Hörgeräten den Abbau von Denk- und Gedächtnisleistungen bei älteren Menschen mit erhöhtem Demenzrisiko über einen Zeitraum von drei Jahren um 48 % verlangsamen kann [266]. Das unterstreicht, wie wichtig die frühzeitige Erkennung und Behandlung von Hörverlust für ein gesundes Altern ist. Gutes Hören trägt wesentlich zur Lebensqualität bei, denn es ermöglicht soziale Teilhabe, fördert geistige Aktivität und ist unerlässlich für die Kommunikation mit unserer Umwelt.

Ich erlebte das selbst bei meinen Großeltern, als sie wie verloren am Familientisch saßen und einen Großteil der Unterhaltung schlicht und ergreifend einfach nicht mehr verstanden. Innerer Rückzug ist die unweigerliche Folge, Vereinsamung und Depression, und zusätzlich können demenzielle Prozesse verstärkt werden.

Michael Khalil, welche modifizierbaren Risikofaktoren gibt es, um das Demenzrisiko zu senken?

In einem kürzlich veröffentlichten Konsensuspapier wurden 14 modifizierbare Faktoren identifiziert, die mit einem höheren Demenzrisiko einhergehen. Zu den Präventivmaßnahmen zählen unter anderem eine gute Bildung in jungen Lebensjahren, dem frühzeitigen Auftreten von Hörverlusten entgegenzuwirken, Depressionen zu behandeln, traumatische Hirnschädigungen zu vermeiden, sich ausreichend körperlich zu betätigen, Tabakkonsum sowie übermäßigen Alkoholkonsum zu vermeiden sowie Bluthochdruck, erhöhten Blutfetten und Übergewicht entgegenzuwirken. Bei älteren Menschen zählen vor allem soziale Isolation, Sehverlust und Luftverschmutzung zu den modifizierbaren Risikofaktoren.

Ein wichtiges Ziel der **Frühdiagnostik** ist der Ausschluss anderer Erkrankungen! Wenn einem an sich selbst die ersten Symptome auffallen, wie Vergesslichkeit, Konzentrationsstörungen, Wortfindungsstörungen, macht es unbedingt Sinn, den/die Hausarzt/ärztin aufzusuchen, um anderweitige Ursachen rasch auszuschließen und präventive Maßnahmen zu setzen. Denn für einen selbst ist es nicht leicht, den Unterschied zwischen normalen Altersveränderungen oder Überlastungssituationen und den echten Anzeichen einer beginnenden Demenz zu unterscheiden. Die wesentliche Frage ist, hat sich die kognitive Leistungsfähigkeit im Gegensatz zu früher tatsächlich verschlechtert? Ich empfehle meinen Patient*innen immer eine gründliche körperliche Untersuchung mit Erhebung der aktuellen Laborwerte, Elektrokardiogramm und Messung der Vitalwerte wie Blutdruck, Herzfrequenz und Sauerstoffsättigung, um Stoffwechselstörungen oder andere Erkrankungen auszuschließen. Außerdem führe ich eine ausführliche Anamnese durch, oft mit den begleitenden Angehörigen, um zu unterscheiden, ob es sich um eine „normale", stressbedingte Zerstreutheit handelt oder ob ernsthafte Symptome vorliegen. Bei einem auffälligen oder unklaren Befund sollte immer eine genauere Abklärung durch zusätzliche Untersuchungen bei den zuständigen niedergelassenen Fachärzt*innen erfolgen.

Zusammenfassend zeigt sich, dass es besonders wichtig ist, bereits in jungen Jahren und über das gesamte Leben hinweg aktiv zu bleiben und Risikofaktoren zu minimieren. Ist eine Demenzerkrankung bereits symptomatisch, so zielt die Therapie darauf ab, den Krankheitsverlauf zu verlangsamen und die Lebensqualität zu erhalten. Dabei kommen **Medikamente** zur Stabilisierung der Botenstoffe im Gehirn sowie zur Linderung von Begleitsymptomen wie Unruhe, Depression und Schlafstörungen zum Einsatz. Daneben spielen kognitives Training, Bewegung, Ergotherapie und soziale Aktivitäten eine große Rolle.

Ursächlich scheint die Demenz leider noch nicht behandelbar, allerdings gibt es beispielsweise bei der Alzheimererkrankung Hoffnung hinsichtlich neuer Therapien. Seit Kurzem stehen in diesem Fall für spezifische Subgruppen von Alzheimerpatient*innen neue Medikamente zur Verfügung, die gezielt β-Amyloid-Ablagerungen im Gehirn bekämpfen – sogenannte monoklonale Antikörper. Diese Wirkstoffe zielen darauf ab, die für Alzheimer typischen Eiweißablagerungen zu reduzieren und so das Fortschreiten der Erkrankung in einem sehr frühen Stadium zu verlangsamen. Zwar lässt sich die Reduktion der β-Amyloid-Ablagerungen bildgebend eindeutig nachweisen, der klinische Nutzen in Form einer verlangsamten kognitiven Verschlechterung fällt jedoch bislang nur moderat aus. Die gemessenen Effekte sind in Studien zwar statistisch signifikant, ihr Einfluss auf den Alltag der Patientinnen und Patienten bleibt jedoch begrenzt. Daher wird die Hypothese, wonach β-Amyloid-Ablagerungen die zentrale Ursache der Alzheimerdemenz seien, zunehmend kritisch hinterfragt. Langzeitstudien müssen zeigen, ob sich ein nachhaltiger Nutzen dieser Therapie einstellt. Klar ist bereits jetzt: Diese Antikörper sind ausschließlich für Patientinnen und Patienten im frühen Krankheitsstadium geeignet und erfordern aufgrund potenziell schwerer Nebenwirkungen wie Hirnschwellungen oder Mikroblutungen eine strenge Indikationsstellung und engmaschige Überwachung.

Prävention

Michael Khalil, wie kann man neurodegenerativen Erkrankungen entgegenwirken?

Bei der alternden Bevölkerung variiert das Risiko, an kognitiven Erkrankungen zu erkranken, sowie deren Ausprägung und Voranschreiten, sehr stark. Dies wirft die grundlegende Frage auf, welche Ursachen der Entwicklung einer kognitiven Beeinträchtigung bei einzelnen Menschen zugrunde liegen. Bisherige Daten zeigen, dass körperliche, kognitive und soziale Aktivitäten die kognitive Resilienz erhöhen und die Auswirkungen möglicher neuropathologischer Prozesse abschwächen können. Demnach trägt die im Laufe des Lebens entwickelte Kombination aus größerer kognitiver und körperlicher Leistungsfähigkeit erheblich zum Erhalt der kognitiven Gesundheit bei.

Besonders überzeugend ist die Studienlage zur **körperlichen Aktivität**. Eine umfassende Metaanalyse aus dem Jahr 2020, die 176 wissenschaftliche Publikationen auswertete, untersuchte beispielsweise die Rolle von körperlicher Aktivität als Prävention und therapeutische Intervention bei Parkinson [267]. Die Ergebnisse zeigen, dass verschiedene Bewegungsformen – darunter Laufen, Tanzen, Yoga, Krafttraining sowie traditionelle chinesische Kampfkünste – positive Effekte sowohl auf das Erkrankungsrisiko als auch auf die Symptomatik haben. Insbesondere wurden Verbesserungen in der motorischen Leistungsfähigkeit wie Kraft, Gleichgewicht und Flexibilität beobachtet. Darüber hinaus konnten auch positive Wirkungen auf nicht motorische Symptome wie autonome Dysfunktionen oder depressive Verstimmungen dokumentiert werden.

Bewegung und muskuläre Aktivität haben also einen direkten Einfluss auf unsere kognitiven Fähigkeiten. Zum einen dürfte das an der verbesserten Durchblutung des Gehirns liegen, zum anderen daran, dass aktivierte Muskulatur den Wachstumsfaktor BDNF (Brain-Derived Neurotrophic Factor) freisetzt. Dieses Molekül fördert das Wachstum, das Überleben und die Anpassungsfähigkeit unserer Nervenzellen. Wenn wir uns also bewegen, Radfahren, wandern oder laufen, trainieren wir nicht nur unser Herz-Kreislauf-System und unseren Bewegungsapparat, sondern vor allem auch unser Gehirn.

Schon tägliche moderate Bewegung im Alltag kann beispielsweise das Parkinsonrisiko deutlich senken [268]. Wissenschaftler des Karolinska-Instituts in Stockholm werteten Daten von mehr als 43.000 Proband*innen aus. Personen, die mehr als sechs Stunden pro Woche im Haushalt und auf dem Weg zum Arbeitsplatz körperlich aktiv waren, hatten ein 43 % niedrigeres Risiko, an Parkinson zu erkranken als Proband*innen, die für diese Aktivitäten weniger als zwei Stunden wöchentlich verwendeten.

Aber nicht nur körperliche Aktivität ist wie ein Jungbrunnen für unser Nervensystem, auch **geistige und soziale Aktivitäten** sind wichtig, um unser Gehirn jung zu halten. Denn das menschliche Gehirn wächst mit

Herausforderungen und wird wie ein Muskel trainiert. Ob Kartenspielen mit Freunden, das Erlernen eines Musikinstruments oder Reisen – es braucht Reize, um ständig neue Nervenzellen zu bilden.

> **Michael Khalil, welchen Beitrag können digitale kognitive Trainingsprogramme zur Prävention leisten?**
>
> Derzeit werden Möglichkeiten untersucht, mithilfe mobiler **kognitiver Trainingsapps** die Hirnfunktion gezielt zu trainieren. In einigen Studien konnte ein positiver Effekt dieser Anwendungen auf die kognitive Leistung älterer Personen nachgewiesen werden. Der Fokus der meisten Trainingsmaßnahmen liegt auf den kognitiven Bereichen Gedächtnis und Aufmerksamkeit. Um insbesondere Langzeiteffekte abschätzen zu können, sind weitere Studien auf diesem Gebiet von essenzieller Bedeutung. Darüber hinaus sollten zukünftige Anwendungen auch weitere kognitive Domänen umfassen, wodurch sich ihre Relevanz potenziell erhöhen könnte.

Gerade in den Jahren der Pandemie, als Lockdowns und soziale Distanzierungsmaßnahmen unser Weltbild bestimmten, wurde deutlich, wie wichtig der Kontakt zu Familie und Freunden für unsere Psyche ist. **Zwischenmenschliche Kontakte** sind für unsere gesamte körperliche Gesundheit von entscheidender Bedeutung.

Auch unsere **Ernährung** beeinflusst die Funktion von Nervenzellen maßgeblich. Der genaue Zusammenhang, insbesondere der Einfluss einzelner Nahrungsbestandteile – wie etwa ungesättigter Fettsäuren, denen immer wieder eine schützende Wirkung auf das Nervensystem zugeschrieben wird – ist jedoch noch nicht abschließend geklärt, weil Langzeitstudien in gesunden Proband*innen noch ausständig sind.

> **Michael Khalil, welche Rolle spielt die Ernährung für ein gesundes Nervensystem?**
>
> Eine gesunde, mediterrane Ernährung spielt *per se* eine wesentliche Rolle beim gesunden Altern. In mehreren Studien wurden spezifische Nährstoffe sowie die Auswirkungen von Nährstoff- und Vollwertkostkonzepten auf gesundes Altern untersucht. Allerdings erweist sich die Erforschung von Ernährung und einzelnen Nahrungsbestandteilen als nicht trivial, und die Erkenntnisse über ihren Zusammenhang mit Kognition und Demenz sind inkonsistent. Daher können bis jetzt keine kausalen Schlüsse gezogen werden. Es ist vielmehr davon auszugehen, dass eine gesunde und ausgewogene Ernährung eine Vielzahl von Gesundheitsfaktoren positiv beeinflusst, die letztlich die Demenzrisikofaktoren wie Fettleibigkeit, Diabetes und Bluthochdruck reduzieren.

Obwohl wir wissen, wie wichtig diese Reize und Aktivitäten sind, sind **Entspannung und Stressabbau** ebenso relevant, um eine frühzeitige Neurodegeneration zu verhindern.

In diesem Zusammenhang wird beispielsweise auch diskutiert, ob gesunder **Schlaf** ein wichtiger Pfeiler in der Gesundheit unseres Nervensystems ist bzw. *vice versa,* ob bestimmte Schlafprobleme das Risiko für eine Demenz erhöhen können – besonders, wenn sie über viele Jahre bestehen.

> **Michael Khalil, besteht ein Zusammenhang zwischen Schlafstörungen und Demenz?**
>
> Bis heute ist noch nicht genau geklärt, ob eine kurze Schlafdauer (d. h. in der Regel ≤ 6 bis 7 h) bzw. eine lange Schlafdauer (d. h. in der Regel ≥ 10 h) mit einem erhöhten Risiko für kognitive Defizite und Demenz einhergeht. Ebenfalls unklar ist, ob Personen, die an Demenz erkranken, bereits im Prodromalstadium unter Schlafstörungen leiden. Zwar wurden Schlafstörungen bei an Demenz erkrankten Personen regelmäßig beschrieben, jedoch bleibt nach wie vor unklar, ob und inwieweit sie kausal mit der Entwicklung kognitiver Defizite und Demenzen vergesellschaftet sind. Eine Studie kam zu dem Ergebnis, dass anhaltend kurzer Schlaf, definiert als 6 bis 7 h, mit einem erhöhten Demenzrisiko assoziiert war. Es gibt allerdings noch keine genauen Erkenntnisse darüber, inwieweit sich Schlafqualität und Störungen der zirkadianen Rhythmik negativ auf das gesunde Altern des Gehirns auswirken. Es sind noch weitere Forschungen auf diesem Gebiet notwendig, um den genauen Einfluss von Schlafstörungen auf das gesunde Altern bzw. die Entwicklung von Demenzen zu ermitteln.

Tatsächlich konnte in einigen Studien nachgewiesen werden, dass Menschen, die dauerhaft weniger als sechs bis sieben Stunden pro Nacht schlafen, nach 15 bis 19 Jahren ein bis zu dreifach erhöhtes Risiko, an einer Demenz zu erkranken, aufwiesen. Auch häufiges nächtliches Aufwachen wirkte sich negativ aus: Nach über 20 Jahren war das Risiko sogar mehr als siebenfach erhöht [269]. Gleichzeitig ist oftmals aber nicht klar, ob schlechter Schlaf der Grund oder die Folge einer neurodegenerativen Erkrankung ist [270]. Klar ist aber, dass gesunder Schlaf mit Gesundheit assoziiert ist. Tatsächlich zeigte eine Analyse von mehr als 170.000 Studienteilnehmer*innen: Wer zwischen 7 bis 8 h in guter Qualität schläft, hat bessere Chancen auf ein langes, gesundes und erfülltes Leben [271]. Schlechter Schlaf dagegen macht nicht nur müde und unkonzentriert, sondern erhöht auch das Risiko für ernste Krankheiten. Die wichtigsten Faktoren für gesunden Schlaf sind eine Schlafdauer von 7 bis 8 h pro Nacht, ein leichtes Ein- und Durchschlafen, der Verzicht auf Schlafmittel und ein erholtes Aufwachen.

Stress, berufliche und private Probleme, weltpolitische Veränderungen und die täglichen Katastrophennachrichten setzen unserem Gehirn aber zu und können uns um den Schlaf bringen. Wir sind müde und unkonzentriert, das Risiko, an einem Herzinfarkt und an einer Herzschwäche zu erkranken, steigt, und unsere nächtliche körperliche Regeneration wird erschwert. Dadurch kommt es zu einer Begünstigung von Übergewicht und Bluthochdruck sowie zu einem allmählichen Verlust von Hirnsubstanz. Diese vielfältigen Wechselwirkungen zwischen Lebensstil, Gesundheit unseres Gehirns und Nervensystems und dem körperlichen Wohlbefinden verdeutlichen auch, wie eng Psyche und Körper miteinander verbunden sind und wie emotionale Belastungen langfristig unsere körperliche Gesundheit beeinflussen können.

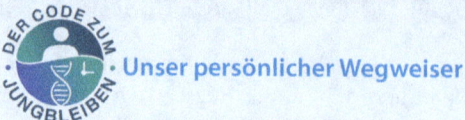

Unser persönlicher Wegweiser

- **Neurodegeneration ist (teilweise) vermeidbar:** Alter, Genetik und Umweltfaktoren spielen eine große Rolle – aber viele Risikofaktoren lassen sich durch den Lebensstil positiv beeinflussen.
- **Körperliche Aktivität schützt das Gehirn:** Regelmäßige Bewegung kann das Parkinsonrisiko senken und verbessert motorische und kognitive Funktionen.
- **Geistige und soziale Aktivität erhalten die Hirnleistung:** Lernen, Musik, Spiele oder soziale Kontakte trainieren das Gehirn wie ein Muskel.
- **Schlaf ist essenziell für die Gehirngesundheit:** Zu wenig oder schlechter Schlaf kann unter Umständen das Demenzrisiko erhöhen – ideal sind 7–8 h erholsamer Schlaf.
- **Gesunde Ernährung wirkt protektiv:** Besonders die mediterrane Kost unterstützt unsere körperliche Gesundheit und hat damit auch Auswirkungen auf die kognitive Leistungsfähigkeit.
- **Früherkennung ist entscheidend:** Eine rasche Abklärung bei Symptomen wie Vergesslichkeit, Konzentrationsstörungen oder Wortfindungsproblemen kann Klarheit schaffen und frühzeitig Maßnahmen ermöglichen.
- **Schwerhörigkeit ist ein unterschätzter Risikofaktor:** Unversorgter Hörverlust erhöht das Demenzrisiko – Hörhilfen können schützen.
- **Stress beeinflusst das Gehirn negativ:** Dauerstress, Schlafmangel oder emotionale Belastungen können kognitive Symptome verstärken – Entspannung ist wichtig.
- **Evidenzbasierte Maßnahmen wirken:** Bewegung, Ernährung, soziale Aktivität, Schlafhygiene und kognitive Trainings sind wissenschaftlich belegt – und wirken in allen Phasen, von der Prävention bis zur Begleitung bestehender Erkrankungen.

Psychosomatik

» „Ändert sich der Zustand der Seele, so ändert dies zugleich auch das Aussehen des Körpers und umgekehrt: Ändert sich das Aussehen des Körpers, so ändert dies zugleich auch den Zustand der Seele." Aristoteles

Der Begriff Psychosomatik setzt sich aus zwei Wortteilen zusammen: **Psyche** – die Seele – und Soma – der Körper. In der psychosomatischen Medizin geht es darum, das enge Zusammenspiel zwischen seelischen Zuständen und körperlichen Reaktionen zu verstehen. In der griechischen Mythologie war Psyche die jüngste und schönste von drei Königstöchtern, so schön, dass selbst Eros, der Gott der Liebe, sich in sie verliebte. Psyche bedeutet ursprünglich Atem, Hauch, Schmetterling und Seele, Begriffe, die alle etwas Zartes, Flüchtiges und doch Lebenswichtiges gemeinsam haben. So wurde der Schmetterling zum Symbol der Seele – leicht, sensibel, verletzlich und voller Wandlungskraft. Ein schönes Bild dafür, wie eng unsere seelische Verfassung mit unserem Körper verbunden ist.

Wir alle kennen dieses Zusammenspiel von Körper und Geist – im Positiven wie im Negativen. Ich selbst spüre es besonders dann, wenn etwas außergewöhnlich Schönes passiert: Dann fühle ich mich leicht wie ein Schmetterling, alles gelingt mühelos, und ich könnte die ganze Welt umarmen. Leider gibt es auch eine Kehrseite dieser engen Beziehung – wenn ich zum Beispiel sehr gestresst oder traurig bin, wenn mich schlechte Nachrichten erreichen oder ein Praxistag besonders mühsam war, dann spüre ich das auch körperlich. Meine Beine und mein Kopf werden schwer, jede Bewegung ist mühsam und die innere Leichtigkeit scheint verschwunden. In solchen Momenten fühle ich mich tatsächlich krank, mit Muskel- und Kopfschmerzen und einem allgemeinen Unwohlsein. Meine psychische Anspannung zeigt sich in körperlichen Symptomen – ein Phänomen, das viele kennen, aber oft unterschätzen. Und wenn ich ehrlich bin, fühle ich mich seit Beginn dieses Buchprojekts wie in einem Wechselbad der Gefühle – von himmelhochjauchzend bis zu Tode betrübt. Ein Buch schreibt sich eben nicht von allein. Und nein, ich habe mir keine Auszeit genommen, um mich ausschließlich darauf zu konzentrieren. Die Welt dreht sich weiter: Die Praxis fordert meine volle Aufmerksamkeit, meine Familie und unsere Hunde brauchen mich, und dann bin ich auch noch mit ganzem Herzen als Mannschaftsärztin für meine Fußballer in Voitsberg im Einsatz. Das Handy klingelt ununterbrochen, die E-Mails reißen nicht ab, und nicht selten sitze ich bis tief in der Nacht vor dem Laptop – schreibend, nachdenkend, im Austausch mit Corina, der es ganz ähnlich geht.

Eigentlich ist es schon ein wenig paradox, man schreibt ein Buch darüber, wie man am besten jung, gesund und vital bleibt, und merkt dabei selbst, wie viel Einsatz es erfordert, diesen Zustand trotz aller Herausforderungen zu halten. Während Corina morgens um sechs schon im Kraftraum steht, ziehe ich oft erst spät abends mit den Hunden los – nicht nur, um sie auszulasten, sondern vor allem, um meine Anspannung loszuwerden, den Kopf freizubekommen und den Stress abzuschütteln. Danach kann ich wieder denken. Und weiterschreiben.

Unser körperliches und geistiges Wohlbefinden ist also eng miteinander verknüpft, und somit trägt unsere Psyche – und alles, was auf sie wirkt – maßgeblich auch zum Alterungsprozess bei.

Eustress und Distress

Stress ist eine natürliche Reaktion des Körpers auf Belastungen oder Herausforderungen. Entscheidend ist jedoch, wie wir mit solchen Situationen umgehen – ob wir gesunde Wege zur Bewältigung finden oder langfristig Schaden nehmen.

Stress bezeichnet eigentlich die Anpassung eines Organismus auf umweltbezogene und psychosoziale Reize, und ist ein Zustand erhöhter körperlicher oder seelischer Anspannung, eine Belastung, die zu einer gesteigerten Aktivität des vegetativen Nervensystems und unserer endokrinen Organe führt. Es kommt zu einer Aktivierung der sogenannten **Hypothalamus-Hypophysen-Nebennierenrinden-Achse** und damit zur Ausschüttung von **Cortisol,** unserem „Stresshormon". Kurzfristig kann diese Reaktion von Vorteil sein, da sie uns hilft, Schwierigkeiten zu bewältigen und unser Bestmögliches zu geben. Ein dauerhaft erhöhter Cortisolspiegel kann jedoch auf längere Sicht wichtige Körperprozesse beeinträchtigen: Er schwächt die Abwehrkräfte, verzögert Regenerations- und Heilungsprozesse, stört zentrale Stoffwechselabläufe und wirkt sich ungünstig auf kognitive Funktionen aus. Daneben fördert **chronischer Stress** über die bereits im Kapitel „Die wissenschaftlichen Grundlagen von Anti-Aging-Strategien" diskutierten zellulären Mechanismen wie oxidativen Stress den Alterungsprozess und damit die Anfälligkeit für altersbedingte Erkrankungen [272].

Prinzipiell unterscheiden wir jedoch zwischen positivem Stress, dem sogenannten **Eustress**, der unsere Leistungsfähigkeit optimiert und uns zur Lösung und Bewältigung schwieriger Aufgaben befähigt, und negativem Stress. Bei übermäßiger Beanspruchung befindet sich unser Körper in ständiger Alarmbereitschaft und läuft innerlich auf Höchstleistung. Dies wird als **Distress** bezeichnet und wirkt sich negativ auf unser körperliches und seelisches Wohlbefinden aus.

Alternativ dazu beschreibt das **transaktionale Stressmodell von Lazarus**, dass wir jede Situation individuell bewerten – entweder als irrelevant, als positiv oder als belastend. Stress entsteht demnach nicht allein durch die äußeren Umstände, sondern durch die Wechselwirkung zwischen einer Anforderung und der darauf reagierenden Person. Das bedeutet, dass Menschen auf denselben Stressor sehr unterschiedlich reagieren – abhängig von ihren persönlichen Erfahrungen, inneren Stärken und der individuellen Bewertung der Situation. Ob tatsächlich Stress entsteht, hängt davon ab, wie gut wir die jeweilige Herausforderung mit unseren vorhandenen Bewältigungsmöglichkeiten meistern können. Dazu zählen etwa soziale Unterstützung, Handlungsspielräume sowie das Vertrauen in die eigene Fähigkeit, schwierige Situationen zu bewältigen. Fehlen diese stabilisierenden Faktoren oder sind sie unzureichend, kann sich chronischer Stress entwickeln – mit nachteiligen Auswirkungen auf Körper und Psyche.

Um stressbedingte körperliche Alterungsprozesse abzufedern, spielt die **Resilienz** – die Fähigkeit, schwierige Lebenssituationen ohne anhaltende Beeinträchtigung zu überstehen – gerade im Älterwerden eine wichtige Rolle. Eine positive Einstellung zum Leben, Flexibilität und Offenheit für neue Situationen sind wichtige Bausteine, um diesen Prozessen entgegenzuwirken.

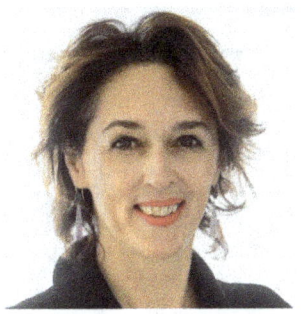

Wie Resilienz aufgebaut wird, haben wir mit **Univ. Prof. Priv. Doz. Dr. med. univ. Jolana Wagner-Skacel**, Leiterin der Klinischen Abteilung für medizinische Psychologie, Psychosomatik und Psychotherapie der Medizinischen Universität Graz, diskutiert.

Jolana Wagner-Skacel, wie kann man Resilienz langfristig stärken?

Im alltäglichen Sprachgebrauch werden widerstandsfähige, resiliente Menschen häufig als „Stehaufmännchen" bezeichnet. Obwohl dieser Begriff suggeriert, Resilienz sei angeboren oder unveränderlich, stimmen die Forschungsergebnisse der letzten Jahrzehnte optimistisch: Resilienz ist formbar – und kann gezielt gestärkt werden. Verschiedene Studien zeigen, dass insbesondere Emotionsregulation, soziale Unterstützung sowie ein gesunder Lebensstil entscheidend zur Entwicklung und Aufrechterhaltung von Resilienz im Alter beitragen. Neben diesen genannten zentralen Faktoren sind auch mentale, soziale und körperliche Aspekte wichtig für die Resilienz im höheren Alter. Dazu gehören zum Beispiel eine positive innere Haltung mit Dankbarkeit, Optimismus und Zufriedenheit, regelmäßiger Kontakt zu Familie und Freunden sowie das Eingebundensein in eine Gemeinschaft. Auch körperliche Gesundheit und ausreichende Mobilität tragen wesentlich dazu bei, im Alter psychisch widerstandsfähig zu bleiben. Diese Erkenntnisse bieten einen praktischen Ansatzpunkt für die eigene Lebensgestaltung. Wer seine eigene Resilienz stärken möchte, kann an mehreren Stellen ansetzen. Wann haben Sie sich zuletzt mit Menschen getroffen, die Ihnen so richtig guttun; vielleicht auf einen Kaffee, einen Spaziergang oder einen kurzen Besuch zu Hause? Wann waren Sie zuletzt bewusst dankbar? Schreiben Sie sich für eine Woche täglich drei Dinge auf, für die Sie dankbar sind. Sie können diese Ideen auch in einem Glas oder einer Box aufbewahren und später wieder nachlesen. Auch kleine, bewusst gesetzte Ziele können helfen, Struktur und Sinn im Alltag zu erleben. Setzen Sie sich bewusst ein kleines, erreichbares und zeitliches Ziel, auf welches Sie am Ende des Tages stolz sind, und versuchen Sie einmal einen Tag lang all die schönen Kleinigkeiten wahrzunehmen, die das Leben für Sie bereithält. All dies sind Strategien, die sich nachweislich positiv auf unsere Resilienz auswirken. Denn manchmal sind es nicht die großen Momente, sondern der Gesang der Vögel, ein Lächeln am Morgen oder Sonnenstrahlen auf der Haut, die uns zeigen, wie lebenswert das Leben ist.

Chronischer Stress

> **Jolana Wagner-Skacel, wie wirkt sich Dauerstress auf unseren Körper aus?**
>
> Stehen Menschen unter Dauerstress, so führt dies zu einer Aktivierung der sogenannten Hypothalamus-Hypophysen-Nebennierenrinden-Achse und folglich zur Ausschüttung von Kortisol, unserem „Stresshormon". Ein erhöhter Cortisolspiegel wirkt sich in Folge negativ auf unsere Körperfunktion aus: Er beeinflusst unter anderem das Immunsystem, die Wundheilung, den Stoffwechsel sowie die Gehirnfunktion. Chronischer Stress steht zudem in engem Zusammenhang mit dem Fortschreiten neurodegenerativer Erkrankungen wie Alzheimer und Parkinson, was durch die übermäßige Produktion von Kortisol und eine Dysregulation der HPA-Achse begünstigt wird. Chronischer Stress kann den Alterungsprozess beschleunigen, weil er wichtige biologische Abläufe durcheinanderbringt, die normalerweise unser gesundes Altern unterstützen. Damit wird deutlich: Stress wirkt nicht nur belastend auf Körper und Psyche – er verändert auch grundlegende Prozesse des Alterns.

Anhaltender Stress hat insbesondere Auswirkungen auf Gehirnregionen, welche für unsere **Gedächtnisleistung** sowie **emotionale Regulation** entscheidend sind. So kann chronischer Stress das Risiko einer Depression erhöhen, zusätzlich können sich dysthyme Symptome wie Reizbarkeit und Stimmungsschwankungen, verstärkte Traurigkeit, Interessenverlust, Energiemangel und Schlafstörungen entwickeln. Stress kann aber auch zu Angststörungen führen oder bestehende Angstsymptome verstärken. Des Weiteren kann es zu einer erheblichen Störung der Gedächtnisleistung kommen. Akut stark gestresste Personen sind also mitunter gar nicht mehr in der Lage, Erinnerungen oder Informationen abzurufen, da diese entweder nicht richtig abgespeichert wurden oder nicht mehr zugänglich sind. Stress ist daher einer der **Hauptrisikofaktoren für psychiatrische Erkrankungen** wie zum Beispiel Depression oder Posttraumatische Belastungsstörung.

Daneben wirkt sich chronischer Stress über verschiedene Mechanismen auch auf die Entwicklung **neurodegenerativer Erkrankungen** aus.

> **Jolana Wagner-Skacel, wie fördert Stress die Entwicklung von neurodegenerativen Erkrankungen?**
>
> Stress führt zur Ausschüttung von Cortisol, welches bei langfristiger Erhöhung mit neuronalen Schädigungen und kognitiven Defiziten assoziiert ist. Darüber hinaus wirkt sich Stress negativ auf schlafbezogene Erholungsprozesse, den Lebensstil – etwa durch ungünstige Ernährungsgewohnheiten – sowie auf das soziale Verhalten aus, beispielsweise durch Rückzug und Isolation. Besonders arbeitsbezogener Dauerstress wurde in schwedischen Langzeitstudien mit einem erhöhten Risiko für Demenz in Verbindung gebracht.

Stress löst darüber hinaus auch eine Reihe von körperlichen Symptomen und damit verbundenen Erkrankungen aus. Häufig treten **Magen-Darm-Beschwerden** wie Übelkeit, Erbrechen, Völlegefühl oder ein Reizdarmsyndrom auf. Auch das **Herz-Kreislauf-System** reagiert empfindlich: Bluthochdruck, Herzinfarkt oder eine koronare Herzkrankheit können in direktem Zusammenhang mit chronischem Stress stehen. Zudem können **stressbedingte Schmerzen** wie Rücken- und Kopfschmerzen sowie muskuläre Verspannungen entstehen. Auch der **Stoffwechsel** ist betroffen – ein dauerhaft erhöhter Stresslevel kann zu erhöhtem Cholesterinspiegel, Typ-2-Diabetes oder Adipositas führen. Darüber hinaus zeigen sich mitunter Beschwerden an den **Sinnesorganen,** etwa ein erhöhter Augeninnendruck, Hörsturz oder Ohrgeräusche wie Tinnitus. Nicht zuletzt ist bekannt, dass stressbezogene Erkrankungen mit einem erhöhten Risiko für die Entwicklung von **Autoimmunerkrankungen** einhergehen.

Eine US-weite Studie mit 5744 Personen über 50 Jahren untersuchte daneben auch den Zusammenhang zwischen Immunalterung und unterschiedlichen Formen von sozialem Stress. Dabei identifizierten die Forschenden psychosozialen Stress – darunter traumatische Lebensereignisse, berufliche Belastungen wie dauerhafter Leistungsdruck oder Arbeitslosigkeit sowie lebenslange Diskriminierung und soziale Benachteiligung – als einen zentralen Faktor, der den Alterungsprozess beschleunigen kann [273]. Stress hat also auch messbare Effekte auf den **Alterungsprozess** *per se.*

Stressreduktion

Unser aktiver Umgang mit Stress auslösenden Situationen wird als **Coping** bezeichnet. Dabei unterscheidet man problembezogenes und gefühlsbezogenes Coping. Beim **problembezogenen Coping** versuchen wir, die Ursache des Stresses direkt zu verändern oder einen neuen Umgang damit zu finden. Einerseits indem wir Informationen einholen und Unterstützung suchen, andererseits indem wir einen konkreten Handlungsplan entwickeln. **Gefühlsbezogenes Coping** hingegen zielt darauf ab, den emotionalen Druck zu reduzieren, zum Beispiel durch Weinen, Entspannung, Ablenkung oder spirituelle Praktiken. Nicht alle Copingstrategien sind langfristig gesund, denn Verhaltensweisen wie Alkohol- oder Drogenkonsum zur Betäubung wirken sich negativ auf die Gesundheit aus und sollten auf jeden Fall vermieden werden.

Um Stress wirksam abzubauen, gibt es aber eine Vielzahl erprobter Methoden, die individuell angepasst werden können. Dazu zählen Entspannungsmethoden wie **progressive Muskelentspannung, autogenes Training, Atemtechniken** wie die Zwerchfellatmung, **geführte Bilder oder Visualisierungen,** achtsamkeitsbasierte Verfahren, Meditation, Biofeedback oder die **kognitive Verhaltenstherapie.** Auch Techniken wie die **Emotional Freedom Technique,** bei welcher durch Klopfen auf bestimmte Akupressurpunkte am Körper emotionale Blockaden gelöst werden können, oder die bewusste **Integration von Erholungsphasen** in den Alltag können hilfreich sein.

> **Jolana Wagner-Skacel, worauf zielen Methoden zur Reduktion von Stress ab?**
>
> Unser autonomes, vegetatives Nervensystem steuert seit Urzeiten das innere Gleichgewicht und zentrale Lebensfunktionen wie Herzschlag, Atmung, Blutgefäße, Verdauung und das Immunsystem. Bei akuter Bedrohung müssen aktivierende Neurotransmitter ausgestoßen werden, welche den Organismus auf die Stressbelastung vorbereiten. Der Gegenspieler des Adrenalins heißt Acetylcholin, welcher für Entspannung und Regeneration zuständig ist. Damit der Körper ausreichend entspannende Botenstoffe wie Acetylcholin, GABA oder Melatonin produzieren kann, ist eine Aktivierung des Vagusnervs hilfreich. Sie unterstützt das Gleichgewicht im Nervensystem und fördert auf direktem und indirektem Weg Regeneration, Ruhe und emotionale Ausgeglichenheit. Durch progressive Muskelentspannung, autogenes Training und spezifische Atemtechniken wird der **Vagusnerv** aktiviert, und damit können Herzfrequenz und Blutdruck gesenkt werden. Gleichzeitig können Methoden wie autogenes Training, Visualisierung oder Meditation auch helfen, den **Cortisolspiegel** zu regulieren. Daneben unterstützen Verfahren wie kognitive Verhaltenstherapie oder Emotional Freedom Technique dabei, **belastende Gedankenmuster zu erkennen** und zu verändern. Ergänzend dazu machen Techniken wie Biofeedback oder Atemübungen **körperliche Prozesse bewusst wahrnehmbar** und steuerbar. Im Allgemeinen ist ein Gleichgewicht zwischen Anspannung und Regeneration nötig, um langfristig die Stressresilienz zu stärken.

Wir alle kennen es: Schon als Kinder hat uns das zärtliche Streicheln der Eltern beruhigt und auch als Erwachsene kann uns nach einem stressigen Arbeitsalltag eine Umarmung wieder ins emotionale Gleichgewicht bringen. Tatsächlich sind **soziale Bindungen und damit verbundene Berührungen** und deren Auswirkung auf zelluläre Signalwege – wie im Kapitel „Die wissenschaftlichen Grundlagen von Anti-Aging-Strategien" besprochen – maßgeblich in der Stressreduktion.

> **Jolana Wagner-Skacel, was bewirkt die Berührung?**
>
> Durch Berührung kommt es zu einer Vielfalt von biologischen Effekten wie zu einer Reduktion des Cortisolspiegels, zur Freisetzung von Endorphinen und Oxytocin – welche zu einer verbesserten Stimmung, sozialen Bindung, Vertrauen und Wohlbefinden führen –, Entspannung durch Aktivierung des Vagusnervs, verminderter Muskelspannung und verbessertem Schlaf.

Daneben kann **Sport** helfen, Stressreaktionen besser zu kontrollieren. Körperliche Aktivität wirkt kurzfristig ebenfalls als Stressor und löst eine Cortisolausschüttung aus. Gleichzeitig wird dabei die Hypothalamus-Hypophysen-Achse trainiert, wodurch sich die negativen Feedbackmechanismen verbessern. Das führt dazu, dass die Cortisolausschüttung bei Stress reduziert wird und auch der Abbau von Cortisol schneller vonstattengeht. Gleichzeitig werden auch Neurotransmitter wie Endorphine, Serotonin und Dopamin ausgeschüttet, welche das Stressgefühl mindern können, zusätzlich sorgt die Aktivierung des Vagusnervs nach der Anstrengung für einen Ruhemodus.

Andererseits kann eine **Ernährung**, die Ballaststoffe und fermentierte Lebensmittel enthält und mit ausreichender Flüssigkeitszufuhr einhergeht, die Aktivierung des Vagusnervs unterstützen. Dies kann zu einem besseren psychischen Wohlbefinden und einer höheren Stressresistenz beitragen.

> **Jolana Wagner-Skacel, wie beeinflusst die Ernährung unsere Stressresistenz?**
>
> Dies geschieht durch neu entdeckte Neuropods. Dies sind spezialisierte sensorische Zellen, die im Darmepithel vorkommen und eine wichtige Rolle in der Kommunikation zwischen Darm und Nervensystem spielen. Sie nehmen Informationen der verzehrten Nahrungsmittel sowie der Darmbakterien und Metabolite auf und leiten diese an die Nervenzellen des Vagusnervs weiter. Dadurch kann das Nervensystem sehr schnell auf Veränderungen im Darmmilieu reagieren. In Studien konnte beispielsweise gezeigt werden, dass sich Ernährung signifikant auf das Stressempfinden auswirkt und bereits kurze Interventionen Auswirkungen auf das Mikrobiom, die Darm-Gehirn-Achse und damit auf die psychische Gesundheit haben können.

Wichtig ist, jene Strategien zu finden, die zur eigenen Persönlichkeit und zur jeweiligen Situation passen. Nicht jede Methode wirkt bei jedem Menschen gleich. Aber wer lernt, mit Belastungen gesund umzugehen, kann nicht nur Stress abbauen, sondern auch langfristig das Risiko für stressbedingte Erkrankungen deutlich senken.

Soziale Kontakte

Neben medizinischen Maßnahmen, gesunder Ernährung und regelmäßiger Bewegung gibt es weitere, oft unterschätzte Einflussfaktoren auf unsere Gesundheit und Lebenserwartung. Einer der zentralsten ist die Qualität unserer sozialen Beziehungen.

Dass stabile Sozialkontakte ein bedeutender Schutzfaktor sind, ist wissenschaftlich längst bekannt und wurde besonders nach der COVID-19-Pandemie noch intensiver erforscht. Einsamkeit und soziale Isolation gelten heute als ernst zu nehmende Risikofaktoren für vorzeitige Erkrankungen, depressive Verstimmungen und kognitive Defizite. Studien zeigen: Menschen mit einem tragfähigen sozialen Netz leben nicht nur länger, sondern auch gesünder – körperlich wie geistig.

Ich glaube, wir alle kennen dieses wunderbare Gefühl: ein Abend mit guten Freunden, gemeinsames Lachen oder einfach das Wissen, geliebt, gebraucht und geschätzt zu werden. Das stärkt nicht nur unsere Seele, sondern wirkt sich auch positiv auf unseren Organismus aus. **Körperlicher Kontakt** kann beruhigen, Stresshormone senken und unser Immunsystem stärken.

Besonders beeindruckend finde ich **Persönlichkeiten** wie Musiker*innen oder Schauspieler*innen, die noch im späten Alter geistig hellwach und körperlich aktiv im Rampenlicht stehen. Wenn ich zum Beispiel Bruce Springsteen auf der Bühne sehe – mit 75 Jahren, voller Energie, drei Stunden lang ohne erkennbare körperliche oder geistige Ermüdung – oder Mick Jagger mit über 80 Jahren, dann frage ich mich: Was ist ihr Geheimnis? Ähnlich beeindruckend waren Persönlichkeiten wie Alice Herz-Sommer, Hugo Portisch oder Otto Schenk, die selbst in ihren 90ern noch mit Leidenschaft diskutierten, philosophierten und beruflich aktiv waren. Was all diese Menschen vereint, ist meiner Meinung nach mehr als nur ein gutes genetisches Fundament. Es ist ihr inneres Feuer, ihre geistige Wachheit, ihr aktives soziales und berufliches Leben – und die tiefe Verbundenheit mit dem, was sie tun. Ziele zu haben und sie zu leben und nicht aufzugeben, wenn es einmal schwieriger wird. Sie stehen sinnbildlich dafür, dass Altern nicht zwangsläufig Rückzug bedeutet, sondern im besten Fall erfüllte **Aktivität, Neugier** und **Lebendigkeit**. Ebenso spielen **Beharrlichkeit, Zielstrebigkeit** und **Disziplin** eine entscheidende Rolle – denn es ist keineswegs selbstverständlich, im hohen Alter noch so aktiv und vital zu sein. Dahinter stecken meist jahrelange Arbeit, kontinuierliches Training und ein bewusster Lebensstil.

Eine viel zitierte Metaanalyse kam zu einem bemerkenswerten Ergebnis: Menschen mit wenigen oder nur schwachen sozialen Bindungen haben ein ähnlich hohes Sterblichkeitsrisiko wie Raucher. Gleichzeitig konnte gezeigt werden, dass ein stabiles soziales Umfeld die Sterberate im Beobachtungszeitraum um fast 50 % senken kann. Wer sich in ein soziales Netz eingebunden fühlt, übernimmt oft mehr Verantwortung und tut auch meist mehr für die eigene Gesundheit. Man trifft häufiger gesundheitsförderliche Entscheidungen, geht seltener Risiken ein und bleibt ständig in Bewegung – innerlich wie äußerlich [274].

Soziale Kontakte – so wichtig wie Nahrung? Acht Stunden ohne soziale Interaktion können für uns Menschen ähnlich ermüdend sein wie acht Stunden ohne Essen. Das legt eine Studie nahe, die sowohl unter kontrollierten Laborbedingungen als auch während der COVID-19-Lockdowns durchgeführt wurde [275]. Die Teilnehmenden berichteten nach nur acht Stunden sozialer Isolation von einem deutlich erhöhten Maß an Müdigkeit – vergleichbar mit einem spürbaren Energieabfall durch Nahrungsverzicht. Die Untersuchung wurde an der Universität Wien durchgeführt und in der Fachzeitschrift Psychological Science veröffentlicht. Sie stützt die Annahme, dass ein Mangel an sozialen Kontakten eine grundlegende biologische Reaktion auslösen kann: den Verlust von Energie, ähnlich wie bei Hunger. Interessanterweise wurde dieser Effekt auch von individuellen Persönlichkeitsmerkmalen beeinflusst, etwa wie stark eine Person generell soziale Nähe sucht oder meidet.

Auch **Musizieren** hält uns geistig jung. Menschen, die sich ihr Leben lang aktiv mit Musik beschäftigen, könnten im Alter ein leistungsfähigeres Gehirn haben als andere – darauf weist eine britische Studie hin, veröffentlicht im

Fachjournal Geriatric Psychiatry [276]. Allein Musik zu hören reicht laut den Forschenden nicht aus, um Gedächtnis und kognitive Funktionen dauerhaft fit zu halten. Entscheidend sei vielmehr das eigene Musizieren – idealerweise das Spielen eines Instruments oder regelmäßiges Singen. Musizieren fordert das Gehirn ganzheitlich: Es verbindet kognitive, emotionale und motorische Prozesse und aktiviert dabei zahlreiche Hirnregionen. In Kombination mit körperlicher Aktivität zählt es zu den wirksamsten Lebensstilfaktoren zur Förderung der geistigen und körperlichen Gesundheit. Beides – Bewegung und Musizieren – fördern die Gehirnplastizität, stärken neuronale Netzwerke und helfen dabei, das Gedächtnis zu erhalten. Damit leisten sie einen zentralen Beitrag zur Demenzprävention. Ein weiterer positiver Effekt: Gemeinsames Musizieren in Chören oder Ensembles stärkt nicht nur das Gehirn, sondern auch die sozialen Kontakte. Ich selbst habe viele Jahre in Chören gesungen und erlebe nun bei meiner Tochter, wie positiv sich Musik und Freundschaften aus dem Ensemble auf sie auswirken, nicht nur auf ihr Wohlbefinden, sondern auch auf ihre schulischen Leistungen und ihre soziale Kompetenz. Ihr Musizieren erfüllt mich als Mutter nicht nur mit Stolz, sondern trägt ganz offensichtlich auch maßgeblich zu ihrer positiven Entwicklung bei – schulisch, sozial und emotional.

Was uns wirklich jung hält – wir könnten an dieser Stelle noch unzählige Beispiele, Geschichten und wissenschaftliche Studien anführen, die eines immer wieder bestätigen: wie entscheidend soziale Beziehungen für unser Wohlbefinden, unsere Gesundheit und unsere Lebenserwartung sind. Ein stabiles und großes soziales Netzwerk, gute Freundschaften, ein offener Austausch mit anderen Menschen – all das sind keine Nebensächlichkeiten, sondern die tragenden Säulen eines langen, erfüllten Lebens.

Auch **glückliche Partnerschaften, Familie, wertschätzende, zwischenmenschliche Verbindungen** oder innige Beziehungen zu Tieren wirken wie ein Schutzschild gegen die Herausforderungen des Alterns. Sie schenken uns Geborgenheit, Sinn und emotionale Stabilität – und machen uns widerstandsfähiger gegenüber Stress, Krankheit und seelischer Belastung. Doch es geht nicht nur um die Beziehungen zu anderen, sondern auch um die Beziehung zu uns selbst. Denn Zufriedenheit mit dem eigenen Leben, ein Gefühl von Sinnhaftigkeit und das Verfolgen persönlicher Ziele tragen wesentlich zur geistigen und körperlichen Gesundheit bei. Wenn man morgens gerne aufsteht und versucht, sich an den täglichen Dingen zu erfreuen, bleibt man auch im hohen Alter motiviert, neugierig und engagiert. Wer sich selbst annimmt, mit sich im Reinen ist, lebt gesünder.

So lässt sich vielleicht eines mit Gewissheit sagen: Es spielen auch die Qualität unserer Beziehungen, die Klarheit unserer Ziele, die Freude am Leben und das tiefe Gefühl, verbunden zu sein – mit anderen, mit der Welt und mit uns selbst – eine große Rolle. Wie wir diese Aspekte verwirklichen, ist jedoch so individuell wie wir selbst. Jeder Mensch findet auf eigene Weise heraus, was Verbindung, Sinn und Lebensfreude für ihn oder sie bedeuten.

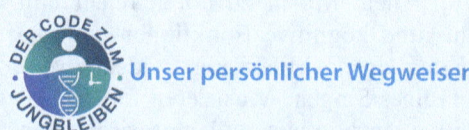 **Unser persönlicher Wegweiser**

- **Körper und Seele sind untrennbar verbunden:** Veränderungen im seelischen Zustand wirken sich auf den Körper aus – und umgekehrt.
- **Stress ist nicht grundsätzlich schlecht – aber chronischer Stress schadet:** Kurzfristiger „Eustress" motiviert und steigert die Leistungsfähigkeit. Dauerstress („Distress") hingegen aktiviert dauerhaft das Stresshormon Cortisol, welches unsere Organsysteme belastet und den Alterungsprozess vorantreibt.
- **Resilienz ist erlernbar und formbar:** Durch bewusste Emotionsregulation, soziale Kontakte und einen gesunden Lebensstil kann die Widerstandskraft gegen Stress gestärkt werden.
- **Um Stress effektiv abzubauen, gibt es viele bewährte Methoden** – von Entspannungstechniken wie progressiver Muskelentspannung, Atemübungen und Meditation bis hin zu mentalen Strategien wie Achtsamkeit, Visualisierung oder kognitiver Verhaltenstherapie. Wichtig ist, die Methoden individuell auszuwählen und regelmäßig Erholungsphasen in den Alltag zu integrieren.
- **Balance zwischen Anspannung und Erholung ist essenziell:** Bewusste Pausen und Erholungsphasen sind notwendig, damit sich Körper und Geist regenerieren können und langfristig widerstandsfähig bleiben.
- **Berührungen und soziale Bindungen sind mehr als Wohlfühlmomente:** Sie senken Cortisol, fördern die Ausschüttung von Glückshormonen wie Oxytocin und Endorphinen und unterstützen meine emotionale Stabilität.
- **Ernährung kann die Stressresistenz direkt über den Darm beeinflussen:** Ballaststoffreiche und fermentierte Lebensmittel fördern ein gesundes Darmmikrobiom, das über spezielle Zellen – Neuropods – Informationen an den Vagusnerv weiterleitet. So können Wohlbefinden und psychische Gesundheit aktiv unterstützt werden.
- **Soziale Beziehungen schützen unsere Gesundheit:** Ein stabiles soziales Netzwerk senkt das Risiko für körperliche und psychische Erkrankungen deutlich, ähnlich stark wie der Verzicht auf Rauchen. Wer sich eingebunden und gebraucht fühlt, lebt nachweislich länger und gesünder.
- **Einsamkeit macht krank, soziale Isolation ist ein Risikofaktor:** Studien zeigen: Einsamkeit fördert Müdigkeit, senkt die Energie und kann langfristig zu depressiven Verstimmungen und kognitivem Abbau führen. Unser Gehirn reagiert auf soziale Entbehrung ähnlich wie auf Nahrungsmangel.
- **Musik hält geistig jung – besonders das aktive Musizieren:** Wer singt oder ein Instrument spielt, fördert nachweislich die Gehirnplastizität, stärkt exekutive Funktionen und kann dem geistigen Abbau im Alter entgegenwirken. Gemeinsames Musizieren stärkt zusätzlich soziale Bindungen.
- **Ziele, Sinn und Selbstakzeptanz sind Schlüssel zur inneren Gesundheit:** Wer persönliche Ziele verfolgt, Lebenssinn verspürt und im Einklang mit sich selbst lebt, bleibt engagiert, neugierig und psychisch stabil, auch im hohen Alter. Innere Zufriedenheit wirkt schützend auf Körper und Geist.

- **Altern bedeutet nicht Rückzug, sondern bewusste Aktivität:** Vorbilder wie Bruce Springsteen, Hugo Portisch oder Alice Herz-Sommer zeigen, dass Alter kein Hindernis für Vitalität ist. Hinter ihrer Energie stehen Disziplin, Leidenschaft, soziale Einbindung und das „innere Feuer" – kein Zufall, sondern Lebensstil.

Grenzflächen

Unsere Ohren, Nase, Hals, Zähne und Haut sind weit mehr als funktionale Bestandteile unseres Körpers – sie bilden zentrale Schnittstellen zur Außenwelt. Sie lassen uns hören, riechen, schmecken, sprechen, fühlen und uns im Raum orientieren. Dabei verändern sich all diese Grenzflächen mit zunehmendem Alter – teils schleichend, teils abrupt. Manche dieser Prozesse sind physiologisch, andere pathologisch – fast alle aber beeinflussbar. Wie wir sie pflegen und ihre Funktion bewahren können, haben wir mit Fachärzt*innen diskutiert.

Hals, Nase und Ohren

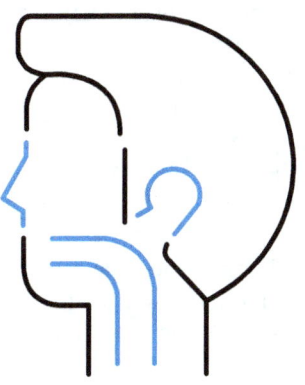

Mit dem Hören, Riechen und Sprechen ist es wie bei vielen anderen Dingen. Solange wir keine Einschränkungen erfahren, nehmen wir diese so wichtigen Funktionen als selbstverständlich hin und machen uns keine Gedanken darüber, wie wir sie möglichst lange erhalten können. Erst durch Krankheit oder Alterungsprozesse wird uns bewusst, wie sehr es uns als Menschen einschränkt, wenn wir nicht mehr kommunizieren oder Gerüche wahrnehmen können oder uns unsere Stimme immer wieder grundlos verlässt.

Hören und Gleichgewicht

Das Ohr ist unser Hörorgan – und gleichzeitig auch für unser Gleichgewicht zuständig. Es besteht aus drei Bereichen: dem **äußeren Ohr, dem Mittelohr** und dem **Innenohr.** Wenn wir etwas hören, treffen Schallwellen auf die Ohrmuschel, wandern durch den Gehörgang und bringen dort das **Trommelfell** zum Schwingen – ähnlich wie bei einer Trommel. Diese Schwingungen werden dann über kleine Knöchelchen im Mittelohr – Hammer, Amboss und Steigbügel – weitergeleitet und verstärkt. Diese „Miniknochen" wirken wie ein Hebelsystem und sorgen dafür, dass der Schall gut vom luftgefüllten Mittelohr in das mit Flüssigkeit gefüllte Innenohr übertragen wird. Ohne diese Verstärkung würden die Schallwellen größtenteils verloren gehen.

Im Innenohr befindet sich die sogenannte Schnecke – sie sieht wirklich ein wenig aus wie eine kleine Muschelspirale. Dort wird der Schall schließlich in elektrische Signale umgewandelt, die das Gehirn über den **Hörnerv** erreichen – erst dort „hören" wir im eigentlichen Sinne. Auch das Gleichgewichtsorgan liegt im Innenohr. Es besteht aus kleinen, flüssigkeitsgefüllten Aussackungen und Bogengängen, die registrieren, in welcher Position sich unser Kopf im Raum befindet, sei es in Ruhe oder in Bewegung, und diese Informationen an unser Gehirn weiterleiten.

Zusätzlich gibt es im Mittelohr feine Muskeln, die bei sehr lauten Geräuschen aktiv werden und das Trommelfell oder den Steigbügel ein wenig dämpfen, um das Gehör zu schützen. Außerdem ist das Mittelohr über die sogenannte **Ohrtrompete** mit dem Rachen verbunden. Über diesen Verbindungsgang kann der Druck im Ohr dem Außendruck angeglichen werden – eine essenzielle Fähigkeit für gute Schallleitung unter wechselnden Druckbedingungen.

Kurz gesagt, unser Ohr ist ein fein abgestimmtes System, das uns nicht nur Hören, sondern auch **Gleichgewicht** und **Orientierung** im Raum ermöglicht.

Mit zunehmendem Alter kommt es häufig zu einer Degeneration der **Haarzellen** in der **Hörschnecke (Cochlea)**. Diese spezialisierten Sinneszellen lassen sich in zwei Gruppen unterteilen: innere und äußere Haarzellen. Die inneren Haarzellen übernehmen die zentrale Funktion der Schallwahrnehmung. Sie wandeln mechanische Schwingungen – sogenannte Wanderwellen, die sich über die Lymphe und die elastischen Membranen der Cochlea fortpflanzen – frequenzspezifisch in neuronale Impulse um. Diese Impulse werden anschließend an das ZNS weitergeleitet. Die äußeren Haarzellen hingegen wirken modulierend: Sie beeinflussen die mechanische Empfindlichkeit bestimmter Bereiche des Corti-Organs und tragen dadurch zur Feinabstimmung und Verstärkung des Höreindrucks bei. Im Alter kommt es häufig zu einem Verlust, insbesondere der äußeren Haarzellen, was zu einer verminderten Empfindlichkeit und Auflösung des Hörens führt – vor allem in höheren Frequenzbereichen und bei Hintergrundgeräuschen.

Daneben kann das **Trommelfell** an Elastizität verlieren. Auch die neuronalen Verschaltungen werden weniger effizient und störanfällig und – wie Sie im Kapitel „Gehirn und Nervensystem" bereits gelesen haben – auch die Informationsverarbeitung kann verändert sein.

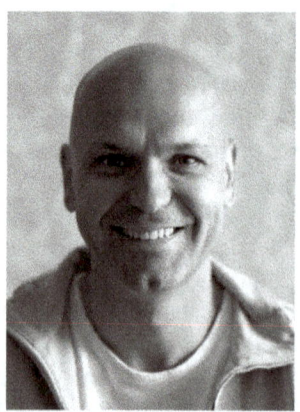

So kann es zu einer altersbedingten Hörveränderung bis hin zur **Altersschwerhörigkeit** kommen. Dies haben wir mit **Dr. med. univ. Andreas Acham**, Facharzt für HNO in eigener Praxis, diskutiert.

Grenzflächen

Andreas Acham, was verursacht Hörverlust?

Wir wissen, dass alte Leute im Vergleich zu jungen Menschen durchschnittlich schlechter hören. Dies ist grundsätzlich ein physiologischer Vorgang, allerdings gibt es eindeutige Richtlinien, die festlegen, wann der Hörverlust ein Maß erreicht hat, das weitere Schritte notwendig macht.
Das Ausmaß und der zeitliche Beginn einer fortschreitenden Hörschwäche sind einerseits hereditär/**genetisch** determiniert („vorgegeben"), andererseits spielt die **Lärmbelastung** eine erhebliche Rolle. Akute Lärmspitzen wie Knalltraumen oder Explosionen können bereits bei einmaligem Erleben zu bleibendem Hörverlust führen. Aber auch Dauerbelastungen mit Schallpegeln über 65 dB führen bei den meisten Menschen über Jahre zu Innenohrschäden (sog. chronischer Lärmschaden).
Das bedeutet, dass man durch Vermeiden von massiver Lärmexposition von der Jugend an aktiv etwas für ein besseres Gehör im Alter tun kann. Das Tragen von Gehörschutz bei lauter Arbeit hat sich allerdings erst in den letzten 30 Jahren durchgesetzt. Viele Menschen, die heute in Pension sind, waren im Erwerbsleben schädlichen Schalldrücken ausgesetzt, ohne die Möglichkeit, ihr Gehör zu schützen.

Ein Hörverlust sollte also frühzeitig erkannt und behandelt werden. Nicht nur, um die Kommunikation an sich zu sichern, sondern für die gesamte körperliche und seelische Gesundheit.

Andreas Acham, warum muss man Hörverlust frühzeitig behandeln?

Es ist sehr wichtig, rechtzeitig festzustellen, ob ein Hörverlust so weit fortgeschritten ist, dass eine Therapie – in diesem Fall meist eine apparative Versorgung mit Hörgeräten– notwendig wird. Der Zeitfaktor spielt aus folgendem Grund eine entscheidende Rolle: Je länger die zentralen Rindenregionen der auditiven Verarbeitung/Wahrnehmung nicht entsprechend gefordert werden, umso mehr fallen sie einer sogenannten Deprivation anheim. Das bedeutet, dass sie praktisch „verlernen", was sie können – nämlich die von den Ohren über die Hörbahn herangetragenen Impulse zu verarbeiten –, wenn sie nicht ausreichend Signale erhalten, um im „Training" zu bleiben. Mit einfachen Worten: Das periphere Gehör (im Alter in erster Linie das Innenohr) verliert nach und nach seine Funktion, daher erhält das „Hörzentrum" immer weniger Signale, und über Jahre entwickelt sich ein nicht mehr gut zu machender Funktionsverlust an der Hirnrinde.
Die Folgen davon sind primär ein nach und nach stattfindender sozialer Rückzug sowie – eindeutig bewiesen – ein rascheres Fortschreiten demenzieller Syndrome. Die Menschen meiden die Gesellschaft anderer zunehmend, weil es ihnen peinlich ist, bei Gesprächen nicht folgen zu können. Sie meinen, man halte sie für dumm. Und das Traurige an der Sache ist, dass die Realität dieses Gefühl irgendwann quasi einholt! Außerdem birgt Schwerhörigkeit auch ein erhebliches Gefahren-

potenzial für Leib und Leben, wenn wichtige Signale und Zurufe nicht mehr wahrgenommen werden können.

Daher sollte vorsorglich zumindest ab dem Alter von 50 Jahren eine vollständige **Hörprüfung** vorgenommen werden. Das Kontrollintervall kann an das Ergebnis angepasst werden. Bei sehr guter Hörleistung kann dies auch ohne Risiko mehrere Jahre betragen. Die Hörprüfung gliedert sich üblicherweise in ein Tonaudiogramm, hier wird die Hörschwelle frequenzgebunden ermittelt, sowie ein Sprachaudiogramm. Mit diesem werden Hörverluste für Sprache festgestellt und – ganz wesentlich: Es wird ermittelt, ob ein höherer Pegel auch entsprechend das Sprachverständnis verbessert. Ein ganz wichtiger Wert für die zu prognostizierende Wirksamkeit von Hörgeräten!

Riechen und Schmecken

Riechen und Schmecken sind Schlüsselreize für Lebensqualität und Gesundheit – und eng miteinander verbunden. Die Sinneszellen in den Geschmacksknospen auf unserer Zunge nehmen Geschmacksrichtungen wahr, die Geruchsrezeptoren in unserer Nase Gerüche. Beide Sinneseindrücke werden über das Nervensystem an unser Gehirn weitergeleitet, das die Informationen verknüpft und so Aromen erkennt und einordnet. Wenn der Geruchssinn gestört ist – zum Beispiel bei einer Erkältung –, ist in der Regel auch die Wahrnehmung des Geschmacks beeinträchtigt. Unser Geschmackssinn kann fünf unterschiedliche Geschmacksqualitäten erkennen: süß, sauer, salzig, bitter und umami. Die fünfte Geschmacksqualität, umami, stammt aus dem Japanischen und beschreibt einen vollmundig-würzigen Geschmack, der oft als „herzhaft" oder „fleischig" empfunden wird, wie man ihn etwa von reifem Käse oder Suppe kennt.

In meiner Praxis habe ich den Verlust des Geruchs- und Geschmackssinns besonders in den Pandemiejahren häufig beobachtet. COVID-19-Infektionen gingen vor allem zu Beginn der ersten Welle oft mit einem plötzlichen Verlust dieser Sinneswahrnehmungen einher – für viele sogar das erste oder einzige Symptom. Natürlich kennen wir das Phänomen auch von anderen Atemwegserkrankungen: Eine verstopfte Nase bei einer Erkältung beeinträchtigt Riechen und Schmecken. Ich erinnere mich noch gut, wie irritiert ich selbst war, als ich während einer starken Erkältung plötzlich nichts mehr riechen konnte.

Eine Infektion mit SARS-CoV-2 kann die Sinneszellen für die Geruchswahrnehmung in der oberen Nasenhöhle schädigen oder zerstören. Viele Betroffene entwickeln infolgedessen Riechstörungen. Da die Regeneration dieser Zellen aus Stammzellen mitunter viel Zeit benötigt, können Riechstörungen auch nach Abklingen der akuten Infektion über Wochen oder Monate bestehen bleiben. Glücklicherweise handelt es sich dabei um das einzige Nervensystem im Körper, das sich regenerieren kann – allerdings braucht dieser Prozess Zeit. In dieser Phase kann es zu einer sogenannten **Parosmie** kommen, bei der Gerüche als unangenehm oder verfälscht wahrgenommen werden. Viele Betroffene berichten davon, dass vertraute Gerüche plötzlich völlig anders oder sogar abstoßend wirken.

Ab dem 50. Lebensjahr beginnen Geruchs- und Geschmackssinn natürlicherweise nachzulassen. Die Nasenschleimhaut wird dünner und trockener und die Riechnerven verlieren ihre Empfindlichkeit. Ältere Menschen können starke Gerüche noch wahrnehmen, feine Gerüche jedoch nicht mehr so gut.

> **Andreas Acham, welche weiteren Beschwerden des Riechorgans können uns im Alter quälen und was kann man dagegen machen?**
>
> Es gibt eine typische, mit dem zunehmenden Lebensalter verknüpfte Erkrankung der Nase – die **vasomotorische Rhinitis**.
> Dieses Krankheitsbild ist niemals gefährlich, aber lästig kann es allemal sein. Es kommt hierbei durch eine regulative Funktionsstörung des vegetativen Nervensystems zu einem atypisch starken Abpressen von wässrigem Sekret aus der Schleimhaut in die Nasenhaupthöhlen. Dies führt bei den Betroffenen zu teilweise massivem Nasenrinnen, vor allem, wenn man akut einem Temperaturunterschied ausgesetzt ist. Auch hier ist die Grenze zur Physiologie fließend. Wir alle kennen das Gefühl der rinnenden Nase bei plötzlichem Temperaturwechsel („in die Skihütte – aus der Skihütte"). Die Nasenschleimhaut wird vorsorglich befeuchtet. Der Organismus agiert nach dem Grundsatz: „Man weiß ja nicht, was noch kommt!". Normalerweise gibt sich das wieder nach wenigen Minuten. Meist reicht ein Papiertaschentuch. Die Menschen mit vasomotorischer Rhinitis – und es sind wirklich fast ausschließlich alte Leute – leiden allerdings darunter, dass es zu oft unstillbarem, lange anhaltendem Nasenrinnen kommt, sobald sie etwa am Tisch bei einer warmen, dampfenden Suppe sitzen oder einfach nur am Herd stehen und kochen wollen.
> Wenn also das Taschentuch nicht mehr ausreicht, dann gibt es die Möglichkeit einer Lokaltherapie. Bis vor wenigen Jahren waren lediglich topische Kortikoide verfügbar, die allerdings meist nur bedingt geholfen haben. Es gibt nun eine andere Möglichkeit. Es handelt sich um ein Parasympatholytikum/Anticholinergikum (Wirksubstanz: Ipratropium) in Form eines Nasensprays, das diese vegetative Fehlfunktion blockiert. Es ist allerdings notwendig, das Medikament täglich anzuwenden. In schweren Fällen ist es jedenfalls einen Versuch wert!

Zusätzlich nimmt auch die Zahl der Geschmacksknospen ab, und die verbleibenden sind weniger empfindlich. Diese Veränderungen haben zur Folge, dass der Geschmackssinn für süß und salzig stärker abnimmt als für sauer und bitter. Manche Nahrungsmittel beginnen daher bitter und fremd zu schmecken. Der Mund neigt häufiger zu Trockenheit, was das Geschmacksempfinden und die Lebensqualität zusätzlich beeinträchtigt.

Viele meiner älteren Patient*innen leiden an Krankheiten und nehmen oft zusätzlich Medikamente ein, die den Mund austrocknen lassen. Dadurch schmecken viele Speisen nicht mehr wie gewohnt – das Essen macht weniger

Freude, und besonders im Alter kann dies rasch zu einer unzureichenden Nährstoffaufnahme oder Mangelernährung führen.

Wie können wir unseren Geruchs- und Geschmackssinn jung halten?
- Tägliches Trainieren mit Düften hat einen positiven Effekt auf das Riechvermögen
- Abschwellende Nasentropfen maximal für eine Woche verwenden
- Regelmäßige Pflege der Nasenschleimhaut mit isotonischen Salzlösungen, hyaluronsäurebasierten Sprays oder pflegenden Nasensalben schützt vor dem Austrocknen.
- Rauchentwöhnung und Meiden von Alkohol
- Kräuter, Wurzelgemüse und Gewürze können den Speichelfluss anregen und wirken positiv auf unseren Geschmacks- und Geruchssinn
- Unbedingt auf gute Mundhygiene achten und regelmäßig zum Zahnarzt gehen

Stimme und Schlucken

Beim Sprechen handelt es sich um eine koordinative Leistung von Lunge, Kehlkopf, Rachen, Mund, Nase, Gehirn und Nervensystem. Dieses beginnt mit dem Atem, formt sich im Kehlkopf, wird über den Mund verfeinert und über das Gehirn angepasst. Bedenkt man, wie viele Organe an der Sprachbildung beteiligt sind, ist es nicht verwunderlich, dass es im Alter zu Veränderungen in der Sprache kommt. Dabei kann es zur sogenannten **Altersstimme** kommen, die brüchig und leise wird und die Kommunikation erschweren kann.

> **Andreas Acham, welche Störungen und Alterungsprozesse können unsere Stimmbänder betreffen?**
>
> Der Begriff der Stimmstörung umfasst eine sehr heterogene Gruppe von Krankheitsbildern, die unterschiedliche Ursachen, Ausformungen und funktionelle und/oder organische Prägung haben kann.
> Die typische Altersstimme (**Presbyphonie**) hat grundsätzlich mit dem physiologischen Altern zu tun. Der Stimmapparat ist im Wesentlichen auch Teil des Bewegungsapparates. Es sind hier quer gestreifte Muskeln und Gelenke am Werk. Die Muskeln sind zwar viel kleiner als an den Extremitäten oder am Rumpf, trotzdem sind sie gute Dauerleister, welche in einem hochkomplexen, koordinativen Zusammenspiel ganztags ihre Arbeit tun. Es ist bekannt, dass die Muskulatur im Alter nicht mehr gleich leistungsfähig ist wie in der Jugend. Dies gilt natürlich auch für die Kehlkopfmuskeln. Die Folge davon sind eine geringere Leistungsfähigkeit

der Stimme bei Langzeitbelastung, eine geringere maximale Ruflautstärke sowie ein verminderter Stimmumfang. Letzteres wird in erster Linie beim Singen bemerkbar. Beim Endoskopieren des Stimmapparates fällt in solchen Fällen meist ein nicht mehr kompletter Schluss der Stimmlippen bei der Phonation auf. Die Stimmbänder funktionieren zwar symmetrisch, allerdings nicht mehr ideal, was einer relativen Schwäche der inneren Kehlkopfmuskulatur entspricht. Die Therapie ist nach Diagnosestellung in erster Linie eine **logopädische Stimmtherapie**. Es wird am Beginn der Therapie üblicherweise eine qualitative und quantitative Stimmprüfung durchgeführt. Diese Tests können auch als Verlaufskontrollen während oder nach Therapieende angewendet werden. Die Intensität der Behandlung richtet sich auch nach den Ansprüchen. Singt der/die Patient/in z. B. in einem Chor, so wird wahrscheinlich intensiver „trainiert". Salopp lässt sich diese Behandlung als „Physiotherapie für den Stimmapparat" bezeichnen.

In jedem Falle wichtig: Abklärung vorab durch den/die Facharzt/ärztin zwecks Ausschluss anderer, eventuell völlig andere Maßnahmen verlangende Erkrankungen des Stimmapparates.

Andreas Acham, warum sind manchmal die Zahnärzte der Schlüssel zum Erfolg?

Auch **Schluckstörungen** können mit dem Alter vermehrt auftreten. Diesen sogenannten **Dysphagien** können unterschiedlichste Ursachen zugrunde liegen. Im zunehmenden Alter sind sie prinzipiell aber häufiger. Neben den raumfordernden Prozessen (primäre Tumoren oder Kompression des Speiseweges von außen) ist es vor allem die sogenannte neurogene Schluckstörung, die grundsätzlich verknüpft ist mit typischen neurologischen Erkrankungen der älteren Patient*innen, wie beispielsweise Parkinson, Alzheimerdemenz, Multiple Sklerose und Schlaganfälle. Die Abklärung erfolgt interdisziplinär mit den Fachärzt*innen für Neurologie. Die Therapie ist ebenso unterschiedlich wie die zugrunde liegenden Ursachen.

Woran man aber grundsätzlich immer denken sollte, wenn ein alter Mensch Schluckprobleme hat: Oft ist das Gebiss behandlungsbedürftig oder ein Zahnersatz ist locker bzw. defekt. Dies führt dazu, dass schlecht gekaut wird, der Bissen wird „geschlungen" und es kommt zu schmerzhaftem Abschlucken, zu Schleimhautverletzungen oder einem Bolusgeschehen im Ösophagus (stecken gebliebener Bissen/Fremdkörper in der Speiseröhre). Es ist auch schon vorgekommen, dass ein/e Patient*in einen Teil des Zahnersatzes verschluckt hat und dieser den Speiseweg verlegt hat.

Zahn

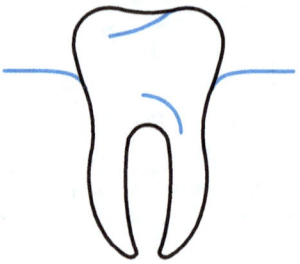

Vom ersten Milchzahn bis hin zum Zahnverlust im Alter spiegeln die Zähne den Lebenslauf und auch –wandel des jeweiligen Menschen eindrucksvoll wider. Bereits ab dem sechsten Lebensmonat brechen die ersten Milchzähne durch, bis wir im dritten Lebensjahr ein vollständiges Milchgebiss aufweisen – insgesamt 20 Zähne. Ab dem sechsten Lebensjahr beginnt das Wechselgebiss, und die Milchzähne werden nach und nach durch die bleibenden Zähne ersetzt. Diese Phase erstreckt sich bis zum 13. Lebensjahr – dann weisen wir samt 4 Weisheitszähnen insgesamt 32 Zähne auf.

Oft wird unsere Zahngesundheit unterschätzt. Ich selbst bin aufgewachsen, ohne wirklich zu wissen, wie wichtig gesunde Zähne und ein intaktes Zahnfleisch sind, und musste diese Erfahrung als junge Erwachsene teuer bezahlen. Gerade deshalb war es mir ein Herzensanliegen, meinen Kindern nicht nur gesunde Zähne mitzugeben, sondern ihnen auch bewusst zu machen, wie entscheidend Zahnhygiene und regelmäßige Kontrollen bei Fachärzt*innen für den ganzen Körper sind. Unsere Mundgesundheit spielt nämlich eine zentrale Rolle für unsere Allgemeingesundheit. Zähne und Zahnfleisch sind nicht nur für das Kauen und den Beginn der Verdauung essenziell, chronische Entzündungen wie eine Parodontitis gelten heute als medizinisch relevante Risikofaktoren. Sie stehen in Zusammenhang mit systemischen Erkrankungen wie Diabetes mellitus, Herz-Kreislauf-Erkrankungen und sogar neurodegenerativen Prozessen.

Mit fortschreitendem Alter nimmt die Funktionalität der Zähne und des Kauapparates ab: Erkrankungen des Zahnhalteapparates (Paradontalerkrankungen) und chronisch-bakterielle Erkrankungen der Zahnhartsubstanz (Karies) führen zum ersten Zahnverlust– durchschnittlich ab dem 40. bis 50. Lebensjahr. Dies ist für unsere Gesundheit einschneidend, da unser Kausystem wichtig für die Nahrungsaufnahme, die Kommunikation und die Ästhetik ist.

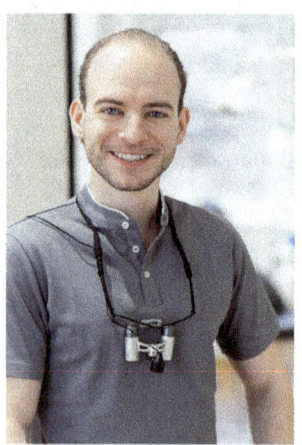

Wie die Gesundheit der Zähne und des Zahnhalteapparates bis ins hohe Alter gesichert werden kann, haben wir mit **Priv. Doz. Dr. med. dent. Dr. med. univ. Dr. scient. med. Armin Sokolowski**, Zahnarzt an der Klinischen Abteilung für Zahnerhaltung, Parodontologie und Zahnersatzkunde der Medizinischen Universität Graz sowie in eigener Praxis, diskutiert.

Armin Sokolowski, wie oft sollte ich zur zahnärztlichen Kontrolle gehen?

Im Allgemeinen sind halbjährliche bis jährliche Untersuchungen empfehlenswert, um Erkrankungen frühzeitig zu erkennen und rasch behandeln zu können.
Im Kindes- und Jugendalter steht noch vor allem die Karies im Vordergrund. Ab dem jungen Erwachsenenalter rückt die Parodontitis mehr und mehr ins Zentrum der Diagnostik. Diese chronische Entzündung des Zahnhalteapparates verläuft über lange Zeit symptomlos, kann aber flächendeckend das gesamte Gebiss betreffen. Laut der Sechsten Deutschen Mundgesundheitsstudie (DMS 6) zeigt mehr als die Hälfte der 65- bis 74-Jährigen eine schwere Form dieser Erkrankung. Eine regelmäßige Kontrolle erlaubt es, erste Anzeichen wie Zahnfleischtaschen oder beginnenden Knochenabbau zu erkennen, bevor es zu unwiederbringlichen Schäden kommt. Bereits ab dem 30. bis 40. Lebensjahr ist eine gezielte Untersuchung auf frühzeitige Zeichen einer Zahnfleisch- und Zahnhalteapparaterkrankung empfehlenswert.
Zu einer vollständigen zahnärztlichen Kontrolle gehören neben einer intraoralen Inspektion und klinischen Untersuchung des Kausystems die Sondierungstiefenmessung zur Früherkennung von Zahnfleischtaschen sowie eine radiologische Diagnostik zur Beurteilung der Knochensituation, Karies zwischen zwei Zähnen (Approximalraumkaries), Entzündungen an Zahnwurzeln sowie krankhafter Veränderungen an Kieferhöhlen oder Kiefergelenken.
Ab dem mittleren und höheren Lebensalter empfiehlt sich zudem eine engmaschigere Betreuung, da verschiedene Risikofaktoren häufiger auftreten: Die Speichelproduktion nimmt ab, Medikamente können die Mundschleimhaut beeinflussen, und die manuelle Fähigkeit zur Mundhygiene kann durch verschiedene alterungsbedingte Erkrankungen eingeschränkt sein. In Kombination führt dies dazu, dass sich bakterielle Beläge leichter festsetzen und schwerer entfernen lassen.

Armin Sokolowski, können Zähne überhaupt altern?
Zähne unterliegen mit zunehmendem Alter strukturellen und funktionellen Veränderungen. Die Zahnhartsubstanz wird durch mechanischen Abrieb, Knirschen oder Fehlbelastung abgetragen. Dies hinterlässt Schlifffacetten, Abrasionen, Schmelzrisse oder Frakturen. Gleichzeitig reagieren Zähne auf thermische und chemische Reize, insbesondere auf säurehaltige Nahrungsmittel, mit Erosionen und einer zunehmenden Dentinbildung im Zahninneren. Der Abbau von Zahnschmelz in Kombination mit stressinduzierter Dentinbildung führt zu einer dunkleren Zahnfarbe im Alter. Der Verlust von Zahnsubstanz über einen längeren Zeitraum kann weiters zu einer niedrigeren unteren Gesichtshöhe führen. Diese reduzierte Vertikaldimension kann in der Folge offene Stellen an den Mundwinkeln, sogenannte Rhagaden, nach sich ziehen und es kann zu einer vermehrten Faltenbildung an den Lippen kommen. Diese Veränderungen können durch die im höheren Alter häufig auftretende Mund- und Schleimhauttrockenheit, die zusätzlich durch verschiedene Medikamente verstärkt wird, noch ausgeprägter sein.
Mit zunehmendem Alter können sich weiters unbehandelte Initialkaries verschlechtern und beginnende Parodontalerkrankungen unbemerkt fortschreiten. Kommt es letztlich zum Zahnverlust, verändert sich die Bisslage: benachbarte

Zähne kippen, gegenüberliegende Zähne wandern heraus, die Kiefergelenke werden anders belastet, und die knöchernen Strukturen im Bereich der Zahnlücke bilden sich zurück. Diese Alveolarkammatrophie erschwert eine spätere Versorgung mit Zahnersatz. Ein gut geplanter, substanzschonender, festsitzender oder abnehmbarer Zahnersatz unterstützt nicht nur die Kaufunktion, sondern verhindert auch Folgeschäden durch unbehandelten Zahnverlust.

Armin Sokolowski, warum ist gesundes Zahnfleisch so wichtig, und wie erkenne ich, dass mein Zahnfleisch erkrankt ist – und was kann ich dagegen tun?
Das Parodont, also der Zahnhalteapparat, umfasst mehr als nur das sichtbare Zahnfleisch. Es ist ein fein abgestimmtes Zusammenspiel von Zahnwurzelzement, Wurzelhaut, Bindegewebe, Fasern, Knochen und Schleimhaut sowie Gefäßen und Nervenstrukturen. Eine Entzündung in diesem System kann weitreichende Folgen haben. Erste Warnzeichen sind Zahnfleischbluten, Schwellungen oder Mundgeruch. Später treten Zahnwanderungen, Rückgang des Zahnfleisches sowie schließlich Zahnlockerungen auf.
Die entzündeten Flächen des Zahnhalteapparats summieren sich dabei. Bei fortgeschrittener Parodontitis entsteht eine Wundfläche im Ausmaß einer Handfläche. Diese stellt als chronische Entzündung eine ständige Belastung für das Immunsystem dar. Zusätzlich ist diese offene Wunde Eintrittspforte für Umweltkeime. Es ist wissenschaftlich gut belegt, dass Parodontitis in engem bidirektionalem Zusammenhang mit systemischen Erkrankungen wie Diabetes mellitus und Herz-Kreislauf-Erkrankungen steht. Darüber hinaus gibt es Hinweise auf Zusammenhänge mit weiteren chronisch-entzündlichen Erkrankungen wie rheumatoide Arthritis, Osteoporose, chronische Atemwegserkrankungen und möglicherweise auch neurodegenerative Erkrankungen.
Eine erfolgreiche Behandlung erfordert Zeit und Kontinuität: professionelle Zahnreinigungen, antibakterielle Therapien, eine angepasste Mundhygiene zu Hause und regelmäßige Nachsorge. Ebenso wichtig ist die Reduktion systemischer Risikofaktoren wie Rauchen oder einseitiger Ernährung.

Armin Sokolowski, warum sollte man eine professionelle Zahnreinigung machen lassen? Ich putze sowieso täglich meine Zähne.
Auch bei guter Zahnpflege zu Hause verbleiben oft Beläge an schwer zugänglichen Stellen, besonders in den Zahnzwischenräumen und am Zahnfleischrand. Mit zunehmendem Alter kann sich zudem die Sensomotorik verschlechtern, was die Putzqualität beeinflusst. Zahnstein kann sich unbemerkt entwickeln, der mit herkömmlichen Mitteln nicht mehr zu entfernen ist. Er dient als Nährboden für bakterielle Biofilme und begünstigt so Entzündungen.
Eine professionelle Zahnreinigung entfernt solche Ablagerungen mit speziellen Instrumenten. Zudem erhält man individuelle Hinweise zur Optimierung der eigenen Mundpflege. In Kombination mit regelmäßiger Kontrolle bildet die professionelle Mundhygiene eine zentrale Säule der Mundgesundheit – insbesondere

im fortschreitenden Alter – und wirkt präventiv gegen Karies, Parodontitis sowie funktionelle Überbelastungen im Kausystem.

Armin Sokolowski, welche Rolle spielt die Ernährung für die Zahngesundheit?
Die Ernährung beeinflusst sowohl die Zahnhartsubstanz als auch das parodontale Gewebe sowie den Knochenstoffwechsel im Kausystem. Ein hoher Zuckerkonsum fördert bekanntermaßen die Säurebildung im oralen Biofilm und erhöht das Kariesrisiko. Säurehaltige Lebensmittel und Getränke können den Zahnschmelz zusätzlich direkt angreifen – insbesondere, wenn sie zwischen den Mahlzeiten konsumiert werden. Auch stärkehaltige Snacks wie Chips wirken kariesfördernd, da sie durch enzymatische Prozesse zu Zucker abgebaut werden.
Gleichzeitig ist die Versorgung mit Mikronährstoffen entscheidend: Vitamin C ist essenziell für die Kollagenbildung im Zahnhalteapparat; ein Mangel kann – wie beim Krankheitsbild Skorbut – zu Zahnfleischbluten und Zahnverlust führen. Vitamin D, Kalzium und Magnesium sind notwendig für den Knochenstoffwechsel. Zink und Omega-3-Fettsäuren unterstützen antientzündliche Prozesse.
Umgekehrt kann ein reduzierter Zahnstatus die Ernährung negativ beeinflussen: Wenn faserreiche oder harte Nahrungsmittel gemieden werden, sinkt häufig die Qualität der Nährstoffaufnahme. Eine funktionierende Kaufähigkeit trägt somit wesentlich zu einer ausgewogenen, gesunden Ernährung bei. Ihr Erhalt ist daher auch aus ernährungsmedizinischer Sicht von großer Bedeutung.
Zahn- und Parodontalgesundheit im Alter sind kein Zufallsprodukt, sondern das Resultat kontinuierlicher Pflege, individueller Betreuung und gezielter Präventionsmaßnahmen. Durch ein funktionierendes Gesamtkonzept lassen sich Zahnerhalt, Kaufunktion und Mundgesundheit bis ins hohe Alter sichern – mit nachweislich positiven Auswirkungen auf Allgemeingesundheit und Lebensqualität.

Augen

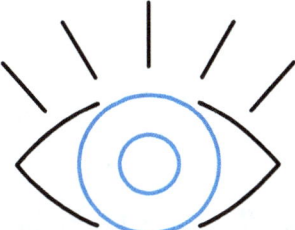

Unser Auge ist ein hochkomplexes Sinnesorgan, das Licht aufnimmt und in Nervenimpulse umwandelt, damit im Gehirn ein Bild der Umgebung entsteht. Das Licht wird dabei durch Hornhaut und Linse gebündelt und auf die Netzhaut projiziert, wo spezielle Sinneszellen – die Photorezeptoren (Zapfen für Farben, Stäbchen für hell-dunkel) – es verarbeiten. Die entstehenden Signale werden über den Sehnerv ins Gehirn weitergeleitet, wo der eigentliche Seheindruck entsteht.

Solange unsere Sehkraft unbeeinträchtigt ist, schenken wir ihr meist kaum Beachtung. Viele meiner Patient*innen gehen deshalb jahrelang nicht zur augenärztlichen Kontrolle. Erst mit zunehmendem Alter, wenn die Sehkraft nachlässt, wird vielen bewusst, welche Leistung unsere Augen all die Jahre erbracht haben. Doch regelmäßige Kontrollen sind nicht nur im Alter wichtig: Auch in jungen Jahren können bereits Erkrankungen entstehen, die unser Sehvermögen langfristig beeinträchtigen – oft, ohne dass wir es zunächst bemerken.

Der **Augapfel** ist von mehreren Schutz- und Funktionsschichten umgeben: Die **Hornhaut** und **Linse** brechen das Licht, die **Netzhaut** enthält die Sinneszellen, und die **Aderhaut** versorgt das Auge mit Nährstoffen. Die Linse verändert ihre Form, um nahe und ferne Gegenstände scharf zu stellen. Dieser Vorgang wird Akkommodation genannt. Altersbedingt kann diese Fähigkeit nachlassen, was zur Alterssichtigkeit führt. Trübungen der Linse verursachen den **grauen Star.**

Der **Glaskörper** stabilisiert das Auge von innen, das **Kammerwasser** reguliert den Augeninnendruck. Wird dieser nicht korrekt abgeleitet, kann es zu einem **Glaukom** kommen, das den Sehnerv schädigt. Die **Iris** reguliert als Blende die Lichtmenge, die ins Auge gelangt.

Zum Schutz dient die knöcherne **Augenhöhle**, unterstützt durch Lider, Wimpern, Tränenflüssigkeit und Augenmuskeln, die gezielte Bewegungen ermöglichen. Der **Sehnerv** verbindet das Auge mit dem Gehirn – an seiner Austrittsstelle, der Papille, befindet sich der blinde Fleck ohne Sehfunktion.

Störungen einzelner Strukturen wie Netzhaut, Linse oder Sehnerv können das Sehvermögen stark beeinträchtigen. Erkrankungen wie Makuladegeneration, diabetische Retinopathie, Netzhautablösungen oder Glaskörperveränderungen zeigen, wie empfindlich das komplexe Zusammenspiel im Auge ist – und wie wichtig eine regelmäßige Kontrolle für gutes Sehen bleibt.

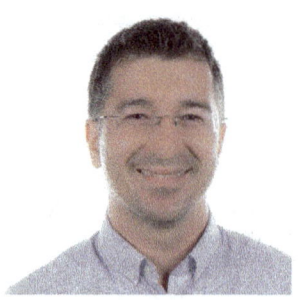

Wir sprechen mit **Priv.-Doz. Dr. med. univ. Domagoj Ivastinovic**, Facharzt für Augenheilkunde an der Universitäts-Augenklinik der Medizinischen Universität Graz und in eigener Praxis, über die Bedeutung von Prävention und den Erhalt unserer Sehkraft.

> Domagoj Ivastinovic, wie kann ich meine Sehkraft jung erhalten und welche Maßnahmen helfen, die Sehverschlechterung im Alter zu verzögern?

Ein gesunder Lebensstil ist wesentlich. Die Ernährung spielt dabei eine essenzielle Rolle. Sekundäre Pflanzenstoffe wie z. B. Anthozyane wirken stark antioxidativ, lagern sich im Auge ab und schützen so die Photorezeptoren vor UV-Licht („innere Sonnenbrille"). Des Weiteren sind die Augen auf die Einnahme von Omega-3-Fettsäuren angewiesen. Diese werden für die Regeneration der Photorezeptoren benötigt. Fasten hat sich auch in vielerlei Hinsicht als vorteilhaft erwiesen. Alkohol und Rauchen befeuern den oxidativen Stress, sodass auf diese Genussmittel am besten gänzlich verzichtet werden sollte. Die gesundheitsfördernde Wirkung von Rotwein aufgrund des Resveratrolgehalts ist fragwürdig, weil die Mengen an Resveratol nicht ausreichen, um die negativen Effekte des Alkohols zu überwiegen. Kaffee und Schokolade wiederum wirken sich positiv aus. Insbesondere die dunkle Schokolade mit wenig Zucker soll die Sehschärfe und das Kontrastsehen etwas verbessern. Wesentlich sind auch die Arbeits- bzw. Lebensgewohnheiten. Viele Stunden am PC führen zur Austrocknung der Augen. Zudem erhöht das Blaulicht des PCs den oxidativen Stress im Auge, wodurch die Augen schneller altern. Im Kinder- und Jugendalter kann viel Naharbeit eine Kurzsichtigkeit in Gang setzen, die im ungünstigsten Fall bis ins Erwachsenenalter fortschreiten kann. Zeit im Freien reduziert das Risiko der Kurzsichtigkeit deutlich. Ein verantwortungsvoller Umgang mit PC und Handy ist daher essenziell. Auch Entspannungsübungen wie autogenes Training steigern die Augendurchblutung und senken den Augendruck, was beim Glaukom förderlich ist.

Domagoj Ivastinovic, helfen Vitamine und Nahrungsergänzungsmittel, meine Augen nicht altern zu lassen?
Vitamin A ist für den Sehvorgang essenziell. Antioxidative Vitamine C und E sind für die Homöostase im Augeninneren wichtig. Zudem ist Vitamin D wesentlich. Als weitere nützliche Substanzen werden Anthozyane, Lutein, Kurkumin, Asthaxantin, Coenzym-Q10 und Spermidin diskutiert. Als Faustregel gilt, dass insbesondere Pflanzen, die der Sonne stark ausgesetzt sind, wie dunkle Beeren, Grünkohl etc. gut für die Augen sind. Ziegenmilch ist ein guter Coenzym-Q10-Lieferant. Auch Mineralstoffe wie Eisen, Zink, Kupfer und Mangan sind unentbehrlich. Es gibt noch viele biologisch hochwirksame Substanzen, die noch nicht erforscht sind.

Domagoj Ivastinovic, wie erkenne ich erste Anzeichen von Augenerkrankungen wie Glaukom oder Makuladegeneration?
Erste Anzeichen von Glaukom sind subtile Gesichtsfeldeinschränkungen, die die Betroffenen nicht merken. Im Laufe der Jahre werden die Kompensationsmechanismen aufgebraucht, sodass sich die Gesichtsfeldeinschränkungen dann im Alltag manifestieren. Man stößt beispielsweise vermehrt an, sieht Personen abseits des zentralen Blickwinkels nicht mehr, was beim Verkehr desaströse Folgen haben kann. In Endstadien entwickelt man dann einen Tunnelblick bis hin zum völligen Verlust des Sehens. Meistens dauert der Prozess vom Ausbruch des Glaukoms bis zur kompletten Erblindung etwa 20 Jahre. Glaukom betrifft etwa 2 % der Menschen in Mitteleuropa, wobei jeder zweite Betroffene nichts davon weiß. Therapeutische Maßnahmen können diesen Prozess verlangsamen, eine kurative Behandlung gibt es derzeit nicht. Bei der Makuladegeneration hingegen verschlechtert sich nur das zentrale Sehen. Die Betroffenen können dann nicht mehr lesen und die Gesichter vom Gegenüber nicht erkennen, aber es bleibt ihnen Orientierungsfähigkeit erhalten. Makuladegenerationen können langsam

verlaufen. Dabei bleibt eine brauchbare Sehschärfe bis ins hohe Alter erhalten. Bei einem akuten Verlauf kommt es zu einem schnellen und deutlichen Sehabfall. Makuladegeneration lässt sich auch nicht kurativ behandeln. Allerdings werden bei akutem Verlauf Medikamente ins Auge verabreicht, die den Erkrankungsprozess drosseln, sodass bei vielen Betroffenen eine brauchbare Sehleistung über einen längeren Zeitraum erhalten bleibt.

Domagoj Ivastinovic, welche Rolle spielen genetische Faktoren bei der Entwicklung von Augenerkrankungen und wie kann ich vorbeugen?
Genetische Faktoren spielen bei vielen Augenerkrankungen eine Schlüsselrolle. Die Genetik sind die Karten und unser Lebensstil ist die Spielweise. Sowohl Glaukom als auch die Makuladegeneration sind genetisch bedingt. Umwelteinflüsse können den Verlauf modulieren. So spielt bei beiden Erkrankungen der oxidative Stress eine große Rolle, und jede Erhöhung des oxidativen Stresses wirkt sich negativ aus. Rauchen erhöht beispielsweise das Manifestationsrisiko für eine Makuladegeneration um das 40-Fache. Bei beiden Erkrankungen wird daher ein gesunder Lebensstil mit ausgewogener Ernährung sowie die Einnahme von diversen Nahrungsergänzungsmitteln empfohlen. Gleiches gilt für die Kurzsichtigkeit. Diese stellt zunächst keine Erkrankung dar, kann aber bei entsprechender Zunahme diverse Augenerkrankungen begünstigen wie etwa Netzhautabhebung, Katarakt und Glaukom. Hier ist es wichtig, dass man eine Balance zwischen Naharbeit und in die Ferne schauen findet.

Domagoj Ivastinovic, was sind die Hauptursache für rote oder gereizte Augen und wie kann ich das vermeiden?
Die Hauptursache für rote und gereizte Augen ist die Austrocknung der Augen. Im „jüngeren Alter" ist hauptsächlich die Arbeit am PC dafür verantwortlich. Dabei nimmt nämlich die Blinzelfrequenz ab, wodurch sich die Liddrüsen nicht adäquat entleeren. Das Liddrüsensekret ist für die Homöostase an der Augenoberfläche essenziell. Benetzende Tropfen schaffen zwar Abhilfe, aber nur kurzfristig, denn auch der künstliche Tränenfilm verdampft schnell, weil eben das Sekret der Liddrüsen fehlt. Ab dem 40. Lebensjahr nimmt dann naturgemäß die Funktion der Liddrüsen ab. Dabei entzündet sich der Lidrand, was typischerweise zu Brennen führt. Betroffene müssen dann ihre Lidränder regelmäßig mit warmen Umschlägen massieren. Wärme zu verwenden ist zunächst kontraintuitiv, weil Kälte das Brennen lindern würde. Wärme ist aber deshalb erforderlich, weil sie das in den Liddrüsen gestaute und verdickte Fett verflüssigt und so ein Abfließen des Fetts aus der Drüse fördert. Trockene Augen werden oft bagatellisiert, allerdings haben sie massive Auswirkungen auf die Lebensqualität der Betroffenen, weil Menschen mit trockenen Augen deutlich schlechter schlafen. Damit haben trockene Augen einen enormen Einfluss auf das gesamte System Mensch.

Haut

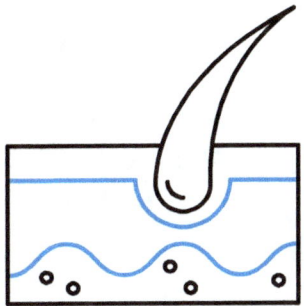

Die Haut ist unser größtes Organ und nimmt als direkt mit der Umwelt kommunizierendes Organ – in sowohl biologischer als auch psychosozialer Hinsicht – bereits seit Anbeginn der Menschheit eine Sonderrolle in Hinblick auf das Altern ein. Dabei schützt uns die Haut nicht nur vor äußeren Einflüssen, sondern ist auch zentral in der Temperaturregulation, Sinneswahrnehmung und Immunabwehr.

Trotz ihrer zentralen Schutzfunktion und ihrer Rolle als Spiegel unserer allgemeinen Gesundheit erhält die Haut im medizinischen Alltag oft nicht die Aufmerksamkeit, die ihr zusteht. Das Risiko, beispielsweise an Hautkrebs zu erkranken, variiert individuell und wird von genetischen, umweltbedingten und erworbenen Faktoren beeinflusst. Deshalb ist es besonders wichtig, im Rahmen der Vorsorgeuntersuchung auch gezielt nach familiären Vorbelastungen zu fragen, da diese einen relevanten Risikofaktor darstellen.

Hautkrebs, zu dem sowohl das maligne Melanom als auch der nicht melanotische Hautkrebs – insbesondere Basalzell- und Plattenepithelkarzinome – zählen, ist weltweit die häufigste Krebsform bei hellhäutigen Personen. Die Inzidenz nimmt seit Jahren kontinuierlich zu. Der bedeutendste Risikofaktor ist jedoch die **UV-Strahlung**, sowohl natürlicher als auch künstlicher Herkunft. Auf Basis aktueller wissenschaftlicher Erkenntnisse geben evidenzbasierte Leitlinien Empfehlungen zur Vorbeugung und Früherkennung von Hautkrebs in der Allgemeinbevölkerung und bei Risikogruppen. Ziel der **Primärprävention** ist es, eine übermäßige UV-Exposition möglichst zu vermeiden. Maßnahmen der **Sekundärprävention** sollen Vorstufen oder frühe Stadien von Hautkrebs in einem symptomfreien Zustand erkennen, um Erkrankungen rechtzeitig zu behandeln und die Krankheitslast deutlich zu reduzieren. Inzwischen empfiehlt sich ein individueller Ansatz: Die Häufigkeit von Kontrollen sollte sich nach dem persönlichen Risikoprofil richten – also nach Hauttyp, familiärer Belastung, Anzahl und Auffälligkeit der Hautveränderungen sowie der bisherigen UV-Exposition. Es besteht nach wie vor erheblicher Forschungsbedarf zur Wirksamkeit und zu potenziellen Risiken verschiedener Maßnahmen zur Hautkrebsprävention – insbesondere im Hinblick auf Mortalität, Morbidität, Stadienverschiebung, Überdiagnose und Übertherapie [277]. Unabhängig davon ist meine Empfehlung: Wer seine individuelle Gefährdung kennen möchte, sollte sich zumindest einmalig hautfachärztlich gründlich untersuchen lassen. Erst auf Basis des klinischen Hautbefundes und einer sorgfältigen Anamnese lässt sich entscheiden, in welchen zeitlichen Abständen weitere Kontrollen medizinisch sinnvoll sind.

Unsere Haut besteht aus verschiedenen Schichten (● Abb. 3.6). Die äußerste Schicht, die **Epidermis**, besteht aus ständig erneuernden Hornzellen (**Keratino-**

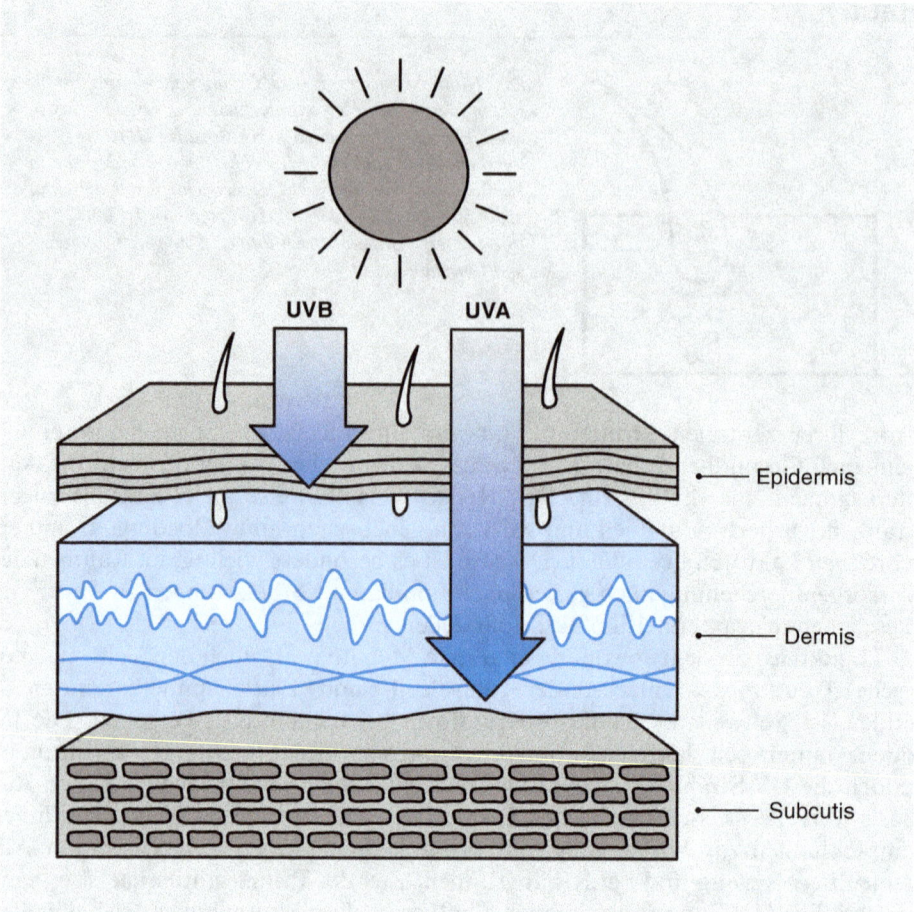

Abb. 3.6 Die Schichten der Haut. (©Millinger Design)

Die Abbildung zeigt den Aufbau der Haut mit ihren drei Hauptschichten: Epidermis (Oberhaut), Dermis (Lederhaut) und Subcutis (Unterhaut). UV-B-Strahlen dringen nur bis in die obere Epidermis ein und verursachen dort Sonnenbrand sowie direkte DNA-Schäden. UV-A-Strahlen hingegen dringen tiefer in die Dermis vor und führen dort zu einer Schädigung von Kollagen und elastischen Fasern – ein zentraler Mechanismus der lichtbedingten Hautalterung.

zyten). In der untersten Schicht der Epidermis befinden sich die **Melanozyten**, welche den Farbstoff Melanin produzieren, welcher ein natürlicher Schutz gegen UV-Strahlen darstellt. Direkt unter der Epidermis liegt die Lederhaut, auch **Dermis** genannt. Sie enthält Blutgefäße, Nerven und auch Haarfollikel sowie Talg- und Schweißdrüsen. Die Dermis sorgt also für die Versorgung der Epidermis und durch kollagen- und elastinreiches Bindegewebe auch für Elastizität und Festigkeit. Die tiefste Hautschicht, die **Subkutis**, dient als Fettgewebe und damit auch als thermische Isolierung.

Besonders empfindlich ist unsere Haut gegenüber ultravioletter Strahlung (UV-Strahlung), wie sie im Sonnenlicht vorkommt. **UV-B-Strahlen** dringen in die oberste Hautschicht (Epidermis) ein und können dort die DNA der Zellen schädigen und freie Radikale bilden, wodurch die Hautstruktur langfristig geschädigt werden kann. Es bilden sich Falten und Pigmentstörungen, und daneben steigt das Risiko für verschiedene Hautkrebsarten an. **UV-A-Strahlen** dringen noch tiefer – bis in die Dermis – ein. Dort zerstören sie Kollagen- und Elastinfasern, was zur Hautalterung, Faltenbildung und einer Schwächung des Bindegewebes führt. Zudem begünstigen auch UV-A-Strahlen die Bildung freier Radikale und tragen zur Entstehung von Hautkrebs bei. Deshalb ist ein frühzeitiger Schutz vor UV-Strahlen und eine regelmäßige Vorsorge essenziell für die Hautgesundheit – diese beginnt an der Oberfläche und schützt weit darüber hinaus.

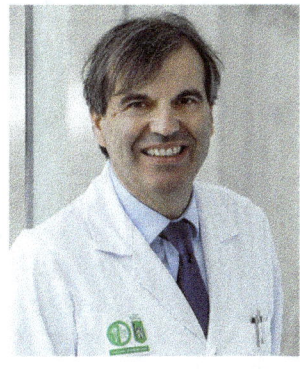

Wie wir den Alterungsprozess der Haut verlangsamen und Veränderungen frühzeitig erkennen können, haben wir mit **Univ. Prof. Dr. med. univ. Peter Wolf**, Leiter der Universitätsklinik für Dermatologie und Venerologie der Medizinischen Universität Graz, sowie **Dr. med. univ. Dr. scient. med. Thomas Graier**, Facharzt für Dermatologie und Venerologie an der Universitätsklinik für Dermatologie und Venerologie der Medizinischen Universität Graz, diskutiert.

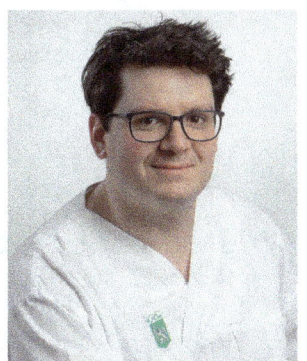

Wie kann ich den Alterungsprozess meiner Haut verlangsamen und welche Risikofaktoren sollte ich unbedingt vermeiden?

Die Alterung der Haut erfolgt durch sowohl biologische (intrinsische) als auch umweltbedingte (extrinsische) Faktoren. Während intrinsische Alterungsprozesse das Fortschreiten des biologischen Alterns eines Organismus gegenwärtig noch unaufhaltsam verantworten, insbesondere durch Seneszenz mit reduzierter Zellteilung und verminderter Erneuerung von Haut- und Bindegewebszellen bei Erreichen einer kritischen Telomerlänge des Genoms, kann extrinsischen Alterungsprozessen aktiv durch präventive Maßnahmen entgegengewirkt werden. Zudem können ungebremste extrinsische Faktoren die intrinsische Alterung verstärken [278]. Auf diese wird daher an dieser Stelle näher eingegangen:

- **UV-Strahlung** ist einer der wichtigsten Faktoren für die Hautalterung (Photoaging). Dies geschieht kurzfristig durch Steigerung der Expression von Proteinen (sog. Matrix-Metalloproteinasen), welche das kollagene Bindegewebe der Haut abbauen und somit zu Falten und verringerter Hautelastizität führen. Langfristig kann UV-Strahlung das Erbgut (DNA) einer Zelle sowohl direkt als auch indirekt schädigen – etwa durch die Bildung freier Radikale, die oxidativen Stress verursachen und dadurch das Risiko für Mutationen erhöhen. Dies verstärkt zusätzlich die intrinsische Hautalterung, führt aber auch zur Entstehung von Hauttumoren. Während Photoaging ein jahrzehntelanger Prozess ist, kann der Besuch von Solarien zum Zwecke einer künstlichen Bräunung diesen Prozess jedoch drastisch vorantreiben und das Risiko für Hautkrebs erhöhen [279].
- Das oftmals propagierte Besuchen von **Solarien** zur Steigerung der „natürlichen" körpereigenen Vitamin-D-Synthese beruht auf einer Fehleinschätzung, da in Solarien UVA-Quellen mit bindegewebsschädigender Wirkung zur Anwendung kommen. Die Initiierung der Vitamin-D-Biosynthese erfolgt jedoch nachgewiesenermaßen nur durch Wellenlängen im UVB-Bereich. Zudem ist gemäß rezenten Analysen der Effekt von Sonnenschutz auf die Produktion von Vitamin D vernachlässigbar und stellt keinen Grund dar, nicht regelmäßig Sonnenschutz aufzutragen [280, 281].
- **Rauchen** beschleunigt die Hautalterung, indem es die Durchblutung der Haut reduziert und ähnlich wie UV-Licht zur Entstehung freier Radikale führt und in der Folge zu oxidativem Stress und Kollagenzerstörung sowie zur Seneszenz von Zellen des Bindegewebes, die dadurch ihre Funktion einstellen [282, 283]. Zudem ist Rauchen ein Risikofaktor für eine Vielzahl chronisch-entzündlicher Hauterkrankungen, welche ihrerseits das allgemeine intrinsische Altern verstärken können (z. B. bei Psoriasis mit erhöhtem Risiko für Herz-Kreislauf-Erkrankungen) [284–286].
- **Umweltschadstoffe** wie Feinstaub können die Haut penetrieren und führen ebenfalls zu oxidativem Stress, Entzündungen und Zellschäden [287].

Welche Rolle spielt Ernährung für die Gesundheit der Haut?
Raffinierter Zucker und fettreiche Ernährung (insbesondere gesättigte Fettsäuren) wie sie häufig in stark verarbeiteten Lebensmitteln vorkommen, können Alterungsprozesse der Haut zusätzlich beschleunigen, während obst- und gemüsereicher Ernährung, der Verzehr von Lebensmitteln mit ungesättigten Fettsäuren sowie der adäquaten Zufuhr von Vitaminen und Antioxidantien positive Auswirkungen hinsichtlich Hautalterung zugeschrieben werden [278, 288].

Wie erkenne ich frühzeitig Hautveränderungen, die auf weißen Hautkrebs hinweisen könnten?
Die ersten Anzeichen für weißen Hautkrebs lassen sich meist mit den Fingern erfühlen, bevor sie an der Haut sichtbar werden. Aktinische Keratosen stellen

Vorstufen zu Plattenepithelkarzinomen der Haut dar. Sie lassen sich zunächst als oberflächlich raue Stellen ertasten, später sind sie auch als gerötet-schuppige Hautveränderungen an sonnenexponierten Arealen wie im Gesicht und an der Kopfhaut sichtbar. Solche Hautveränderungen, sofern sie einmal aufgetreten sind, sollten Anlass zur regelmäßigen hautfachärztlichen Untersuchung geben, da aktinische Keratosen gewöhnlich lokaltherapeutisch gut behandelt werden können, wogegen Plattenepithelkarzinome in der Regel chirurgisch saniert werden müssen. Zu beachten ist auch, dass aktinische Keratosen Anzeichen eines chronischen Sonnenschadens sind, welcher zwar behandelt, aber nicht mehr gänzlich rückgängig gemacht werden kann. Weitere neue aktinische Keratosen werden nach erfolgreicher Behandlung mit hoher Wahrscheinlichkeit im Bereich der sog. Feldkanzerisierung nachfolgen und machen die regelmäßige dermatologische Kontrolle empfehlenswert [289].

Gibt es vielversprechende neue Wirkstoffe, um die Hautalterung zu verzögern?
Aus therapeutischer Sicht ließen sich ganze Bücher mit möglichen Therapieoptionen füllen, wobei für nur wenige Mittel eine wirklich klare Evidenz vorliegend ist:
Sonnenschutz: Täglicher Sonnenschutz mit Wirkung im UVB-Bereich (280–320 nm), UVA-Bereich (320–400 nm), sowie im sichtbaren Blaulicht (400–450 nm) hilft, extrinsischem Photoaging vorzubeugen. Sonnenschutz sollte zu jeder Jahreszeit angewandt werden, da die Intensität von UVB-Licht zwar jahreszeitlichen Schwankungen unterliegt, die Intensitäten von UVA und sichtbarem Licht im Wesentlichen jedoch konstant sind. Der Effekt topischer Photoprotektion kann durch die zusätzliche orale Einnahme photoprotektiver Stoffe wie Nicotinamid und Extrakt von Polypodium Leucotomos, möglicherweise sogar erhöht werden [279, 290]. Zudem sind gegenwärtig auch schon Sonnenschutzmittel im Handel verfügbar, welchen DNS-Reparaturenzyme hinzugefügt sind, um die durch UV-Strahlung entstandenen Schäden an Zellen zu reparieren [291].
Eine mögliche weitere zukünftige Neuentwicklung kommt aus der **Mikrobiomforschung** [292]:
Moderne Methoden wie die Sequenzierung des Mikrobioms, immunologische Tests, Zellkulturen und biologische Modelle haben gezeigt, dass bestimmte Hautbakterien die Immunantwort nach UV-Bestrahlung beeinflussen. Im Mittelpunkt steht dabei eine Substanz namens Urocaninsäure, die natürlicherweise in der Hornschicht der Haut vorkommt, und zwar überwiegend in ihrer Transform. Nach UV-Bestrahlung wird diese Transform in die Cisform umgewandelt, die immunsuppressiv wirkt, d. h., das Immunsystem hemmt. Diese Hemmung kann problematisch sein: Ein geschwächtes Immunsystem kann geschädigte Hautzellen weniger gut erkennen und eliminieren, was das Hautkrebsrisiko erhöhen kann.
Bestimmte Bakterien auf der Hautoberfläche produzieren allerdings das Enzym Isomerase, das cis-Urocaninsäure wieder in ihre harmlose Transform umwandeln kann. Andere Bakterien produzieren das Enzym Urocanase, das cis-Urocansäure verstoffwechselt und deren Stickstoff- und Sauerstoffmoleküle für ihr eigenes

Wachstum nutzt. Auf diese Weise entfernen diese Bakterien cis-Urocaninsäure aus der Haut und tragen indirekt zur Aufrechterhaltung der natürlichen Immunabwehr der Haut bei – ein bisher unbekannter Schutzmechanismus. Dieser Mechanismus eröffnet neue Perspektiven für die dermatologische Forschung. Zukünftige Sonnenschutzprodukte könnten gezielt das Mikrobiom der Haut berücksichtigen oder den mikrobiellen Stoffwechsel modulieren, um die UV-induzierte Immunsuppression zu minimieren. Auch die Verwendung von Isomerase oder Urocanase in Sonnenschutzmitteln der nächsten Generation ist denkbar [292].

Retinoide: Retinoide sind Vitamin-A-Derivate, welche nach topischer Applikation die Erneuerung oberflächlicher Hautzellen anregen sowie Fibroblasten zur Synthese von neuem Kollagen stimulieren, während sie die bindegewebsschädigenden Matixmetalloproteinasen inhibieren. Retinoide dürfen bei aktivem Kinderwunsch bzw. während der Schwangerschaft nicht angewandt werden [293].

Peptide: Peptide bestehen nur aus wenigen Aminosäuren. Bestimmte Peptide sind in der Lage, die Kollagensynthese zu stimulieren sowie den enzymatischen Kollagenabbau zu hemmen [293].

Antioxidantien: Antioxidantien wirken anti-entzündlich, indem sie die freie Sauerstoffradikale „quenchen", das heißt, unschädlich machen können. Vitamin B3 soll beispielsweise zudem die Hautbarriere stärken und unerwünschten Pigmentflecken und Rötungen entgegenwirken. Derivate von Vitamin C sollen das Hautbild ebenfalls verbessern und finden bei unerwünschten Pigmentflecken Verwendung [293].

Senotherapeutika: Seneszente Zellen sind nicht mehr in der Lage, sich zu teilen, und tragen daher nicht (mehr) zur Hauterneuerung bei. Tatsächlich werden diesen Zellen sogar schädliche Wirkungen zugeschrieben, indem sie ein inflammatorisches Milieu in der Haut erzeugen, die Gewebeerneuerung einschränken sowie den Abbau von Bindegewebe verstärken. Senotherapeutika sind Moleküle, welche gezielt seneszente Zellen beeinflussen, indem sie diese entfernen, stimulieren oder ihre Entstehung verhindern. Senotherapeutika werden nicht nur in der Dermatologie, sondern der gesamten Medizin mit Spannung erwartet [294, 295].

Wie kann ich altersbedingten Haarausfall effektiv behandeln?
Altersbedingter Haarausfall ist ein komplexes und multifaktorielles Geschehen, vereinfachend kann man diesen Vorgang jedoch folgendermaßen beschreiben: Der typische altersbedingte Haarausfall wird bei Männern durch vermehrte Empfindlichkeit der Haarfollikel auf männliche Geschlechtshormone, sog. Androgene, verursacht, bei Frauen durch hormonelle Veränderungen im Rahmen des Klimakteriums durch Abnahme der Östrogene und eine relative Zunahme der Androgene. Daher wird diese Form des Haarausfalls auch als androgenetische Alopezie bezeichnet [296, 297].

Eine wirksame Behandlungsoption für beide Geschlechter ist Wirkstoff Minoxidil, welcher lokal an der Kopfhaut als Lösung oder mittels Tabletteneinnahme verabreicht werden kann. Die Anwendung sollte möglichst frühzeitig (bei beginnendem Haarausfall) erfolgen, um das Fortschreiten des Haarausfalls effizient zu unterdrücken bzw. gar umzukehren. Weiter ist eine dauerhafte Anwendung erforderlich, um die Wirkung aufrechtzuerhalten. Bei der oralen Minoxidil-Einnahme bewegt man sich gegenwärtig (noch) außerhalb des Zulassungsbereichs dieses Medikaments (d. h. *off-label*), welches mit Nebenwirkungen wie dem Haarwachstum an unerwünschten Körperstellen oder Schwindel bzw. Blutdruckproblemen vergesellschaftet ist (zumal der Wirkstoff blutdrucksenkende Wirkung aufweist und ursprünglich als blutdrucksenkendes Mittel entwickelt und die Wirkung auf das Haarwachstum nur zufällig entdeckt worden war) [298].

Die beiden 5-alpha-Reduktase-Hemmer Finasterid und Dutasterid hemmen die Umwandlung des Androgens Testosteron in das deutlich potentere Androgen Dihydrotestosteron und sind für die orale Behandlung der benignen Prostatahyperplasie zugelassen. Die Wirkung von Dihydrotestosteron spielt beim androgenetischen Haarausfall eine bedeutende Rolle, und insbesondere Finasterid findet daher auch bei Männern in dieser Indikation Verwendung. Topische Verabreichungsformen von 5-alpha-Reduktase-Hemmern zur Behandlung des androgenetischen Haarausfalls sind in Entwicklung bzw. in manchen Ländern wie beispielsweise in Italien oder Indien schon zugelassen. Bei Frauen haben sich diese Wirkstoffe als nicht wirksam erwiesen. Zu beachten ist, dass es in seltenen Fällen zum Auftreten von erektiler Dysfunktion, Libidoverlust und Depressionen kommen kann, welche teilweise auch nach Absetzen des Medikaments fortbestehen kann. Zudem ist eine Verschlechterung der Spermienqualität bekannt und das Prostata-spezifische-Antigen (PSA), ein Laborwert, der zur Vorsorge des Prostatakarzinoms verwendet wird, kann ansteigen [298]. Einen völlig neuen Ansatz zur Behandlung des androgenetischen Haarausfalls stellen Antisense-Oligonukleotide dar, welche mRNA für 5α-Reduktase Typ II oder mRNA für den Androgenrezeptor im Haarfollikel der Kopfhaut blockieren sollen. Mit Spannung wird gegenwärtig aber noch auf die Zulassung entsprechender Medikamente gewartet [299].

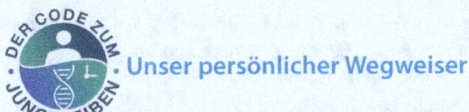 **Unser persönlicher Wegweiser**

- **Sinnesorgane sind Kontaktstellen zur Welt:** Sehen, Hören, Riechen, Schmecken, Fühlen und Sprechen ermöglichen Kommunikation, Orientierung und Teilhabe – sie sind nicht nur Funktionen, sondern direkte Schnittstellen zur Umwelt.
- **Das Ohr ist doppelt wichtig: Hören und Gleichgewicht.** Altersbedingter Hörverlust entsteht durch Zellabbau in der Hörschnecke und beeinträchtigt Kommunikation, Orientierung und soziale Teilhabe. Frühzeitige Hörgeräteversorgung schützt vor Rückzug und Demenz.
- **Geruchs- und Geschmackssinn beeinflussen Lebensqualität und Ernährung:** Beide Sinne lassen im Alter nach. COVID-19 hat gezeigt, wie belastend ein plötzlicher

Verlust sein kann. Einfache Maßnahmen wie Geruchstraining oder gute Mundpflege können die Sinnesfunktion erhalten.
- **Die Stimme altert mit – aber man kann sie trainieren:** Die sogenannte Presbyphonie führt zu einer brüchigen, leisen Stimme. Logopädie wirkt wie „Physiotherapie für den Kehlkopf" und kann die Sprechfähigkeit lange erhalten.
- **Schluckstörungen im Alter sind häufig und oft übersehene Risiken**: Dysphagien können neurologisch, mechanisch oder zahnbedingt sein – ein interdisziplinärer Blick ist wichtig. Auch lockerer Zahnersatz kann Auslöser sein.
- **Zahngesundheit ist Systemgesundheit:** Parodontitis ist ein chronisch-entzündlicher Risikofaktor für Herz-Kreislauf-, Stoffwechsel- und neurodegenerative Erkrankungen. Regelmäßige Kontrollen, Mundhygiene und Ernährung sind essenziell.
- **Zähne altern strukturell und funktionell:** Altersbedingte Veränderungen wie Abrieb, Erosion, Zahnausfall und sinkende Gesichtshöhe beeinflussen Kaufunktion, Sprache und Ästhetik. Zahnersatz sollte frühzeitig geplant und angepasst werden.
- **Augengesundheit im Alter braucht Prävention:** Glaukom und Makuladegeneration verlaufen oft unbemerkt und sollten deshalb frühzeitig kontrolliert werden. Ernährung (z. B. Anthozyane, Omega-3, Vitamin A und D) sowie ein bildschirmbewusster Lebensstil schützen Retina und Sehkraft.
- **Die Haut ist Schutzschild und Spiegel der Gesundheit**: UV-Strahlung, Rauchen und Umweltfaktoren beschleunigen die Hautalterung. Regelmäßiger Sonnenschutz, gesunde Ernährung und hautärztliche Kontrollen sind zentrale präventive Maßnahmen.
- **Ein gesunder Lebensstil schützt alle Grenzflächen gleichzeitig:** Bewegung, Schlaf, Ernährung, Nichtrauchen und mentale Fitness sind gemeinsame Schutzfaktoren für Augen, Haut, Ohren, Stimme, Zähne – und damit für eine gesunde, selbstbestimmte Lebensspanne.

Geschlechtsspezifische Gesundheit

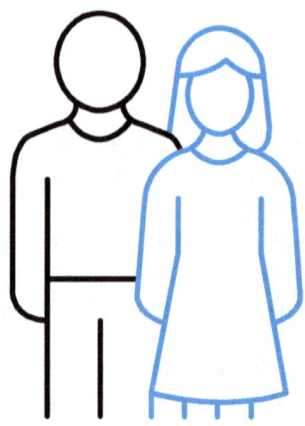

Es gibt tiefgreifende Unterschiede zwischen Frauen und Männern in der Lebenserwartung und im Alterungsprozess – dabei stellt sich die Frage, ob diesen Unterschieden in der medizinischen Praxis derzeit ausreichend Rechnung getragen wird. Gleichzeitig beleuchten wir in diesem Kapitel die wichtigsten geschlechtsspezifischen Herausforderungen des Alterns. Wir möchten an dieser Stelle nochmals betonen, dass auch nicht binäre, inter- und transgeschlechtliche Personen künftig stärker in Forschung und Versorgung berücksichtigt werden müssen, um eine gerechte und inklusive Gesundheitsversorgung zu gewährleisten. Unsere Ausführungen basieren derzeit überwiegend auf verfügbaren Daten zu Frauen und Männern.

Fehlende Vielfalt in Studien

Über Jahrzehnte hinweg wurden in **vorklinischen und klinischen Studien** vorwiegend männliche Versuchstiere und Männer als Probanden eingesetzt. Meist wurde das damit begründet, dass hormonelle Schwankungen bei weiblichen Tieren und Frauen als Probandinnen zu einer erhöhten Variabilität der Forschungsdaten führten. So waren die Bedenken groß (und oftmals auch begründet), dass die Forschungsergebnisse während des Menstruationszyklus sowie bei Probandinnen vor und nach der Menopause zu stark schwanken.

Daneben waren Sicherheitsbedenken ein Grund für den Ausschluss von Frauen. So galt beispielsweise jahrzehntelang ein striktes Verbot für Schwangere und Stillende, an klinischen Studien teilzunehmen. Frauen im gebärfähigen Alter durften meist nur nach Vorlage eines negativen Schwangerschaftstests an den Studien mitwirken, was mit einem deutlichen Mehraufwand verbunden war und oft dazu führte, dass Frauen ausgeschlossen wurden.

Nachdem die WHO im Jahr 2002 (!) schließlich betont hatte, wie wichtig es ist, bei Forschungsprojekten systematisch zu prüfen, ob Geschlecht und Gender in den Zielsetzungen und Methoden berücksichtigt werden, zogen auch andere Institutionen nach. Förderorganisationen, Ethikkommissionen und Regulierungsbehörden begannen gezielt, Maßnahmen zu ergreifen, um die **Einbeziehung unterschiedlicher Geschlechter** stärker zu fördern und die Studienkohorten diverser zu gestalten [68]. Seit 2014 dürfen aufgrund einer EU-Verordnung zudem auch schwangere Frauen an klinischen Studien teilnehmen, sofern die Nutzen-Risiko-Einschätzung positiv ausfällt [68]. Dennoch ist die Teilnahme von Frauen und Männern an den verschiedenen Phasen der klinischen Studien zum Teil unausgewogen. So zeigt eine Übersichtsarbeit aus 2018, welche Daten aus mehr als 1500 klinischen Studien untersuchte, dass vor allem Phase-I-Studien nach wie vor eine unausgewogene Geschlechterverteilung (64,1 % Männer zu 35,9 % Frauen) aufweisen [67].

Dies führte dazu, dass wichtige geschlechtsspezifische Unterschiede in der Entstehung und Symptomatik sowie in der Behandlung oft übersehen werden – was die medizinische Versorgung von Frauen beeinträchtigte und möglicherweise auch der Grund ist, warum Frauen weniger Jahre in Gesundheit erleben als Männer [68].

So unterscheiden sich die Geschlechter in ihrer **Immunantwort** auf Antigenstimulation, Impfungen und Infektionen. Männer zeigen grundsätzlich eine erhöhte Anfälligkeit für Infektionen mit Bakterien, Viren und Pilzen sowie gehäuft schwere Krankheitsverläufe, während Frauen signifikant häufiger unerwünschte Reaktionen auf Impfungen entwickeln.

Auch bei **Herzinfarkten** zeigen sich klare Unterschiede: Sie manifestieren sich bei Frauen nicht nur anders, sondern treten im Durchschnitt etwa zehn Jahre später auf – unter anderem aufgrund des protektiven Effekts der Östrogene bis zur Menopause. In der Folge ist die Sterblichkeitsrate allerdings besonders hoch, da es häufiger zu Fehldiagnosen kommt und dadurch eine adäquate Behandlung verzögert bleibt.

Zusätzlich zeigen **Medikamente** bei Frauen häufig ein anderes Wirkungsspektrum, da sie im Durchschnitt ein geringeres Körpergewicht, weniger Körperwasser und einen höheren Körperfettanteil aufweisen. All dies beeinflusst die Verteilung von Medikamenten im Körper erheblich. Hinzu kommt, dass die Aktivität bestimmter Abbauenzyme variiert: Einige Wirkstoffe werden schneller, andere langsamer metabolisiert als bei Männern. Auch die renale Ausscheidung erfolgt bei Frauen häufig verzögert. Auf zellulärer Ebene unterscheiden sich zudem die Rezeptoren – die potenziellen Andockstellen für Medikamente – sowie die nachgeschalteten Signalwege zwischen Männern und Frauen [300].

Diese Erkenntnisse zeigen auf, dass geschlechtsspezifische Unterschiede in der medizinischen Forschung und bei der Diagnose und Behandlung berücksichtigt werden müssen, um die Sicherheit und Wirksamkeit der Therapien zu sichern.

Darüber hinaus scheint es dringend erforderlich, auch – unabhängig vom Geschlecht – bisher unterrepräsentierte Gruppen wie übergewichtige Menschen, Personen in der Menopause, People of Color und transgeschlechtliche Personen stärker in präklinische und klinische Studien einzubeziehen, um eine inklusive medizinische Versorgung und damit ein gesundes Altern für alle zu gewährleisten.

Frauenspezifische Aspekte des Alterns

Schwangerschaft und Stillzeit

Im Jahr 2024 lag die Fertilitätsrate in Österreich bei einem neuen Allzeittief von 1,31 Kindern pro Frau. Können also 1–2 Schwangerschaften im Leben einer Frau tatsächlich einen Effekt auf das Altern haben?

Tatsächlich wirken sich Schwangerschaft und Stillzeit sowohl kurzfristig als auch langfristig auf den biologischen Alterungsprozess aus. So konnte gezeigt werden, dass sich das biologische Alter – gemessen anhand von **epigenetischen Veränderungen** – auf Zellebene während der Schwangerschaft um bis zu zwei Jahre erhöht. Gleichzeitig schien dieser Alterungsprozess reversibel und bildet sich innerhalb weniger Monate nach der Schwangerschaft wieder zurück. Dabei zeigte sich bei Müttern, welche innerhalb der ersten 3 Monate nach der Geburt ausschließlich stillten, sogar ein Verjüngungseffekt basierend auf den epigenetischen Veränderungen [27].

Aber auch der mit einer Familiengründung einhergehende veränderte Lebensstil scheint Auswirkungen zu haben. Eine kleinere Studie mit etwa 30 Teilnehmerinnen weist darauf hin, dass eine reduzierte **Schlafdauer** unter 7 h in den ersten 6 Monaten nach der Geburt zu einem erhöhten epigenetischen Alter und verkürzten Telomeren führen kann [301]. Die an eine Schwangerschaft anschließenden Herausforderungen sollten in Hinblick auf den Alterungsprozess also keinesfalls außer Acht gelassen werden und Studien wie diese sollten Anlass dazu geben, junge Eltern tatkräftig zu unterstützen.

Schwangerschaften und Stillzeiten können in bestimmten Subgruppen aber durchaus protektive Effekte gegen verschiedene Krebsarten aufweisen. So zeigt eine Metaanalyse aus 47 Studien von 30 Ländern, dass Geburten und das Stillen das **Brustkrebsrisiko** bei Müttern unter 30 Jahren reduzieren. Bei Frauen, die ihre Kinder nach dem 30. Lebensjahr bekommen haben, war das Brustkrebsrisiko jedoch temporär leicht erhöht. Das Stillen konnte dieses erhöhte Risiko teilweise kompensieren, insbesondere bei einer Stillzeit von über 12 Monaten. Diskutiert wird ein Zusammenspiel hormoneller, zellulärer und epigenetischer Mechanismen, durch das das Brustkrebsrisiko sinken könnte [302]. Gleichzeitig zeigten Metaanalysen, dass Stillen – wiederum über längere Zeiträume von über 6 Monate hinweg – auch das Risiko für **Eierstockkrebs** senken und einen Schutz vor **kardiovaskulären Erkrankungen** bilden kann [303]. Dabei wird diskutiert, ob Anpassungen im Stoffwechsel für die positiven systemischen Effekte entscheidend sein könnten.

Tatsächlich vollzieht sich bereits während der Schwangerschaft eine **metabolische Veränderung** bei den werdenden Müttern. So werden in den ersten Schwangerschaftswochen vermehrt Fettreserven angelegt, die der Mutter vor allem im letzten Trimester als Energiespeicher dienen. Gleichzeitig sinkt in den letzten Schwangerschaftsmonaten die Insulinsensitivität der mütterlichen Zellen, sodass diese weniger Glukose aufnehmen. Die Glukose muss dem Fötus nämlich als Energielieferant zur Verfügung gestellt werden. Nach der Geburt erfolgt ein weiterer metabolischer Wechsel: Die Insulinsensitivität der Mutter normalisiert sich wieder. Gleichzeitig fördern Hormone während der Stillzeit die Mobilisierung der Fettreserven, um Milch zu produzieren. So stimuliert **Prolaktin** beispielsweise den Fettabbau und hemmt die Fetteinlagerung [304]. Dieser Prozess ist ausgesprochen wichtig. Denn durch das Stillen ergibt sich täglich ein satter Mehrbedarf von 400–600 kcal, welcher nicht nur über vermehrte Nahrungsaufnahme, sondern auch über den Abbau von Fettdepots gespeist wird. Diese metabolischen Veränderungen erleichtern einerseits eine Gewichtsreduktion bei stillenden Müttern und können sich potenziell positiv auf kardiovaskuläre Risiken auswirken [305]. Tierversuche deuten daneben auch darauf hin, dass das Stillen den Stoffwechsel langfristig verändern könnte, beispielsweise durch die Aktivität der Mitochondrien [306].

Vor dem Hintergrund dieser gesundheitlichen Vorteile erscheint es sinnvoll, geeignete Rahmenbedingungen zu schaffen – insbesondere im beruflichen Umfeld –, die Frauen das Stillen erleichtern.

Gleichzeitig ist es jedoch zentral, die individuellen Umstände und Entscheidungen der Eltern zu respektieren und in einer ohnehin fordernden Situation keine zusätzlichen Anforderungen zu stellen. Manche Mütter entscheiden sich aus medizinischen, psychischen oder anderen persönlichen Gründen gegen das Stillen – oder sie sind schlichtweg nicht dazu in der Lage. In solchen Fällen ist es wichtig, zu betonen, dass selbstverständlich auch eine liebevolle, zugewandte Elternschaft mit Säuglingsnahrung eine gesunde Entwicklung des Kindes unterstützt. Wichtig ist, dass Mütter diese Entscheidung frei, informiert und selbstbestimmt treffen können – ohne gesellschaftlichen Druck oder Schuldgefühle. Obwohl zahlreiche Studien auf gesundheitliche Vorteile durch das Stillens hindeuten, gibt es auch klare positive Aspekte im Zusammenhang mit dem

Nichtstillen, die häufig zu wenig Beachtung finden. So kann beispielsweise die **elterliche Sorgearbeit** besser aufgeteilt werden, was mitunter zu einer **verbesserten Schlafqualität** der Mutter beiträgt – ein Aspekt, der nicht nur für die Regeneration nach der Geburt, sondern auch für den Alterungsprozess von Bedeutung ist.

Um die Gesundheit von Mutter und Kind bestmöglich zu unterstützen, ist es entscheidend, dass die Mutter vor und während der Schwangerschaft sowie in der Stillzeit ausreichend mit **Nährstoffen** versorgt ist. So muss ausreichend Eisen aufgenommen werden, da während der Schwangerschaft das Blutvolumen der Mutter zur Versorgung des Kindes deutlich zunimmt und auch der Fötus eigene Eisenspeicher anlegt. Gleichzeitig ist beispielsweise der Kalziumbedarf während der Stillzeit erhöht, weil für die tägliche Produktion von in etwa 750 ml Milch etwa 230 mg Kalzium benötigt wird. Zur Sicherstellung einer kontinuierlichen Kalziumversorgung des Säuglings wird auch Kalzium aus den Knochen der Mutter mobilisiert. Dies kann vorübergehend zu einer Abnahme der Knochendichte führen, weshalb auf eine ausreichende Kalziumaufnahme zu achten ist. Weitere kritische Nährstoffe für die Entwicklung des Kindes umfassen Folsäure, Vitamin D und Iod. Für Frauen mit Kinderwunsch ist es daher wichtig, bereits vor Eintritt einer Schwangerschaft auf eine ausgewogene und nährstoffreiche Ernährung zu achten.

Empfehlung zur Supplementierung und Ernährung in der Schwangerschaft [307]

- Folsäure: 400 µg, mindestens 4 Wochen vor Beginn der Schwangerschaft und bis zum Ende des 1. Schwangerschaftsdrittels
- Jod: 100–150 µg während der gesamten Schwangerschaft (bei Schilddrüsenerkrankungen nur nach Rücksprache)
- Eisen: Die Eisenversorgung sollte regelmäßig während der Schwangerschaft überprüft werden
- Vitamin D: 800 I. E. während der gesamten Schwangerschaft
- DHA: mindestens 200 mg, sofern kein fettreicher Meerfisch regelmäßig verzehrt wird

---

Während Geburt und Stillzeit zumindest vorübergehend Einfluss auf den biologischen Alterungsprozess nehmen, zeigen sich während der Schwangerschaft auch oftmals frühzeitig potenzielle Krankheitsrisiken: Studien fanden beispielsweise, dass Frauen mit **Gestationsdiabetes** oder **Präeklampsie** im weiteren Leben ein erhöhtes Risiko für kardiovaskuläre Erkrankungen aufwiesen [308, 309].

Jede einzelne Schwangerschaft und Stillzeit stellt für den weiblichen Körper also eine Art „Stresstest" dar, der langfristig sogar positive Auswirkungen auf den Alterungsprozess haben kann. Gleichzeitig hängen die Auswirkungen aber stark vom individuellen Gesundheitszustand, dem sozialen Umfeld und auch der Unterstützung ab – sollten aber jedenfalls in die Prävention und Beurteilung individueller Risikoprofile einbezogen werden.

Die Wechseljahre

In Österreich leben rund 9 Mio. Menschen, darunter rund 4,64 Mio. Frauen. Etwa eine Million von ihnen befinden sich aktuell in den Wechseljahren – eine Lebensphase, die jede Frau unterschiedlich erlebt. Weltweit wird die Zahl der Frauen in den Wechseljahren bis 2030 auf ungefähr 1,2 Mrd. steigen – ein demografischer Wandel, der in seiner Bedeutung für die Gesundheitspolitik, Prävention und Aufklärung noch immer unterschätzt wird.

Das Klimakterium ist weit mehr als nur eine hormonelle Umstellung. Es stellt eine bedeutende Lebensphase dar, in der nicht nur biologische, sondern auch psychosoziale Veränderungen auftreten. Dennoch ist das Wissen über diese Zeit in der Gesellschaft nach wie vor begrenzt. Viele Frauen fühlen sich unzureichend informiert, manche sogar mit ihren Beschwerden und Fragen allein gelassen.

Bis zu 85 % aller peri- bzw. postmenopausalen Frauen leiden unter klimakterischen Beschwerden, und viele meiner Patientinnen kommen zu mir mit der Unsicherheit, ob ihre Beschwerden mit den Wechseljahren zusammenhängen. Die ersten Symptome sind oft unspezifisch, die gynäkologische Untersuchung unauffällig – und die Ursache bleibt zunächst unklar.

Dabei bietet gerade diese Lebensphase eine wertvolle Chance: Durch Aufklärung, medizinische Begleitung und einen gesundheitsbewussten Lebensstil können Beschwerden gelindert und typische Folgeerkrankungen wie Osteoporose, Herz-Kreislauf-Erkrankungen oder Stoffwechselstörungen effektiv beeinflusst werden.

Definition
Die Wechseljahre – medizinisch auch Klimakterium genannt – bezeichnen die Übergangsphase im Leben einer Frau vom fruchtbaren Lebensabschnitt bis zum dauerhaften Ausbleiben der Menstruation. Diese Veränderungen sind Teil des natürlichen Alterungsprozesses und gehen mit einem allmählichen Rückgang der Hormonproduktion in den Eierstöcken einher.

Die **Menopause** selbst ist definiert als die letzte spontane Menstruation, infolge des Verlustes der Follikelfunktion oder durch eine chirurgische Entfernung der Eierstöcke und setzt meist um das 50. Lebensjahr ein. Sie wird retrospektiv festgestellt, d. h. wenn über einen Zeitraum von 12 Monaten keine Regelblutung mehr auftritt. Der Zeitpunkt der Menopause ist ein Hinweis auf die ovarielle Funktion und hat wichtige Auswirkungen auf die Gesundheit einer Frau.

Danach beginnt die **Postmenopause**, in welcher der Hormonspiegel dauerhaft niedrig bleibt. Aufgrund der steigenden Lebenserwartung verbringen viele Frauen ein Drittel ihres Lebens in dieser hormonell veränderten Lebensphase.

Der Rückgang der **Östrogen- und Progesteronproduktion** hat zahlreiche physiologische Auswirkungen: Neben einem veränderten Zyklusgeschehen kann es zu metabolischen, kardiovaskulären sowie zu Anpassungsprozessen des Bewegungsapparates kommen. Häufig treten Symptome wie Hitzewallungen, Schlafstörungen, Stimmungsschwankungen oder Veränderungen im Urogenitalbereich auf. Der Stoffwechsel verändert sich: Der Ruheenergieumsatz sinkt, während die Muskelmasse ab- und die Fettmasse, insbesondere das viszerale Fett, zunimmt. Dies kann wiederum zu einem erhöhten Risiko für Herz-Kreislauf-Erkrankungen, Insulinresistenz und Osteoporose führen.

Die Wechseljahre verlaufen in drei Phasen:
- **Prämenopause** beginnt meist um das 40. Lebensjahr, erste hormonelle Veränderungen setzen ein, die Regelblutung ist aber noch regelmäßig.
- **Perimenopause** umfasst die Zeit rund um die letzte Menstruation. Zyklusstörungen, hormonelle Schwankungen und erste Beschwerden treten verstärkt auf.
- **Postmenopause** beginnt zwölf Monate nach der letzten Periode. Die Hormonspiegel von Östrogen und Progesteron bleiben dauerhaft niedrig, während das follikelstimulierende Hormon erhöht ist.

Obwohl dieser Prozess natürlich ist, erleben ihn viele Frauen als körperlich und emotional fordernd. Umso wichtiger ist es, die biologischen Grundlagen zu verstehen – als Basis für eine individuelle Beratung, präventive Maßnahmen und ein positives Selbstbild in dieser neuen Lebensphase. Meines Erachtens wäre es unglaublich wichtig, wenn wir Frauen diese Zeit als eine bereichernde Entwicklung wahrnehmen könnten und besser unterstützt würden.

Typische Beschwerden
Die Wechseljahre bringen zahlreiche Veränderungen mit sich – viele davon sind hormonell bedingt, andere entstehen durch Alterungsprozesse oder werden durch unseren Lebensstil beeinflusst. Beschwerden können bereits mehrere Jahre vor der letzten Regelblutung einsetzen und in unterschiedlicher Intensität auftreten.
- **Vasomotorische Beschwerden:** Hitzewallungen, Schweißausbrüche, plötzliche Wärmegefühle – besonders nachts – gehören zu den häufigsten Symptomen. Sie können Schlafstörungen, Müdigkeit und Konzentrationsprobleme nach sich ziehen.
- **Schlafstörungen:** Der Schlaf ist oft unruhig, unterbrochen oder nicht erholsam.
- **Psychische Symptome:** Reizbarkeit, Stimmungsschwankungen, Antriebslosigkeit oder depressive Verstimmungen sind häufig. Auch das Selbstwertgefühl kann sinken.
- **Urogenitale Veränderungen:** Trockenheit der Scheide, Schmerzen beim Geschlechtsverkehr, Libidoverlust sowie rezidivierende Harnwegsinfekte treten bei vielen Frauen auf.
- **Kardiale und muskuläre Beschwerden:** Herzstolpern, Blutdruckschwankungen, Gelenk- und Muskelschmerzen können durch den Östrogenmangel verstärkt werden.
- **Weitere Veränderungen:** Gewichtszunahme (insbesondere Bauchfett), veränderte Körperzusammensetzung, Haarausfall, veränderte Hautstruktur, Zyklusstörungen oder ungewöhnlich starke Blutungen.

Während der Östrogen- und Progesteronmangel viele Veränderungen erklärt, spielen auch psychosoziale Faktoren eine wichtige Rolle. Berufliche Belastung, familiäre Herausforderungen, Partnerschaft, Lebensstil und persönliche Lebenssituation wirken sich auf das subjektive Erleben der Wechseljahre aus.

Ich selbst befinde mich in der Prämenopause und spüre die Veränderungen, die diese Lebensphase mit sich bringt – sowohl körperlich als auch emotional. In der Lebensmitte nehmen die Herausforderungen zu. Die Kinder werden selbstständiger, während die eigenen Eltern zunehmend Unterstützung benötigen. Man ist noch aktiv und engagiert, spürt aber zugleich erste Zeichen von Erschöpfung und körperlicher Veränderung. Vielleicht machen gerade diese Erfahrungen mich nicht nur medizinisch, sondern auch persönlich besonders sensibel für die Anliegen meiner Patientinnen.

Im Wesentlichen stützen sich die Maßnahmen auf folgenden Grundpfeilern:
- **Ärztliche Begleitung:** Eine individuelle Beratung, ggf. ergänzt durch hormonelle oder pflanzliche Behandlungsansätze, kann gezielt Beschwerden lindern.
- **Lebensstilmaßnahmen:** Ausgewogene Ernährung, regelmäßige Bewegung, Stressmanagement und ausreichend Schlaf stärken die Resilienz.
- **Gespräche und Austausch:** Der offene Austausch mit anderen Betroffenen oder professionelle Begleitung (z. B. durch Psychotherapie oder Frauengesundheitszentren) kann entlastend wirken.

Nicht alle Beschwerden sind unvermeidbar – aber viele lassen sich durch rechtzeitige Maßnahmen lindern. Entscheidend ist, dass Frauen in dieser Lebensphase ernst genommen, begleitet und gut informiert werden. Denn die Wechseljahre sind kein Krankheitsbild, sondern eine Phase des Wandels – mit viel Potenzial für neue Stärken.

Menopausale Hormonersatztherapie und pflanzliche Alternativen
Die Frage nach einer menopausalen Hormonersatztherapie stellt sich für viele Frauen in den Wechseljahren – häufig begleitet von Unsicherheit, Ängsten oder widersprüchlichen Informationen. Dabei gibt es heute differenzierte Erkenntnisse, die eine individuelle, informierte Entscheidung ermöglichen.

Die menopausale Hormonersatztherapie gleicht den Abfall der körpereigenen Östrogen- und Progesteronproduktion durch äußere Zufuhr aus. Idealerweise wird eine Hormontherapie bei Frauen eingesetzt, die jünger als 60 Jahre sind und deren letzte Regelblutung nicht länger als zehn Jahre zurückliegt. Bei Frauen ab 60 Jahren sollte eine Hormonersatztherapie nur nach sorgfältiger Nutzen-Risiko-Abwägung eingeleitet werden, da in diesem Alter – insbesondere bei entsprechender Veranlagung – das Risiko für Herz-Kreislauf-Erkrankungen ansteigt.

Die Anwendung kann je nach Art der Beschwerden und aufgrund individueller Faktoren oral in Tablettenform, transdermal (über die Haut) als Gel, Spray oder Pflaster oder vaginal als Ovulum erfolgen. Je nach Art, Dosis und Anwendungsform kann sie gezielt Symptome wie Hitzewallungen, Schlafstörungen, Stimmungsschwankungen, vaginale Trockenheit oder Osteoporose lindern. Dadurch bietet die Hormonersatztherapie eine Reihe **potenzieller gesundheitlicher Vorteile** für Frauen in und nach der Menopause. Zu den wichtigsten Effekten zählt die wirksame Linderung vasomotorischer Symptome wie

Hitzewallungen und nächtliche Schweißausbrüche, die häufig als besonders belastend empfunden werden. Auch die Schlafqualität kann sich unter einer solchen Therapie deutlich verbessern. Ein weiterer zentraler Nutzen ist der Schutz vor postmenopausaler Osteoporose, da der Rückgang des Östrogenspiegels ohne Behandlung zu einem beschleunigten Knochenabbau führen kann. Darüber hinaus wurden positive Wirkungen auf Hautbild, Schleimhäute, Libido und Harnwege beschrieben, was die Lebensqualität insgesamt steigern kann. Zusätzlich deuten Studien darauf hin, dass die Hormonersatztherapie bei frühzeitiger Anwendung möglicherweise günstig auf den Glukose- und Fettstoffwechsel wirkt und somit auch metabolischen Erkrankungen entgegenwirken könnte [310].

Allerdings sind mit einer Hormonersatztherapie auch gewisse **Risiken und Nebenwirkungen** verbunden, wie im Kapitel „Die Biologie des Alterns" bereits diskutiert wurde. So zeigt sich das Brustkrebsrisiko vor allem bei einer kombinierten Hormonersatztherapie ab einer Dauer von über fünf Jahren erhöht, während es bei einer reinen Östrogenmonotherapie – die nur bei Frauen ohne Gebärmutter eingesetzt wird – nach aktuellem Wissensstand nicht relevant ansteigt. Gleichzeitig hat die US-Arzneimittelbehörde FDA nach über 20 Jahren die Brustkrebswarnung für die HRT entfernt, da neue Daten belegen, dass das Risiko insgesamt geringer ist als lange angenommen. Das Risiko für venöse Thrombosen ist ebenfalls erhöht, insbesondere bei oraler Gabe der Hormone; bei transdermaler Applikation (z. B. in Form von Pflastern oder Gels) fällt dieses Risiko hingegen deutlich geringer aus. Ein leicht erhöhtes Risiko für Schlaganfälle wurde vor allem bei älteren Frauen und bei der Anwendung hoher Hormondosen beobachtet.

Diese Risiken können jedoch durch verschiedene Faktoren reduziert werden. Dabei spielen der Zeitpunkt der Hormonersatztherapie, die Wahl des Gestagens und die Applikationsform eine entscheidende Rolle.

Nach aktuellem Stand der Forschung hat der **Zeitpunkt des Beginns** einer Hormontherapie einen wesentlichen Einfluss auf das Nutzen-Risiko-Verhältnis. Insbesondere im Hinblick auf das Risiko für kardiovaskuläre Ereignisse wie Herzinfarkt und Schlaganfall scheint ein Beginn der Therapie vor dem 60. Lebensjahr bzw. innerhalb von zehn Jahren nach Einsetzen der Menopause günstig zu sein. In diesem Zeitraum kann die HRT sogar mit einer Reduktion der Gesamtmortalität assoziiert sein [62].

Entscheidend ist zudem, welches **Gestagen**, zum Beispiel das körpereigene Progesteron oder das Derivat Progestin, zur Anwendung kommt. Der Begriff **bioidente Hormone** weckt oft Assoziationen mit Natürlichkeit, Verträglichkeit und biologischer Herstellung. Tatsächlich bedeutet „bioident", dass die Hormone identisch mit menschlichen Hormonen sind. Dabei stammen diese Substanzen aber nicht aus menschlichem Gewebe oder menschlichen Körperflüssigkeiten, sondern werden meist zur Gänze synthetisch oder aus pflanzlichen Vorstufen hergestellt [311]. Im Gegensatz dazu weicht die chemische Struktur von **Derivaten** von der der körpereigenen Hormone ab. Obwohl die Strukturformel der Hormonderivate den körpereigenen Hormonen ähnelt, gibt es bei den gewünschten Wirkungen sowie bei den möglichen unerwünschten Wirkungen leichte Unterschiede.

Eine Studie aus dem Jahr 2024 mit Daten von über 10 Mio. Frauen über 65 Jahren zeigte, dass Progestin im Vergleich zu Progesteron ein günstigeres

Risikoprofil aufwies und das mit der Hormonersatztherapie assoziierte Brustkrebsrisiko durch eine niedrig dosierte, **transdermale Anwendung** von Progestin reduziert werden konnte [63].

Fazit: Die menopausale Hormonersatztherapie ist kein Allheilmittel, aber eine wirksame Option zur Symptomkontrolle – vorausgesetzt, sie wird verantwortungsvoll eingesetzt. Sie ist besonders dann indiziert, wenn Beschwerden die Lebensqualität erheblich einschränken und keine Kontraindikationen bestehen. Frauen unter 60 Jahren oder innerhalb von 10 Jahren nach der Menopause profitieren am meisten. Entscheidend ist eine individuelle Nutzen-Risiko-Abwägung unter ärztlicher Begleitung. Eine gute Aufklärung und eine individuelle Beratung sind unverzichtbar, um gemeinsam mit der Patientin den richtigen therapeutischen Weg zu wählen.

Neben menopausalen Hormontherapien kommen auch des Öfteren **pflanzliche Alternativen** zum Einsatz. **Isoflavone** sind natürlich vorkommende sekundäre Pflanzenstoffe, die vor allem in Soja, Rotklee und der Kudzu-Wurzel enthalten sind. Extrakte der entsprechenden Pflanzen werden häufig in Nahrungsergänzungsmitteln zur Linderung menopausaler Beschwerden eingesetzt. Aufgrund ihrer östrogenähnlichen Wirkweise zählen sie zu den sogenannten „Phyto-SERMs" (Selektive Estrogen-Rezeptor-Modulatoren pflanzlichen Ursprungs) und gelten insbesondere bei leichten klimakterischen Symptomen als Mittel der ersten Wahl. Klinisch randomisierte, kontrollierte Studien und Metaanalysen zeigen eine signifikante Reduktion typischer menopausaler Beschwerden, insbesondere vasomotorischer Symptome wie Hitzewallungen bei Dosierungen zwischen 45 und 90 mg Isoflavone. Auch weitere Beschwerden wie Schlafstörungen oder Stimmungsschwankungen können durch die Einnahme von Isoflavonen tendenziell gelindert werden. Die Studienlage ist jedoch heterogen, da verschiedene Pflanzenquellen, Dosierungen, Bioverfügbarkeiten sowie individuelle, ethnische und geografische Unterschiede berücksichtigt werden müssen [312]. In einer umfassenden Bewertung aus dem Jahr 2015 stellte die EFSA fest, dass bei einer täglichen Einnahmemenge zwischen 35 und 150 mg Isoflavonen kein erhöhtes Risiko für Brustkrebs, keine stimulierende Wirkung auf das Endometrium und keine relevanten Auswirkungen auf die Schilddrüsenfunktion nachweisbar sind [313]. Demnach scheinen diese pflanzlichen Präparate jedenfalls sicher und damit eine Alternative im Fall von milden Wechselbeschwerden zu sein.

Bewegung und Ernährung in den Wechseljahren
Ich glaube, die richtige Kombination aus Bewegung und Ernährung ist für die meisten Frauen das größte Problem. Man lebt im Prinzip so wie in den letzten Jahren und nimmt doch ständig zu und fühlt sich immer unfitter.

》 „Ich esse nicht mehr als früher und nehme kontinuierlich zu. Ich verstehe das nicht! Mein Mann tut sich beim Abnehmen viel leichter!"

Mit den hormonellen Veränderungen in der Peri- und Postmenopause verändert sich auch der weibliche Stoffwechsel – insbesondere der Energieverbrauch, die Körperzusammensetzung und die Fähigkeit zur Regeneration. Diese Umstellungen machen es vielen Frauen schwer, ihr Gewicht zu halten, ihre Muskulatur zu bewahren und sich leistungsfähig zu fühlen. Ursache ist der sinkende Grundumsatz und die hormonell bedingte Umverteilung von Fettgewebe – insbesondere als viszerales Bauchfett.

Tatsächlich ist ein Rückgang der körperlichen Aktivität in der Lebensmitte weit verbreitet – oft durch berufliche und familiäre Verpflichtungen, zunehmende Erschöpfung oder bedingt durch erste körperliche Beschwerden. Doch gerade in dieser Lebensphase ist regelmäßige Bewegung essenziell:

- **Kardiovaskulärer Schutz:** Vorbeugung von Bluthochdruck, Übergewicht und Herz-Kreislauf-Erkrankungen
- **Stoffwechselregulation:** Verbesserung der Insulinsensitivität und Vorbeugung von Typ-2-Diabetes
- **Knochengesundheit:** Belastung der Knochen stimuliert den Knochenstoffwechsel und beugt Osteoporose vor
- **Muskel- und Gelenkfunktion:** Erhalt der Muskelmasse, Beweglichkeit und Koordination
- **Psychische Wirkung:** Reduktion von Stress, Schlafstörungen und depressiven Verstimmungen

Daher wird empfohlen, mindestens 150 min pro Woche Ausdauersport – wie zügiges Gehen oder Radfahren – sowie zusätzlich an zumindest zwei Tagen pro Woche Krafttraining, etwa mit dem eigenen Körpergewicht oder an Geräten, durchzuführen.

In meiner Praxis beobachte ich häufig, dass Frauen in den Wechseljahren bereits zahlreiche **Diäten** hinter sich haben – oft aus Angst vor einer weiteren Gewichtszunahme. Nicht selten führt diese Sorge dazu, dass sie zu wenig essen. Dabei ist weniger nicht immer besser: Mit zunehmendem Alter sinkt zwar der Energiebedarf, der **Bedarf an essenziellen Nährstoffen** wie Kalzium, Vitamin D, Vitamin B12, Magnesium und Eisen hingegen steigt oft. So ist bei Vitamin D eine Supplementierung besonders in den Wintermonaten empfohlen und der Kalziumbedarf von 1000 bis 1200 mg pro Tag sollte über die Ernährung oder gegebenenfalls auch über Supplementierung gesichert werden.

Der durchschnittliche Grundumsatz sinkt bei Frauen in und nach den Wechseljahren um etwa 30 % im Vergleich zum jungen Erwachsenenalter – damit reduziert sich der tägliche Energieumsatz um etwa 300–500 kcal. Mehr als die Hälfte aller Frauen nimmt in den Wechseljahren an Gewicht folglich zu – im Durchschnitt zwischen 0,25 und 1,5 kg pro Jahr [314]. Diese Umstrukturierung in der Körperzusammensetzung betrifft jedoch nicht ausschließlich die Fettmasse, sondern geht auch mit dem Abbau der fettfreien Körpermasse – insbesondere der Muskulatur – einher. Gleichzeitig kommt es zu einer zunehmenden Fettverlagerung in den Bauchraum. Da viszerales Fett hormonell aktiv ist und den Stoffwechsel ungünstig beeinflusst, steigt das Risiko für Herz-Kreislauf-Erkrankungen und Typ-2-Diabetes, wodurch die Sterblichkeit ansteigen kann.

Auch in dieser Lebensphase gilt: Die **mediterrane Ernährung** mit ausreichend Ballaststoffen bleibt das Ernährungskonzept der Wahl. Sie unterstützt nicht nur die Gewichtskontrolle, sondern fördert aktiv die Gesundheit von Herz, Gefäßen, Knochen und Gehirn – über alle Altersstufen hinweg. Und: Trinken nicht vergessen! Eine ausreichende Flüssigkeitszufuhr mit 30 bis 35 ml Wasser pro kg Körpergewicht ist besonders in den Wechseljahren für den Zellstoffwechsel und die Kreislaufregulation entscheidend.

Zahlreiche Studien haben untersucht, ob eine gezielte Erhöhung der **Eiweißzufuhr** die Zunahme der Fettmasse verhindern kann. Der Effekt war insgesamt gering, dennoch ist eine ausreichende Eiweißzufuhr mit 1 bis 1,2 g pro kg Körpergewicht wichtig für den Erhalt der Muskelmasse – gerade bei sinkender Kalorienzufuhr. Idealerweise stammt das Eiweiß aus pflanzlichen Quellen wie Bulgur, Quinoa, Amaranth, Hülsenfrüchten, Tofu oder Nüssen. Auch fettarme Milchprodukte, mageres Fleisch und regionaler Fisch können ergänzend sinnvoll in den Speiseplan integriert werden. Gleichzeitig sollte die Aufnahme von einfachen Kohlenhydraten, Salz und industriell verarbeiteten Produkten reduziert werden.

Fazit: Ausreichende Bewegung und nährstoffreiche Ernährung sind die stärksten nicht medikamentösen Strategien zur Förderung der Gesundheit in den Wechseljahren. Wer körperlich aktiv bleibt, sich nährstoffreich und pflanzenbasiert ernährt und auf seinen Stoffwechsel achtet, kann nicht nur typische Beschwerden lindern, sondern auch das Risiko für chronische Erkrankungen deutlich senken.

Krebsrisiko in der Postmenopause
Die **hormonellen Veränderungen** in der Postmenopause gehen mit einem erhöhten Risiko für bestimmte Krebserkrankungen einher. Bereits in der Perimenopause kann es infolge der hormonellen Umstellung zu einer Zunahme des viszeralen Fettgewebes, zur Entwicklung einer Insulinresistenz sowie zu chronisch-entzündlichen Prozessen kommen – Faktoren, die das Krebsrisiko zusätzlich erhöhen. Daher gewinnen regelmäßige **gynäkologische Vorsorgeuntersuchungen** in dieser Lebensphase an besonderer Bedeutung. Üblicherweise wird einmal jährlich eine Kontrolle empfohlen, die ein ausführliches ärztliches Gespräch, eine gynäkologische Untersuchung mit Krebsabstrich (PAP-Test) und Vaginalultraschall sowie eine klinische Brustuntersuchung umfasst. Ergänzend werden ein Screening auf humane Papillomaviren (HPV) sowie regelmäßige Mammografien und Brustultraschalluntersuchungen empfohlen, um potenzielle Veränderungen frühzeitig zu erkennen. Seit 2014 besteht in Österreich ein nationales, qualitätsgesichertes **Brustkrebs-Früherkennungsprogramm**. Im Rahmen dieses Programms werden alle in Österreich sozialversicherten Frauen im Alter von 45 bis 74 Jahren alle zwei Jahre zur Früherkennungsmammografie eingeladen. Frauen ab dem 40. Lebensjahr können diese Untersuchung ebenfalls alle zwei Jahre kostenlos in Anspruch nehmen. Bei Beschwerden, einem konkreten Krankheitsverdacht, in der Nachsorge nach einer Brustkrebserkrankung oder bei familiär erhöhtem Risiko kann eine diagnostische Mammografie oder Sonografie weiterhin jederzeit ärztlich verordnet werden – unabhängig vom Alter.

Zu den wichtigsten Risikofaktoren für Brustkrebs zählen:
- **Übergewicht und Adipositas:** Eine Gewichtszunahme von mehr als 20 kg im Erwachsenenalter kann das Brustkrebsrisiko nahezu verdoppeln.
- **Bewegungsmangel:** Eine sitzende Lebensweise sowohl in der Prä- als auch in der Postmenopause wirkt sich nachteilig auf das Krebsrisiko aus.
- **Konsum von Nikotin und Alkohol**

Diese drei Faktoren – Gewicht, körperliche Inaktivität und chemische Noxen – gelten als die am besten beeinflussbaren Risikofaktoren in Bezug auf Brustkrebs nach der Menopause. Sie wirken sich aber auch auf andere Krebsarten wie **Darmkrebs, Endometriumkarzinom oder Ovarialkarzinome** aus.

Fazit: Durch ein gesundes Körpergewicht, regelmäßige Bewegung, stark eingeschränkten Alkoholkonsum, pflanzenbetonte und ballaststoffreiche Ernährung sowie das regelmäßige Nutzen von Vorsorgeuntersuchungen wie Mammografie und Darmkrebsscreening kann dem erhöhten Risiko entgegengewirkt werden. Gerade die Wechseljahre bieten eine wertvolle Gelegenheit, den Lebensstil bewusst anzupassen und die eigene Gesundheitskompetenz zu stärken. Prävention durch Ernährung, Bewegung und frühzeitige medizinische Kontrolle wirkt – und kann entscheidend zur Verlängerung der gesunden Lebensspanne beitragen.

Männerspezifische Aspekte des Alterns

Typischerweise empfinden viele Männer das Älterwerden nicht als gesundheitliche Herausforderung, denn körperliche Veränderungen und Krankheit werden oft als Schwäche betrachtet – ein hartnäckiges Vorurteil. Es kommt erstaunlich häufig vor, dass Patientinnen ihre Männer zu mir in die Praxis schicken, aus Sorge um deren Gesundheit. Viele Männer nehmen Vorsorgeuntersuchungen nur selten aus eigenem Antrieb wahr. Wer jedoch erste Veränderungen spürt, sollte sie nicht ignorieren, sondern zum Anlass nehmen, den eigenen Lebensstil achtsam zu hinterfragen. Denn ab der Lebensmitte treten bei vielen Männern typische körperliche und psychische Veränderungen auf, die nicht nur normal, sondern auch adressierbar sind:

1. **Gewichtszunahme und Stoffwechselveränderungen**
   Ab etwa dem 40. Lebensjahr sinkt der Anteil an Muskelmasse, während der Fettanteil zunimmt. Der sinkende Testosteronspiegel beschleunigt diesen Prozess, was den Grundumsatz reduziert. Die Folge: Viele Männer entwickeln schleichend Übergewicht, oft begünstigt durch Bewegungsmangel und Stress. Übergewicht wiederum erhöht das Risiko für Bluthochdruck, Gefäßerkrankungen und bestimmte Krebsarten.
2. **Schlafstörungen und Schlafapnoe**
   Mit dem Älterwerden verändert sich der Schlaf-Wach-Rhythmus und viele Männer klagen über Einschlaf- oder Durchschlafstörungen. Besonders häufig ist die obstruktive Schlafapnoe mit nächtlichen Atemaussetzern – ein starker Risikofaktor für Bluthochdruck, Herzinfarkt und Schlaganfall. Auch hier spielen Übergewicht und Veränderungen in der Körperzusammensetzung eine wichtige Rolle.
3. **Rückgang der Muskelkraft**
   Die altersbedingte Abnahme der Muskelmasse geht oft mit Kraftverlust einher. Häufig fehlt zudem die Motivation zu regelmäßiger Bewegung, insbesondere in der Midlife-Crisis, wenn psychischer Stress überwiegt. Bewegung

wird nicht mehr als Ausgleich, sondern als zusätzliche Belastung erlebt. Dabei ist gezieltes Krafttraining essenziell, um Muskelkraft zu erhalten und Stoffwechselprozesse zu stabilisieren.

4. **Sexualität, Libido und erektile Dysfunktion**
Etwa 80 % der Erektionsstörungen ab dem 50. Lebensjahr haben körperliche Ursachen, darunter Herz-Kreislauf-Erkrankungen, Diabetes, Schilddrüsenstörungen, Leber- oder Nierenleiden. Der Rückgang des sexuellen Verlangens ist häufig psychisch bedingt, etwa durch Stress, Selbstzweifel oder mangelndes Selbstwertgefühl. Äußere Alterungszeichen wie Gewichtszunahme, Falten oder Haarausfall können das Selbstbild zusätzlich belasten.

5. **Konzentrationsstörungen und Leistungsabfall**
Schlafmangel, Stress und psychische Belastungen wirken sich negativ auf die geistige Leistungsfähigkeit aus. Der gesellschaftliche Druck, dauerhaft „funktionieren" zu müssen, kann diesen Effekt verstärken und das Gefühl von Kontrollverlust oder Versagen hervorrufen.

6. **Antriebslosigkeit und Depression**
Antriebslosigkeit kann Folge beruflicher oder privater Überlastung sein – oder Hinweis auf eine Depression, welche bei Männern seltener erkannt wird, da sie sich oft in atypischer Form wie Gereiztheit, Rückzug oder Substanzmissbrauch zeigt. Statistisch gesehen treten Depressionen bei Männern besonders häufig zwischen dem 45. und 64. Lebensjahr auf. Ein niedriger Testosteronspiegel ist nur in seltenen Fällen ursächlich.

Andropause?

Angesichts all dieser Symptome stellt sich natürlich die Frage, ob auch Männer in die Wechseljahre (**Andropause**) kommen. Diese Frage wird immer wieder diskutiert. Die Antwort der Deutschen Gesellschaft für Urologie e. V. (DGU) ist ein klares Nein. Bei dem Beschwerdebild, das oft fälschlicherweise als „Wechseljahre des Mannes" bezeichnet wird, handelt es sich um einen Androgenmangel, auch Hypogonadismus genannt. Meist kommt es bereits ab dem 45. Lebensjahr zu einer kontinuierlichen Abnahme des wichtigsten Sexualhormons Testosteron um etwa 1 % pro Jahr. Im Alter von 70 Jahren liegt der Testosteronwert im Durchschnitt dann bei etwa zwei Dritteln des Ausgangswerts in jungen Jahren. In der Altersgruppe der 40- bis 79-Jährigen sind etwa 2 bis 5 % der Männer von einem **altersbedingten Hypogonadismus** betroffen. Ein Testosteronmangel tritt häufig bei Übergewicht, schlechtem Gesundheitszustand und Grunderkrankungen wie dem metabolischen Syndrom oder Diabetes mellitus auf. Auch bestimmte Medikamente, Stress, übermäßiger Alkohol- oder Drogenkonsum sowie starkes Fasten oder Diäten können die Hormonproduktion negativ beeinflussen.

In manchen Fällen führt ein klinisch relevanter Testosteronmangel – das sogenannte **partielle Androgendefizit des alternden Mannes** – zu Symptomen wie Müdigkeit und Abgeschlagenheit, Stimmungsschwankungen, depressive Verstimmungen, Rückgang der Muskelmasse, Gewichtszunahme und viszerale Fettvermehrung, Libidoverlust und Erektionsstörungen, Gliederschmerzen und ggf. Osteoporose.

Ist eine **Hormonersatztherapie** in Anbetracht dieser Symptome sinnvoll? Tatsächlich sollte eine Testosteronersatztherapie nur bei nachgewiesenem Hormonmangel und gleichzeitigen typischen Beschwerden in Erwägung gezogen werden – und stets unter ärztlicher Aufsicht. Bleibt eine Besserung aus, liegt die Ursache der Beschwerden meist nicht im Hormonmangel. In diesem Fall ist ein ganzheitlicher, bio-psycho-sozialer Ansatz notwendig: Es gilt, körperliche, seelische und soziale Einflussfaktoren zu erkennen und gezielt anzugehen.

Prävention

Wie stark Männer altersbedingte Beschwerden erleben, hängt maßgeblich vom **Lebensstil** ab. Besonders relevant sind eine gesunde, ausgewogene Ernährung, regelmäßige Bewegung, ausreichender Schlaf und adäquate Stressbewältigung, Verzicht auf übermäßigen Alkohol- und Nikotinkonsum sowie die Pflege sozialer Beziehungen.

Gleichzeitig gilt für Männer aber auch eine besondere Achtsamkeit gegenüber möglichen Erkrankungen. Denn tatsächlich sind sie wie im Kapitel „Die Biologie des Alterns" diskutiert anfälliger für bestimmte Erkrankungen. So treten **Herz-Kreislauf-Erkrankungen** typischerweise zehn Jahre früher auf als bei Frauen. Die Herzinfarktstatistik der Österreichischen Kardiologischen Gesellschaft zeigt, dass das Risiko eines Herzinfarkts bei Frauen im Alter von 40 bis 79 Jahren bei 2,5 % liegt, während es bei Männern derselben Altersgruppe 7 % beträgt. Somit ist das Herzinfarktrisiko für Männer mehr als doppelt so hoch wie für Frauen. Im Jahr 2023 starben in Österreich insgesamt 14.580 Männer infolge einer Herz-Kreislauf-Erkrankung.

Aufgrund der immunsuppressiven Wirkung von Testosteron und des einzelnen X-Chromosoms besteht eine erhöhte **Infektanfälligkeit**, die mit schwereren Krankheitsverläufen einhergehen kann. Das zeigte sich während der Corona-Pandemie, als mehr Männer schwer erkrankten und auch verstarben.

Dabei haben geschlechtsspezifische Unterschiede in der Morbidität aber nicht nur biologisch-medizinische, sondern auch verhaltenspsychologische Ursachen: Frauen geben in Befragungen häufiger Beschwerden und Krankheiten an und suchen eher einen Arzt auf, während Männer öfter zur Verdrängung neigen.

Ein weiteres zentrales Thema ist die frühzeitige Erkennung von **Prostatakrebs**, welcher zu den häufigsten Tumorerkrankungen des Mannes – neben Blasen- und Lungenkrebs – zählt. Dabei kann der PSA-Wert, also der Level des prostataspezifischen Antigens, einen ersten Hinweis auf Prostataerkrankungen geben. Er ist jedoch nicht spezifisch und kann auch zu falsch-positiven Befunden führen. Dieser Test steht im Rahmen der Vorsorgeuntersuchung Männern ab 50 Jahren kostenfrei zur Verfügung und stellt neben der urologischen Untersuchung einen wichtigen Grundpfeiler zur frühzeitigen Erkennung des Prostatakarzinoms dar.

Auch bei Männern spielt die psychische Gesundheit eine zentrale Rolle. **Depressionen und Suizidgedanken** bleiben bei ihnen jedoch häufig unerkannt, unter anderem deshalb, weil sie sich oft in atypischen Symptomen wie Reizbarkeit, sozialem Rückzug oder Substanzmissbrauch äußern. Besonders eindrücklich sind die weltweiten Statistiken, die ein etwa doppelt so hohes Suizidrisiko im Vergleich zu Frauen zeigen. Ebenso sind Männer bei den Gewaltdelikten überrepräsentiert – sowohl als Täter als auch als Opfer. Folglich scheint es präventiv entscheidend, niederschwellige Angebote zur psychischen Gesundheit anzubieten, welche speziell auf männliche Lebensrealitäten eingehen.

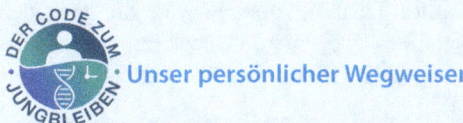

Unser persönlicher Wegweiser

- **Mehr Vielfalt in Studien erforderlich:** Jahrzehntelang wurden vorrangig männliche Versuchstiere und Männer als Probanden untersucht. Frauen wurden wegen hormoneller Schwankungen oft ausgeschlossen – mit Folgen für die Aussagekraft der Ergebnisse.
- **Frauen in Studien noch immer unterrepräsentiert:** Vor allem in frühen Studienphasen (z. B. Phase I) liegt der Frauenanteil deutlich unter dem der Männer. Das führt zu verzerrten Erkenntnissen bei Wirkung, Nebenwirkung und Dosierung von Medikamenten.
- **Biologie beeinflusst Therapieerfolg:** Unterschiede in Körperfett, Enzymaktivität, Immunreaktionen und Hormonhaushalt verändern, wie Medikamente im Körper wirken. Diese Faktoren müssen bei Diagnose und Therapie berücksichtigt werden.
- **Herzinfarkt bei Frauen wird oft übersehen:** Symptome treten bei Frauen meist später und anders auf als bei Männern – was zu Fehldiagnosen und verzögerter Behandlung führt. Das erhöht die Sterblichkeit.
- **Inklusive Studien für alle Menschen notwendig:** Auch übergewichtige Personen, People of Color, Transpersonen, Menschen in der Menopause oder ältere Erwachsene sind unterrepräsentiert. Eine diverse Studienlandschaft ist Voraussetzung für medizinische Fairness und therapeutische Sicherheit.
- **Schwangerschaft und Stillzeit beeinflussen das biologische Alter:** Schwangerschaft erhöht kurzfristig das epigenetische Alter, Stillen kann es senken. Trotzdem kann Mutterschaft langfristig auch gesundheitliche Vorteile bringen – z. B. geringeres Risiko für Brust- und Eierstockkrebs.
- **Wechseljahre sind Chance und Herausforderung:** Etwa eine Million Frauen in Österreich befinden sich aktuell in den Wechseljahren – mit starken hormonellen und psychosozialen Veränderungen. Hitzewallungen, Schlafstörungen, Stimmungsschwankungen und Stoffwechselveränderungen sind häufig – aber beeinflussbar durch Aufklärung, ärztliche Begleitung und Lebensstilmaßnahmen.
- **Menopausale Hormonersatztherapie kann sinnvoll sein – aber individuell abgewogen:** Das eingesetzte Wirkstoffpräparat, die Dosierung, die Applikationsart sowie individuelle Voraussetzungen von Patient*innen sind entscheidend für den Therapieerfolg. Eine fundierte ärztliche Aufklärung ist Voraussetzung.

- **Ernährung und Bewegung in der Lebensmitte sind Schlüsselfaktoren:** Mit sinkendem Grundumsatz steigt die Notwendigkeit für angepasstes Essen (z. B. mediterran, eiweißreich, ballaststoffbetont) und regelmäßige Bewegung (150 min Ausdauer + 2 Mal Krafttraining). Damit können Gewichtszunahme und Erkrankungen verhindert werden.
- **Männergesundheit beginnt mit Aufklärung:** Viele Männer empfinden das Älterwerden nicht als medizinisch relevantes Thema. Vorsorge wird oft gemieden – auch weil Krankheit mit Schwäche assoziiert wird. Dabei treten viele Erkrankungen bei Männern früher auf und könnten durch frühe Maßnahmen vermieden werden.
- **Typische Veränderungen bei Männern ab der Lebensmitte erkennen:** Ab dem 40. Lebensjahr sinkt die Muskelmasse, der Testosteronspiegel nimmt langsam ab, das viszerale Fett nimmt zu. Gewichtszunahme, Schlafstörungen, Libidoverlust, Erschöpfung und depressive Symptome sind häufig – und behandelbar.
- **Andropause – gibt es die Wechseljahre des Mannes?** Nein, Männer erleben keinen abrupten Hormonabfall wie Frauen, sondern einen allmählichen Rückgang des Testosterons. Bei ca. 2–5 % kommt es jedoch zu einem klinisch relevanten Hormonmangel, der zu Müdigkeit, Stimmungsschwankungen, Libidoverlust und Osteoporose führen kann.
- **Testosteronersatztherapie bei Männern – nur bei nachgewiesenem Mangel:** Eine Hormontherapie ist nur dann sinnvoll, wenn typische Beschwerden und ein klarer Hormonmangel vorliegen. Erfolgt keine Besserung, sollten bio-psycho-soziale Faktoren wie Lebensstil, Stress oder Depression in den Fokus rücken.
- **Prävention braucht geschlechtersensible Ansätze:** Männer leiden häufiger an Herzinfarkt, Depression, Infektionsanfälligkeit und Krebs – nehmen aber seltener Vorsorgeangebote wahr.

Immunsystem und Lunge

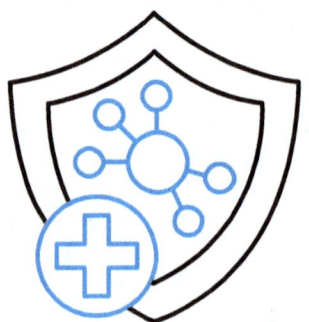

Unser Immunsystem ist weit mehr als eine Abwehrtruppe gegen Krankheitserreger. Es entscheidet, ob Infektionen folgenlos abklingen oder schwer verlaufen, ob wir gesund altern oder oder unter chronischen Entzündungen leiden. Mit zunehmendem Alter verändert sich das Immunsystem: Es wird langsamer, ungenauer und anfälliger für Fehlsteuerungen. In diesem Kapitel beleuchten wir, wie sich das Immunsystem über die Lebensspanne verändert, warum gerade die Lunge besonders geschützt werden muss – und welche zentrale Rolle Impfungen dabei spielen. Gerade die letzten Jahre während und nach der COVID-19-Pandemie haben gezeigt, dass auch junge, fitte Menschen unverhofft schwer erkranken können und ihre Gesundheit frühzeitig durch Infektionserkrankungen bzw. deren Spätfolgen verlieren können. In diesem Zusammenhang erläutern wir mögliche Therapiestrategien von Post-COVID.

Aufbau und Funktion

Unser Immunsystem ist ein komplexes und dynamisches Abwehrsystem gegen Krankheitserreger wie Viren, Bakterien und Pilze. Es besteht aus zwei Hauptkomponenten: dem angeborenen, unspezifischen und dem adaptiven, spezifischen Immunsystem.

Das **angeborene Immunsystem** reagiert schnell, aber recht unspezifisch auf Eindringlinge. So enthalten Tränen- und Speichelflüssigkeit zum Beispiel Enzyme, welche die Zellwände vieler Bakterien angreifen und dadurch bereits eine erste Verteidigungslinie darstellen.

Während diese angeborene Immunantwort unspezifisch ist, entwickelt das **adaptive Immunsystem** eine gezielte Abwehr gegen spezifische Erreger. Zentral sind dabei **T-Zellen**, welche infizierte Zellen erkennen und zerstören, und **B-Zellen**, die Antikörper produzieren. Diese Antikörper – auch Immunglobuline (Ig) genannt – sind maßgeschneiderte Abwehrwaffen, welche am Erreger passgenau andocken, diesen blockieren, markieren und gezielt zerstören lassen. Im Wesentlichen unterscheiden wir 5 Antikörperklassen, die verschiedene Aufgaben haben. Beim ersten Kontakt mit einem Erreger werden beispielsweise **IgM-Antikörper** gebildet, welche schnell verfügbar sind, aber recht unspezifisch an den Erreger binden und ihn deshalb nicht wirklich effizient zur Strecke bringen. Deshalb entwickelt unser Immunsystem innerhalb weniger Tage bis Wochen auch spezifische und langlebigere **IgG**-Antikörper, die eine gezielte Abwehr ermöglichen.

Gleichzeitig bildet sich auch ein **Immungedächtnis** aus: Ist unser Körper nochmals mit demselben Erreger konfrontiert, so können Gedächtnis-B-Zellen sogleich große Mengen an spezifischen IgG-Antikörpern produzieren. Dadurch läuft die zweite Immunantwort auch viel schneller und effizienter ab als die erste, und man merkt oftmals gar nicht mehr, dass man mit dem Erreger in Kontakt gekommen ist, weil der Körper sich im Stillen effizient wehrt.

Genau diese Funktion des adaptiven Immunsystems können wir uns auch bei **Impfungen** zunutze machen: Wenn wir geimpft werden, bekommt unser Immunsystem einen ersten, kontrollierten Kontakt mit einem abgeschwächten oder abgetöteten Erreger bzw. meist sogar nur einem Bruchteil des entsprechenden Erregers, wie ein Oberflächenprotein. Innerhalb weniger Tage bildet unser Körper als Immunantwort darauf IgM-Antikörper und nach 1–2 Wochen stehen auch maßgeschneiderte IgG-Antikörper zur Verfügung. Gleichzeitig entstehen auch die Gedächtniszellen, die beim Kontakt mit dem Erreger in freier Wildbahn – wenn wir uns also tatsächlich infizieren – sofort mit der Produktion von spezifischen IgG-Antikörpern reagieren. So gesehen, sind Impfungen ein Training für unser Immunsystem, das uns für den Wettkampf – in diesem Fall die Infektion – wappnet.

Sie können sich anhand dieses Beispiels schon denken, dass unser Immunsystem fein ausbalanciert sein muss: Während eine zu schwache Reaktion dazu führt, dass wir Krankheitserreger nicht ausreichend bekämpfen können und diese das Gewebe schädigen, kann eine zu starke Immunantwort derart überschießend sein, dass unser eigener Körper in Mitleidenschaft gezogen wird. Bei akuten Infektionen kann es beispielsweise zum sogenannten **Zytokinsturm** kommen, bei dem übermäßig viele entzündungsfördernde Botenstoffe freigesetzt werden. Diese überschießende Reaktion richtet sich dann nicht nur gegen den Erreger, sondern greift auch körpereigenes Gewebe an.

Gerade die **Lunge** ist besonders anfällig für Infektionserkrankungen, weil sie als Grenzorgan eine Barriere zur Außenwelt darstellt und wir bei jedem Atemzug potenzielle Krankheitserreger aufnehmen können. Gleichzeitig macht sie ihre große Oberfläche mit den fein verzweigten Geweben auch anfällig für Entzündungen. Infektionen mit Atemwegsviren, wie dem Influenzavirus, dem Respiratorischen Synzytialvirus (RSV) oder dem Coronavirus, können beispielsweise eine Lungenentzündung auslösen, die im schlimmsten Fall in ein Lungenversagen münden kann. Schwere Verläufe hinterlassen mitunter bleibende Schäden, etwa durch Vernarbungen und anhaltende Funktionseinschränkungen. Lang andauernde Beschwerden – wie sie etwa bei Post-COVID auftreten – verdeutlichen zudem, dass chronische Entzündungen und anhaltende Immunreaktionen zu langwierigen gesundheitlichen Beeinträchtigungen führen können.

Gleichzeitig kann unser Immunsystem aber bei **Autoimmunerkrankungen** auch fehlgerichtet sein und körpereigene Strukturen als fälschlicherweise fremd erkennen. Beim Morbus Hashimoto beispielsweise wird das Schilddrüsengewebe angegriffen, während bei Multipler Sklerose die Nervenhüllen zerstört werden. Diese Immunantworten führen dann zu chronischen Entzündungen, Gewebeschäden und schließlich auch zum Verlust der entsprechenden Organe.

Um gesund zu bleiben, benötigen wir also weder ein schwaches noch ein überaktives Immunsystem, sondern eine feine Balance dazwischen. Während des Alterns ist die Balance immer schwieriger zu halten. Die Produktion von neuen Immunzellen wird langsamer und die bestehenden Zellen reagieren träger, während die entzündlichen Prozesse im Körper zunehmen. Ein Prozess, den wir auch **„Inflammaging"** nennen – welcher aber auch beispielsweise durch die Nahrung stark beeinflusst wird.

Zusammenfassend gilt: Mit zunehmendem Alter sind Menschen nicht nur anfälliger für Infektionen und schwere Krankheitsverläufe, sondern zeigen auch eine abgeschwächte Immunantwort auf Impfungen. Daher ist es besonders wichtig, frühzeitig entzündliche Prozesse zu reduzieren und ältere Personen gezielt vor Infektionskrankheiten zu schützen.

Lunge

Wir atmen ein, wir atmen aus – und meistens fällt es uns gar nicht auf. Erst wenn wir gestresst oder krank sind, wenn uns beim Sport die Luft ausgeht oder wir beim Singen oder Musizieren bewusst den Atem einsetzen müssen, merken wir, wie zentral die Atmung für unser Leben ist. Dabei ist sie eine der grundlegendsten Funktionen unseres Körpers – ganz selbstverständlich und meist unbemerkt. Doch wir sollten uns öfter bewusst machen, dass unser Leben an jedem Atemzug hängt. Denn eine gesunde Atmung trägt wesentlich zu unserer Lebensqualität und unserer gesunden Lebensspanne bei.

Aufbau und Funktion

Ein Erwachsener atmet im Ruhezustand durchschnittlich etwa 15 Mal pro Minute ein und aus, das entspricht rund 20.000 Litern Luft innerhalb von 24 Stunden. Dieser Vorgang erfolgt größtenteils automatisch und unbewusst. Gesteuert wird die Atmung vom Atemzentrum im Hirnstamm, das auch während des Schlafs und sogar bei Bewusstlosigkeit aktiv bleibt. Dennoch ist es möglich, die Atmung zeitweise bewusst zu kontrollieren – etwa beim Sprechen, Singen oder durch gezieltes Anhalten des Atems.

Die Atembewegung selbst wird durch das Zusammenspiel mehrerer **Muskelgruppen** ermöglicht: Das Zwerchfell spielt dabei die zentrale Rolle, unterstützt von der Zwischenrippenmuskulatur, der Halsmuskulatur und der Bauchmuskulatur. Mit jedem Atemzug nehmen wir Sauerstoff aus der Luft auf und geben Kohlendioxid an die Umgebung ab. Dieser sogenannte **Gasaustausch** findet in den Lungenbläschen, den sogenannten **Alveolen**, statt. Damit die Atmung an den aktuellen Sauerstoffbedarf des Körpers angepasst werden kann, messen spezialisierte sensorische Organe im Gehirn, in der Hauptschlagader und in den Halsschlagadern kontinuierlich die Konzentration von Sauerstoff und Kohlendioxid im Blut. Die erfassten Werte steuern in direkter Rückkopplung den Atemantrieb.

Mit der eingeatmeten Luft gelangen jedoch nicht nur lebenswichtige Gase, sondern auch potenziell schädliche Partikel wie Feinstaub, Bakterien, Viren oder Pilzsporen in die Atemwege. Um diese zu filtern und auszuscheiden, verfügt das menschliche Atemsystem über ein effektives Reinigungssystem. Flimmerhärchen, sogenannte **Zilien**, die die Schleimhäute der Atemwege bedecken, bewegen kontinuierlich einen dünnflüssigen Schleimfilm nach oben in Richtung Rachenraum. Dieser Schleim fängt Fremdpartikel ab und verhindert so deren Eindringen in die tieferen Lungenbereiche. Der Transport erfolgt mit einer Geschwindigkeit von etwa 0,5 bis 1 cm pro Minute. Die auf diesem Weg beförderten Fremdstoffe werden schließlich ausgehustet oder verschluckt.

Besonders kleine Partikel mit einem Durchmesser von weniger als 3 bis 5 µm können jedoch bis in die Alveolen vordringen. Dort fehlt das schleimige Reinigungs- und Flimmerepithel, da es den empfindlichen Gasaustausch stören würde. Stattdessen übernehmen **spezialisierte Immunzellen,** sogenannte Alveolarmakrophagen, die Abwehr. Sie erkennen und „fressen" eingedrungene Fremdkörper, töten sie ab und verdauen sie. Kommt es zu Infektionen, werden zusätzlich weiße Blutkörperchen – insbesondere neutrophile Granulozyten – aus dem Blutkreislauf in das Lungengewebe geschleust, um bei der Immunabwehr zu helfen.

Insgesamt zeigt sich, dass die Lunge nicht nur für die Atmung verantwortlich ist, sondern auch ein komplexes Abwehrsystem besitzt. Zahlreiche hoch spezialisierte Zelltypen arbeiten dabei eng zusammen, um einerseits den lebenswichtigen Gasaustausch zu gewährleisten und andererseits die Atemwege kontinuierlich vor Krankheitserregern und Schadstoffen zu schützen.

Gleichzeitig beherbergt die Lunge auch eine Vielzahl von **Mikroorganismen,** die eine wichtige Schutzfunktion gegenüber Krankheitserregern übernehmen. Bereits bei der Geburt beginnt sich das **Lungenmikrobiom** zu entwickeln, wobei Frühgeborene andere Mikrobenmuster aufweisen als Reifgeborene – unter anderem aufgrund eines Mangels an Surfactant, eine oberflächenaktive Substanz, welche die Entfaltung der Lunge unterstützt. Zahlreiche Umweltfaktoren wie Geburtsmodus, Stillen, Impfungen, Schadstoffe und Infektionen beeinflussen die Zusammensetzung des Lungenmikrobioms nachhaltig.

Die Lunge entsteht in der frühen Embryonalentwicklung aus dem sogenannten Vorderdarm – also aus dem gleichen Gewebe, aus dem sich auch Teile des Verdauungstrakts entwickeln.

Daher stehen Darm und Lunge über die sogenannte **Darm-Lunge-Achse** in enger Verbindung: Stoffwechselprodukte der Darmbakterien, etwa kurzkettige Fettsäuren wie Butyrat und Propionat, wirken entzündungshemmend – auch in der Lunge. So zeigen Studien, dass Kinder mit einem butyratreichen Darmmikrobiom ein geringeres Risiko für Asthma haben [315, 316], was auf den Einfluss der Ernährung auf die Lungenimmunität hinweist.

Durch den **Alterungsprozess** kommt es zu deutlichen Veränderungen der Lungenstruktur und des Lungengewebes. Die Anzahl der Lungenbläschen und der kleinen Blutgefäße, die den Gasaustausch ermöglichen, nimmt ab. Gleichzeitig geht die Menge an elastischen Fasern zurück. Diese Veränderungen führen dazu, dass sich die Lunge weniger effektiv ausdehnen und zusammenziehen kann. Dadurch kommt es zu einer verminderten Sauerstoffaufnahme ins Blut und einer eingeschränkten körperlichen Leistungsfähigkeit.

Parallel dazu nimmt mit zunehmendem Alter auch die Kraft der Atemmuskulatur ab. Dies beeinträchtigt die Atemmechanik zusätzlich, wodurch die Selbstreinigung der Atemwege erschwert wird. Dadurch wird die Selbstreinigung der Atemwege erschwert. Gleichzeitig wird das Immunsystem mit dem Alter schwächer. Die Abwehrkraft gegenüber bakteriellen und viralen Erregern nimmt also ab, wodurch ältere Menschen ein erhöhtes Risiko für Infektionen und Lungenentzündungen aufweisen. Besonders betroffen sind Personen mit Vorerkrankungen der Lunge.

Insgesamt steht das fortgeschrittene Lebensalter in enger Verbindung mit der Entwicklung chronischer Atemwegserkrankungen. Neben der erhöhten Anfälligkeit für Infekte nimmt auch die Wahrscheinlichkeit für das Auftreten von Lungenerkrankungen wie idiopathischer Lungenfibrose oder Lungenkrebs zu, am stärksten jedoch von chronisch-obstruktiven Lungenerkrankungen.

Lungenfunktion fördern

Vermeiden externer Risikofaktoren auf die Lunge

7 Millionen Todesfälle durch chronisch-obstruktive Lungenerkrankungen, Lungenkrebs und Atemwegsinfektionen werden weltweit pro Jahr auf Luftverschmutzung zurückgeführt

Die zunehmende **Luftverschmutzung,** etwa durch Feinstaub oder bodennahes Ozon, belastet die Lunge erheblich. Eine wesentliche Ursache für die Umweltbelastung ist der Klimawandel. Durch die globale Erwärmung verändern sich die Wettermuster – es kommt häufiger zu Waldbränden, Staubstürmen und Phasen mit stehender Luft. Diese Wetterlagen sorgen dafür, dass Schadstoffe länger in Bodennähe verweilen und so intensiver eingeatmet werden. Angesichts der aktuellen klimatischen Veränderungen gelten Patient*innen mit chronischen Lungenerkrankungen als besonders gefährdete Gruppe. Veränderungen der Lufttemperatur und -feuchtigkeit, eine erhöhte Belastung durch Luftschadstoffe sowie modifizierte Allergene können den physiologischen Selbstreinigungsmechanismus, die Integrität der epithelialen Barriere sowie die lokale und systemische Immunantwort – sowohl angeborene als auch erworbene – beeinträchtigen. Zudem fördern viele Luftschadstoffe die Bildung reaktiver Sauerstoffspezies, was zu oxidativem Stress und entzündlichen Reaktionen im Bronchialsystem führen kann [317]. So zeigte eine Metaanalyse, dass in etwa ein Drittel der Asthmabronchiale-Fälle auf Luftverschmutzung zurückzuführen sind [318].

> „Heuer spüre ich die **Allergie** besonders stark, mir tränen die Augen, meine Nase rinnt und ich bekomme erstmals schwerer Luft. Ich kann gar keinen Sport mehr betreiben!".

Oft beginnt ein Heuschnupfen noch relativ harmlos mit rinnender Nase oder tränenden Augen und kann, nicht ausreichend behandelt, zu einer sogenannten Etagenerweiterung führen. Das heißt, es sind neben den oberen Atemwegen auch die unteren Atemwege betroffen und es entwickelt sich ein allergisches Asthma bronchiale. Deshalb ist eine frühzeitige Behandlung von Allergien mit **Medikamenten,** wie Antihistaminika oder inhalativen Kortikosteroiden, sowie gegebenenfalls eine allergenspezifische Immuntherapie (Hyposensibilisierung) entscheidend, um das Fortschreiten der Erkrankung zu verhindern und die Entstehung eines allergischen Asthmas zu vermeiden.

Viele meiner Patient*innen mit Asthma bronchiale erleben trotz medikamentöser Behandlung mit symptomlindernden und entzündungshemmenden Wirkstoffen weiterhin Einschränkungen, die ihre Lebensqualität beeinflussen können. Umso wichtiger ist ein ganzheitlicher Behandlungsansatz, der neben der körperlichen Gesundheit auch psychische und soziale Aspekte berücksichtigt – mit dem Ziel, die Lebensqualität zu verbessern, die Teilhabe am Alltag zu stärken und die gesunde Lebensspanne bestmöglich zu fördern.

Neben der medikamentösen Behandlung und dem Meiden von Allergenen stehen auch die Vermeidung von Feinstaub und Passivrauch sowie regelmäßige körperliche Aktivität im Mittelpunkt der Asthmatherapie. Dies wird jedoch zunehmend zur Herausforderung, insbesondere im urbanen Alltag und bei fortgeschrittener Symptomatik.

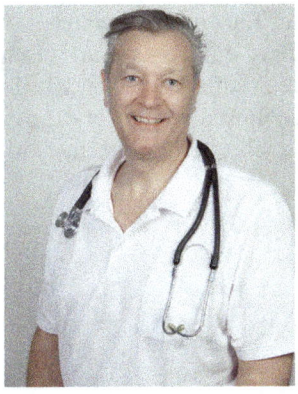

Wie wir unsere Lunge trotzdem schützen können, haben wir mit **Priv. Doz. Dr. med. univ. Stefan Scheidl**, niedergelassener Facharzt für Innere Medizin und Lungenheilkunde, diskutiert.

> **Stefan Scheidl, was kann ich tun, um trotz Luftverschmutzung Outdooraktivitäten nachgehen zu können?**
>
> Wer in städtischen Gebieten Wegstrecken zurücklegt, sei es bei Sport oder im Rahmen täglicher Routinen, sollte dabei auf die Route achten und, wo möglich, Parks oder öffentliche Bereiche nutzen, die durch Niedrigemissionszonen führen. Dicht befahrene Straßen mit hohen Gebäuden sind, vor allem zu Stoßzeiten, zu meiden.
> Auf die Wettervorhersage und ggf. den Pollenwarndienst achten – die Luftschadstoffbelastung ist an heißen und sonnigen Tagen am höchsten, und im Fall einer Pollenallergie hat man an Tagen mit hoher Pollenbelastung vermehrt mit Beschwerden zu rechnen.
> Ungeachtet aller Überlegungen ist es wichtig, aktiv zu sein/werden. Das Einatmen von etwaigen Schadstoffen während einer körperlichen Betätigung im Freien ist weniger schwerwiegend als die negativen Folgen eines inaktiven Lebensstils. Zudem leisten wir einen wichtigen Beitrag für eine intakte Umwelt, indem man sich für eine gesunde Mobilität entscheidet, also z. B. zum Arbeitsplatz zu gehen oder mit dem Rad zu fahren oder öffentliche Verkehrsmittel zu benutzen.

Wie bereits im Kapitel „Die wissenschaftlichen Grundlagen von Anti-Aging-Strategien" erläutert, enthält **Tabak** neben Nikotin, Kohlenmonoxid und Teer mehrere tausend weitere chemische Substanzen. Viele dieser Stoffe fördern die Bildung eines zähen Schleims in den Atemwegen, der vom natürlichen Reinigungssystem der Lunge nicht mehr ausreichend abtransportiert werden kann. Die Schadstoffe lagern sich in der Lunge ab, reizen die Schleimhaut und führen zu Entzündungen und Schwellungen. Die Folge ist eine Verengung der Bronchien – die Luft kann nicht mehr frei zirkulieren, und die Sauerstoffversorgung des Körpers wird zunehmend schlechter. Mit zunehmendem Zigarettenkonsum verschlechtern sich Lungenfunktion und Atmungsleistung, und sowohl Häufigkeit als auch Schweregrad von Lungenerkrankungen nehmen deutlich zu.

Anhaltender Husten, das Abhusten von Schleim, Atemnot, Kurzatmigkeit und Müdigkeit können erste Warnzeichen dafür sein, dass die Lunge bereits geschädigt ist. Zu den möglichen Folgen zählen **chronisch obstruktive Lungenerkrankung,** ein schwer zu behandelndes **Asthma bronchiale, Lungenentzündungen, Lungenkrebs** sowie ein krankhaftes Aufblähen der Lunge, das sogenannte **Emphysem**. Auch eine **chronische Bronchitis** oder nächtliche Atemaussetzer im Rahmen einer **Schlafapnoe** können auftreten. Je früher diese Beschwerden erkannt und behandelt werden, desto besser lässt sich das Fortschreiten bremsen und die Lungenfunktion erhalten.

> **Stefan Scheidl, wie erkenne ich frühzeitig Symptome einer Lungenerkrankung, und wann sollte ich zu meinem Hausarzt gehen?**
>
> Klassische Symptome einer Lungenerkrankung sind Husten, zunehmende Verschleimung und Kurzatmigkeit. Diese Beschwerden, allein oder in Kombination, sollten, vor allem wenn sie mehrere Wochen bestehen, zu einem Besuch bei dem Hausarzt/der Hausärztin veranlassen. Wer zusätzliche Symptome wie Fieber, Nachtschweiß, Appetitverlust oder Gewichtsabnahme entwickelt, sollte jedenfalls und möglichst frühzeitig seinen Hausarzt/seine Hausärztin aufsuchen.

Bewegung und Ernährung
Um die körperliche Leistungsfähigkeit und auch die Lungengesundheit zu verbessern, sind besonders **Ausdauer- und Konditionssportarten** in Kombination mit Muskelaufbau geeignet. Sportarten, die die Leistungsfähigkeit verbessern können, wären zügiges Gehen/Walking bzw. Nordic Walking, Laufen und Joggen, Radfahren (auch zu Hause auf dem Ergometer/Heimtrainer), Schwimmen, Wandern, Skilanglaufen oder Tanzen.

Dabei gilt: Ob und wie sich der Sport auswirkt, hängt auch von der Dosis ab. Das heißt, je regelmäßiger trainiert wird, desto besser, stabiler und nachhaltiger ist auch die Wirkung.

> **Stefan Scheidl, warum ist gerade Ausdauersport besonders empfehlenswert in Hinblick auf die Lungengesundheit?**
>
> Bereits leichte körperliche Aktivitäten wie Spaziergänge stärken die Muskulatur – auch die der Atemwege, das Herz-Kreislauf-System und die körpereigene Immunabwehr. Die Zahl roter Blutkörperchen steigt, welche dann entsprechend mehr Sauerstoff durch den Körper transportieren können. In den Körperzellen wird zudem die Zahl der Mitochondrien erhöht. Mitochondrien werden auch als Kraftwerke der Zellen bezeichnet. In ihnen wandelt unser Körper mithilfe von Sauerstoff energiereiche Stoffe wie beispielsweise Kohlenhydrate in nutzbare Energie um. Je mehr Mitochondrien sich in den Muskelzellen befinden, desto besser ist die körperliche Ausdauerleistungsfähigkeit.

Daneben kann gezieltes Training durch die Stärkung des **Immunsystems** der Entstehung von Krankheiten vorbeugen oder dabei helfen, bereits vorhandene Erkrankungen der Lunge wie der chronisch obstruktiven Lungenerkrankung (COPD) oder Asthma bronchiale zu lindern oder ihren Fortgang zu verzögern.

Liegt bereits eine Lungenerkrankung oder eine eingeschränkte Lungenfunktion vor, ist es umso wichtiger, zu wissen: Auch kleine Alltagsaktivitäten können in ihrer Summe einen positiven Effekt auf unsere Gesundheit haben. Ob Treppensteigen statt Liftfahren oder kurze Wege zu Fuß statt mit dem Auto – jede Bewegung zählt.

> **Stefan Scheidl, wie viel Sport ist für Menschen mit chronischen Atemwegserkrankungen empfohlen?**
>
> Für Menschen mit chronischen Atemwegserkrankungen empfiehlt die europäische Atemwegsgesellschaft 3–5 Mal pro Woche für je 20 bis 60 min bei 60 % der maximalen Leistungsfähigkeit zu trainieren.
> Personen mit Lungenerkrankungen wie Asthma oder COPD sollten jedoch besonders vorsichtig sein. Sie können zwar sehr von sportlichen Aktivitäten profitieren, aber es gibt auch Situationen, die sie möglicherweise überfordern. Eine plötzlich einsetzende Atemnot, die durch eine Anstrengung verursacht wird, kann auch kontraproduktiv sein. Auf jeden Fall sollten Menschen mit einer Lungenerkrankung vor dem ersten Training mit ihrem/ihrer Lungenfacharzt/Lungenfachärztin bzw. ihrem/ihrer Internisten/Internistin sprechen und abklären, welche Sportart für sie am besten geeignet ist, welches Pensum sie nicht überschreiten sollten und auf was sie besonders achten müssen.

Daneben ist essenziell auch auf eine ausreichende **Flüssigkeitszufuhr** von 1,5 bis 2 Liter pro Tag zu achten, um die Atemwege feucht und geschmeidig zu halten.

Spaziergänge im Wald und am Meer fördern zudem die Selbstreinigung der Bronchien: Einerseits können Terpene, die von Bäumen abgesondert werden, entzündungshemmend wirken, andererseits können salzhaltige Aerosole den Schleim verflüssigen. Saunabesuche wirken daneben ebenfalls stärkend auf das Immunsystem. Eine bewusste Nasenatmung verbessert zudem die Sauerstoffaufnahme und nutzt gleichzeitig die natürliche Filterung durch die Nasenschleimhaut.

Auch eine ausgewogene und **nährstoffreiche Ernährung** trägt deutlich zu einer leistungsfähigen Lunge bei. So lässt sich das Lungenmikrobiom gezielt durch eine gesunde Ernährung stärken – insbesondere durch den Verzehr von Prä- und Probiotika, ballaststoffreichem Obst und Gemüse wie Tomaten und Brokkoli sowie entzündungshemmenden Lebensmitteln wie Kurkuma, Zwiebeln und Ingwer.

Frühzeitiges Erkennen und Behandeln von Erkrankungen
Es ist entscheidend, Lungenerkrankungen frühzeitig zu erkennen und bei bestehenden Erkrankungen regelmäßig **lungenfachärztliche Kontrollen** durchzuführen, um die Entwicklung der Lungenfunktion und Leistungskapazität im Auge zu behalten und gegebenenfalls frühzeitig mit einer Therapie beginnen zu können. Wenn wir häufig husten, rauchen oder unter Atemnot leiden und das 45. Lebensjahr überschritten haben, sollte unbedingt ein Lungenfunktionstest durchgeführt werden.

Wird eine Lungenerkrankung diagnostiziert, kommen je nach Art und Schweregrad verschiedene Behandlungen zum Einsatz. Dazu gehören **medikamentöse Therapien** wie bronchienerweiternde Inhalatoren, entzündungshemmende Kortikosteroide oder Leukotrienrezeptorantagonisten und Antibiotika bei bakteriellen Infektionen. Ergänzend helfen atemtherapeutische Maßnahmen, die Atemmuskulatur zu stärken und die Lebensqualität zu verbessern. Entscheidend ist dabei immer eine individuell angepasste Behandlung in enger Zusammenarbeit mit den Fachärzt*innen.

> **Stefan Scheidel, welche Atemübungen sind hilfreich, um die Lungenfunktion im Alter zu stärken?**
>
> Entspannte und entspannende Atemübungen sind gut für die Lunge – Hände auf den Bauch legen, langsam 5 s durch die Nase einatmen und anschließend, nach einer kurzen Pause, die Luft langsam durch den Mund ausatmen, diese Übung ein paar Mal hintereinander ausgeübt wirkt beruhigend. Bei bestimmten Sportarten wie Yoga oder Tai-Chi steht das Erlernen einer kontrollierten Atemtechnik im Mittelpunkt und kann gut geübt werden
>
> Im Falle einer bereits bestehenden Erkrankung der Lungen kann die sogenannte Lippenbremse die Atmung erleichtern. Hierzu entspanntes Sitzen, Lippen locker aufeinanderlegen und gezielt gegen den Widerstand der Lippen ausatmen. Es sollte so lange wie möglich gegen die nur einen Spalt weit geöffneten Lippen ausgeatmet werden, sodass die Luft langsam und gleichmäßig entweichen kann, ohne sie herauszupressen.

Impfungen – insbesondere gegen RSV, Influenza, Pneumokokken und COVID-19 – stellen eine wichtige Präventionsmaßnahme dar, um Atemwegsinfektionen zu vermeiden und die Lunge so vor zusätzlichen Belastungen zu schützen.

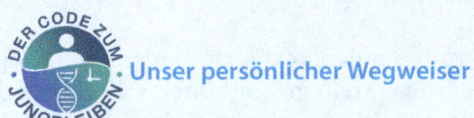 **Unser persönlicher Wegweiser**

- **Die Lunge reinigt sich selbst**: Schleim und Flimmerhärchen transportieren Schadstoffe nach außen. Sehr kleine Partikel gelangen in die Lungenbläschen und werden dort von Immunzellen abgewehrt.
- **Alterungsprozesse der Lunge erkennen:** Mit zunehmendem Alter nimmt die Lungenfunktion ab und das Risiko für Atemwegsinfekte steigt. Regelmäßige Bewegung, gesunde Ernährung und Schutzimpfungen helfen, die Lunge leistungsfähig zu halten.
- **Schadstoffe in der Luft sind gefährlich**: Feinstaub, Ozon und Klimaveränderungen belasten die Lunge. Besonders Kinder, Ältere und Menschen mit Lungenerkrankungen sind gefährdet.
- **Rauchen konsequent vermeiden:** Tabakrauch enthält tausende Schadstoffe, die Entzündungen auslösen, die Atemwege verengen und das Risiko für COPD, Lungenkrebs und Emphysem erhöhen.
- **Allergien frühzeitig behandeln:** Pollenallergien und Heuschnupfen können unbehandelt in ein allergisches Asthma übergehen. Eine frühzeitige, gezielte Therapie hilft, die Atemwege zu schützen und die Entwicklung schwerer Krankheitsverläufe zu verhindern.

- **Bewegung als Lungenstärkung nutzen:** Regelmäßige körperliche Aktivität verbessert die Sauerstoffaufnahme und trainiert Atemmuskulatur und Abwehrmechanismen.
- **Das Mikrobiom schützt die Lunge:** Auch in der Lunge leben nützliche Bakterien. Eine gesunde Ernährung kann dieses Gleichgewicht fördern.
- **Vorsorge ernst nehmen:** Lungengesundheit braucht lebenslange Pflege. Impfungen (z. B. gegen Grippe, Pneumokokken oder COVID-19), saubere Luft, Rauchverzicht, eine ausgewogene Ernährung und gezielte Atemübungen tragen wirksam dazu bei, die Atemwege gesund zu halten.

Impfungen

In den letzten Jahren haben Impfungen vermehrt öffentliche Aufmerksamkeit erhalten, nicht zuletzt durch sehr emotional geführte Diskussionen in den sozialen Medien. Daher ist es uns ein persönliches Anliegen, Klarheit zu schaffen und mit wissenschaftlich fundierten Informationen Orientierung zu geben. Wir möchten aufzeigen, wie Impfungen wirken, welchen Nutzen und welche Risiken sie haben und welche Schutzimpfungen in Österreich derzeit empfohlen werden. Unser Ziel ist es, durch sachliche, evidenzbasierte Inhalte zu beraten – im Sinne unserer eigenen Gesundheit und jener unserer Kinder.

Funktion

„Immunitas" bedeutet „Freisein von" – im Kontext der modernen Impfprophylaxe bezieht sich der Begriff auf das Freisein von Infektionskrankheiten dank vorangegangener Schutzimpfungen. Diese beruhen auf dem gezielten Einbringen abgeschwächter oder abgetöteter Erreger – oder deren Bestandteile – in den Körper, um das Immunsystem zu trainieren und vor dem Ausbruch schwerer Krankheitsverläufe zu schützen.

Wie Sie bereits im Kapitel „Die Biologie des Alterns" gelesen haben, haben Impfungen maßgeblich dazu beigetragen, die menschliche Lebensspanne in den letzten 150 Jahren nahezu zu verdoppeln. Tatsächlich wurde das Prinzip der modernen Impfung bereits sehr früh praktiziert. So gab es offenbar schon im 16. Jahrhundert in China und Indien die **Inokulationen**: Dabei wurde Material aus Pockenpusteln entweder in die Haut eingeritzt oder über die Nase aufgenommen, um eine milde Pockenerkrankung und damit eine Immunantwort zu provozieren – mit dem Ziel, eine Immunität gegen die oft tödlich verlaufenden Pocken zu erzeugen.

Ende des 18. Jahrhunderts ersetzte Edward Jenner das Menschenpockenvirus durch das Kuhpockenvirus, das beim Menschen nur milde Symptome verursacht, aber dennoch einen wirksamen Schutz vor den weit gefährlicheren Menschenpocken vermittelt. Damit war die Gefahr schwerer Erkrankungen oder Epidemien praktisch ausgeschlossen, und die Methode war wesentlich sicherer. Aufbauend darauf entwickelte der französische Chemiker Louis Pasteur erstmals Impfstoffe aus abgeschwächten Krankheitserregern – und begründete damit das

Prinzip der aktiven Immunisierung. In der Folge entstanden zahlreiche weitere Vakzine, etwa gegen Gelbfieber, Influenza, Polio und Hepatitis B.

Ein bedeutender Fortschritt gelang weiters durch die Kombination mehrerer **Einzelimpfstoffe** zu einem sogenannten **Kombinationsimpfstoff** – der beispielsweise Schutz vor Masern, Mumps und Röteln in einer einzigen Injektion ermöglichte. Ein historischer Erfolg war die weltweite Ausrottung der Pocken 1980 nach jahrzehntelangen internationalen Impfkampagnen. Die Krankheit hatte zuvor Millionen Menschenleben gefordert und konnte durch konsequente Immunisierung vollständig eingedämmt werden.

Impfungen zählen folglich zu den größten Errungenschaften der modernen Medizin: Sie haben weltweit Millionen Menschenleben gerettet, chronische Folgeerkrankungen verhindert und zur Verlängerung der Lebenserwartung beigetragen. Dennoch sind sie immer wieder Gegenstand von Zweifeln und Kritik.

Zweifellos können Impfungen auch Nebenwirkungen hervorrufen oder in seltenen Fällen unerwünschte Reaktionen auslösen. Doch der gesundheitliche Nutzen überwiegt den potenziellen Risiken in einem Ausmaß, der medizinisch eindeutig belegt ist. Dieses **Nutzen-Risiko-Verhältnis** ist bei keiner anderen präventiven Maßnahme so klar dokumentiert. Neue Studien belegen außerdem, dass Impfungen nicht nur vor akuten Infektionen schützen, sondern auch das Risiko für chronische Erkrankungen wie Herzinfarkt, Schlaganfall und Demenz senken können. Gerade deshalb ist mir die persönliche, ärztliche Beratung besonders wichtig. Denn Sorgen und Ängste müssen ernst genommen, Zweifel offen angesprochen und medizinische Entscheidungen gemeinsam getroffen werden. Nur so kann echtes Vertrauen entstehen – in die Behandlung, in die Impfentscheidung und letztlich auch in die Medizin selbst.

Doch wie funktionieren Impfungen genau? Impfungen stehen uns in verschiedenen Formen zur Verfügung. Am häufigsten werden Impfstoffe **intramuskulär** verabreicht. Dabei werden abgeschwächte oder abgetötete Erreger oder Bruchstücke davon in den Muskel – meist in den Oberarm – injiziert und bewirken eine systemische Immunantwort mit der Bildung von IgM- und IgG-Antikörpern. Vor allem die IgG-Antikörper bilden einen sehr spezifischen und lang anhaltenden Schutz. Gleichzeitig entstehen auch Gedächtniszellen, welche bei einem erneuten Kontakt mit dem Erreger – also einer tatsächlichen Infektion – sofort wieder gezielt IgG-Antikörper produzieren können. Im Gegensatz dazu werden bei den **nasal** verabreichen Impfstoffen vor allem IgA-Antikörper gebildet. Diese Antikörper sitzen auf den Schleimhäuten von Nase, Rachen und Lunge und damit an vorderster Front, um Erreger frühzeitig abzuwehren, bevor sie in den Körper eindringen. Dieser Schutz ist besonders wichtig, um Infektionen zu verhindern, welche über die Atemwege übertragen werden.

Aktuelle Richtlinien

In Österreich werden derzeit (Stand: 17.07.2025) verschiedene Impfungen zur Vorbeugung relevanter Infektionskrankheiten empfohlen (Tab. 3.3). Das **Nationale Impfgremium** gibt evidenzbasierte Empfehlungen für Kinder, Erwachsene und Risikogruppen, welche auch ständig überarbeitet und angepasst werden. Die

Tab. 3.3 Aktuelle Richtlinien zu Impfungen in Österreich

Impfung	Grundimmunisierung	Auffrischung/ Hinweise	Besonderheiten/ Zielgruppen
COVID-19	Abhängig von vorangegangener Exposition	Auffrischung frühestens nach 12 Monaten (Risikogruppen: nach 4 Monaten möglich)	Besondere Empfehlung für Personen mit erhöhtem Risiko
Diphtherie/Tetanus/ Pertussis/Polio	3 Dosen im Rahmen der 6-fach-Impfung	Auffrischung für Erwachsene und Kinder seit 2024 alle 5 Jahre empfohlen	Im kostenfreien Kinderimpfprogramm enthalten
Frühsommer-Meningoenzephalitis (FSME)	3 Dosen	1. Auffrischung nach 3 Jahren, danach alle 5 Jahre bis 60, anschließend alle 3 Jahre	–
Haemophilus influenzae Typ B	3 Dosen im Rahmen der 6-fach-Impfung, nur bis zum vollendeten 5. Lebensjahr, danach bei Indikation	Keine routinemäßige Auffrischung; bei Indikation Auffrischung alle 5 Jahre	Im kostenfreien Kinderimpfprogramm enthalten
Hepatitis B	3 Dosen im Rahmen der 6-fach-Impfung	Auffrischung zwischen 7. und 15. Lebensjahr empfohlen; weitere nur bei Risikogruppen	Im kostenfreien Kinderimpfprogramm enthalten
Herpes Zoster (Gürtelrose)	2 Dosen	Keine Auffrischung vorgesehen	Im kostenfreien öffentlichen Impfprogramm ab Ende 2025 enthalten; Zugelassen ab 50, empfohlen ab 60
Humane Papillomaviren (HPV)	2 Dosen mit mindestens 6 Monaten Abstand	Keine Auffrischung vorgesehen	Kostenfrei von 9 bis 30 Jahren (bis 30.06.2026), optimal vor dem ersten sexuellen Kontakt
Influenza (Grippe)	Erstimpfung bis zum vollendeten 9. Lebensjahr 2 Dosen, danach 1× jährlich	Jährliche Auffrischung erforderlich	Im kostenfreien öffentlichen Impfprogramm enthalten

(Fortsetzung)

◻ **Tab. 3.3** (Fortsetzung)

Impfung	Grundimmunisierung	Auffrischung/ Hinweise	Besonderheiten/ Zielgruppen
Masern/Mumps/ Röteln (MMR)	2 Dosen	Keine Auffrischung vorgesehen	Wichtig vor Eintritt in Gemeinschaftseinrichtungen; Nachholimpfung jederzeit kostenlos möglich
Meningokokken	Je nach Serotyp unterschiedlich	–	Meningokokken B empfohlen; A, C, W, Y im Alter von 11–13 kostenlos; auch als Reiseimpfung empfohlen
Pneumokokken	3 Impfungen bis zum 2. Lebensjahr	Die Impfung ist ab dem vollendeten 60. Lebensjahr allgemein empfohlen bzw. früher bei Risikogruppen	Im kostenfreien Kinderimpfprogramm und ab Ende 2025 im kostenfreien öffentlichen Impfprogramm enthalten
Respiratorisches Synzytialvirus Virus (RSV)	Passive Immunisierung im Säuglingsalter; aktive Impfung für Erwachsene möglich	Die Impfung ist ab dem vollendeten 60. Lebensjahr allgemein empfohlen bzw. früher bei Risikogruppen	Passive Gabe direkt nach Geburt; aktive Impfung ab 60 Jahren bzw. ab 18 bei Risiko (off-label); Impfung in Schwangerschaft
Rotavirus	Bis zur vollendeten 24. (Rotarix) bzw. vollendeten 32. Lebenswoche (RotaTeq) 2 bzw 3 Dosen	Keine Auffrischung vorgesehen	Im kostenfreien Kinderimpfprogramm enthalten
Varizellen (Windpocken)	2 Dosen	Keine Auffrischung vorgesehen	Nachholimpfung jederzeit bei seronegativen Personen möglich

aktuellen Richtlinien des „**Impfplan Österreich**" können jederzeit auf der Homepage des Sozialministeriums eingesehen werden. Darüber hinaus veröffentlicht das Robert Koch-Institut (RKI) aus Deutschland regelmäßig neue wissenschaftliche Erkenntnisse zu verschiedenen Impfungen online. Besonders wichtig ist jedoch das persönliche Gespräch mit Ihrer Ärztin oder Ihrem Arzt, um auf Basis Ihrer individuellen gesundheitlichen Situation gemeinsam fundierte Impfentscheidungen zu treffen.

Im Gespräch

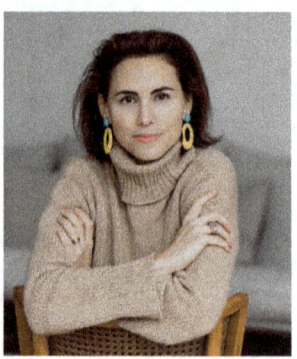

Um dieses wichtige Thema der Prävention näher zu beleuchten, haben wir mit Frau **Dr. med. univ. Dominique Moy-Wagner**, Fachärztin für Allgemein- und Familienmedizin sowie Ärztin der Infektionsambulanz der Klinik Donaustadt, gesprochen.

Dominique Moy-Wagner, warum sind Impfungen für uns wichtig?

Das Schlüsselwort lautet „Prävention"!
Impfungen spielen eine entscheidende Rolle bei der Vermeidung von Krankheiten, nicht nur im Kindesalter, sondern auch im höheren Alter. Sie fördern ein gesundes Altern, indem sie Erkrankungen wie Lungenentzündung, Gürtelrose, Grippe und Keuchhusten verhindern oder deren Schwere drastisch reduzieren.
Dadurch tragen Impfungen dazu bei, ein aktives und unabhängiges Leben länger zu führen und die Belastung für das Gesundheitssystem zu verringern. Sie sind somit eine erfolgreiche Maßnahme zur Förderung der öffentlichen Gesundheit, schützen nicht nur Einzelpersonen, sondern auch die Gemeinschaft, um die Ausbreitung von Infektionskrankheiten zu minimieren und die Lebensqualität der Bevölkerung insgesamt zu steigern.

Dominique Moy-Wagner, warum ist es besser, zu impfen, als eine Erkrankung in erster Instanz durchzumachen?

Oft hört man das Argument, dass man früher die Infektion einfach durchgemacht hat – „und hat es uns geschadet?" Hier bringe ich dann gerne das Beispiel des Fahrens ohne Sicherheitsgurt: „Würden Sie das heute Ihren Kindern empfehlen?"
Zu den impfpräventablen Krankheiten zählen beispielsweise Masern, eine hoch ansteckende Virusinfektion. Ungeimpfte Personen, die sich in der Nähe einer infizierten Person aufhalten, haben eine 90%ige Wahrscheinlichkeit, sich anzustecken. Eine Masernerkrankung kann schwerwiegende bis lebensbedrohliche Komplikationen wie Gehirnentzündung, schwere Lungenentzündung und Blindheit nach sich ziehen. Langfristige Folgen können unter anderem eine subakute sklerosierende Panenzephalitis sein, die Jahre nach der Masernerkrankung auftritt und als tödlich gilt.
Ein weiteres Risiko ist die langfristige Immunsuppression nach einer Infektion, bei der das Immunsystem grundlegende Informationen über vorherige Impfungen oder durchgemachte Infektionen vergisst. Dies führt zu einem hohen Risiko, un-

geschützt auf Viren und Bakterien zu treffen, wobei vielen die Konsequenz daraus nicht klar ist.

Bestimmte Bevölkerungsgruppen, wie Neugeborene, Kleinkinder, schwangere Frauen und immunsupprimierte Personen, sind besonders auf hohe Durchimpfungsraten angewiesen, um die Ansteckungsgefahr wesentlich zu verringern, da Komplikationen bei diesen Gruppen schwerwiegender und häufig tödlich sein können.

Aus immunologischer Sicht ist es klar vorteilhafter, geimpft zu sein, bevor man mit der Krankheit in Kontakt kommt. Impfungen ermöglichen eine kontrollierte Exposition gegenüber einem gefährlichen Erreger, während eine ungeschützte Infektion das Risiko schwerwiegender Komplikationen erheblich erhöht. Geimpfte Personen sind bestens vorbereitet, da der Erreger in abgetöteter oder nur in abgeschwächter Form das Immunsystem schult und die Infektion, wenn überhaupt, mild verläuft. Hieraus ergeben sich eindeutig die Vorteile einer Impfung im Vergleich zu einer Infektion eines unvorbereiteten Immunsystems. Trifft der Erreger auf ein durch Impfung vorbereitetes Immunsystem, kann es zu einer zusätzlichen Boosterung führen und somit in dieser Reihenfolge durchaus positive Auswirkungen haben. Andersherum ist definitiv keine gute Option, wie oben bereits erläutert.

Dominique Moy-Wagner, können Impfungen präventiv gegen Krebserkrankungen wirken?

Ja, definitiv! Die Wissenschaft arbeitet kontinuierlich an Weiterentwicklungen im Impfwesen. Besonders herausragend ist die Entwicklung der Impfung gegen humane Papillomaviren (HPV), die das Risiko, an Gebärmutterhalskrebs zu erkranken, massiv reduziert und somit gesunde Lebensjahre schenkt.

Studien zeigen zudem, dass die Einführung der Hepatitis-B-Impfung zu einem signifikanten Rückgang der Neuinfektionen und der damit verbundenen Leberkrebsfälle geführt hat. Durch die Verringerung des Risikos von Hepatitis-B-Infektionen werden chronische Leberinfektionen verhindert, die das Krebsrisiko erhöhen.

Beide Impfungen sind somit entscheidende Präventionsmaßnahmen gegen Krebs und deren Komplikationen. Sie sollten Teil der Gesundheitsvorsorge bereits im Kindesalter sein und können, falls versäumt, nachgeholt werden.

Dominique Moy-Wagner, welche Rolle haben Impfungen im Alterungsprozess?

Impfungen bieten einen effektiven Schutz vor gefährlichen Krankheiten, die im Alter schwerwiegender verlaufen können. Virusinfektionen wie Influenza und COVID-19 sind mit einem erhöhten Risiko für Herzmuskelentzündungen und anderen ernsthaften Herzschäden verbunden. Darüber hinaus können sie das Schlaganfallrisiko durch Einflussnahme auf die Gerinnungsmechanismen erhöhen und somit das Thromboserisiko steigern, sowie eine Verschlechterung vorbestehender chronischer Grunderkrankungen bewirken.

Die Folgen von Infektionen, einschließlich Veränderungen im Lebensstil wie reduzierte körperliche Aktivität, Stress oder Schlafstörungen, können ebenfalls zu ungesunder Gewichtszunahme führen, die kardiovaskuläre Auswirkungen hat.

Impfungen fallen somit klar in den Bereich der Vorsorgemedizin und sollten auch in diesem Zusammenhang eine zentrale Rolle spielen.

Dominique Moy-Wagner, was ist die Immunseneszenz?
Ab ca. 60 Jahren nimmt die Leistungsfähigkeit unseres Immunsystems ab, was zu einer erhöhten Anfälligkeit für Infektionen führt. Dieser natürliche Prozess wird als „Immunseneszenz" bezeichnet.
Ein Verständnis dieses Prozesses ist wichtig, um zu begreifen, warum Menschen ab 60 Jahren besondere Aufmerksamkeit in Bezug auf Impfungen und spezifische Gesundheitsstrategien benötigen. Es ist anzuraten, Impfintervalle zu verkürzen und Impfstoffe zu verwenden, die gezielt auf das alternde Immunsystem abgestimmt sind, um die Gesundheit zu schützen und einen aktiven Lebensstil zu erhalten.

Dominique Moy-Wagner, können Impfungen im Alter noch wirken?
Ja, auf jeden Fall!
Es stimmt, dass Impfungen die höchste Effektivität im Kleinkindalter haben, um das kindliche Immunsystem zu trainieren. Das Kinderimpfprogramm, Teil der umfassenden öffentlichen Gesundheitsstrategie der österreichischen Regierung, schützt die Gesundheit von Kindern und reduziert die Ausbreitung vermeidbarer Infektionskrankheiten in der Bevölkerung. Dazu gehören Impfungen gegen Masern, Mumps, Röteln, Polio, Diphtherie, Tetanus, Keuchhusten, Haemophilus B, Hepatitis B, Pneumokokken, Meningokokken und HPV.
Im höheren Alter sollten Impfungen an das alternde Immunsystem angepasst werden. Hierbei werden „adjuvantierte Impfstoffe" eingesetzt, die Substanzen enthalten, die dem älter gewordenen Immunsystem helfen, eine entsprechende Immunantwort zu entwickeln. Beispiele sind der adjuvantierte (= angepasste) Grippeimpfstoff, der RSV-Impfstoff und der Impfstoff gegen Herpes Zoster.
Impfempfehlungen werden regelmäßig an die entsprechende Datenlage angepasst, um den spezifischen Bedürfnissen der unterschiedlichen Bevölkerungsgruppen Neugeborene/Kinder/Jugendliche/Erwachsene mittleren Alters und eben auch den älteren Erwachsenen gerecht zu werden und die Lebensqualität sowie Gesundheit in jedem Alter zu unterstützen.

Dominique Moy-Wagner, gibt es Risiken bei Impfungen?
Wie bei jeder medizinischen Intervention gibt es auch beim Impfen Risiken und mögliche Nebenwirkungen, die jedoch im Allgemeinen mild und vorübergehend sind im Vergleich zu den potenziell schwerwiegenden Folgen der Krankheiten, gegen die geimpft wird. Sicherheit und Vertrauen in Impfungen beruhen auf umfassender Aufklärung. Es ist entscheidend, über potenzielle Nebenwirkungen Bescheid zu wissen, um damit umgehen zu können.
Ein Beispiel ist die Gürtelroseimpfung. Diese Impfung wird bevorzugt verabreicht, wenn die zu impfende Person keine größeren Herausforderungen zu bewältigen hat, da es zu Fieber oder Gliederschmerzen kommen kann. Dennoch ist die Impfung hochwirksam und schützt vor Hospitalisierungen.
Lebendimpfstoffe bieten oft einen lang anhaltenden Schutz, der bei vielen Menschen bis ins Erwachsenenalter bestehen bleibt. Für einige Personen, wie Schwangere oder immunsupprimierte Personen, ist eine Lebendimpfung

jedoch kontraindiziert oder muss sorgfältig abgewogen werden. Ein nasaler Lebendimpfstoff kann zudem geringfügige Ansteckungsrisiken mit sich bringen. Es wird empfohlen, dass Personen, die den nasalen Grippe-Lebendimpfstoff erhalten haben und mit immunsupprimierten Personen oder Schwangeren in engem Kontakt stehen, Vorsichtsmaßnahmen treffen.
Traditionelle Impfungen haben sich als sicher und wirksam erwiesen und tragen zur Verringerung und in einigen Ländern sogar zur Eliminierung vieler gefährlicher Krankheiten bei.

Dominique Moy-Wagner, welche Impfungen empfehlen Sie?
Diese Frage sollte am besten mit den behandelnden Ärzt*innen besprochen werden. Das Impfwesen befindet sich in einem kontinuierlichen Forschungs- und Entwicklungsprozess. Um eine effektive Impfempfehlung abgeben zu können, müssen Lebensstil und individuelle Risikofaktoren berücksichtigt werden.
Dazu gehört, herauszufinden, welche Impfungen wann und wie oft bereits verabreicht wurden, das Besprechen der vorhandenen Krankengeschichte aus der Kindheit und eventuell die Krankengeschichte des Erwachsenenalters der Person. Des Weiteren muss man das individuelle Familien-, Arbeits- und Lebensumfeld beachten. Mit diesen Informationen kann man evaluieren, ob eine Impfung und wenn ja, welche Impfung empfohlen und in welchem Abstand die Impfung gegeben werden soll.
Durch kompetente Beratung kann nicht nur die Entscheidungsfindung medizinisch unterstützt werden, sondern auch Titerbestimmungen verhindert werden, die nicht selten zu Fehlinterpretationen führen und die oft keine informativen Mehrwerte bieten.

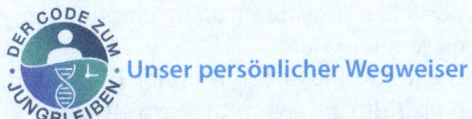 **Unser persönlicher Wegweiser**

- **Impfungen schützen gezielt und effektiv:** Sie trainieren unser Immunsystem, um gefährliche Infektionen frühzeitig abzuwehren – entweder durch die Bildung systemischer Antikörper (z. B. IgG bei intramuskulären Impfungen) oder durch lokalen Schutz an Schleimhäuten (z. B. IgA bei nasalen Impfstoffen).
- **Prävention statt Komplikation:** Impfungen können schwere Krankheitsverläufe, bleibende Schäden oder Todesfälle verhindern – z. B. bei Masern, Gürtelrose, Keuchhusten oder COVID-19. Vorbeugen ist meist einfacher, sicherer und schonender als eine durchgemachte Infektion.
- **Schutz für alle – nicht nur für sich selbst:** Wer sich impfen lässt, schützt auch Neugeborene, chronisch Kranke, Schwangere und ältere Menschen – also jene, die oft nicht selbst geimpft werden können oder bei denen Impfungen weniger wirksam sind.

- **Auch im Alter wichtig:** Mit zunehmendem Lebensalter nimmt die Immunleistung ab (Immunseneszenz). Impfstoffe mit speziellen Wirkverstärkern (Adjuvantien) oder verkürzte Auffrischintervalle helfen, diesen natürlichen Abbau zu kompensieren.
- **Individuelle Beratung nutzen:** Impfempfehlungen sind dynamisch und basierend auf den aktuellen Erkenntnissen. Eine fundierte Impfentscheidung braucht ein persönliches Gespräch mit Ihrer Ärztin oder Ihrem Arzt – inklusive Impfpasscheck, Risikobewertung und maßgeschneiderter Empfehlung.
- **Impfung als Prävention – auch gegen Krebs:** Impfungen wie HPV und Hepatitis B senken das Krebsrisiko.

Post-COVID-Syndrom

Was hat ein Kapitel über postakute COVID-Erkrankungen in einem Buch über Longevity zu suchen? Eine berechtigte Frage, dennoch ist dieses Thema von zentraler Bedeutung. Denn gerade Long COVID zeigt uns, dass selbst ein gesunder Lebensstil keine Garantie für eine Besserung der Symptomatik ist. Im Gegenteil, manche bewährten Empfehlungen, wie körperliches Training, können Betroffenen sogar schaden.

Definition

Die **Myalgische Enzephalomyelitis/das Chronische Fatigue-Syndrom (ME/CFS)** kann infolge einer Infektion mit Coronavirus 2 (SARS-CoV-2) ausgelöst werden, und ist ein Beispiel dafür, dass die Prinzipien des gesunden Alterns nicht uneingeschränkt gelten und teilweise modifiziert werden müssen. Bei dieser Erkrankung kommt es zu **Postexertionellen Malaise (PEM)**, also einer krankhaften Zustandsverschlechterung nach körperlicher, geistiger oder emotionaler Belastung, die nicht im Verhältnis zur Anstrengung steht.

Nach COVID-19 können, wie nach einer Reihe anderer viraler Erkrankungen auch, anhaltende Folgezustände mit vielfältigen Symptomen auftreten. Diese Folgezustände können sowohl nach schweren als auch nach sehr milden und moderaten Verläufen auftreten. Sie bestehen über einige Wochen bis hin zu vielen Monaten und manche wohl auch Jahre. Aktuelle Studien zeigen, dass etwa die Hälfte der Symptome nach 4 Monaten und ca. drei Viertel der Symptome nach 15 Monaten verschwunden sind [319].

Tatsächlich betrifft das viele von uns: Laut aktuellen Studien leiden ca. 10–20 % der Genesenen einer akuten SARS-CoV-2-Infektion an langfristigen Beschwerden wie Fatigue, kognitiven Beeinträchtigungen, Leistungsminderung und chronischen Schmerzen.

Bei den Langzeitfolgen von COVID-19 wird die Klassifizierung gemäß der **Leitlinie** des **National Institute for Health and Care Excellence (NICE)** angewendet. In den ersten vier Wochen spricht man von einer **akuten Erkrankung**, in der typische Befunde und Symptome auftreten. Halten diese Beschwerden über den akuten Verlauf hinaus an, also zwischen 4 und 12 Wochen, werden sie als **anhaltende Symptome von COVID-19** bezeichnet. Bestehen die Symptome länger als zwölf Wochen, treten sie während oder nach einer Infektion mit SARS-CoV-2 auf, entsprechen den bekannten Corona-Beschwerden und es lässt sich keine andere erkennbare Ursache finden, spricht man vom **Post-COVID-Syndrom**.

Long COVID ist dabei ein Sammelbegriff für alle Beschwerden, die über 4 Wochen hinausgehen. Beim derzeitigen Stand der Forschung wird davon ausgegangen, dass Long COVID durch eine Kombination unterschiedlichster pathophysiologischer Mechanismen verursacht wird: virale Persistenz und Reaktivierung, Autoimmunreaktionen, Veränderungen der Mikrobiota, vaskuläre und mitochondriale Dysfunktionen und metabolische Veränderungen. Diese Mechanismen können mehrere Organsysteme betreffen, was die diagnostischen und therapeutischen Anforderungen zusätzlich erschwert. Es gibt daher auch keinen validierten Biomarker und kein Testverfahren für diesen Oberbegriff unterschiedlicher Krankheitsbilder und Syndrome [319].

Ich selbst betreue seit Beginn der Pandemie Patient*innen mit Post-COVID – eine Herausforderung, denn neben dem regulären Betrieb in der Hausarztpraxis ist es nicht leicht, die Zeit aufzubringen, die diese Patientengruppe dringend benötigt. Dennoch ist es mir ein großes Anliegen, da es nach wie vor nur wenige spezialisierte Anlaufstellen gibt und leider immer noch häufig Therapien verordnet werden, die nicht zielführend sind. In der Praxis haben wir neben der Schwierigkeit, die richtige Diagnose zu stellen und eine adäquate Therapie einzuleiten, auch das Problem der Arbeitsunfähigkeit. Viele Betroffene sind schlichtweg nicht arbeitsfähig, werden aber in dieser Hinsicht oft nicht ernst genommen oder die Diagnose wird in den psychischen Bereich verschoben.

Dies liegt auch daran, dass die zugrunde liegenden physiologischen Fehlfunktionen zumeist nicht mit den derzeit standardmäßig durchgeführten diagnostischen Mitteln erkennbar sind. Das heißt, Routinelaborwerte sind oft unauffällig, und auch die bildgebenden Verfahren zeigen meist keine pathologischen Auffälligkeiten.

Die schwerwiegendsten Symptome sind die massive Leistungsminderung, Konzentrations- und Wortfindungsstörungen und die Kreislaufdysregulation. Oft ist eine Bewältigung des Alltags nicht mehr möglich und eine individuell unterschiedliche Überanstrengung kann eine akute Verschlechterung auslösen. Wir wissen daher, dass jegliche Aktivität und Bewegung streng an die jeweiligen Leistungsgrenzen der Patient*innen angepasst werden müssen.

Wie wird die **Diagnose** Long COVID gestellt? Die erste Anlaufstelle bei Verdacht auf Long COVID sind in der Regel wir Hausärzt*innen. Zu Beginn erfolgt eine ausführliche Anamnese, bei der sämtliche Beschwerden sowie deren Auswirkungen auf das tägliche Leben besprochen werden. Dabei wird auch nach dem Verlauf einer möglichen früheren COVID-19-Erkrankung, bestehenden Vorerkrankungen, aktuellen Medikamenten und dem Impfstatus gefragt. Im Anschluss erfolgt eine körperliche Untersuchung, bei der beispielsweise Blutdruck, Puls, Sauerstoffsättigung und Körpertemperatur gemessen werden. Auch die psychische Verfassung und der subjektive Leidensdruck werden erfasst, da diese eine wichtige Rolle im Gesamtbild spielen. Ein zentraler Bestandteil der Diagnostik ist der Ausschluss anderer Erkrankungen, die ähnliche Beschwerden verursachen könnten. Je nach Symptomen sind weiterführende Untersuchungen nötig – etwa erweiterte Laboruntersuchungen und ein Schellong-Test, EKG, kardiologische Untersuchungen wie Belastungs-EKG und Herzultraschall, neurologische Begutachtung oder bildgebende Verfahren wie Röntgen oder MRT. Je nach Beschwerdebild kann es sinnvoll sein, Fachärzt*innen verschiedener Disziplinen – etwa aus der Kardiologie, Pneumologie oder Neurologie – sowie weitere Gesundheitsfachkräfte wie Physiotherapeut*innen oder Psycholog*innen in die diagnostische Abklärung einzubeziehen.

Bislang steht keine allgemein verfügbare Therapie zur Verfügung, die die Ursachen von ME/CFS gezielt bekämpft. Betroffene sind daher oft auf individuell angepasste Maßnahmen zur Linderung ihrer Symptome angewiesen. Ein zentrales Konzept im Umgang mit ME/CFS ist das sogenannte **Pacing** – ein Energiemanagement, das darauf abzielt, die individuellen Belastungsgrenzen einzuhalten und Überlastung zu vermeiden. Viele **Medikamente**, die wir zusätzlich einsetzen, sind im **Off-Label**-Bereich, das heißt, die medikamentöse Therapie ist für diese Diagnose nicht zugelassen. Es ist immer wieder eine Gratwanderung, eine Nutzen-Risiko-Abwägung, welche Maßnahmen hier die besten wären.

Und doch gibt es Licht am Ende des Tunnels – aufgrund der hohen Zahl an Betroffenen wird intensiv an neuen Therapiestrategien geforscht und Anlaufstellen für Long-COVID-Patient*innen geschaffen.

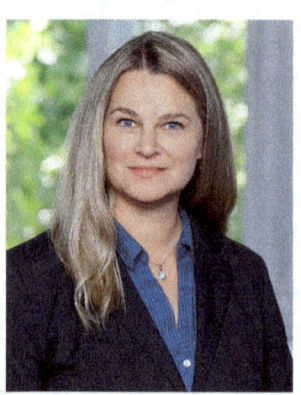

Dahin gehend bin ich auch in engem Austausch mit Expert*innen für Long COVID, und wir haben für unser Buch ein Interview mit **Univ. Prof. Priv. Doz. Dr. med. Kathryn Hoffmann**, Ärztin für Allgemein- und Familienmedizin sowie Professorin für Primary Care Medicine an der Medizinischen Universität Wien, und dem niedergelassenen Facharzt für Neurologie **Dr. med. univ. Michael Stingl** geführt.

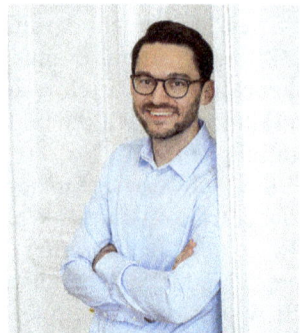

Kathryn Hoffmann, durch welche Mechanismen im Körper entsteht Long COVID?

Der Begriff Long COVID ist ein Überbegriff für alle Schäden, die SARS-CoV-2 am menschlichen Körper anrichten kann und die länger als 4 Wochen anhalten, und setzt sich zusammen aus folgenden Merkmalen:
1. Symptome als Folge eines verlängerten schweren Krankheitsverlaufs, der über die akute Phase von COVID-19 hinausgeht – zum Beispiel durch eine Lungenentzündung, eine Herzmuskelentzündung oder andere Organschäden wie Lungenfibrose oder Nierenschäden.
2. Symptome durch neu entstandene Erkrankungen infolge der Infektion – entweder
a) mittel- bis langfristig neu auftretende Erkrankungen, wie z. B. Herz-Kreislauf-Erkrankungen, Schlaganfälle, Autoimmunerkrankungen, Stoffwechselstörungen oder Demenz,
oder
b) eine Verschlechterung bereits bestehender Erkrankungen durch die Infektion.
3. Symptome durch das Entstehen eines sogenannten postakuten Infektionssyndroms, das bei einer SARS-CoV-2-Infektion Post-COVID genannt wird. Diese Symptome halten länger als drei Monate an.
Zu den postakuten Infektionssyndromen, ausgelöst durch SARS-CoV-2, gehört auch ME/CFS. ME/CFS kann aber auch durch andere Erreger entstehen oder in seltenen Fällen auch durch Schädel-Hirn-Traumen, Operationen an Hals oder Kopf, Geburt oder Intoxikationen. ME/CFS hat das Leitsymptom PEM.

Michael Stingl, wie wird Long COVID diagnostiziert?
Eine gründliche Anamnese und Differenzialdiagnostik ist wichtig, um eine präzisere Einordnung des Untertyps von Long COVID ein zielgerichtetes therapeutisches Herangehen zu ermöglichen. Dies ist gerade für den ME/CFS-Typ wichtig, wo es als Kardinalmerkmal zur PEM kommt. Dabei verschlechtert sich nach Überanstrengung über eine individuelle Grenze, die sowohl körperliche als auch geistige Aktivität betrifft, der Zustand deutlich, für mindestens 14 bis 24 h und ohne Besserung durch Ruhe. Die Diagnose von PEM erfolgt aktuell klinisch, ist aber trotzdem wichtig, weil sie das Management der Erkrankung grundlegend ändert.
Eine weitere wichtige, aber nach wie vor oft übersehene Diagnostik ist ein Test der Kreislauffunktion beim Stehen. Ist diese gestört, kann es zu typischen Symptomen wie Schwindel oder Schwarzwerden vor Augen kommen, gleichzeitig kann die körperliche und geistige Leistungsfähigkeit deutlich reduziert sein.

Michael Stingl, gibt es Risikofaktoren für Long COVID?
Einerseits sind ein höheres Lebensalter oder Vorerkrankungen ein Risikofaktor für schwerere COVID-Erkrankungen, die Folgen haben können. Auch das wird aktuell als Long COVID bezeichnet.
Andererseits betrifft der ME/CFS-Typ von Long COVID in den meisten Fällen jüngere Menschen, und hier betont Frauen, die keinerlei „klassische" Risikofaktoren wie Übergewicht, hohen Blutdruck oder erhöhtes Cholesterin aufweisen.

Kathryn Hoffmann, schützt eine COVID-Impfung vor Long COVID?
Die COVID-Immunisierung durch Impfung schützt sehr gut vor dem verlängerten Krankheitsverlauf und bringt auch eine gewisse Risikoreduktion in Bezug auf neu entstehende oder sich verschlechternde Erkrankung nach der Infektion mit sich. Auch beim postakuten Infektionssyndrom ist eine Risikoreduktion vorhanden, allerdings weniger ausgeprägt als bei den anderen Typen.
Reinfektionen sind vor allem für Personen mit neu entstandenen oder verschlechterten Erkrankungen nach der Infektion bzw. bei einem postakuten Infektionsgeschehen schlecht. Hier bringt die Immunisierung in Bezug auf die Infektverhinderung zwar einen gewissen Schutz, aber zusätzlicher Schutz durch saubere Luft und Masken sind hier klare Empfehlung.
Liegt jedoch im Rahmen des postakuten Infektionssyndroms oder von ME/CFS eine immunologische Dysregulation wie beispielsweise eine Mastzellaktivierung vor, ist bei Impfungen besondere Vorsicht geboten. In solchen Fällen sollte eine mastzellstabilisierende Therapie vor der Impfung angepasst werden. Auch bei Personen, die in der Vergangenheit schwere Impfreaktionen erlebt haben, ist es wichtig, die Impfung nur unter enger fachärztlicher Begleitung – idealerweise durch klinische Immunolog*innen – durchzuführen.

Kathryn Hoffmann, beschleunigt SARS-CoV-2 die Zellalterung?
Es gibt wissenschaftliche Hinweise darauf, dass SARS-CoV-2 die Zellalterung beschleunigen kann. Studien zeigen, dass das Virus zellulären Stress, DNA-Schäden und Telomerverkürzung auslösen kann, was zu einer vorzeitigen Seneszenz beiträgt. Dies betrifft insbesondere Immunzellen, Endothelzellen und Lungenepithelzellen. Es ist aber derzeit noch unklar, in welchem Ausmaß Menschen nach einer SARS-CoV-2-Infektion davon betroffen sind und ob das Risiko dafür mit Reinfektionen ansteigt.

Michael Stingl, welche sozialen und beruflichen Auswirkungen hat die Erkrankung für die Betroffenen?
Long COVID kann zu einer deutlichen Reduktion der Leistungsfähigkeit führen. Dies betrifft dann klarerweise auch soziale und berufliche Aktivität. Gerade der ME/CFS-Typ kann im Extremfall bis zur Bettlägerigkeit führen.
ME/CFS führt bekanntermaßen häufig zu sehr drastischen Einschränkungen. Selbst banale Haushaltstätigkeiten oder externe Termine, z. B. der Weg zum Arzt, können zu einer Verschlechterung führen. Eine eingeschränkte oder überhaupt nicht mehr vorhandene Arbeitsfähigkeit ist oft festzustellen. Bei Menschen, die noch in reduziertem Ausmaß arbeiten können, sind nicht selten Anpassungen wie Homeoffice oder flexible Arbeitszeitgestaltung notwendig. Oft ist neben der Arbeitstätigkeit sehr wenig bis gar keine Aktivität möglich, die Zeit muss für Pausen genutzt werden.
Soziale Einschränkungen gibt es einerseits durch die reduzierte Leistungsfähigkeit, die natürlich auch Sozialkontakte betrifft. Andererseits stoßen viele Betroffene auf fehlendes Verständnis für die Problematik, sowohl im persönlichen Umfeld als auch im Kontakt mit Ärzt*innen, Arbeitgeber*innen oder Behörden.

Kathryn Hoffmann, gibt es spezialisierte Long-COVID-Ambulanzen in Österreich?
Es gibt derzeit einzelne spezialisierte Ambulanzen für Long COVID, insbesondere für jene Verlaufsform, bei der lang anhaltende Organschäden nach einem schweren akuten Krankheitsverlauf bestehen – etwa an der Lunge oder am Herzen. Diese Ambulanzen sind in der Regel an fachspezifische Einrichtungen wie Lungenambulanzen (Pulmologie) oder Herzambulanzen (Kardiologie) angegliedert.
Nur sehr wenige Ambulanzen existieren für Patientinnen und Patienten mit postakuten Infektionssyndromen, bei denen isolierte Kreislaufregulationsstörungen (orthostatische Dysfunktionen) im Vordergrund stehen. Für Betroffene der Aktivitätserholungsstörung PEM und der Long-COVID-Variante, die in engem Zusammenhang mit der ME/CFS steht, existieren derzeit – Stand Mai 2025 – keinerlei spezialisierte Anlaufstellen im öffentlichen Gesundheitssystem.
Nachdem bei der Entstehung von postakuten Infektionssyndromen neben dem Gefäß- und (autonomen) Nervensystem vor allem das Immunsystem und der Metabolismus auf Zellebene inklusive der Mitochondrien eine große Rolle spielen und sich die Auswirkungen an den unterschiedlichsten Organsystemen und Regelkreisen im menschlichen Körper zeigen, ist eine interdisziplinäre Zusammenarbeit, besser noch transdisziplinäre Zusammenarbeit, unerlässlich. Auch ist es wichtig, hier nicht nur die unterschiedlichen medizinischen Fächer zu berücksichtigen, sondern auch die diplomierte Pflege, die therapeutischen Berufe und Sanitätsdienste mitzudenken.

Michael Stingl, welche therapeutischen Ansätze haben sich bei Post-Exertioneller Malaise als wirksam erwiesen?
PEM erfordert ein anderes Herangehen als in der Medizin oft gewohnt. Was klar sein sollte – die Beschwerden der Betroffenen dürfen nicht heruntergespielt oder falsch eingeordnet werden. Auch wenn psychische Erkrankungen natürlich auch beim ME/CFS-Typ eine Differenzialdiagnose darstellen können bzw. eine psychische Belastung durch die Situation gegeben sein kann, ist ME/CFS doch ganz klar eine somatische Erkrankung mit eigenen therapeutischen Maßnahmen.
Wenn PEM vorhanden ist, dann muss Pacing gut erklärt und im Verlauf immer wieder thematisiert werden, um eine möglichst gute Umsetzung im Alltag zu gewährleisten. Dies bedeutet nicht prinzipiell den Verzicht auf Aktivität, aber das strikte Anpassen der Aktivität an die eigenen Leistungsgrenzen, um PEM zu vermeiden. Dies kann sehr frustrierend sein, gerade bei engen Grenzen, oder auch aufgrund der Umstände nicht immer umsetzbar. Trotzdem ist das Pacing eine wesentliche Grundlage, um eine Verbesserung des Zustandes zu ermöglichen.
Daneben ist eine zielgerichtete Behandlung eventuell vorhandener Begleitprobleme, wie Kreislaufregulationsstörungen oder einer Mastzellaktivierung, oft gut umsetzbar und kann die Leistungsgrenzen erweitern – und damit das Pacing erleichtern.

Kathryn Hofmann, welche medikamentösen Therapieansätze werden derzeit für ME/CFS untersucht?
In einem DACH-Konsensus-Statement [320] wurden aktuelle Therapiemöglichkeiten diskutiert und entsprechend auch Indikationslisten mit diesen Medikamenten im Off-Label-Gebrauch für postakutes Infektionssyndrom und ME/CFS erstellt. Diese Off-Label-Medikamente sind also prinzipiell zugelassene Arznei-

mittel, die aber bei ME/CFS bzw. Long COVID noch nicht ausreichend bezüglich ihrer Wirkung erforscht sind, aber vielversprechende Resultate zeigen. Auch wenn es noch keine heilende Therapie gibt, so sind doch Wirkstoffe vorhanden, welche für Teilerkrankungen von ME/CFS wie die orthostatische Hypotonie, das posturale Tachykardiesyndrom, die Mastzellüberaktivität oder Neuroinflammation und Schmerzen Linderung bringen und dadurch die Lebensqualität und Funktionalität im Alltag deutlich verbessern können [321].

Darüber hinaus wird derzeit intensiv an verschiedenen therapeutischen Ansätzen geforscht, darunter antivirale Medikamente zur Bekämpfung von Viruspersistenz und -reaktivierung, spezifische monoklonale Antikörper, intravenöse Immunglobuline, Immun- bzw. HELP-Apherese, Rapamycin sowie Antikoagulanzien. Es zeichnet sich ab, dass Patient*innen mit ME/CFS zukünftig eine individualisierte Therapie benötigen werden – abgestimmt auf persönliche Faktoren wie den auslösenden Erreger, mögliche begleitende Immundefizienzen, den Hormonstatus, die Krankheitsdauer und das Vorliegen bestimmter Subtypen oder Begleiterkrankungen. Ein personalisierter medizinischer Ansatz wird somit vermutlich der Schlüssel zu einer wirksamen Behandlung sein.

Michael Stingl, welche Rolle spielen Rehabilitationsmaßnahmen und Supplemente in der medizinischen Behandlung?
Eine Rehabilitation ist vor allem bei den „klassischen" Folgen von COVID-19, wie beispielsweise Lungenentzündung oder Herzmuskelschädigung, sehr hilfreich.
Auch beim ME/CFS-Typ kann sie hilfreich sein – aber mit einem komplett anderen Herangehen, bei dem nicht wie üblich die Leistungssteigerung durch Training im Fokus steht. Gleichzeitig ist zu beachten, dass es viele Betroffene gibt, bei denen eine Rehabilitation aufgrund der engen Leistungsgrenzen nicht angezeigt ist, da sie durch Überanstrengung zu einer Zustandsverschlechterung führen würde.
Zu Supplementen gibt es keine Studien, die einen verlässlichen Effekt nahelegen. Sie werden natürlich in der klinischen Realität oft versucht. Auch wenn im Einzelfall positive Effekte durch bestimmte Supplemente, z. B. CoQ10 oder NADH, immer wieder berichtet werden, muss die Einnahme in jedem Fall bezüglich des Effektes sehr kritisch beurteilt werden.

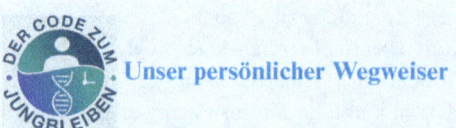

Unser persönlicher Wegweiser

– **Langzeitfolgen ernst nehmen:** Long COVID kann nach jeder SARS-CoV-2-Infektion auftreten – unabhängig vom Schweregrad. Symptome wie Erschöpfung, Konzentrationsprobleme, Kreislaufstörungen oder chronische Schmerzen können monatelang anhalten und belasten den Alltag erheblich.
– **Post-Exertional Malaise (PEM) erkennen**: Das Leitsymptom bei ME/CFS ist eine deutliche Zustandsverschlechterung nach körperlicher, geistiger oder

emotionaler Anstrengung. Jede Therapie und Aktivität muss individuell angepasst werden – Überlastung kann zu Rückschritten führen.
- **Diagnose mit Geduld und System**: Die Abklärung beginnt bei der Hausärztin oder dem Hausarzt. Wichtig sind eine ausführliche Anamnese, der Ausschluss anderer Ursachen und ggf. weiterführende Untersuchungen (z. B. Kreislauftest, Labor, Bildgebung, Fachabklärung). Routinediagnostik reicht oft nicht aus.
- **Therapie ist individuell und interdisziplinär**: Es gibt keine Standardtherapie. Vielversprechende Ansätze umfassen symptomorientierte Medikamente im Off-Label-Einsatz, Kreislaufstabilisierung, Immunmodulation, Pacing sowie eine enge fachübergreifende Betreuung.
- **Belastung braucht Grenzen – und Verständnis**: Betroffene sind häufig arbeitsunfähig und sozial eingeschränkt. Eine klare medizinische Diagnose, transparente Kommunikation mit Arbeitgebern und gezielte Anpassung des Alltags sind entscheidend für Lebensqualität und Teilhabe.
- **Mehr Forschung – mehr Hoffnung**: Intensive Forschung an Subtypen, Ursachen und personalisierten Therapieansätzen gibt berechtigte Hoffnung. Bis dahin gilt: Geduld, Schutz vor Reinfektion, symptomorientierte Betreuung und eine klare ärztliche Begleitung sind der beste Weg zur Stabilisierung.

Im Klartext

Inhaltsverzeichnis

Interventionsübersicht – 262
Mikronährstoffe – 263
Trainingspraxis – 278

Take-Home Message – 282

© Der/die Autor(en), exklusiv lizenziert an Springer-Verlag GmbH, DE, ein Teil von Springer Nature 2026
C. Madreiter-Sokolowski und K. Hütter-Klepp, *Der Code zum Jungbleiben*,
https://doi.org/10.1007/978-3-662-71277-1_4

Interventionsübersicht

In der ◘ Tab. 4.1 finden Sie zusammengefasst die wichtigsten Strategien für ein gesundes Altern.

◘ **Tab. 4.1** Übersicht über die diskutierten Anti-Aging-Interventionen

Bereich	Intervention	Details
Ernährung	Vollwertige pflanzenbetonte Ernährung	Reich an Gemüse, Obst, Olivenöl, Hülsenfrüchten und Nüssen; 2× wöchentlich Fisch; selten rotes Fleisch und stark zucker-, salz- und fettreiche Produkte
	Ausgewogene Makronährstoffverteilung	Für gesunde Erwachsene: – 50–55 % Kohlenhydrate (überwiegend komplex) – 25–35 % Fett (v. a. ungesättigte Fettsäuren) – 10–15 % Eiweiß
	Ausreichende Mikronährstoffaufnahme	Abwechslungsreiches Essen entsprechend der Ernährungspyramide, ärztliche Kontrolle von möglichen Mängeln und ggf. Supplementierung
	Mäßige Kalorienreduktion	Empfohlen in mäßiger Form mit ca. 10–15 % Kalorienreduktion ohne Nährstoffmangel
	Temporäres Intervallfasten	Empfohlen als zeitlich beschränkte Intervention, z. B. als 16:8-Intervall
	Ausreichende Proteinaufnahme	Protein pro kg Körpergewicht: gesunde Erwachsene: 0,8–1,0 g Ältere Menschen: 1,0–1,2 g Schwangere und Stillende: ca. 1,2 g Sportlich sehr aktive Personen: 1,2–2,0 g
	Reduktion von raffiniertem Zucker und hoch verarbeiteten Lebensmitteln	Vollkorn statt Weißmehl, Verzicht auf Fertiggerichte und Softdrinks, weniger Weißbrot und Süßgebäck
	Ballaststoffreiche Ernährung	25–30 % von der Gesamtkalorienaufnahme; viel Gemüse und Obst, Vollkornprodukte, Hülsenfrüchte, Nüsse und Samen
	Flüssigkeitszufuhr	1,5–2 l pro Tag, Flüssigkeitszufuhr über den Tag verteilen, Wasser als Hauptgetränk, Vermeidung zuckerhaltiger Getränke
Körperliche Aktivität	Krafttraining	2–3× pro Woche mit Eigengewicht, Gewichten, Bändern etc.
	Ausdauertraining	Mind. 150 min pro Woche bei moderater Intensität wie beispielsweise Radfahren, Schwimmen, Laufen oder zügiges Gehen
	Alltagsbewegung erhöhen	Treppe statt Aufzug, zu Fuß gehen oder Rad fahren statt Auto, Stehpausen im Büro, aktive Freizeitgestaltung
	Koordinations- und Beweglichkeitstraining	Balancieren, Einbeinstand, Überkreuzbewegungen, Seilspringen etc.

(Fortsetzung)

◻ **Tab. 4.1** (Fortsetzung)

Bereich	Intervention	Details
Weitere Interventionen	Regelmäßige Vorsorgeuntersuchungen	Entsprechend den gültigen Richtlinien, bei Allgemeinmediziner*innen und entsprechenden Fachärzt*innen
	Prophylaxe durch Impfungen	Entsprechend den gültigen Richtlinien des Nationalen Impfgremiums
	Vermeidung schädlicher Substanzen	Verzicht auf Nikotin, Alkohol nur selten als Genussmittel, UV-Schutz, Umweltschutz zur Verminderung der Schadstoff- und Hitzebelastung
	Stärkung sozialer Kontakte	Regelmäßiger persönlicher Austausch mit Freund*innen, Familie und Arbeitskolleg*innen, soziale Aktivitäten wie Vereine oder Gruppenkurse
	Stressmanagement	Atemübungen, Achtsamkeitstraining, Meditation, Yoga etc.
	Schlafhygiene	7 bis 8 h Schlaf pro Tag mit regelmäßigem Schlafrhythmus, kühle und ruhige Schlafumgebung

Mikronährstoffe

Obwohl in Österreich nur bei etwa 16 % der Bevölkerung ein nachgewiesener Mikronährstoffmangel besteht, nehmen mehr als die Hälfte – rund 57 % – regelmäßig Nahrungsergänzungsmittel ein [322]. Supplemente werden zudem häufig von jenen Personen eingenommen, die bereits eine ausgewogene Ernährung aufweisen. Das zeigt, wie groß das Interesse an einer vermeintlich optimalen Nährstoffversorgung ist – mitunter jedoch auch, wie verbreitet Unsicherheit und **Fehleinschätzungen** hinsichtlich des tatsächlichen Bedarfs und Nutzens solcher Präparate sind. Deshalb ist es besonders wichtig, den tatsächlichen Bedarf und die Funktionen einzelner Mikronährstoffe differenziert zu betrachten.

Vor diesem Hintergrund ist es uns ein Anliegen, die Bedeutung von Mikronährstoffen nochmals zusammenfassend darzustellen. Mikronährstoffe – darunter Vitamine und Mineralstoffe – werden vom Körper nur in sehr geringen Mengen benötigt, sind jedoch essenziell für zahlreiche physiologische Prozesse sowie für den Erhalt von Gesundheit und Leistungsfähigkeit. **Vitamine** wirken unter anderem als Co-Faktoren enzymatischer Reaktionen, unterstützen die Entgiftung toxischer Metaboliten, fungieren als Antioxidantien und Methylgruppendonoren. **Mineralstoffe** wiederum sind unverzichtbar für den Elektrolyt- und Flüssigkeitshaushalt, die Reizweiterleitung, die Muskel- und Nervenfunktion sowie den Aufbau von Knochen und Zähnen.

Zur Feststellung eines Mikronährstoffmangels stehen verschiedene **diagnostische Verfahren** zur Verfügung. Der erste Schritt umfasst in der Regel eine ausführliche **Anamnese** mit Fokus auf Ernährungsgewohnheiten sowie eine gezielte Befragung nach möglichen Mangelsymptomen. Ergänzt wird dies durch eine **körperliche Untersuchung**. Im Anschluss erfolgen **laborchemische Analysen**, die eine objektive Beurteilung der Nährstoffversorgung ermöglichen. Je nach Mikronährstoff werden dabei unterschiedliche Probenmaterialien verwendet – etwa Vollblut, Serum (flüssiger Blutanteil ohne Blutkörperchen und ohne Gerinnungsfaktoren), Plasma (flüssiger Blutanteil ohne Blutkörperchen, aber mit Gerinnungsfaktoren), Urin oder seltener auch Gewebeproben.

Für die Bewertung der Mikronährstoffversorgung müssen zudem oft zusätzliche **Biomarker** herangezogen werden. So erfordert die Beurteilung des Eisenstatus beispielsweise mehrere Biomarker: Da unser Speichereisen (Ferritin) als Akut-Phase-Protein bei Entzündungen fälschlich erhöht sein kann, werden zur differenzierten Eisenstatusdiagnostik zusätzlich Serumeisen, Transferrinsättigung, löslicher Transferrinrezeptor und gegebenenfalls der Entzündungsparameter CRP bestimmt. Darüber hinaus sind auch die Messwerte des roten Blutbildes zu berücksichtigen (Erythrozyten, Hämoglobin, Hämatokrit). Erst die Kombination dieser Werte ermöglicht eine zuverlässige Unterscheidung zwischen echtem Eisenmangel und funktionellem Mangel bei Entzündungen.

Die **Aussagekraft der Tests** variiert je nach Mikronährstoff. Insgesamt bieten die in ärztlichen Praxen etablierten Labortests eine fundierte Grundlage, um Mikronährstoffmängel zuverlässig zu erkennen und gezielt zu behandeln. Neben diesen klassischen Bestimmungsverfahren werden zunehmend alternative Testverfahren wie Haaranalysen, Stuhltests sowie Gen- oder Bioresonanzanalysen angeboten, deren wissenschaftliche Validität und Aussagekraft jedoch oft fraglich sind.

Bei einem nachgewiesenem Mikronährstoffmangel ist oftmals eine gezielte Supplementierung sinnvoll. Die optimale Dosis hängt von Alter, Geschlecht, Lebensstil und Gesundheitszustand ab und sollte im besten Fall ärztlich festgelegt werden. Allerdings fehlen bislang vertrauenswürdige Studiendaten, die zeigen, dass ein **Überangebot** an einzelnen Mikronährstoffen bei gesunden Personen ohne Mangel tatsächlich einen gesundheitlichen Nutzen bringen kann. Die Forschung liefert hierzu mitunter unerwartete Erkenntnisse – wie im Kapitel „Die wissenschaftlichen Grundlagen von Anti-Aging-Strategien" erläutert wird. So zeigen Studien beispielsweise, dass eine Überversorgung durchaus gravierende gesundheitliche Folgen haben kann. Zudem gestaltet sich die Interpretation wissenschaftlicher Daten häufig schwierig, da in den untersuchten Gruppen teils sehr unterschiedliche Ausgangsbedingungen hinsichtlich der Grundversorgung bestehen können. Leute in Binnenländern werden beispielsweise deutlich mehr von einer Supplementierung mit Omega-3-Fettsäuren profitieren als Personen, die ohnehin quasi täglich Omega-3-haltigen Fisch essen.

Deshalb kann derzeit **keine generelle Empfehlung** gegeben werden, Nahrungsergänzungsmittel bei nicht vorhandenem Mangel zur Vorbeugung von alterungsbedingten Krankheiten einzunehmen. Eines zeigen Metaanalysen nämlich deutlich: Multivitaminpräparate und einzelne Vitamin- bzw. Mineralstoffsupplemente bewirken in der Allgemeinbevölkerung mit ausgewogener Ernährung keine konsistenten Vorteile in der Prävention chronischer Erkrankungen wie Herz-Kreislauf-Erkrankungen, Krebs oder kognitivem Abbau. Einzelne vermeintlich positive Effekte sind zudem fragwürdig aufgrund von Schwächen des Studiendesigns [323, 324].

Im Folgenden wollen wir Ihnen einen Überblick über die wichtigsten Mikronährstoffe geben, wann deren Bestimmung sinnvoll ist und in welchen Fällen eine gezielte Supplementierung empfohlen wird.

Vitamin A

- **Epidemiologie**: In Europa ist ein Vitamin-A-Mangel selten, weniger als 4 % der Bevölkerung sind betroffen – in Afrika (mit fett- und fleischarmer Kost) aber sehr häufig, bis zu 30 % der Kleinkinder haben einen Vitamin-A-Mangel.
- **Tageszufuhr**: Frauen: 700 µg, Männer: 850 µg, Schwangere: 800 µg, Stillende: 1300 µg
- **Lebensmittel**: Leber, Eier, Milch und Milchprodukte enthalten Vitamin A. Karotten, Süßkartoffeln, Kürbis, rote Paprika, Grünkohl, Spinat, Honigmelone, Aprikosen und Mango enthalten das Provitamin β-Carotin.
- **Funktion**: Das fettlösliche Vitamin A ist essenziell für die Sehfunktion, die Gesundheit von Haut und Schleimhäuten, die Immunabwehr und das Zellwachstum.
- **Mangelerscheinungen**: Nachtblindheit, trockene Haut, Infektanfälligkeit und Schleimhautveränderungen.
- **Risikogruppen**: Menschen mit Mangelernährung, Malabsorptionsstörungen oder Lebererkrankungen.
- **Diagnostik**: Messung von Retinol im Serum, ergänzt durch klinische Beurteilung.
- **Supplementierung**: Eine Supplementierung von Vitamin A oder β-Carotin sollte ausschließlich bei nachgewiesenem Bedarf erfolgen.
- **Intoxikation**: Erbrechen, verminderte Knochenmineralisierung, Kopfschmerzen, Sehstörungen, Schwindel, Lebervergrößerung und Gelbsucht, Haarausfall und brüchige Fingernägel sowie erhöhtes Risiko für Fehlgeburten und fetale Missbildungen aufgrund Entwicklungsstörungen. Eine überhöhte β-Carotin-Zufuhr kann bei Raucher*innen das Risiko für lungenspezifische Gesundheitsschäden erhöhen.

Vitamin B_6

- **Epidemiologie:** Ein Vitamin B_6-Mangel ist in Österreich und anderen Industrieländern sehr selten, kann aber bei sehr hoher Eiweißaufnahme, chronischer Einnahme bestimmter Medikamente sowie am Ende der Schwangerschaft entstehen.
- **Tageszufuhr:** Frauen: 1,4 mg, Männer: 1,6 mg, Schwangere zwischen 1,5–1,8 mg, Stillende 1,6 mg.
- **Lebensmittel:** Fisch, Milchprodukte, Leber, Geflügel, Hülsenfrüchte, Gemüse, Avocado und Nüsse.
- **Funktion:** Das wasserlösliche, licht- und hitzeempfindliche Vitamin B_6 ist beteiligt am Aminosäurestoffwechsel, an der Bildung von Häm (Bestandteil des Hämoglobins) und am Abbau von Homocystein.
- **Mangelerscheinungen:** Neurologische Beschwerden (z. B. Neuropathien, Krämpfe), Depression sowie Haut- und Schleimhautprobleme (seborrhoische Dermatitis) und Anämie.
- **Risikogruppen:** Ältere Menschen, Alkoholkranke, Unterernährte und Personen mit Malabsorption.
- **Diagnostik:** Bestimmung der aktiven Hauptform von Vitamin B_6 (Pyridoxal-5-Phosphat) im Serum.
- **Supplementierung:** Eine Supplementierung von Vitamin B_6 sollte ausschließlich bei nachgewiesenem Bedarf erfolgen.
- **Intoxikation:** Eine langfristige Zufuhr von ≥ 500 mg Vitamin B6 pro Tag bzw. ≥ 8 mg pro kg Körpergewicht pro Tag kann zu neurologischen Störungen, Hautveränderungen und Muskelschwäche führen, > 100 mg pro Tag kann bereits leichte neurologische Beeinträchtigungen verursachen.

Vitamin B_9 (Folat)

- **Epidemiologie:** Prävalenz zwischen 8 und 22 % in europäischen Ländern ohne Folsäureanreicherung.
- **Tageszufuhr:** Die Tageszufuhr wird oft als Folat-Äquivalente angegeben, weil in Lebensmitteln vorkommende Folate anders vom Körper aufgenommen werden als synthetische Folsäure aus angereicherten Lebensmitteln oder Folsäurepräparaten. 1 µg Folat-Äquivalent = 1 µg Nahrungsfolat = 0,5 µg Folsäure (nüchtern) = 0,6 µg Folsäure (mit Nahrung); Erwachsene: 300 µg, Schwangere: 550 µg, Stillende: 450 µg. Bei Kinderwunsch: 400 µg Folsäure (idealerweise ab vier Wochen vor der Schwangerschaft bis zum Ende des ersten Schwangerschaftsdrittels).
- **Lebensmittel:** Hefe, Getreide, Hülsenfrüchte, Leber, Blattgemüse, Eier, Petersilie und Kresse.
- **Funktion:** Das wasserlösliche Vitamin B_9 ist essenziell für die DNA-Synthese, Zellteilung und zahlreiche Stoffwechselprozesse.

- **Mangelerscheinungen:** Neuralrohrdefekte bei Föten, megaloblastäre Anämie und Hyperhomocysteinämie.
- **Risikogruppen:** Schwangere, Stillende, ältere Menschen und Personen mit geringer Folsäurezufuhr.
- **Diagnostik:** Messung von Folsäure im Serum sowie Bestimmung von Homocystein im Plasma, da diese Aminosäure einen funktionellen Marker für die Störung im Folat-Stoffwechsel darstellt.
- **Supplementierung:** Bei einer Supplementierung mit Folat sollte vor Beginn der Einnahme ein möglicher Vitamin-B_{12}-Mangel ausgeschlossen werden. Folsäure-Supplementierung kann die Symptome eines unbehandelten Vitamin B_{12}-Mangels kurzfristig verschleiern und neurologische Schäden weiter fortschreiten lassen.
- **Intoxikation:** Ein Wert von 1000 µg Folsäure pro Tag sollte nicht überschritten werden, da dies möglicherweise das Krebsrisiko erhöhen kann [325].

Vitamin B_{12}

- **Epidemiologie:** Die Prävalenz des Vitamin B_{12}-Mangels wird zwischen 5 % und 7 % angegeben, wobei ein subklinischer Vitamin-B_{12}-Mangel bei ungefähr 20 % bis 30 % der über 60-Jährigen zu bestehen scheint [326].
- **Tageszufuhr:** Erwachsene: 4,0 µg, Schwangeren: 4,5 µg, Stillende 5,5 µg
- **Lebensmittel:** Gute Quellen für Vitamin B_{12} sind Leber, Fleisch, Fisch, Milchprodukte und Eier. Eine verlässlich bedarfsdeckende Zufuhr ausschließlich über pflanzliche Lebensmittel ist nach aktuellem Wissensstand nicht möglich.
- **Funktion:** Das wasserlösliche Vitamin B_{12} ist unerlässlich für die Zellteilung, die Bildung roter Blutkörperchen und die Aufrechterhaltung einer gesunden Nervenfunktion. Außerdem spielt es eine zentrale Rolle im Homocystein-Stoffwechsel.
- **Mangelerscheinungen:** Mangelerscheinungen inkludieren Makrozytäre Anämie, kognitive Störungen und Polyneuropathien. Unser Körper verfügt über etwa 4 mg Vitamin B_{12}, größtenteils in der Leber gespeichert. Diese Reserven reichen meist für mehrere Jahre, weshalb sich ein Mangel oft erst spät bemerkbar macht.
- **Risikogruppen:** Vegetarier*innen und Veganer*innen, ältere Menschen und Personen mit Magen-Darm-Erkrankungen.
- **Diagnostik:** Bestimmung von Gesamt-B_{12} im Serum und ggf. zusätzliche Messung von direkt verfügbarem Vitamin B_{12}, das an Transcobalamin II gebunden und damit für den Körper verwertbar ist (Holo-Transcobalamin, Holo-TC), sowie Homocystein und Methyl-Malonsäure, die Hinweise auf funktionellen B_{12}-Mangel geben

können. Während die meisten dieser Marker im Blut gemessen werden, kann Methyl-Malonsäure auch im Urin bestimmt werden, um einen funktionellen Mangel besser zu erkennen.
- **Supplementierung:** Bei veganer Ernährung und nachgewiesenem Mangel unbedingt empfohlen.
- **Intoxikation:** Übermäßige Supplementierung hoch dosierter B_{12}-Präparate kann möglicherweise mit einem erhöhten Krebsrisiko assoziiert sein [327] – insbesondere bei Rauchern. Zudem können hoch dosierte B_{12}-Injektionen immunologisch bedingte Hautreaktionen auslösen.

Vitamin C

- **Epidemiologie:** Vitamin-C-Mangel ist weltweit sehr selten.
- **Tageszufuhr:** Frauen: 95 mg, Männer: 110 mg, Schwangere (ab dem vierten Monat): 105 mg, Stillende: 125 mg
- **Lebensmittel:** Schwarze Ribisel, Sanddorn, Gartenkresse, Petersilie, Grünkohl, Paprika, Brokkoli, Fenchel, Zitrusfrüchte und Hagebutten.
- **Funktion:** Das wasserlösliche Vitamin C wirkt als starkes Antioxidans, fördert die Kollagensynthese, unterstützt die Immunfunktion und ist an der Bildung bestimmter Neurotransmitter beteiligt.
- **Mangelerscheinung:** Skorbut (Müdigkeit, Zahnfleischbluten, schlechte Wundheilung).
- **Risikogruppen:** Raucher*innen, Alkoholkranke, ältere Menschen und Personen mit Fehlernährung.
- **Diagnostik:** Die Messung von Vitamin C erfolgt im Plasma bei klinischem Verdacht.
- **Supplementierung:** Eine tägliche Einnahme ist in der Regel nicht notwendig.
- **Intoxikation:** Es sind keine gefährlichen Überdosierungen bekannt. Sehr hohe Mengen können allerdings zu Magen-Darm-Beschwerden wie Durchfall führen. Vorsicht ist bei Menschen mit Neigung zu Harn- oder Nierensteinen, mit Nierenerkrankungen oder mit Erkrankungen, bei denen Eisen im Körper schlecht verwertet wird (z. B. Hämochromatose, Hämosiderose, Thalassämie major), geboten.

Vitamin D

- **Epidemiologie:** Vitamin D-Mangel ist weit verbreitet. In Mitteleuropa sind rund 30–40 % der Erwachsenen betroffen, bei Kindern und älteren Menschen liegt die Prävalenz über 50 %. Ursachen sind vor allem unzureichende Sonnenlichtexposition durch Kleidung, Aufenthalt in Innenräumen und geografisch bedingte Verminderung der UV-B-Strahlung im Winter.
- **Tageszufuhr:** Die empfohlene Zufuhr variiert je nach Alter und Lebenssituation 800–2000 I. E./Tag.
- **Lebensmittel:** Vitamin D ist nur in wenigen Lebensmitteln enthalten, beispielsweise in Seefisch, Leber, Eigelb und Pilzen. Die Hauptquelle ist die körpereigene Synthese durch UV-B-Strahlung.
- **Funktion:** Das fettlösliche Vitamin D reguliert den Kalzium- und Phosphatstoffwechsel, unterstützt Knochenmineralisierung und wirkt auf Zellwachstum, Differenzierung, Immunmodulation und Apoptose.
- **Mangelerscheinungen:** Rachitis (bei Kindern), Osteomalazie und Osteoporose (bei Erwachsenen), erhöhtes Risiko für Infektionen [328], Autoimmunerkrankungen [329] und Herz-Kreislauf-Erkrankungen [330]. Zudem ist ein Vitamin-D-Mangel mit erhöhter Sterblichkeit assoziiert [242].
- **Risikogruppen:** Ältere Menschen, Schwangere und Stillende, Personen mit dunkler Hautfarbe, chronischen Nierenerkrankungen, Malabsorptionssyndromen, Personen mit geringer Sonnenexposition und adipöse Personen.
- **Diagnostik:** Die Speicherform des Vitamin D (25-Hydroxy-Vitamin-D) sowie in Spezialfällen die biologisch aktive Form (1,25-Dihydroxy-Vitamin-D) werden im Serum bestimmt.
- **Supplementierung:** Sinnvoll bei nachgewiesenem Mangel oder Risikogruppen, eine Kombination mit Kalzium kann bei Knochenerkrankungen hilfreich sein.
- **Intoxikation:** Bei übermäßiger Supplementierung (>10.000 I. E./Tag über Wochen) können Hyperkalzämie, Nierensteine, Übelkeit, Muskelschwäche und Niereninsuffizienz auftreten.

Kalzium

- **Epidemiologie:** Weltweit ist der Kalziummangel ein weit verbreitetes Problem, besonders in Regionen mit geringer Milchproduktion. Die empfohlene Zufuhr von Kalzium wird in Österreich im Mittel nur von den 19- bis unter 25-jährigen Männern erreicht. 75 % der Frauen und 58 % der Männer liegen unter dem Referenzwert [331].
- **Tageszufuhr:** Erwachsene, Schwangere und Stillende: 1000 mg, Jugendliche (13 bis < 19 Jahre) und Schwangere/Stillende < 19 Jahre: 1200 mg, Kinder bis < 13 Jahre: 1100 mg
- **Lebensmittel:** Milch und Milchprodukte (insbesondere Hart- und Weichkäse), einige Gemüsearten (z. B. Brokkoli, Grünkohl), Nüsse sowie kalziumreiche Mineralwässer (> 150 mg/l).
- **Funktion:** Kalzium ist essenziell für die Knochen- und Zahnbildung, Muskel- und Nervenfunktion, Zellstabilität, Signalübertragung sowie die Blutgerinnung. Rund 99 % des Kalziums sind in den Knochen gespeichert.
- **Mangelerscheinungen:** Rachitis (Kinder), Osteomalazie oder Osteoporose (Erwachsene), Muskelkrämpfe, erhöhte Reizbarkeit und Störungen in der Nervenleitung.
- **Risikogruppen:** Kinder und Jugendliche im Wachstum, Schwangere, Stillende, postmenopausale Frauen, ältere Menschen und Personen mit Vitamin-D-Mangel, Laktoseintoleranz oder Alkoholmissbrauch sowie Personen unter Langzeitmedikation mit Protonenpumpenhemmern oder Kortikosteroiden.
- **Diagnostik:** Bestimmung des Kalziumspiegels erfolgt im Serum. Ergänzend können Parathormon (aus Serum oder Plasma), Vitamin D (aus Serum) und Phosphat (aus Serum oder Plasma) gemessen werden.
- **Supplementierung:** Eine ergänzende Kalziumzufuhr ist bei Risikogruppen oder nachgewiesenem Mangel sinnvoll. Die empfohlene Tagesdosis sollte dabei nicht überschritten werden. Eine kombinierte Einnahme mit Vitamin D kann die Kalziumaufnahme im Darm verbessern. Idealerweise sollte die Zufuhr in mehreren kleinen Dosen über den Tag verteilt erfolgen, um die Resorption zu optimieren und Nebenwirkungen zu minimieren.
- **Intoxikation:** Eine Intoxikation aufgrund übermäßiger Kalziumzufuhr oder im Rahmen bestimmter Erkrankungen (z. B. Erkrankungen der Nebenschilddrüse oder Niere) kann zu Symptomen wie Übelkeit, Verstopfung, Muskelschwäche und Nierensteinbildung führen. In schweren Fällen drohen Hyperkalzämie und Nierenversagen. Insbesondere bei Personen mit Harnsteinrisiko sollte die empfohlene Tageszufuhr nicht überschritten werden.

Magnesium

- **Epidemiologie:** In Industrieländern leiden ca. 15–20 % der Bevölkerung an einem marginalen Magnesiummangel.
- **Tageszufuhr:** Frauen: 300 mg, Männer: 350 mg, Schwangere und Stillende: 300 mg
- **Lebensmittel:** Vollkornprodukte, Milch, Leber, Geflügel, Fisch, Kartoffeln, Gemüse, Sojabohnen, Bananen, Orangen und Beeren. Auch magnesiumreiches Mineralwasser (ab 100 mg/l) kann zur Versorgung beitragen.
- **Funktion:** Magnesium aktiviert zahlreiche Enzyme im Energiestoffwechsel, unterstützt die Reizweiterleitung zwischen Nerven und Muskeln, reguliert die Muskelkontraktion und ist wichtig für die Knochenmineralisierung.
- **Mangelerscheinungen:** Muskelkrämpfe, Zittern, Schwäche, Verwirrtheit und Herzrhythmusstörungen.
- **Risikogruppen:** Personen mit chronischen Magen-Darm-Erkrankungen, Alkoholkranke, Sportler*innen, ältere Menschen und Personen unter Langzeitmedikation (z. B. Diuretika, Antibabypille).
- **Diagnostik:** Bestimmung des Magnesiums im Serum oder Vollblut.
- **Supplementierung:** Kann bei nachgewiesenem Mangel oder erhöhtem Bedarf (z. B. Sport, Hitze) sinnvoll sein.
- **Intoxikation:** Bei oraler Überdosierung kann Magnesium abführend wirken (osmotische Diarrhoe). In höheren Dosen kann es zu Symptomen wie Übelkeit, Muskelschwäche, Blutdruckabfall und – in schweren Fällen – zu Herzrhythmusstörungen und Atemlähmung kommen. Schwere Nebenwirkungen treten jedoch selten auf und betreffen in der Regel Personen mit eingeschränkter Nierenfunktion oder bei übermäßiger Zufuhr, z. B. durch magnesiumhaltige Antazida oder Abführmittel.

Jod

- **Epidemiologie:** Weltweit und auch in Europa leiden 30–40 % der Menschen an einem Jodmangel, besonders Kinder und Jugendliche sind davon betroffen. Länder wie die Schweiz oder Schweden haben das Problem durch konsequente Jodsalzprophylaxe weitgehend gelöst. In vielen anderen Ländern, darunter Deutschland und Österreich, ist die Jodsalzprophylaxe freiwillig und nicht ausreichend verbreitet. Deshalb ist der Trend hin zu nicht jodiertem Speisesalz überaus kritisch zu betrachten – dies ist nur bei Patient*innen mit spezifischen Schilddrüsenerkrankungen sinnvoll.
- **Tageszufuhr:** Erwachsene: 200 µg, Schwangere: 230 µg, Stillende: 260 µg
- **Lebensmittel:** Jodiertes Speisesalz (15–20 mg/kg), Seefisch und Meeres-

früchte, Milch, Eier, Käse und Algenprodukte (teils extrem hoher Gehalt, weshalb keine übermäßige Aufnahme erfolgen sollte).
- **Funktion:** Jod ist Bestandteil der Schilddrüsenhormone und damit essenziell für den Stoffwechsel, die Zellteilung, das Wachstum, die Regulation der Körpertemperatur und insbesondere für die Entwicklung des Nervensystems.
- **Mangelerscheinungen:** Schilddrüsenunterfunktion, Vergrößerung der Schilddrüse (Kropf/Struma), Entwicklungsstörungen in der Schwangerschaft und erhöhtes Risiko für Fehlgeburten, Störung des Wachstums und der kognitiven Entwicklung von Kindern und Jugendlichen (z. B. Jodmangel-Kretinismus).
- **Risikogruppe:** Bewohner*innen jodarmer Regionen bei Verzicht auf jodiertes Salz, Menschen mit Laktoseintoleranz sowie Fisch- oder Kuhmilchallergie und Personen mit salzarmer oder einseitiger (vegetarischer) Ernährung.
- **Diagnostik:** Es erfolgt die Messung der Jodausscheidung im Urin (Spiegel unter 100 µg/l gelten als Hinweis auf Jodmangel). Zudem wird das schilddrüsenstimulierende Hormon (TSH) im Serum bestimmt.
- **Supplementierung:** Eine gezielte Ergänzung kann in bestimmten Lebensphasen sinnvoll sein (z. B. Schwangerschaft, Stillzeit) oder bei jodarmer Ernährung. Die Einnahme sollte individuell ärztlich abgeklärt werden.
- **Intoxikation:** Ein Jodüberschuss über die normale Ernährung und jodiertes Salz ist kaum zu erzielen. Ein Risiko besteht jedoch bei übermäßigem Verzehr von Algenprodukten und bei der Einnahme jodhaltiger Medikamente. Besondere Vorsicht ist bei einer vorbestehenden Schilddrüsenerkrankung geboten (z. B. jodinduzierter Kropf oder Schilddrüsenüberfunktion mit Gefahr einer thyreotoxischen Krise). Auch jodinduzierte Hautreaktionen wie die sogenannte „Jod-Akne" sind möglich.

Omega-3-Fettsäuren

- **Epidemiologie:** In Ländern, in denen kein fetter Seefisch verzehrt wird, besteht tendenziell eine Unterversorgung mit Omega-3-Fettsäuren. Die tatsächliche Versorgung lässt sich jedoch nur schwer genau bestimmen, da die verfügbaren Messmethoden Schwächen aufweisen.
- **Tageszufuhr:** Die Fachgesellschaften für Ernährung in Deutschland, Österreich und der Schweiz empfehlen täglich zumindest 250 mg Eicosapentaensäure (EPA) und 250 mg Docosahexaensäure (DHA).
- **Lebensmittel:** Omega-3-Fettsäuren kommen vor allem in fett-

reichen Kaltwasserfischen wie Lachs, Hering und Makrele vor. Algenöl aus Mikroalgen stellt eine vegane Quelle dar und liefert Omega-3-Fettsäuren, wie sie auch in fettreichem Meeresfisch vorkommen. Eine pflanzliche Vorstufe, die Alpha-Linolensäure, findet sich in Leinöl, Rapsöl, Walnüssen und einigen Nüssen. Da die körpereigene Umwandlung von Alpha-Linolensäure in die biologisch aktiven Formen EPA und DHA sehr gering ist, gelten diese pflanzlichen Quellen lediglich als Ergänzung, nicht als alleinige Versorgungsbasis.
- **Funktion:** Omega-3 Fettsäuren sind entscheidend für die normale Funktion von Gehirn, Herz und Augen. Bereits während der Schwangerschaft und frühen Kindheit spielen sie eine zentrale Rolle für die Entwicklung des Nervensystems und der Sehkraft.
- **Mangelerscheinungen:** Verminderung der kognitiven Leistungsfähigkeit und der Sehfunktion. Insbesondere in Schwangerschaft und Stillzeit kann eine unzureichende Zufuhr die Entwicklung des Kindes beeinträchtigen. Auch eine erhöhte Entzündungsbereitschaft sowie ungünstige Blutfettwerte können Folgen einer Unterversorgung sein.
- **Risikogruppen:** Menschen mit geringem oder keinem Fischkonsum – insbesondere Vegetarier*innen und Veganer*innen –, Schwangere, Stillende und Personen mit chronisch entzündlichen Erkrankungen oder erhöhtem Bedarf. Auch Kinder und ältere Menschen sind potenziell betroffen, wenn fischreiche Kost nicht regelmäßig verzehrt wird.
- **Diagnostik:** Die Bestimmung aus Plasma und Serum spiegelt eher die kurzfristige Zufuhr wider. Stattdessen scheint die Analyse aus dem Vollblut Mittel der Wahl, da dies die Fettsäuren in Plasma und Erythrozyten abbildet.
- **Supplementierung:** Für Schwangere, Stillende und Menschen mit geringem Fischkonsum sowie bei altersbedingter Makuladegeneration und Hypertriglyceridämie kann eine Supplementierung sinnvoll sein. In der DO-HEALTH-Studie zeigte eine Supplementierung mit 1 g Omega-3 Fettsäuren (bestehend aus EPA und DHA im Verhältnis 1:2) pro Tag bei gesunden Personen positive Effekte [89].
- **Intoxikation:** Laut der EFSA gelten täglich bis zu 5 g einer Kombination aus EPA und DHA bei Erwachsenen als unbedenklich. Für EPA allein liegt die als sicher eingestufte Höchstmenge hingegen bei 1,8 g pro Tag. Darüber hinaus steigt das Risiko für Nebenwirkungen wie Blutungsneigung oder Vorhofflimmerarrhythmie dosisabhängig [90].

Selen

- **Epidemiologie:** Selenmangel aufgrund geringer Zufuhr tritt vor allem in Regionen mit selenarmen Böden auf, etwa in Teilen Zentralafrikas und Chinas. In Europa ist ein ausgeprägter Selenmangel selten. Eine Unterversorgung kann jedoch bei bestimmten Erkrankungen oder stark einseitiger Ernährung – zum Beispiel bei unausgewogenem Veganismus – auftreten. Der Selengehalt pflanzlicher Lebensmittel variiert zudem erheblich in Abhängigkeit von der Bodenbeschaffenheit.
- **Tageszufuhr** Männer: 70 µg, Frauen (inkl. Schwangere): 60 µg, Stillende: 75 µg
- **Lebensmittel:** Fleisch, Fisch, Eier, Paranüsse (sehr hoher Selengehalt), Pilze, Linsen, Spargel, Kohl- und Zwiebelgemüse. Veganer*innen sollten gezielt selenreiche Pflanzenkost wählen (z. B. Paranüsse).
- **Funktion:** Selen ist ein essenzieller Bestandteil antioxidativer Enzyme (z. B. Glutathionperoxidase), spielt eine wichtige Rolle bei der Regulation der Schilddrüsenhormone und ist unerlässlich für eine normale Immunfunktion, Muskelfunktion sowie die Spermienbildung.
- **Mangelerscheinungen:** Selenmangel kann zu Muskelschwäche, Störungen der Fruchtbarkeit und einer geschwächten Immunabwehr führen. In der Schwangerschaft ist ein Mangel mit einem erhöhten Risiko für Präeklampsie, Fehlgeburten und ein niedriges Geburtsgewicht assoziiert. In bestimmten Regionen Chinas wurden zudem die Keshan-Krankheit (eine Herzmuskelstörung) und die Kashin-Beck-Krankheit (eine Erkrankung der Gelenke und Knochen) im Zusammenhang mit schwerem Selenmangel dokumentiert.
- **Risikogruppen:** Personen mit chronisch-entzündlichen Darmerkrankungen, Mukoviszidose, Kurzdarmsyndrom, dialysepflichtiger Niereninsuffizienz oder stark einseitiger (z. B. veganer) Ernährung ohne gezielte Auswahl selenreicher Lebensmittel.
- **Diagnostik:** Die Bestimmung erfolgt im Serum oder Plasma. Zudem sollte eine klinische Einschätzung bei Risikoerkrankungen erfolgen.
- **Supplementierung:** Eine Supplementierung sollte nur nach ärztlicher Rücksprache erfolgen. Für gesunde Personen gibt es keine generelle Empfehlung. Bei Risikogruppen oder nachgewiesenem Mangel kann eine gezielte Substitution sinnvoll sein.
- **Intoxikation:** Akut: Herzrhythmusstörungen, die tödlich enden können. Chronisch: Haarausfall, Nagelverlust, Müdigkeit, Nervenschäden, Übelkeit und Durchfall. Dabei ist der knoblauchartige Atemgeruch typisch.

Zink

- **Epidemiologie:** Zinkmangel ist weltweit verbreitet, in Europa bei gesunden Menschen mit ausgewogener Ernährung jedoch selten. In bestimmten Risikogruppen oder bei einseitiger Ernährung häufiger.
- **Tageszufuhr:** Die Referenzwerte für die Zinkzufuhr unterscheiden sich nach Alter und Geschlecht und bei Erwachsenen auch nach der Phytatzufuhr. Frauen: 7–10 mg, Männer: 11–16 mg, Schwangere: 9 mg–11 mg (im 3. Trimester), Stillende: 13 mg, Mädchen: 8–11 mg, Jungen: 9–14 mg
- **Lebensmittel:** Rind- und Schweinefleisch, Geflügel, Eier, Milch, Käse, Vollkornprodukte, Hülsenfrüchte und Nüsse sind gute Zinkquellen. Zink aus tierischen Lebensmitteln wird vom Körper besonders gut aufgenommen, während Phytate in pflanzlicher Kost die Zinkaufnahme hemmen können. Dieser hemmende Effekt lässt sich jedoch durch Einweichen, Keimung oder Sauerteiggärung deutlich reduzieren.
- **Funktion:** Zink ist Bestandteil zahlreicher Enzyme und spielt eine zentrale Rolle bei der Zellteilung, dem Zellwachstum, der Wundheilung, der Immunfunktion sowie dem antioxidativen Schutz.
- **Mangelerscheinungen:** Hautveränderungen, gestörte Wundheilung, Haarausfall, Appetitlosigkeit, Geschmacksstörungen, Wachstumsverzögerung, Infektanfälligkeit, neuropsychische Störungen und Störungen der Sexualentwicklung und Fruchtbarkeit (v. a. bei Männern).
- **Risikogruppen:** Menschen mit chronischem Durchfall, Aufnahmestörungen (z. B. bei künstlicher Ernährung) oder Verbrennungen, Schwangere, Stillende, Kinder und Jugendliche (erhöhter Bedarf), Personen mit stark einseitiger oder sehr phytatreicher Ernährung mit viel Samen und Nüssen.
- **Diagnostik:** Der Zinkspiegel wird im Serum bestimmt, ist jedoch nur eingeschränkt aussagekräftig, da Zink im Körper nicht in einer spezifischen Speicherform vorliegt. Die Beurteilung des Versorgungsstatus sollte daher immer in Kombination mit klinischen Symptomen und individuellen Risikofaktoren erfolgen.
- **Supplementierung:** Gezielte Zufuhr bei nachgewiesenem Mangel oder erhöhtem Bedarf. Auch eine hohe Phytatzufuhr kann Supplementierung erforderlich machen.
- **Intoxikation:** Akut (z. B. durch verzinkte Gefäße): Übelkeit, Erbrechen, Fieber. Chronisch: Eisenverwertungsstörungen (hypochrome Anämie), Kupfermangel, Neutropenie

Coenzym Q10 (CoQ10)

- **Epidemiologie:** Keine Hinweise auf eine Unterversorgung in der Allgemeinbevölkerung. Ein behandlungsbedürftiger Mangel liegt bei genetisch bedingtem CoQ10-Mangel vor, welcher sehr selten ist.
- **Tageszufuhr:** Der Körper bildet CoQ10 selbst zumeist in ausreichender Menge. Durchschnittlich nehmen wir zudem 3–6 mg CoQ10 pro Tag über die Ernährung auf.
- **Lebensmittel:** Muskelfleisch (3–5 mg/100 g), fetter Fisch (z. B. bis zu 15 mg/100 g), Nüsse, pflanzliche Öle (1–3 mg/100 g), Obst, Gemüse, Getreide und Milchprodukte.
- **Funktion:** Zentraler Bestandteil der mitochondrialen Atmungskette (Energiegewinnung) – deshalb besonders hohe Konzentrationen in energieintensiven Organen (Herz, Nieren, Leber, Muskeln). Antioxidative Wirkung und damit Schutz vor freien Radikalen.
- **Mangelerscheinungen:** Keine gesicherten körperlichen Symptome bei leichtem Mangel bekannt. Bei genetisch bedingtem CoQ10-Mangel kann es zu Muskelschwäche, Entwicklungsverzögerung und kognitiven Einschränkungen kommen.
- **Risikogruppen:** Personen unter Statintherapie, da Statine die körpereigene CoQ10-Synthese hemmen. Folglich wird bei dieser Personengruppe eine CoQ10-Supplementierung immer wieder diskutiert.
- **Diagnostik:** Analysen über Serum oder Plasma sind oftmals nicht aussagekräftig, da die CoQ10-Werte im Blut nicht sicher mit den intrazellulären Werten korrelieren und auch durch bspw. die diätetische Aufnahme von CoQ10 verändert werden können. Bei Verdacht auf einen genetisch bedingten CoQ10-Mangel gilt die genetische Analyse sowie die Muskelbiopsie mit CoQ10-Messung als Goldstandard.
- **Supplementierung:** Die Datenlage zur Wirksamkeit von definierten CoQ10-Dosierungen bei Gesunden ist unzureichend. Bei Statindauertherapie kann eine Supplementierung mit CoQ10 erwogen werden. Die Notwendigkeit und geeignete Dosierung sollten dabei ärztlich individuell beurteilt werden. Bei genetisch bedingtem CoQ10-Mangel können hohe Dosierungen von 5–50 mg/kg/Tag zum Einsatz kommen [332].
- **Intoxikation:** Nebenwirkungen bei Dosierungen bis 300 mg/Tag: Übelkeit, Sodbrennen, Oberbauchbeschwerden, Durchfall, Hautausschläge. Achtung: Wechselwirkungen mit Blutgerinnungshemmern (Vitamin-K-Antagonisten), Asthmamitteln und bei Strahlentherapie möglich.

Eisen

- **Epidemiologie:** Eisenmangel ist der weltweit häufigste Nährstoffmangel. Er kann absolut (tatsächlich verminderte Eisenspeicher) oder funktionell (gestörte Eisenverwertung trotz gefüllter Speicher) auftreten.
- **Tagesbedarf:** Männer: ca. 10 mg, Frauen (prämenopausal): ca. 16 mg, Frauen (postmenstruell): 14 mg, Schwangere: bis zu 30 mg, Stillende: ca. 20 mg.
- **Lebensmittel:** Eisenhaltige Lebensmittel lassen sich in zwei Gruppen einteilen – abhängig davon, ob sie Häm-Eisen (tierischen Ursprungs) oder Nicht-Häm-Eisen (pflanzlichen Ursprungs) enthalten. Häm-Eisen kommt in tierischen Lebensmitteln vor und wird vom Körper besonders gut aufgenommen. Zu den besten Quellen zählen rotes Fleisch, Innereien wie Leber und Niere, Wurstwaren sowie Fisch. Pflanzliche Lebensmittel liefern dagegen Nicht-Häm-Eisen, das eine geringere Bioverfügbarkeit aufweist. Gute pflanzliche Eisenlieferanten sind Vollkornprodukte, Hülsenfrüchte, Haferflocken, grünes Blattgemüse wie Spinat und Feldsalat, Eierschwammerl (Pfifferlinge), Sonnenblumenkerne sowie Bitterschokolade. Die Aufnahme von pflanzlichem Eisen kann durch Lebensmittel reich an Vitamin C verbessert werden.
- **Funktion:** Eisen ist unerlässlich für den Transport und die Speicherung von Sauerstoff, die Energiegewinnung durch die mitochondriale Atmung, die DNA-Synthese, die Immunabwehr, Entgiftungsprozesse sowie den Stoffwechsel von Vitaminen, Aminosäuren, Fettsäuren und Cholesterin. Zudem spielt es eine wichtige Rolle beim Schutz vor oxidativem Stress durch eisenabhängige Enzyme.
- **Mangelerscheinungen:** Müdigkeit, Abgeschlagenheit, Blässe, Konzentrationsstörungen, Infektanfälligkeit, Störungen der Thermoregulation, Haarausfall, brüchige Nägel und Eisenmangelanämie bei chronischer Unterversorgung.
- **Risikogruppen:** Frauen im gebärfähigen Alter (v. a. bei starker Menstruation), Schwangere und Stillende, Kinder und Jugendliche im Wachstum, Vegetarier*innen und Veganer*innen, Leistungssportler*innen, Menschen mit chronischen Entzündungen oder gastrointestinalen Erkrankungen (z. B. Morbus Crohn, Zöliakie), häufige Blutspender*innen und ältere Menschen.
- **Diagnostik:** Zur Beurteilung des Eisenstatus wird eine Kombination mehrerer Parameter empfohlen. Ferritin (Speicherform, erniedrigt bei Mangel, erhöht bei Entzündung), Serumeisen (tageszeitlich schwankend), Transferrinsättigung (Hinweis auf verfügbares Eisen), löslicher Transferrinrezeptor (sTfR, sensitiv bei funktionellem Mangel) sowie Hämoglobin (zur Diagnose einer Eisenmangelanämie). Da Entzündungen die Werte beeinflussen

können, ist eine Gesamtbetrachtung wichtig.
- **Supplementierung:** Bei diagnostiziertem Eisenmangel ist eine gezielte Supplementierung sinnvoll – oral oder bei Bedarf parenteral (z. B. bei Malabsorption). Die Dosis sollte individuell und ärztlich abgestimmt werden, um Nebenwirkungen wie Magen-Darm-Beschwerden zu minimieren. Die gleichzeitige Einnahme mit Vitamin C kann die Aufnahme verbessern.
- **Intoxikation:** Eine Eisenüberdosierung kann toxisch wirken, da freies Eisen zur Bildung freier Radikale beiträgt. Symptome einer akuten Intoxikation sind Übelkeit, Erbrechen, Durchfall und Kreislaufversagen. Chronische Überdosierungen können zu Leberschäden und Hämochromatose führen. In seltenen Fällen kann es zu einer allergischen Reaktion kommen, deshalb sollte eine Eiseninfusion immer ärztlich überwacht werden.

Hinweise zur Verwendung von Nahrungsergänzungsmitteln
- Einnahme bei gesunden Personen ohne nachgewiesenen Mangel nur in besonderen Lebenssituationen sinnvoll, beispielsweise bei Kinderwunsch, Schwangerschaft, Hochleistungssport, veganer/vegetarischer Ernährung sowie bei älteren Personen.
- Nahrungsergänzungsmittel sind kein Ersatz für eine ausgewogene Ernährung.
- Empfohlene Tagesdosis nicht überschreiten und dabei auch versteckte Mikronährstoffe in angereicherten Lebensmitteln wie Proteinpulver, Riegel, Vitaminwasser oder Snacks berücksichtigen.
- Bei bestehenden Erkrankungen unbedingt Rücksprache mit den behandelnden Ärzt*innen halten.
- Beim Onlinekauf Vorsicht walten lassen – besonders bei dubiosen Heilversprechen oder fehlender entsprechender Kennzeichnung.
- Im Zweifel: Beratung durch die jeweiligen Fachärzt*innen.

Trainingspraxis

Wir haben ausführlich über die positiven Effekte von Ausdauer- und Kraftsport auf den Alterungsprozess berichtet. Während viele von uns verschiedene Ausdauersportarten täglich ausüben, ist es beim Kraftsport etwas schwierig. Hier müssen die Übungen nämlich korrekt ausgeführt werden – und oftmals bedarf es dafür einer geschulten Anleitung.

Interventionsübersicht

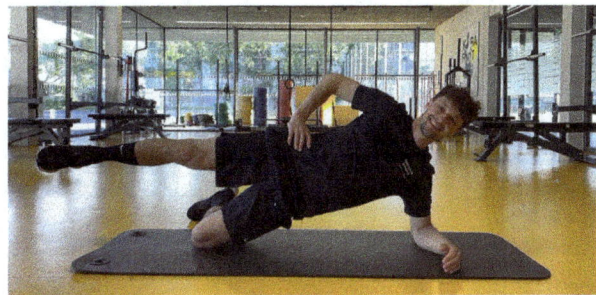

Deshalb erläutert der Sportwissenschafter, Athletiktrainer und Lehrer **Mag. Bernd Marl** hier nochmals zusammenfassend die Wichtigkeit von Beweglichkeit, Stabilität und Kraft und hat ein Trainingsprogramm für Sie bereitgestellt.

Bernd Marl, warum ist die Beweglichkeit der Schlüssel zum gesunden Altern?

Gesund zu altern ist ein Wunsch, den viele teilen. Es geht unter anderem darum, die körperliche Leistungsfähigkeit, Selbstständigkeit und Lebensqualität bis ins hohe Alter zu erhalten. Ein entscheidender, aber oft unterschätzter Baustein dabei ist die Beweglichkeit. In meiner täglichen Arbeit erlebe ich immer wieder, wie stark die Beweglichkeit bei vielen Menschen eingeschränkt ist – sei es z. B. im Bereich des Sprunggelenks, der Hüfte, der Wirbelsäule oder der Schulter. Diese Einschränkungen sind kein reines Altersproblem, sondern betreffen Menschen aller Generationen.

Dabei ist gerade eine ausreichende Beweglichkeit die Grundlage dafür, dass Kraft- und Stabilitätsübungen korrekt und effektiv ausgeführt werden können. Wer sich nicht frei bewegen kann, kompensiert – oft auf Kosten der Gelenke, der Haltung oder der Übungsqualität. Deshalb bin ich überzeugt: Beweglichkeit und Kraft sollten in gleichem Maß und über das gesamte Leben hinweg trainiert werden.

Die folgenden Übungen widmen sich gezielt der Verbesserung der Beweglichkeit – unabhängig vom aktuellen Fitnesslevel. Besonders für Einsteiger oder Wiedereinsteiger ist dabei eines entscheidend: die Regelmäßigkeit. Allzu oft starten Menschen mit hoher Motivation und noch höherer Intensität – und verlieren beides schnell wieder, weil der Körper mit Überlastungserscheinungen reagiert. Ein nachhaltiger Einstieg ins Training braucht daher kluge Planung, maßvolle Belastung und vor allem Kontinuität. Mit den richtigen Übungen und einer Portion Geduld kann man seinem Körper genau das geben, was er braucht, um einen auch im Alter noch kraftvoll, stabil und beweglich durchs Leben zu tragen.

Ein praktisches Mitmachvideo mit genau den **Übungen zur Förderung der Beweglichkeit** finden Sie unter diesem QR-Code. Einfach den Code scannen und mitmachen.

Bernd Marl, warum ist Stabilität das Fundament für nachhaltige Kraft?

Ein effektives und langfristig gesundes Krafttraining beginnt nicht mit schweren Gewichten oder spektakulären Übungen – es beginnt mit Stabilität. Die kleinen, gelenknahen Muskeln sowie die tief liegende Rumpfmuskulatur bilden das Fundament für jede Bewegung. Nur wenn diese stabilisierenden Strukturen ausreichend aktiviert und gestärkt sind, lassen sich komplexere Kraftübungen sauber, sicher und wirkungsvoll ausführen. Fehlende Stabilität führt nicht nur zu ineffizientem Training, sondern erhöht auch das Risiko von Fehlhaltungen und Überlastungen.

Das Gute ist: Stabilität lässt sich einfach und effektiv trainieren – auch zu Hause, ganz ohne Geräte. Eine besonders alltagstaugliche und zugleich motivierende Methode ist das Zirkeltraining. Es bringt Struktur ins Training, fördert die Konzentration auf die Übungsausführung und gibt dem Work-out eine klare zeitliche Begrenzung. Wenn die Uhr mitläuft, bleibt weniger Raum für Ablenkung – man bleibt fokussiert, arbeitet sauberer und weiß genau, wann das Training vorbei ist. Das steigert nicht nur die Effizienz, sondern auch die Motivation.

Ein Beispiel für einen sinnvollen Einstieg: Wählen Sie fünf Übungen aus, die auf Rumpfstabilität und gelenknahe Muskulatur abzielen. Jede Übung führen Sie 35 s lang aus, gefolgt von 25 s Pause. Das ergibt eine Minute pro Übung. Wiederholt man diesen Zirkel 5 Mal, kommt man auf ein strukturiertes Training von 25 min. Diese Form des Trainings ist überschaubar, effektiv und lässt sich leicht in den Alltag integrieren – ein idealer Weg, um Stabilität aufzubauen und langfristig eine starke Basis für weiteres Krafttraining zu schaffen.

Ein praktisches Mitmachvideo mit **Übungen zur Förderung der Stabilität** finden Sie mit diesem QR-Code. Einfach den Code scannen und mitmachen.

Bernd Marl, wie kann man Kraft nachhaltig aufbauen?

Krafttraining ist ein zentraler Baustein für gesundes Altern und körperliche Leistungsfähigkeit – und es muss nicht zwangsläufig im Fitnessstudio oder mit schweren Gewichten stattfinden. Schon das Training mit dem eigenen Körpergewicht kann sehr effektiv sein. Übungen wie Liegestütze, Kniebeugen oder Planks lassen sich nahezu überall durchführen, benötigen kaum Hilfsmittel und fördern neben der Kraft auch die Körperwahrnehmung und Koordination.

Ein klarer Vorteil des Körpergewichtstrainings ist seine Flexibilität. Allerdings stößt man hier schneller an Grenzen, was die Anpassung des Widerstands betrifft. Während man beim Training mit Kurzhanteln, Langhanteln oder Maschinen das Gewicht gezielt und fein abgestuft erhöhen kann, erfordert das Fortschreiten im Körpergewichtstraining mehr Kreativität und technische Kontrolle.

Für Einsteiger, die noch wenig Erfahrung mit Krafttraining haben, kann es sinnvoll sein, zunächst an geführten Maschinen zu trainieren. Diese bieten Stabilität und Sicherheit, helfen bei der korrekten Bewegungsausführung und ermöglichen eine kontrollierte Belastungssteigerung. Im nächsten Schritt empfiehlt es sich, das Training schrittweise auf freie Gewichte auszuweiten. Denn beim Hanteltraining werden nicht nur die großen Muskelgruppen, sondern auch viele kleine stabilisierende Muskeln mittrainiert – vorausgesetzt, es besteht eine ausreichende Beweglichkeit in den beteiligten Gelenken.

Langfristig empfehle ich jedem, das Krafttraining mit freien Gewichten zu einem festen Bestandteil des Alltags zu machen. Richtig ausgeführt, lässt sich diese Trainingsform bis ins hohe Alter durchführen – und sie bringt nicht nur mehr Kraft, sondern auch bessere Stabilität, Körperkontrolle und Selbstvertrauen. Entscheidend ist dabei nicht, ständig neue persönliche Bestleistungen aufzustellen. Viel wichtiger ist es, regelmäßig mit einem individuell passenden Widerstand zu trainieren – beständig, mit klarem Fokus und einem Blick auf die langfristige Gesundheit.

Ein praktisches Mitmachvideo mit genau diesen Übungen finden Sie mit diesem QR-Code. In diesem Video absolviert mein mittlerweile 82-jähriger Freund Erich die **Kraftübungen** mit der Langhantel unter meiner Anleitung. Einfach den QR-Code scannen und mitmachen.

Take-Home Message

Liebe Leser*innen,

Sie haben nun sicherlich bemerkt: Der Code zum Jungbleiben ist überaus komplex und höchst individuell. Es kommt nicht nur auf unser **proaktives Tun** an, sondern auch darauf, mögliche Fallstricke frühzeitig zu erkennen – etwa **genetische Veranlagungen** für bestimmte Erkrankungen oder die **Exposition** gegenüber ungünstigen Umweltfaktoren – und diesen gezielt entgegenzuwirken.

Bereits in jungen Jahren sollten wir auf eine ausgewogene, pflanzenbasierte Ernährung mit leichtem Kaloriendefizit ohne Nährstoffmangel achten. Ebenso gehören regelmäßige Bewegung mit bevorzugt strukturiertem Ausdauer- und Krafttraining sowie mehr als 7 h Schlaf, stabile soziale Beziehungen und ein bewusster Umgang mit Stress zu den bewährten Säulen eines gesunden Alterns.

Neben einem gesundheitsförderlichen Lebensstil sollten auch die **medizinischen Präventions- und Therapiemöglichkeiten** gezielt genutzt werden, um altersbedingten Erkrankungen umfassend vorzubeugen und die Gesundheitsspanne wirksam zu verlängern. Heute stehen uns beispielsweise zahlreiche evidenzbasierte Medikamente wie Blutdruck- und Cholesterinsenker zur Verfügung, die das Risiko altersbedingter Erkrankungen wirksam senken können. Ergänzend leisten moderne Präventionsmaßnahmen wie beispielsweise Impfungen, einen entscheidenden Beitrag, um schwere Krankheitsverläufe zu verhindern und unsere Lebenserwartung zu erhöhen. Zudem erweitert die personalisierte Medizin zunehmend den Handlungsspielraum, indem Präventions- und Therapieentscheidungen stärker an individuellen Risikoprofilen ausgerichtet werden.

Gleichzeitig gewinnt ein wachsendes Feld an **Lifestyle-Interventionen** und sogenannten „Biohacking"-Methoden zunehmend an Popularität – von Anti-Aging-Nahrungsergänzungsmitteln über Anti-Aging-Kosmetika bis hin zu Sauerstofftherapien, Hypoxiekammern oder Magnetfeldanwendungen. Viele dieser Maßnahmen versprechen eine Verlängerung der Lebensspanne oder gar eine Umkehr des Alterns, basieren aber häufig auf schwacher oder gar fehlender Evidenz. Beispielsweise werden die derzeit trendigen hoch dosierten und kostenintensiven Vitalstoffinfusionen oftmals ohne belastbare wissenschaftliche Evidenz beworben und suggerieren Wirkungen, die in kontrollierten Studien bislang nicht belegt werden konnten. Zudem kann es zu ernsten Nebenwirkungen kommen, gerade bei vorerkrankten Patient*innen. Bei solchen Interventionen, wie sie von zahlreichen Influencer*innen beworben werden, ist also Zurückhaltung ratsam – vor allem, wenn belastbare Studien zur Wirksamkeit und Sicherheit fehlen.

In diesem Buch haben wir ganz bewusst auf die Erläuterung derartiger Interventionen verzichtet. Vielmehr haben wir uns gezielt auf evidenzbasierte Anti-Aging-Maßnahmen konzentriert und uns von Lifestyletrends, deren wissenschaftliche Grundlage bestenfalls schwach ist und die im schlimmsten Fall gesundheitsschädliche Nebenwirkungen haben können, distanziert. Anstelle solcher Maßnahmen empfiehlt es sich, **ärztliche Empfehlungen** auf Basis einer fundierten Anamnese, klinischen Untersuchung und individueller Risikobewertung einzuholen, um beispielsweise Mangelzustände bedarfsorientiert auszugleichen, anstatt im Gießkannenprinzip Vitamine und Mineralstoffe zu verabreichen, die in hohen Dosierungen auch Krankheiten auslösen können.

Take-Home Message

Daneben ist auch zu betonen, dass das **kontinuierliche Tracking von Vitalparametern** für die Allgemeinbevölkerung nicht sinnvoll erscheint. Parameter wie VO$_2$max, Herzratenvariabilität oder Körpertemperatur sind im Leistungs- und Hochleistungssport wissenschaftlich etabliert, da sie eine gezielte Trainingssteuerung, Prävention von Überlastung und ein optimiertes Regenerationsmanagement ermöglicht. Für die Allgemeinbevölkerung gibt es hingegen keine generelle Empfehlung zum permanenten Monitoring, da Studien zeigen, dass die ständige Datenbeobachtung zu Stress, Fehlinterpretationen und einer Zunahme psychosozialer Belastungen führen kann. Schwankungen im Tagesverlauf und individuelle Variabilität lassen sich oft missdeuten. Entscheidend sind daher das Verständnis der eigenen Körpersignale und die Orientierung an evidenzbasierten Lebensstilfaktoren wie regelmäßiger Bewegung, gesunder Schlaf, ausgewogene Ernährung und gutes Stressmanagement. Messwerte sollten als unterstützendes Tool und nicht als alleiniger Maßstab für Gesundheit und Wohlbefinden betrachtet werden.

Gleichzeitig raten wir auch von **Analysen zum biologischen Alter** ab: Die Bestimmung des biologischen Alters mittels epigenetischer Uhren oder Telomerlängen ist zweifellos ein spannendes Forschungsfeld und ausgesprochen nützlich, um die Wirkung von Anti-Aging-Interventionen in großen Proband*innengruppen zu testen. Doch bislang fehlen verlässliche Standardwerte, um diese Messwerte sinnvoll auf Individuen anzuwenden. Zudem verläuft Altern nicht linear – es geschieht oft sprunghaft, und einzelne Lebensereignisse wie Schwangerschaften können das biologische Alter temporär beeinflussen. Möglicherweise sind wir in zehn Jahren so weit, dass sich die Methodik zur Bestimmung des biologischen Alters derart verbessert hat, dass sie stabile und individuell nutzbare Daten liefert – Daten, die konkrete Handlungen und präventive Maßnahmen für Einzelpersonen ermöglichen. Noch ist die Bestimmung des biologischen Alters ein Gadget, dessen Nutzen für Einzelpersonen limitiert ist, während die verschiedensten **Vorsorgeuntersuchungen**, welche glücklicherweise in Österreich tatsächlich meist kostenfrei oder zumindest verhältnismäßig kostengünstig zur Verfügung stehen, wirklichen Mehrwert bringen.

Ähnlich zurückhaltend sehen wir derzeit auch **genetische Testungen zur Langlebigkeit**: Zwar sind einzelne Genvarianten einem etwas höheren oder niedrigeren Erkrankungs- bzw. Sterberisiko assoziiert, doch ist ihre Vorhersagekraft für das individuelle Lebens- oder Gesundheitsalter gering und es fehlen klar evidenzbasierte, spezifische Handlungsableitungen. Hinzu kommen das Risiko von Fehlinterpretationen sowie Datenschutz- und Versicherungsfragen, sodass die verfügbaren genetischen Longevity-Tests aktuell eher teure Spielereien ohne gesicherten klinischen Nutzen für gesunde Personen darstellen.

Teilweise überschreiten Anbieter auch klar **ethische und regulatorische Grenze**: So werden etwa außerhalb von Europa bereits experimentelle Gentherapien zur Telomerverlängerung angeboten. Solche Entwicklungen verdeutlichen den besorgniserregenden Trend zur Kommerzialisierung des Anti-Aging-Marktes, der zunehmend an evidenzbasierten Standards vorbeigeht. Umso wichtiger sind eine kritische Einordnung und die Orientierung an fundierten, wissenschaftlich geprüften Maßnahmen.

Wir dürfen jedoch berechtigte Hoffnungen in **neue wissenschaftlich fundierte Anti-Aging-Strategien** setzen – immerhin hat uns der medizinisch-technologische Fortschritt in den letzten 150 Jahren bereits zu einer Verdoppelung der

Lebenserwartung verholfen, und gerade in den letzten Jahrzehnten verzeichnet die Altersforschung einen rasant zunehmenden Erkenntnisgewinn. Viele vielversprechende Interventionen stecken noch in den vorklinischen und klinischen Testungen, quasi in der „Pipeline": So verlängerte das seit Jahrzehnten zur Verbesserung der Gelenkfunktion eingesetzte Nahrungsergänzungsmittel **Glucosamin** in Fadenwürmern [333] und Mäusen [334] die Lebenserwartung signifikant, und einzelne Bevölkerungsstudien [335, 336] wiesen auf einen möglichen Zusammenhang zwischen der Einnahme von Glucosamin und einer reduzierten Sterblichkeit beim Menschen hin. Allerdings sind in diesem Fall noch randomisierte, placebokontrollierte Doppelblindstudien notwendig. Bei anderen Interventionen muss die Studienqualität weiter verbessert werden: Ein Beispiel ist die orale Einnahme von **Kollagenpräparaten**, die vor allem zur Verbesserung der Hautelastizität und -feuchtigkeit vermarktet werden. Erste klinische Studien zeigen tatsächlich vielversprechende Hinweise auf eine mögliche Wirkung. Allerdings ist die bisherige Datenlage noch uneinheitlich und häufig durch methodische Schwächen, geringe Fallzahlen oder Interessenskonflikte geprägt. Eine generelle Empfehlung lässt sich daher zum jetzigen Zeitpunkt nicht aussprechen – es bedarf weiterer, qualitativ hochwertiger und unabhängiger Studien, um die tatsächliche Wirksamkeit und Sicherheit solcher Präparate valide beurteilen zu können [337].

Gleichzeitig schreitet auch unser Verständnis der biologischen Grundlagen des Alterns rasant voran – eine zentrale Voraussetzung dafür, künftige Anti-Aging-Strategien gezielter, individueller und wirksamer entwickeln zu können. So ermöglichen **Multi-Omics-Ansätze** – also die kombinierte Analyse von Genom, Transkriptom, Proteom und Metabolom – und die Auswertung großer, komplexer Datensätze mithilfe **künstlicher Intelligenz** eine immer präzisere Charakterisierung biologischer Alterungsprozesse. Basierend auf diesen Entwicklungen ist es durchaus möglich, dass uns in den nächsten 10 bis 15 Jahren wirksame Substanzen zur Verfügung stehen und sogar Interventionen zur gezielten Zellverjüngung Realität werden könnten. Um das Wissen aus der Grundlagenforschung aber erfolgreich in die klinische Anwendung zu bringen, werden **interdisziplinäre Studien** sowie der **Aufbau nationaler und internationaler Datenbanken** erforderlich sein. Und trotz aller Fortschritte in der Technologie und im Bereich der Datenverarbeitung werden traditionelle Anti-Aging-Maßnahmen nicht ihre Bedeutung verlieren.

Sie sehen: Der Code zum Jungbleiben ist vielschichtig und wird sich mit den Erkenntnissen der Wissenschaft weiterentwickeln. Klar ist, dass einzelne Maßnahmen selten ausreichen, um das Geheimnis eines langen, gesunden Lebens zu entschlüsseln. Vielmehr ist es die **Summe der Strategien und die Konstanz**, mit der wir sie in unseren Alltag integrieren, die letztlich den Unterschied macht. Dabei kommt uns auch als **Gesellschaft** die Aufgabe zu, etablierte Anti-Aging-Interventionen für alle gleichermaßen zugänglich und anwendbar zu machen und den Fortschritt in der Forschung gezielt weiter zu fördern, um neue Strategien erfolgreich entwickeln und implementieren zu können. Der Code des Jungbleibens gleicht also weniger einer einfachen Formel als vielmehr einer Gleichung mit vielen Variablen (manche davon auch unbekannt) – und nur, wenn wir alle Variablen regelmäßig justieren, kann es uns gelingen, nicht nur unsere maximale Lebens- sondern auch Gesundheitsspanne als Individuum und Gesellschaft voll auszuschöpfen.

Ihre Corina und Tina

Serviceteil

Literatur – 286

Stichwortverzeichnis – 301

© Der/die Herausgeber bzw. der/die Autor(en), exklusiv lizenziert an Springer-Verlag GmbH, DE, ein Teil von Springer Nature 2026
C. Madreiter-Sokolowski und K. Hütter-Klepp, *Der Code zum Jungbleiben*,
https://doi.org/10.1007/978-3-662-71277-1

Literatur

1. Takasugi, M., et al. (2020). Naked mole-rat very-high-molecular-mass hyaluronan exhibits superior cytoprotective properties. *Nature Communications, 11*(1), 2376.
2. Zhang, Z., et al. (2023). Increased hyaluronan by naked mole-rat Has2 improves healthspan in mice. *Nature, 621*(7977), 196–205.
3. Oeppen, J., & Vaupel, J. W. (2002). Demography. *Broken limits to life expectancy. Science, 296*(5570), 1029–1031.
4. Lobanovska, M., & Pilla, G. (2017). Penicillin's Discovery and Antibiotic Resistance: Lessons for the Future? *The Yale Journal of Biology and Medicine, 90*(1), 135–145.
5. Murray, J. F., Schraufnagel, D. E., & Hopewell, P. C. (2015). Treatment of Tuberculosis. A Historical Perspective. *Ann Am Thorac Soc, 12*(12): 1749–59.
6. Cutler, D., & Miller, G. (2005). The role of public health improvements in health advances: The twentieth-century United States. *Demography, 42*(1), 1–22.
7. Persson, J. (2009). Semmelweis's methodology from the modern stand-point: Intervention studies and causal ontology. *Studies in History and Philosophy of Biological and Biomedical Sciences, 40*(3), 204–209.
8. Olshansky, S. J., et al. (2024). Implausibility of radical life extension in humans in the twenty-first century. *Nat Aging, 4*(11), 1635–1642.
9. Weon, B. M., & Je, J. H. (2009). Theoretical estimation of maximum human lifespan. *Biogerontology, 10*(1), 65–71.
10. Dong, X., Milholland, B., & Vijg, J. (2016). Evidence for a limit to human lifespan. *Nature, 538*(7624), 257–259.
11. Blagosklonny, M. V. (2021). No limit to maximal lifespan in humans: How to beat a 122-year-old record. *Oncoscience, 8,* 110–119.
12. Janssen, F., et al. (2021). Future life expectancy in Europe taking into account the impact of smoking, obesity, and alcohol. *Elife, 10.*
13. Garmany, A., & Terzic, A. (2024). Global Healthspan-Lifespan Gaps Among 183 World Health Organization Member States. *JAMA Network Open, 7*(12), Article e2450241.
14. Organization, W. H. (2015). *World Report on Ageing and Health.*
15. Vickaryous, M. K., & Hall, B. K. (2006). Human cell type diversity, evolution, development, and classification with special reference to cells derived from the neural crest. *Biological Reviews of the Cambridge Philosophical Society, 81*(3), 425–455.
16. Xu, M., et al. (2018). Senolytics improve physical function and increase lifespan in old age. *Nature Medicine, 24*(8), 1246–1256.
17. Rogers, M.A., et al. (1990). Decline in VO2max with aging in master athletes and sedentary men. *J Appl Physiol (1985), 68*(5), 2195–9.
18. Benzinger, P., Eidam, A., & Bauer, J. M. (2021). Clinical importance of the detection of frailty. *Zeitschrift fur Gerontologie und Geriatrie, 54*(3), 285–296.
19. Benetos, A., et al. (2001). Telomere length as an indicator of biological aging: The gender effect and relation with pulse pressure and pulse wave velocity. *Hypertension, 37*(2 Pt 2), 381–385.
20. Devrajani, T., et al. (2023). Relationship between aging and control of metabolic syndrome with telomere shortening: A cross-sectional study. *Science and Reports, 13*(1), 17878.
21. Horvath, S. (2013). DNA methylation age of human tissues and cell types. *Genome Biology, 14*(10), R115.
22. Levine, M. E., et al. (2018). An epigenetic biomarker of aging for lifespan and healthspan. *Aging (Albany NY), 10*(4), 573–591.
23. Lu, A. T., et al. (2022). DNA methylation GrimAge version 2. *Aging (Albany NY), 14*(23), 9484–9549.
24. Bischoff-Ferrari, H. A., et al. (2025). Individual and additive effects of vitamin D, omega-3 and exercise on DNA methylation clocks of biological aging in older adults from the DO-HEALTH trial. *Nat Aging, 5*(3), 376–385.

25. Kurbanov, D. B., et al. (2025). Epigenetic age acceleration in idiopathic pulmonary fibrosis revealed by DNA methylation clocks. *American Journal of Physiology. Lung Cellular and Molecular Physiology, 328*(3), L456–L462.
26. Tao, M. H., et al. (2024). Accelerated Phenotypic Aging Associated With Hepatitis C Infection: Results From the U.S. National Health and Nutrition Examination Surveys 2015–2018. *J Gerontol A Biol Sci Med Sci, 79*(11).
27. Pham, H., et al. (2024). The effects of pregnancy, its progression, and its cessation on human (maternal) biological aging. *Cell Metabolism, 36*(5), 877–878.
28. Oh, H. S., et al. (2023). Organ aging signatures in the plasma proteome track health and disease. *Nature, 624*(7990), 164–172.
29. Argentieri, M. A., et al. (2024). Proteomic aging clock predicts mortality and risk of common age-related diseases in diverse populations. *Nature Medicine, 30*(9), 2450–2460.
30. Mutz, J., Iniesta, R., & Lewis, C. M. (2024). Metabolomic age (MileAge) predicts health and life span: A comparison of multiple machine learning algorithms. *Sci Adv, 10*(51), eadp3743.
31. Meyer, D. H., & Schumacher, B. (2021). BiT age: A transcriptome-based aging clock near the theoretical limit of accuracy. *Aging Cell, 20*(3), Article e13320.
32. Herskind, A. M., et al. (1996). The heritability of human longevity: A population-based study of 2872 Danish twin pairs born 1870–1900. *Human Genetics, 97*(3), 319–323.
33. Ruby, J. G., et al. (2018). Estimates of the Heritability of Human Longevity Are Substantially Inflated due to Assortative Mating. *Genetics, 210*(3), 1109–1124.
34. Lawrence, E. M., Rogers, R. G., & Zajacova, A. (2016). Educational Attainment and Mortality in the United States: Effects of Degrees, Years of Schooling, and Certification. *Population Research and Policy Review, 35*(4), 501–525.
35. Ye, C. J., et al. (2023). Mendelian randomization evidence for the causal effects of socio-economic inequality on human longevity among Europeans. *Nature Human Behaviour, 7*(8), 1357–1370.
36. Austria, S. (2024). Höhergebildete leben länger und bekommen weniger Kinder.
37. Barjasteh-Askari, F., et al. (2020). Relationship between suicide mortality and lithium in drinking water: A systematic review and meta-analysis. *Journal of Affective Disorders, 264*, 234–241.
38. Coutts, F., et al. (2019). The polygenic nature of telomere length and the anti-ageing properties of lithium. *Neuropsychopharmacology, 44*(4), 757–765.
39. Coppede, F. (2013). The epidemiology of premature aging and associated comorbidities. *Clinical Interventions in Aging, 8*, 1023–1032.
40. Lessel, D., Oshima J., & Kubisch C. (2012). Werner syndrome. A prototypical form of segmental progeria. *Med Genet, 24*(4), 262–267.
41. Sabatine, M. S. (2019). PCSK9 inhibitors: Clinical evidence and implementation. *Nature Reviews. Cardiology, 16*(3), 155–165.
42. Kenyon, C., et al. (1993). A C. elegans mutant that lives twice as long as wild type. *Nature, 366*(6454), 461–4.
43. Willcox, B. J., et al. (2008). FOXO3A genotype is strongly associated with human longevity. *Proc Natl Acad Sci U S A, 105*(37), 13987–13992.
44. Flachsbart, F., et al. (2009). Association of FOXO3A variation with human longevity confirmed in German centenarians. *Proc Natl Acad Sci U S A, 106*(8), 2700–2705.
45. Flachsbart, F., et al. (2017). Identification and characterization of two functional variants in the human longevity gene FOXO3. *Nature Communications, 8*(1), 2063.
46. Donlon, T. A., et al. (2017). FOXO3 longevity interactome on chromosome 6. *Aging Cell, 16*(5), 1016–1025.
47. Mercken, E. M., et al. (2013). Calorie restriction in humans inhibits the PI3K/AKT pathway and induces a younger transcription profile. *Aging Cell, 12*(4), 645–651.
48. Kontis, V., et al. (2017). Future life expectancy in 35 industrialised countries: Projections with a Bayesian model ensemble. *Lancet, 389*(10076), 1323–1335.
49. Zarulli, V., Kashnitsky, I., & Vaupel, J. W. (2021). Death rates at specific life stages mold the sex gap in life expectancy. *Proc Natl Acad Sci U S A, 118*(20).
50. Cawthon, R. M., et al. (2003). Association between telomere length in blood and mortality in people aged 60 years or older. *Lancet, 361*(9355), 393–395.

51. Basta, M., & Pandya, A. M. (2025). *Genetics, X-Linked Inheritance, in StatPearls*.
52. Libert, C., Dejager, L., & Pinheiro, I. (2010). The X chromosome in immune functions: When a chromosome makes the difference. *Nature Reviews Immunology, 10*(8), 594–604.
53. Colaco, S., & Modi, D. (2018). Genetics of the human Y chromosome and its association with male infertility. *Reproductive Biology and Endocrinology, 16*(1), 14.
54. Thompson, D. J., et al. (2019). Genetic predisposition to mosaic Y chromosome loss in blood. *Nature, 575*(7784), 652–657.
55. Chen, X., et al. (2025). Concurrent loss of the Y chromosome in cancer and T cells impacts outcome. *Nature, 642*(8069), 1041–1050.
56. Sano, S., et al. (2022). Hematopoietic loss of Y chromosome leads to cardiac fibrosis and heart failure mortality. *Science, 377*(6603), 292–297.
57. Wang, J., et al. (2025). Impact of Y chromosome loss on the risk of Parkinson's disease and progression. *eBioMedicine, 117*, 105769.
58. Gutierrez-Hurtado, I. A., et al. (2024). Loss of the Y Chromosome: A Review of Molecular Mechanisms, Age Inference, and Implications for Men's Health. *Int J Mol Sci, 25*(8).
59. Schooling, C. M., & Zhao, J. V. (2021). Investigating the association of testosterone with survival in men and women using a Mendelian randomization study in the UK Biobank. *Science and Reports, 11*(1), 14039.
60. Rodrigues Dos Santos, M., & Bhasin, S. (2021). Benefits and Risks of Testosterone Treatment in Men with Age-Related Decline in Testosterone. *Annu Rev Med, 72*, 75–91.
61. Rossouw, J. E., et al. (2002). Risks and benefits of estrogen plus progestin in healthy postmenopausal women: Principal results From the Women's Health Initiative randomized controlled trial. *JAMA, 288*(3), 321–333.
62. Boardman, H. M., et al. (2015). Hormone therapy for preventing cardiovascular disease in post-menopausal women. *Cochrane Database Syst Rev, 2015*(3), CD002229.
63. Baik, S. H., Baye, F., & McDonald, C. J. (2024). Use of menopausal hormone therapy beyond age 65 years and its effects on women's health outcomes by types, routes, and doses. *Menopause, 31*(5), 363–371.
64. Liu, Y., & Li, C. (2024). Hormone Therapy and Biological Aging in Postmenopausal Women. *JAMA Network Open, 7*(8), e2430839.
65. Yan, B. W., et al. (2024). Widening Gender Gap in Life Expectancy in the US, 2010–2021. *JAMA Internal Medicine, 184*(1), 108–110.
66. Forum, W. E. (2024). *Closing the Women's Health Gap: A $1 Trillion Opportunity to Improve Lives and Economies*.
67. Prakash, V. S., et al. (2018). Sex Bias in Interventional Clinical Trials. *Journal of Women's Health (2002), 27*(11), 1342–1348.
68. Mielke, M. M., & Miller, V. M. (2021). Improving clinical outcomes through attention to sex and hormones in research. *Nature Reviews. Endocrinology, 17*(10), 625–635.
69. Tian, J., et al. (2021). Green tea catechins EGCG and ECG enhance the fitness and lifespan of Caenorhabditis elegans by complex I inhibition. *Aging (Albany NY), 13*(19), 22629–22648.
70. Berthelot, G., et al. (2012). Exponential growth combined with exponential decline explains lifetime performance evolution in individual and human species. *Age (Dordrecht, Netherlands), 34*(4), 1001–1009.
71. Idda, M. L., et al. (2020). Survey of senescent cell markers with age in human tissues. *Aging (Albany NY), 12*(5), 4052–4066.
72. Lehallier, B., et al. (2019). Undulating changes in human plasma proteome profiles across the lifespan. *Nature Medicine, 25*(12), 1843–1850.
73. Shen, X., et al. (2024). Nonlinear dynamics of multi-omics profiles during human aging. *Nat Aging, 4*(11), 1619–1634.
74. Fraser, B. J., et al. (2025). Added predictive value of childhood physical fitness to traditional risk factors for adult cardiovascular disease. *Eur J Prev Cardiol*.
75. Le, T. T. T., Mendez, D., & Warner, K. E. (2024). The Benefits of Quitting Smoking at Different Ages. *American Journal of Preventive Medicine, 67*(5), 684–688.
76. Deutsche Gesellschaft für Ernährung e. V., B. (2011). *Richtwerte für die Energiezufuhr aus Kohlenhydraten und Fett*. Bonn.

Literatur

77. Deutsche Gesellschaft für Ernährung e. V. (2017). *Wie viel Protein brauchen wir?*
78. Jahnen-Dechent, W., & Ketteler, M. (2012). Magnesium basics. *Clinical Kidney Journal, 5*(Suppl 1), i3–i14.
79. Seidelmann, S. B., et al. (2018). Dietary carbohydrate intake and mortality: A prospective cohort study and meta-analysis. *Lancet Public Health, 3*(9), e419–e428.
80. Shan, Z., et al. (2020). Association of Low-Carbohydrate and Low-Fat Diets With Mortality Among US Adults. *JAMA Internal Medicine, 180*(4), 513–523.
81. Choi, H. K., et al. (2004). Purine-rich foods, dairy and protein intake, and the risk of gout in men. *New England Journal of Medicine, 350*(11), 1093–1103.
82. Gorissen, S. H. M., & Witard, O. C. (2018). Characterising the muscle anabolic potential of dairy, meat and plant-based protein sources in older adults. *The Proceedings of the Nutrition Society, 77*(1), 20–31.
83. Xu, X., et al. (2024). Association between plant and animal protein and biological aging: Findings from the UK Biobank. *European Journal of Nutrition, 63*(8), 3119–3132.
84. Ardisson Korat, A. V., et al. (2024). Dietary protein intake in midlife in relation to healthy aging – results from the prospective Nurses' Health Study cohort. *American Journal of Clinical Nutrition, 119*(2), 271–282.
85. Deutsche Gesellschaft für Ernährung e. V. (2017). Referenzwert: Protein.
86. Deutsche Gesellschaft für Ernährung e. V. (2020). Positionspapier zur Proteinzufuhr im Sport.
87. Lee, S. Y., Lee, H. J., & Lim, J. Y. (2022). Effects of leucine-rich protein supplements in older adults with sarcopenia: A systematic review and meta-analysis of randomized controlled trials. *Archives of Gerontology and Geriatrics, 102*, Article 104758.
88. Heshmati, J., et al. (2019). Omega-3 fatty acids supplementation and oxidative stress parameters: A systematic review and meta-analysis of clinical trials. *Pharmacological Research, 149*, Article 104462.
89. Gagesch, M., et al. (2023). Effects of Vitamin D, Omega-3 Fatty Acids and a Home Exercise Program on Prevention of Pre-Frailty in Older Adults: The DO-HEALTH Randomized Clinical Trial. *The Journal of Frailty & Aging, 12*(1), 71–77.
90. Curfman, G. (2021). Omega-3 Fatty Acids and Atrial Fibrillation. *JAMA, 325*(11), 1063.
91. Bendsen, N. T., et al. (2011). Effect of trans fatty acid intake on abdominal and liver fat deposition and blood lipids: A randomized trial in overweight postmenopausal women. *Nutrition & Diabetes, 1*(1), Article e4.
92. Oomen, C. M., et al. (2001). Association between trans fatty acid intake and 10-year risk of coronary heart disease in the Zutphen Elderly Study: A prospective population-based study. *Lancet, 357*(9258), 746–751.
93. Cardoso, B. R., et al. (2024). Association between ultra-processed food intake and biological ageing in US adults: Findings from National Health and Nutrition Examination Survey (NHANES) 2003–2010. *Age Ageing, 53*(12).
94. Astrup, A., et al. (2020). Saturated Fats and Health: A Reassessment and Proposal for Food-Based Recommendations: JACC State-of-the-Art Review. *Journal of the American College of Cardiology, 76*(7), 844–857.
95. Meyer, N. M. T., et al. (2024). Improvement in Visceral Adipose Tissue and LDL Cholesterol by High PUFA Intake: 1-Year Results of the NutriAct Trial. *Nutrients, 16*(7).
96. Zhao, B., et al. (2024). Plant and Animal Fat Intake and Overall and Cardiovascular Disease Mortality. *JAMA Internal Medicine, 184*(10), 1234–1245.
97. McDonald, R. B., & Ramsey, J. J. (2010). Honoring Clive McCay and 75 years of calorie restriction research. *Journal of Nutrition, 140*(7), 1205–1210.
98. Hardie, D. G., & Carling, D. (1997). The AMP-activated protein kinase–fuel gauge of the mammalian cell? *European Journal of Biochemistry, 246*(2), 259–273.
99. Imai, S., et al. (2000). Transcriptional silencing and longevity protein Sir2 is an NAD-dependent histone deacetylase. *Nature, 403*(6771), 795–800.
100. Hardie, D. G. (2014). AMPK–sensing energy while talking to other signaling pathways. *Cell Metabolism, 20*(6), 939–952.
101. Ghosh, H. S., McBurney, M., & Robbins, P. D. (2010). SIRT1 negatively regulates the mammalian target of rapamycin. *PLoS ONE, 5*(2), Article e9199.

102. Brunet, A., et al. (2004). Stress-dependent regulation of FOXO transcription factors by the SIRT1 deacetylase. *Science, 303*(5666), 2011–2015.
103. Greer, E. L., et al. (2007). An AMPK-FOXO pathway mediates longevity induced by a novel method of dietary restriction in C. elegans. *Curr Biol, 17*(19), 1646–56.
104. Kraus, W. E., et al. (2019). 2 years of calorie restriction and cardiometabolic risk (CALERIE): Exploratory outcomes of a multicentre, phase 2, randomised controlled trial. *The Lancet Diabetes and Endocrinology, 7*(9), 673–683.
105. Martin, C. K., et al. (2016). Effect of Calorie Restriction on Mood, Quality of Life, Sleep, and Sexual Function in Healthy Nonobese Adults: The CALERIE 2 Randomized Clinical Trial. *JAMA Internal Medicine, 176*(6), 743–752.
106. Menniti, G., Meshkat, S., Lin, Q., Lou, W., Reichelt, A., & Bhat, V. (2025). Mental health consequences of dietary restriction: Increased depressive symptoms in biological men and populations with elevated BMI. *BMJ Nutrition, Prevention & Health*.
107. Lee, M. B., et al. (2021). Antiaging diets: Separating fact from fiction. *Science, 374*(6570), eabe7365.
108. Reinisch, I., et al. (2024). Adipocyte p53 coordinates the response to intermittent fasting by regulating adipose tissue immune cell landscape. *Nature Communications, 15*(1), 1391.
109. Chen, X., et al. (2022). Mutant p53 in cancer: From molecular mechanism to therapeutic modulation. *Cell Death & Disease, 13*(11), 974.
110. Sulak, M., et al. (2016). TP53 copy number expansion is associated with the evolution of increased body size and an enhanced DNA damage response in elephants. *Elife, 5*.
111. Abegglen, L. M., et al. (2015). Potential Mechanisms for Cancer Resistance in Elephants and Comparative Cellular Response to DNA Damage in Humans. *JAMA, 314*(17), 1850–1860.
112. American Heart Association Epidemiology and Prevention a. (2024). 8-hour time-restricted eating linked to a 91% higher risk of cardiovascular death.
113. Kalam, F., et al. (2023). Effect of time-restricted eating on sex hormone levels in premenopausal and postmenopausal females. *Obesity (Silver Spring), 31 Suppl 1*(Suppl 1), 57–62.
114. Chawla, S., et al. (2021). The Window Matters: A Systematic Review of Time Restricted Eating Strategies in Relation to Cortisol and Melatonin Secretion. *Nutrients, 13*(8).
115. Thomson, D. M. (2018). The Role of AMPK in the Regulation of Skeletal Muscle Size, Hypertrophy, and Regeneration. *Int J Mol Sci, 19*(10).
116. Katz, A., et al. (2022). Hypothalamus-Muscle Parallel Induction of Metabolic Pathways Following Physical Exercise. *Frontiers in Neuroscience, 16,* Article 897005.
117. Ristow, M., et al. (2009). Antioxidants prevent health-promoting effects of physical exercise in humans. *Proc Natl Acad Sci U S A, 106*(21), 8665–8670.
118. Powers, S. K., et al. (2014). Exercise-induced improvements in myocardial antioxidant capacity: The antioxidant players and cardioprotection. *Free Radical Research, 48*(1), 43–51.
119. Ju, J. S., et al. (2016). Autophagy plays a role in skeletal muscle mitochondrial biogenesis in an endurance exercise-trained condition. *The Journal of Physiological Sciences, 66*(5), 417–430.
120. Hughes, D. C., Ellefsen, S., & Baar, K. (2018). Adaptations to Endurance and Strength Training. *Cold Spring Harb Perspect Med, 8*(6).
121. Werner, C., et al. (2009). Physical exercise prevents cellular senescence in circulating leukocytes and in the vessel wall. *Circulation, 120*(24), 2438–2447.
122. Van Hooren, B., Balamouti, Z., & Zanini, M. (2025). A case report of the female world record holder from 1500 m to the marathon in the 75+ age category. *J Appl Physiol (1985), 138*(2), 603–611.
123. You, Q., et al. (2021). Effects of Different Intensities and Durations of Aerobic Exercise on Vascular Endothelial Function in Middle-Aged and Elderly People: A Meta-analysis. *Frontiers in Physiology, 12,* Article 803102.
124. Eijsvogels, T. M., Fernandez, A. B., & Thompson, P. D. (2016). Are There Deleterious Cardiac Effects of Acute and Chronic Endurance Exercise? *Physiological Reviews, 96*(1), 99–125.
125. Seifert, T., et al. (2010). Endurance training enhances BDNF release from the human brain. *American Journal of Physiology: Regulatory, Integrative and Comparative Physiology, 298*(2), R372–R377.
126. Karavirta, L., et al. (2009). Heart rate dynamics after combined endurance and strength training in older men. *Medicine and Science in Sports and Exercise, 41*(7), 1436–1443.

127. Bweir, S., et al. (2009). Resistance exercise training lowers HbA1c more than aerobic training in adults with type 2 diabetes. *Diabetology and Metabolic Syndrome, 1*, 27.
128. Wilkinson, D. J., Piasecki, M., & Atherton, P. J. (2018). The age-related loss of skeletal muscle mass and function: Measurement and physiology of muscle fibre atrophy and muscle fibre loss in humans. *Ageing Research Reviews, 47*, 123–132.
129. Goodpaster, B. H., et al. (2006). The loss of skeletal muscle strength, mass, and quality in older adults: The health, aging and body composition study. *Journals of Gerontology. Series A, Biological Sciences and Medical Sciences, 61*(10), 1059–1064.
130. Bloch-Ibenfeldt, M., et al. (2024). Heavy resistance training at retirement age induces 4-year lasting beneficial effects in muscle strength: A long-term follow-up of an RCT. *BMJ Open Sport & Exercise Medicine, 10*(2), Article e001899.
131. Kwon, H., & Pessin, J. E. (2013). Adipokines mediate inflammation and insulin resistance. *Front Endocrinol (Lausanne), 4*, 71.
132. Carter, S., et al. (2013). Role of leptin resistance in the development of obesity in older patients. *Clinical Interventions in Aging, 8*, 829–844.
133. Kulterer, O.C., et al. (2020). The Presence of Active Brown Adipose Tissue Determines Cold-Induced Energy Expenditure and Oxylipin Profiles in Humans. *J Clin Endocrinol Metab, 105*(7).
134. Singulani, M. P., et al. (2017). Effects of strength training on osteogenic differentiation and bone strength in aging female Wistar rats. *Science and Reports, 7*, 42878.
135. Watson, S. L., et al. (2018). High-Intensity Resistance and Impact Training Improves Bone Mineral Density and Physical Function in Postmenopausal Women With Osteopenia and Osteoporosis: The LIFTMOR Randomized Controlled Trial. *Journal of Bone and Mineral Research, 33*(2), 211–220.
136. Jiang, L., et al. (2024). Acute interval running induces greater excess post-exercise oxygen consumption and lipid oxidation than isocaloric continuous running in men with obesity. *Science and Reports, 14*(1), 9178.
137. Marzolini, S., et al. (2023). Effect of High-Intensity Interval Training and Moderate-Intensity Continuous Training in People With Poststroke Gait Dysfunction: A Randomized Clinical Trial. *Journal of the American Heart Association, 12*(22), Article e031532.
138. Foley, S., et al. (2008). Measures of childhood fitness and body mass index are associated with bone mass in adulthood: A 20-year prospective study. *Journal of Bone and Mineral Research, 23*(7), 994–1001.
139. Logan, K., et al. (2020). Youth sports participation and health status in early adulthood: A 12-year follow-up. *Prev Med Rep, 19*, Article 101107.
140. Ravi, M., Miller, A. H., & Michopoulos, V. (2021). The Immunology of Stress and the Impact of Inflammation on the Brain and Behavior. *BJPsych Adv, 27*(Suppl 3), 158–165.
141. Bourassa, K. J., et al. (2023). Which Types of Stress Are Associated With Accelerated Biological Aging? Comparing Perceived Stress, Stressful Life Events, Childhood Adversity, and Posttraumatic Stress Disorder. *Psychosomatic Medicine, 85*(5), 389–396.
142. Epel, E. S., et al. (2004). Accelerated telomere shortening in response to life stress. *Proc Natl Acad Sci U S A, 101*(49), 17312–17315.
143. Poganik, J. R., et al. (2023). Biological age is increased by stress and restored upon recovery. *Cell Metab, 35*(5), 807–820 e5.
144. Bolsius, Y. G. (2021). The role of clock genes in sleep, stress and memory. *Biochemical Pharmacology, 191*, Article 114493.
145. Zada, D., et al. (2019). Sleep increases chromosome dynamics to enable reduction of accumulating DNA damage in single neurons. *Nature Communications, 10*(1), 895.
146. Bellesi, M., et al. (2016). Contribution of sleep to the repair of neuronal DNA double-strand breaks: Evidence from flies and mice. *Science and Reports, 6*, 36804.
147. Bonnefont-Rousselot, D., & Collin, F. (2010). Melatonin: Action as antioxidant and potential applications in human disease and aging. *Toxicology, 278*(1), 55–67.
148. Cheng, Y., et al. (2021). Short-Term Sleep Fragmentation Dysregulates Autophagy in a Brain Region-Specific Manner. *Life (Basel), 11*(10).
149. Besedovsky, L., Lange, T., & Born, J. (2012). Sleep and immune function. *Pflugers Archiv. European Journal of Physiology, 463*(1), 121–137.

150. Carroll, J. E., et al. (2016). Insomnia and Telomere Length in Older Adults. *Sleep, 39*(3), 559–564.
151. Chu, C., et al. (2023). Total Sleep Deprivation Increases Brain Age Prediction Reversibly in Multisite Samples of Young Healthy Adults. *Journal of Neuroscience, 43*(12), 2168–2177.
152. Tian, L., et al. (2024). The association between sleep duration trajectories and successful aging: A population-based cohort study. *BMC Public Health, 24*(1), 3029.
153. Takayanagi, Y., & Onaka, T. (2021). Roles of Oxytocin in Stress Responses, Allostasis and Resilience. *Int J Mol Sci, 23*(1).
154. Gutkowska, J., & Jankowski, M. (2012). Oxytocin revisited: Its role in cardiovascular regulation. *Journal of Neuroendocrinology, 24*(4), 599–608.
155. Shahrestani, S., et al. (2015). Heart rate variability during adolescent and adult social interactions: A meta-analysis. *Biological Psychology, 105*, 43–50.
156. World Health Organization? (2025). Fact sheets: Tobacco.
157. Wills, L., et al. (2022). Neurobiological Mechanisms of Nicotine Reward and Aversion. *Pharmacological Reviews, 74*(1), 271–310.
158. Astuti, Y., et al. (2017). Cigarette smoking and telomere length: A systematic review of 84 studies and meta-analysis. *Environmental Research, 158*, 480–489.
159. Alexandrov, L. B., et al. (2016). Mutational signatures associated with tobacco smoking in human cancer. *Science, 354*(6312), 618–622.
160. World Health Organization (2024). Fact sheets: Alcohol.
161. Jin, S., et al. (2015). ALDH2(E487K) mutation increases protein turnover and promotes murine hepatocarcinogenesis. *Proc Natl Acad Sci U S A, 112*(29), 9088–9093.
162. Rovira, P., & Rehm, J. (2021). Estimation of cancers caused by light to moderate alcohol consumption in the European Union. *European Journal of Public Health, 31*(3), 591–596.
163. Wang, M., et al. (2023). Alcohol consumption and epigenetic age acceleration across human adulthood. *Aging (Albany NY), 15*(20), 10938–10971.
164. Renaud, S., & de Lorgeril, M. (1992). Wine, alcohol, platelets, and the French paradox for coronary heart disease. *Lancet, 339*(8808), 1523–1526.
165. Lippi, G., et al. (2010). Moderate red wine consumption and cardiovascular disease risk: Beyond the „French paradox". *Seminars in Thrombosis and Hemostasis, 36*(1), 59–70.
166. Brown, K., et al. (2024). Resveratrol for the Management of Human Health: How Far Have We Come? A Systematic Review of Resveratrol Clinical Trials to Highlight Gaps and Opportunities. *Int J Mol Sci, 25*(2).
167. Zhao, J., et al. (2017). Alcohol Consumption and Mortality From Coronary Heart Disease: An Updated Meta-Analysis of Cohort Studies. *Journal of Studies on Alcohol and Drugs, 78*(3), 375–386.
168. Zhao, J., et al. (2023). Association Between Daily Alcohol Intake and Risk of All-Cause Mortality: A Systematic Review and Meta-analyses. *JAMA Network Open, 6*(3), Article e236185.
169. Schulz, H., et al. (2019). Breathing: Ambient Air Pollution and Health – Part I. *Pneumologie, 73*(5), 288–305.
170. Zhao, B., et al. (2018). Air pollution and telomere length: A systematic review of 12,058 subjects. *Cardiovasc Diagn Ther, 8*(4), 480–492.
171. Clemente, D. B. P., et al. (2019). Prenatal and Childhood Traffic-Related Air Pollution Exposure and Telomere Length in European Children: The HELIX Project. *Environmental Health Perspectives, 127*(8), 87001.
172. Witt, C., & Liebers, U. (2023). Not Available. *Pneumo News, 15*(2), 38–45.
173. Lopez, M. J., & Mohiuddin, S. S. (2025). Biochemistry, Essential Amino Acids. StatPearls.
174. Montinari, M. R., Minelli, S., & De Caterina, R. (2019). The first 3500 years of aspirin history from its roots – A concise summary. *Vascular Pharmacology, 113*, 1–8.
175. Rehman, W., Arfons, L. M., & Lazarus, H. M. (2011). The rise, fall and subsequent triumph of thalidomide: Lessons learned in drug development. *Ther Adv Hematol, 2*(5), 291–308.
176. Searle, S. D., et al. (2008). A standard procedure for creating a frailty index. *BMC Geriatrics, 8*, 24.
177. American Federation for Aging Research (2025). The Targeting Aging with Metformin (TAME) Trial.

178. AQGmbH, A.Ö.A.f.G.u.E. (2025). Nahrungsergänzungsmittel.
179. Lonn, E., et al. (2005). Effects of long-term vitamin E supplementation on cardiovascular events and cancer: A randomized controlled trial. *JAMA, 293*(11), 1338–1347.
180. Klein, E. A., et al. (2011). Vitamin E and the risk of prostate cancer: The Selenium and Vitamin E Cancer Prevention Trial (SELECT). *JAMA, 306*(14), 1549–1556.
181. Howitz, K. T., et al. (2003). Small molecule activators of sirtuins extend Saccharomyces cerevisiae lifespan. *Nature, 425*(6954), 191–196.
182. Kaeberlein, M., et al. (2005). Substrate-specific activation of sirtuins by resveratrol. *Journal of Biological Chemistry, 280*(17), 17038–17045.
183. Hou, X., et al. (2016). Resveratrol serves as a protein-substrate interaction stabilizer in human SIRT1 activation. *Science and Reports, 6*, 38186.
184. Madreiter-Sokolowski, C. T., et al. (2016). Resveratrol Specifically Kills Cancer Cells by a Devastating Increase in the Ca2+ Coupling Between the Greatly Tethered Endoplasmic Reticulum and Mitochondria. *Cellular Physiology and Biochemistry, 39*(4), 1404–1420.
185. Madreiter-Sokolowski, C. T., et al. (2019). Enhanced inter-compartmental Ca(2+) flux modulates mitochondrial metabolism and apoptotic threshold during aging. *Redox Biology, 20*, 458–466.
186. Walle, T. (2011). Bioavailability of resveratrol. *Annals of the New York Academy of Sciences, 1215*, 9–15.
187. Timmers, S., Auwerx, J., & Schrauwen, P. (2012). The journey of resveratrol from yeast to human. *Aging (Albany NY), 4*(3), 146–158.
188. Martin-Montalvo, A., et al. (2013). Metformin improves healthspan and lifespan in mice. *Nature Communications, 4*, 2192.
189. Jiang, N., et al. (2024). The Gehan test identifies life-extending compounds overlooked by the log-rank test in the NIA Interventions Testing Program: Metformin, Enalapril, caffeic acid phenethyl ester, green tea extract, and 17-dimethylaminoethylamino-17-demethoxygeldanamycin hydrochloride. *Geroscience, 46*(5), 4533–4541.
190. Campbell, J. M., et al. (2017). Metformin reduces all-cause mortality and diseases of ageing independent of its effect on diabetes control: A systematic review and meta-analysis. *Ageing Research Reviews, 40*, 31–44.
191. Barzilai, N., et al. (2016). Metformin as a Tool to Target Aging. *Cell Metabolism, 23*(6), 1060–1065.
192. Harinath, G., Lee, V., Nyquist, A., Moel, M., Morgan, S., Isman, A., & Zalzala, S. (2024). Safety and efficacy of rapamycin on healthspan metrics after one year: PEARL Trial Results. *medRxiv*.
193. Mannick, J. B., et al. (2014). mTOR inhibition improves immune function in the elderly. *Sci Transl Med, 6*(268), 268ra179.
194. AQMedicine, N.N.L.o. (2025). Effect of Rapamycin in Ovarian Aging (Rapamycin).
195. Novais, E. J., et al. (2021). Long-term treatment with senolytic drugs Dasatinib and Quercetin ameliorates age-dependent intervertebral disc degeneration in mice. *Nature Communications, 12*(1), 5213.
196. Nambiar, A., et al. (2023). Senolytics dasatinib and quercetin in idiopathic pulmonary fibrosis: Results of a phase I, single-blind, single-center, randomized, placebo-controlled pilot trial on feasibility and tolerability. *eBioMedicine, 90*, Article 104481.
197. Hickson, L. J., et al. (2019). Senolytics decrease senescent cells in humans: Preliminary report from a clinical trial of Dasatinib plus Quercetin in individuals with diabetic kidney disease. *eBioMedicine, 47*, 446–456.
198. Wilkinson, H. N., & Hardman, M. J. (2022). Cellular Senescence in Acute and Chronic Wound Repair. *Cold Spring Harb Perspect Biol, 14*(11).
199. Takahashi, K., & Yamanaka, S. (2006). Induction of pluripotent stem cells from mouse embryonic and adult fibroblast cultures by defined factors. *Cell, 126*(4), 663–676.
200. Gill, D., et al. (2022). Multi-omic rejuvenation of human cells by maturation phase transient reprogramming. *Elife, 11*.
201. Olova, N., et al. (2019). Partial reprogramming induces a steady decline in epigenetic age before loss of somatic identity. *Aging Cell, 18*(1), Article e12877.
202. Bukowiecki, R., Adjaye, J., & Prigione, A. (2014). Mitochondrial function in pluripotent stem cells and cellular reprogramming. *Gerontology, 60*(2), 174–182.

203. Ocampo, A., et al. (2016). In Vivo Amelioration of Age-Associated Hallmarks by Partial Reprogramming. *Cell, 167*(7), 1719–1733 e12.
204. Karg, M. M., et al. (2023). Sustained Vision Recovery by OSK Gene Therapy in a Mouse Model of Glaucoma. *Cellular Reprogramming, 25*(6), 288–299.
205. Parras, A., et al. (2023). In vivo reprogramming leads to premature death linked to hepatic and intestinal failure. *Nat Aging, 3*(12), 1509–1520.
206. Weischer, M., et al. (2012). Short telomere length, myocardial infarction, ischemic heart disease, and early death. *Arteriosclerosis, Thrombosis, and Vascular Biology, 32*(3), 822–829.
207. Salvador, L., et al. (2016). A Natural Product Telomerase Activator Lengthens Telomeres in Humans: A Randomized, Double Blind, and Placebo Controlled Study. *Rejuvenation Research, 19*(6), 478–484.
208. Bernardes de Jesus, B., et al. (2012). Telomerase gene therapy in adult and old mice delays aging and increases longevity without increasing cancer. *EMBO Mol Med, 4*(8), 691–704.
209. Quazi, S. (2022). Telomerase gene therapy: A remission toward cancer. *Medical Oncology, 39*(6), 105.
210. Li, K., Husing, A., & Kaaks, R. (2014). Lifestyle risk factors and residual life expectancy at age 40: A German cohort study. *BMC Medicine, 12*, 59.
211. Yang, H., Sawano, M., & Lu, Y. (2025). Improving adherence in hypertension management: Digital tools, barriers, and innovations across Asia. *Hypertension Research, 48*(7), 2079–2082.
212. GBD 2021 Antimicrobial Resistance Collaborators (2024). Global burden of bacterial antimicrobial resistance 1990–2021: A systematic analysis with forecasts to 2050. *Lancet, 404*(10459), 1199–1226.
213. Jangra, M., et al. (2025). A broad-spectrum lasso peptide antibiotic targeting the bacterial ribosome. *Nature, 640*(8060), 1022–1030.
214. Marenberg, M. E., et al. (1994). Genetic susceptibility to death from coronary heart disease in a study of twins. *New England Journal of Medicine, 330*(15), 1041–1046.
215. Macleod, J., et al. (2005). Interheart. *Lancet, 365*(9454), 118–9; author reply 119–20.
216. Do, R., et al. (2011). The effect of chromosome 9p21 variants on cardiovascular disease may be modified by dietary intake: Evidence from a case/control and a prospective study. *PLoS Medicine, 8*(10), Article e1001106.
217. Lim, S. S., et al. (2012). A comparative risk assessment of burden of disease and injury attributable to 67 risk factors and risk factor clusters in 21 regions, 1990–2010: A systematic analysis for the Global Burden of Disease Study 2010. *Lancet, 380*(9859), 2224–2260.
218. Howard, J. P., et al. (2021). Side Effect Patterns in a Crossover Trial of Statin, Placebo, and No Treatment. *Journal of the American College of Cardiology, 78*(12), 1210–1222.
219. Cholesterol Treatment Trialists, C., et al. (2010). Efficacy and safety of more intensive lowering of LDL cholesterol: A meta-analysis of data from 170,000 participants in 26 randomised trials. *Lancet, 376*(9753), 1670–81.
220. V., A.A.d.W.M.F.e., (2018). S3-Leitlinie Gestationsdiabetes mellitus (GDM), Diagnostik, Therapie und Nachsorge.
221. Cicero, A. F. G., et al. (2020). A randomized Placebo-Controlled Clinical Trial to Evaluate the Medium-Term Effects of Oat Fibers on Human Health: The Beta-Glucan Effects on Lipid Profile, Glycemia and inTestinal Health (BELT) Study. *Nutrients, 12*(3).
222. Österreich GmbH (2021). *Repräsentativerhebung zu Konsum- und Verhaltensweisen mit Suchtpotenzial*.
223. Killer, S. C., Blannin, A. K., & Jeukendrup, A. E. (2014). No evidence of dehydration with moderate daily coffee intake: A counterbalanced cross-over study in a free-living population. *PLoS ONE, 9*(1), Article e84154.
224. Ding, M., et al. (2015). Association of Coffee Consumption With Total and Cause-Specific Mortality in 3 Large Prospective Cohorts. *Circulation, 132*(24), 2305–2315.
225. Zhou, B., et al. (2025). Coffee Consumption and Mortality among United States Adults: A Prospective Cohort Study. *Journal of Nutrition, 155*(7), 2312–2321.
226. Souvik Sen, M., Marchesan, J., Wood, S., Titus, R., Moss, K., Alonso, A., Soliman, E., Magnani, J., Johansen, M., Lakshminarayan, K., Rosamond, W., & Beck J. (2025). Dental flossing may lower the risk for incident ischemic stroke, cardioembolic stroke subtype and AF.

227. Pang, S., et al. (2023). Longevity of centenarians is reflected by the gut microbiome with youth-associated signatures. *Nat Aging, 3*(4), 436–449.
228. Best, L., et al. (2025). Metabolic modelling reveals the aging-associated decline of host-microbiome metabolic interactions in mice. *Nature Microbiology, 10*(4), 973–991.
229. Sommer, F., et al. (2025). Life-long microbiome rejuvenation improves intestinal barrier function and inflammaging in mice. *Microbiome, 13*(1), 91.
230. Franck, M., et al. (2025). Nonuniversality of inflammaging across human populations. *Nat Aging*.
231. Schuetz, P., et al. (2019). Individualised nutritional support in medical inpatients at nutritional risk: A randomised clinical trial. *Lancet, 393*(10188), 2312–2321.
232. Merker, M., et al. (2020). Association of Baseline Inflammation With Effectiveness of Nutritional Support Among Patients With Disease-Related Malnutrition: A Secondary Analysis of a Randomized Clinical Trial. *JAMA Network Open, 3*(3), Article e200663.
233. AQHumans, I.W.G.o.t.E.o.C.R.t. (2018). Red Meat and Processed Meat.
234. Dankner, R., et al. (2024). A historical cohort study with 27,754 individuals on the association between meat consumption and gastrointestinal tract and colorectal cancer incidence. *International Journal of Cancer, 155*(11), 2009–2020.
235. Al-Shaar, L., et al. (2020). Red meat intake and risk of coronary heart disease among US men: Prospective cohort study. *BMJ, 371*, Article m4141.
236. Li, C., et al. (2024). Meat consumption and incident type 2 diabetes: An individual-participant federated meta-analysis of 1.97 million adults with 100 000 incident cases from 31 cohorts in 20 countries. *Lancet Diabetes Endocrinol, 12*(9), 619–630.
237. Li, Y., et al. (2025). Long-Term Intake of Red Meat in Relation to Dementia Risk and Cognitive Function in US Adults. *Neurology, 104*(3), Article e210286.
238. Seiwert, N., et al. (2020). Mechanism of colorectal carcinogenesis triggered by heme iron from red meat. *Biochim Biophys Acta Rev Cancer, 1873*(1), Article 188334.
239. AQonline, A. (2021). Update S3-Leitlinie Reizdarmsyndrom: Definition, Pathophysiologie, Diagnostik und Therapie. Gemeinsame Leitlinie der Deutschen Gesellschaft für Gastroenterologie, Verdauungs- und Stoffwechselkrankheiten (DGVS) und der Deutschen Gesellschaft für Neurogastroenterologie und Motilität (DGNM).
240. Stamatakis, E., et al. (2019). Sitting Time, Physical Activity, and Risk of Mortality in Adults. *Journal of the American College of Cardiology, 73*(16), 2062–2072.
241. Duggal, N.A., et al. (2018). Major features of immunesenescence, including reduced thymic output, are ameliorated by high levels of physical activity in adulthood. *Aging Cell, 17*(2).
242. Waldhoer, T., Endler, G., Yang, L., Haidinger, G., Wagner, O., & Marculescu, R. (2018). Vitamin D deficiency, overall and cause-specific mortality: The impact of age. *Revue d'Épidémiologie et de Santé Publique*.
243. AQRisikobewertung, B.f. (2023). Nahrungsergänzungsmittel mit Vitamin D – sinnvoll oder überflüssig.
244. Manson, J. E., et al. (2019). Vitamin D Supplements and Prevention of Cancer and Cardiovascular Disease. *New England Journal of Medicine, 380*(1), 33–44.
245. Bischoff-Ferrari, H. A., et al. (2020). Effect of Vitamin D Supplementation, Omega-3 Fatty Acid Supplementation, or a Strength-Training Exercise Program on Clinical Outcomes in Older Adults: The DO-HEALTH Randomized Clinical Trial. *JAMA, 324*(18), 1855–1868.
246. Khaw, K. T., et al. (2017). Effect of monthly high-dose vitamin D supplementation on falls and non-vertebral fractures: Secondary and post-hoc outcomes from the randomised, double-blind, placebo-controlled ViDA trial. *The Lancet Diabetes and Endocrinology, 5*(6), 438–447.
247. Bischoff-Ferrari, H. A., et al. (2022). Effects of vitamin D, omega-3 fatty acids, and a simple home strength exercise program on fall prevention: The DO-HEALTH randomized clinical trial. *American Journal of Clinical Nutrition, 115*(5), 1311–1321.
248. Waterhouse, M., et al. (2021). Vitamin D supplementation and risk of falling: Outcomes from the randomized, placebo-controlled D-Health Trial. *Journal of Cachexia, Sarcopenia and Muscle, 12*(6), 1428–1439.
249. Bauer, J., et al. (2013). Evidence-based recommendations for optimal dietary protein intake in older people: A position paper from the PROT-AGE Study Group. *Journal of the American Medical Directors Association, 14*(8), 542–559.

250. Reitzinger, S., & Czypionka, T. (2024). Low-, moderate-, and high-risk obesity in association with cost drivers, costs over the lifecycle, and life expectancy. *BMC Public Health, 24*(1), 2069.
251. Ryan, D. H., & Yockey, S. R. (2017). Weight Loss and Improvement in Comorbidity: Differences at 5%, 10%, 15%, and Over. *Current Obesity Reports, 6*(2), 187–194.
252. Federico, A., et al. (2010). Fat: A matter of disturbance for the immune system. *World Journal of Gastroenterology, 16*(38), 4762–4772.
253. Rao, R. R., et al. (2014). Meteorin-like is a hormone that regulates immune-adipose interactions to increase beige fat thermogenesis. *Cell, 157*(6), 1279–1291.
254. Bastard, J. P., et al. (2006). Recent advances in the relationship between obesity, inflammation, and insulin resistance. *European Cytokine Network, 17*(1), 4–12.
255. Han, S. J., et al. (2017). White Adipose Tissue Is a Reservoir for Memory T Cells and Promotes Protective Memory Responses to Infection. *Immunity, 47*(6), 1154–1168 e6.
256. Leutner, M., et al. (2023). Obesity as pleiotropic risk state for metabolic and mental health throughout life. *Translational Psychiatry, 13*(1), 175.
257. Muhlenbruch, K., et al. (2014). Update of the German Diabetes Risk Score and external validation in the German MONICA/KORA study. *Diabetes Research and Clinical Practice, 104*(3), 459–466.
258. Ouni, M., et al. (2020). Epigenetic Changes in Islets of Langerhans Preceding the Onset of Diabetes. *Diabetes, 69*(11), 2503–2517.
259. Bundesinstitut für Risikobewertung (2025). Proposed maximum levels for the addition of iodine to foods including food supplement.
260. Moeller, L. C., & Fuhrer, D. (2013). Thyroid hormone, thyroid hormone receptors, and cancer: A clinical perspective. *Endocrine-Related Cancer, 20*(2), R19-29.
261. Hellevik, A. I., et al. (2009). Thyroid function and cancer risk: A prospective population study. *Cancer Epidemiology, Biomarkers & Prevention, 18*(2), 570–574.
262. Tawfik, I., et al. (2024). Breast cancer cells utilize T3 to trigger proliferation through cellular Ca(2+) modulation. *Cell Communication and Signaling: CCS, 22*(1), 533.
263. Livingston, G., et al. (2024). Dementia prevention, intervention, and care: 2024 report of the Lancet standing Commission. *Lancet, 404*(10452), 572–628.
264. Norton, S., et al. (2014). Potential for primary prevention of Alzheimer's disease: An analysis of population-based data. *Lancet Neurology, 13*(8), 788–794.
265. Livingston, G., et al. (2020). Dementia prevention, intervention, and care: 2020 report of the Lancet Commission. *Lancet, 396*(10248), 413–446.
266. Lin, F. R., et al. (2023). Hearing intervention versus health education control to reduce cognitive decline in older adults with hearing loss in the USA (ACHIEVE): A multicentre, randomised controlled trial. *Lancet, 402*(10404), 786–797.
267. Fan, B., et al. (2020). What and How Can Physical Activity Prevention Function on Parkinson's Disease? *Oxidative Medicine and Cellular Longevity, 2020*, 4293071.
268. Yang, F., et al. (2015). Physical activity and risk of Parkinson's disease in the Swedish National March Cohort. *Brain, 138*(Pt 2), 269–275.
269. Alders, P., et al. (2025). The effect of sleep disturbances on the incidence of dementia for varying lag times. *J Prev Alzheimers Dis, 12*(2), Article 100024.
270. Wennberg, A. M. V., et al. (2017). Sleep Disturbance, Cognitive Decline, and Dementia: A Review. *Seminars in Neurology, 37*(4), 395–406.
271. Li, H., Qian, F. (2023). Low-risk sleep patterns, mortality, and life expectancy at age 30 years: a prospective study of 172 321 US adults.
272. Franceschi, C., et al. (2000). Inflamm-aging. An evolutionary perspective on immunosenescence. *Ann N Y Acad Sci, 908*, 244–54.
273. Klopack, E. T., et al. (2022). Social stressors associated with age-related T lymphocyte percentages in older US adults: Evidence from the US Health and Retirement Study. *Proc Natl Acad Sci U S A, 119*(25), Article e2202780119.
274. Holt-Lunstad, J., Smith, T. B., & Layton, J. B. (2010). Social relationships and mortality risk: A meta-analytic review. *PLoS Medicine, 7*(7), Article e1000316.
275. Stijovic, A., et al. (2023). Homeostatic Regulation of Energetic Arousal During Acute Social Isolation: Evidence From the Lab and the Field. *Psychological Science, 34*(5), 537–551.

276. Vetere, G., et al. (2024). The relationship between playing musical instruments and cognitive trajectories: Analysis from a UK ageing cohort. *International Journal of Geriatric Psychiatry, 39*(2), Article e6061.
277. Mayer-Ferbas, J. (2024). Hautkrebsprävention: Leitlinien-Empfehlungen zur Primär- und Sekundärprävention. *QUALITAS*.
278. Hussein, R. S., et al. (2025). Influences on Skin and Intrinsic Aging: Biological, Environmental, and Therapeutic Insights. *Journal of Cosmetic Dermatology, 24*(2), Article e16688.
279. de Troya-Martin, M., et al. (2025). Personalized Photoprotection: Expert Consensus and Recommendations From a Delphi Study Among Dermatologists. *Photodermatology, Photoimmunology and Photomedicine, 41*(1), Article e70001.
280. Wolf, P. (2019). Vitamin D: One more argument for broad-spectrum ultraviolet A + ultraviolet B sunscreen protection. *British Journal of Dermatology, 181*(5), 881–882.
281. Neale, R. E., et al. (2019). The effect of sunscreen on vitamin D: A review. *British Journal of Dermatology, 181*(5), 907–915.
282. Morita, A., et al. (2009). Molecular basis of tobacco smoke-induced premature skin aging. *The Journal of Investigative Dermatology. Symposium Proceedings, 14*(1), 53–55.
283. Yang, G. Y., et al. (2013). Effects of cigarette smoke extracts on the growth and senescence of skin fibroblasts in vitro. *International Journal of Biological Sciences, 9*(6), 613–623.
284. Armstrong, A. W., et al. (2014). Psoriasis and smoking: A systematic review and meta-analysis. *British Journal of Dermatology, 170*(2), 304–314.
285. O'Doherty, C. J., & MacIntyre, C. (1985). Palmoplantar pustulosis and smoking. *British Medical Journal (Clinical Research Edition), 291*(6499), 861–864.
286. Gelfand, J. M., et al. (2006). Risk of myocardial infarction in patients with psoriasis. *JAMA, 296*(14), 1735–1741.
287. Vierkotter, A., et al. (2010). Airborne particle exposure and extrinsic skin aging. *The Journal of Investigative Dermatology, 130*(12), 2719–2726.
288. Ahmed, I. A., & Mikail, M. A. (2024). Diet and skin health: The good and the bad. *Nutrition, 119*, Article 112350.
289. Borik-Heil, L., & Geusau, A. (2021). Aktinische Keratosen. *hautnah, 20*(1), 45–55.
290. Holzle, E., & Honigsmann, H. (2005). UV-radiation–sources, wavelength, environment. *J Dtsch Dermatol Ges, 3 Suppl 2*(s2), S3–10.
291. Yarosh, D. B., et al. (1999). Photoprotection by topical DNA repair enzymes: Molecular correlates of clinical studies. *Photochemistry and Photobiology, 69*(2), 136–140.
292. Patra, V., et al. (2025). Urocanase-Positive Skin-Resident Bacteria Metabolize cis-Urocanic Acid and in Turn Reduce the Immunosuppressive Properties of UVR. *J Invest Dermatol*.
293. Griffiths, T. W., Watson, R. E. B., & Langton, A. K. (2023). Skin ageing and topical rejuvenation strategies. *British Journal of Dermatology, 189*(Suppl 1), i17–i23.
294. Fitsiou, E., et al. (2021). Cellular Senescence and the Senescence-Associated Secretory Phenotype as Drivers of Skin Photoaging. *The Journal of Investigative Dermatology, 141*(4S), 1119–1126.
295. Chin, T., et al. (2023). The role of cellular senescence in skin aging and age-related skin pathologies. *Frontiers in Physiology, 14*, 1297637.
296. Kidangazhiathmana, A., & Santhosh, P. (2022). Pathogenesis of Androgenetic Alopecia. *Clinical Dermatology Review, 6*(2), 69–74.
297. Riedel-Baima, B., & Riedel, A. (2008). Female pattern hair loss may be triggered by low oestrogen to androgen ratio. *Endocrine Regulations, 42*(1), 13–16.
298. Kanti, V., et al. (2018). Evidence-based (S3) guideline for the treatment of androgenetic alopecia in women and in men – short version. *Journal of the European Academy of Dermatology and Venereology, 32*(1), 11–22.
299. Yun, S. I., et al. (2022). Weekly treatment with SAMiRNA targeting the androgen receptor ameliorates androgenetic alopecia. *Science and Reports, 12*(1), 1607.
300. Soldin, O. P., & Mattison, D. R. (2009). Sex differences in pharmacokinetics and pharmacodynamics. *Clinical Pharmacokinetics, 48*(3), 143–157.
301. Carroll, J. E., et al. (2021). Postpartum sleep loss and accelerated epigenetic aging. *Sleep Health, 7*(3), 362–367.

302. Stordal, B. (2023). Breastfeeding reduces the risk of breast cancer: A call for action in high-income countries with low rates of breastfeeding. *Cancer Medicine, 12*(4), 4616–4625.
303. Reddy, S. M., et al. (2022). Pregnancy-related factors may signal additional protection or risk of future cardiovascular diseases. *BMC Women's Health, 22*(1), 528.
304. Stuebe, A. M., & Rich-Edwards, J. W. (2009). The reset hypothesis: Lactation and maternal metabolism. *American Journal of Perinatology, 26*(1), 81–88.
305. Hebeisen, I., et al. (2024). Prospective associations between breast feeding, metabolic health, inflammation and bone density in women with prior gestational diabetes mellitus. *BMJ Open Diabetes Res Care, 12*(3).
306. Hyatt, H. W., et al. (2017). Lactation has persistent effects on a mother's metabolism and mitochondrial function. *Science and Reports, 7*(1), 17118.
307. Deutsche Gesellschaft für Ernährung e. V. (2025). *Handlungsempfehlungen – Ernährung in der Schwangerschaft.*
308. Savitz, D. A., et al. (2014). Pregnancy-induced hypertension and diabetes and the risk of cardiovascular disease, stroke, and diabetes hospitalization in the year following delivery. *American Journal of Epidemiology, 180*(1), 41–44.
309. Fraser, A., et al. (2012). Associations of pregnancy complications with calculated cardiovascular disease risk and cardiovascular risk factors in middle age: The Avon Longitudinal Study of Parents and Children. *Circulation, 125*(11), 1367–1380.
310. Li, S., et al. (2021). Effects of hormone replacement therapy on glucose and lipid metabolism in peri- and postmenopausal women with a history of menstrual disorders. *BMC Endocrine Disorders, 21*(1), 121.
311. Santoro, N., et al. (2016). Compounded Bioidentical Hormones in Endocrinology Practice: An Endocrine Society Scientific Statement. *Journal of Clinical Endocrinology and Metabolism, 101*(4), 1318–1343.
312. Egarter, C. (2018). Update zu Isoflavonen in der Menopause. Mittel der ersten Wahl bei leichten klimakterischen Beschwerden.
313. EFSA, E.F.S.A. (2015). Risk assessment for peri- and post-menopausal women taking food supplements containing isolated isoflavones.
314. Deutsche Gesellschaft für Ernährung e. V., B. (2024). *Ernährung in den Wechseljahren.*
315. Mathieu, E., et al. (2018). Paradigms of Lung Microbiota Functions in Health and Disease, Particularly, in Asthma. *Frontiers in Physiology, 9,* 1168.
316. Roduit, C., et al. (2019). High levels of butyrate and propionate in early life are associated with protection against atopy. *Allergy, 74*(4), 799–809.
317. Elmer, A., et al. (2025). Respiratory medicine in climate change. *Pneumologie.*
318. Ni, R., Su, H., Burnett, R., Guo, Y., & Cheng, Y. (2024). Long-term exposure to PM2.5 has significant adverse effects on childhood and adult asthma: A global meta-analysis and health impact assessment. *One Earth.*
319. Rabady, S., et al. (2023). S1 guidelines for the management of postviral conditions using the example of post-COVID-19. *Wiener Klinische Wochenschrift, 135*(Suppl 4), 525–598.
320. Hoffmann, K., et al. (2024). Interdisciplinary, collaborative D-A-CH (Germany, Austria and Switzerland) consensus statement concerning the diagnostic and treatment of myalgic encephalomyelitis/chronic fatigue syndrome. *Wiener Klinische Wochenschrift, 136*(Suppl 5), 103–123.
321. Medizinische Universität Wien (2025). *Indikations-Medikamentenliste für PAIS und ME/CFS in Österreich.*
322. Österreichische Ärztezeitung (2025). *Mikronährstoffe.*
323. O'Connor, E. A., et al. (2022). Vitamin and Mineral Supplements for the Primary Prevention of Cardiovascular Disease and Cancer: Updated Evidence Report and Systematic Review for the US Preventive Services Task Force. *JAMA, 327*(23), 2334–2347.
324. Bjelakovic, G., Nikolova, D., & Gluud, C. (2013). Meta-regression analyses, meta-analyses, and trial sequential analyses of the effects of supplementation with beta-carotene, vitamin A, and vitamin E singly or in different combinations on all-cause mortality: Do we have evidence for lack of harm? *PLoS ONE, 8*(9), Article e74558.
325. Kok, D. E., et al. (2015). The effects of long-term daily folic acid and vitamin B12 supplementation on genome-wide DNA methylation in elderly subjects. *Clinical Epigenetics, 7,* 121.

326. AQMonitor, I.G.a.d.P.-I. (2022). Screening auf Vitamin B12-Mangel und Substitution von Vitamin B12 bei asymptomatischen Personen.
327. Brasky, T. M., White, E., & Chen, C. L. (2017). Long-Term, Supplemental, One-Carbon Metabolism-Related Vitamin B Use in Relation to Lung Cancer Risk in the Vitamins and Lifestyle (VITAL) Cohort. *Journal of Clinical Oncology, 35*(30), 3440–3448.
328. Gunville, C. F., Mourani, P. M., & Ginde, A. A. (2013). The role of vitamin D in prevention and treatment of infection. *Inflammation & Allergy: Drug Targets, 12*(4), 239–245.
329. Ritterhouse, L. L., et al. (2011). Vitamin D deficiency is associated with an increased autoimmune response in healthy individuals and in patients with systemic lupus erythematosus. *Annals of the Rheumatic Diseases, 70*(9), 1569–1574.
330. Wang, T. J., et al. (2008). Vitamin D deficiency and risk of cardiovascular disease. *Circulation, 117*(4), 503–511.
331. Rust, P., Hasenegger, V., Koenig, J. (2017). *Österreichischer Ernährungsbericht 2017*.
332. Salviati, L., et al. (1993). Primary Coenzyme Q(10) Deficiency Overview. In M.P. Adam, et al. (Hrsg.), *GeneReviews((R))*.
333. Schulz, T. J., et al. (2007). Glucose restriction extends Caenorhabditis elegans life span by inducing mitochondrial respiration and increasing oxidative stress. *Cell Metabolism, 6*(4), 280–293.
334. Weimer, S., et al. (2014). D-Glucosamine supplementation extends life span of nematodes and of ageing mice. *Nature Communications, 5*, 3563.
335. Bell, G. A., et al. (2012). Use of glucosamine and chondroitin in relation to mortality. *European Journal of Epidemiology, 27*(8), 593–603.
336. Pocobelli, G., et al. (2010). Total mortality risk in relation to use of less-common dietary supplements. *American Journal of Clinical Nutrition, 91*(6), 1791–1800.
337. Pu, S. Y., et al. (2023). Effects of Oral Collagen for Skin Anti-Aging: A Systematic Review and Meta-Analysis. *Nutrients, 15*(9).

Stichwortverzeichnis

A

Acetylcholin s. Stressreduktion
Acetylsalicylsäure 67
Adipositas 88, 161
- abdominale Adipositas 163
- Adipositastherapie 164
- bariatrische Chirurgie (Adipositaschirurgie) 165
- Begleiterkrankung 163, 164
- Bewegung 164
- Diskriminierung 163
- Entstehung 162
- Ernährungsumstellung 164
- generelle Adipositas 163
- Glukagon-like Peptide 1 (GLP-1)-Rezeptoragonist 164
- medikamentöse Therapie 164
- Mortalität 161
- Produktion proinflammatorischer Zytokine 163
- psychische Erkrankung 163
- Risiko 161
- Überaktivierung der Adipozyten 162
- Verhaltenstherapie 164
- viszerales Fettgewebe, Änderung der Funktion 162
Adjuvantierter Impfstoff s. Immunseneszenz s. auch Immunsystem
Adrenalin s. Stress
Aktinische Keratose s. Hautkrebs
Alkoholkonsum 63, 112
- Acetaldehyd 64
- Fettleber 64
- French Paradox 64
- psychoaktive Wirkung von Ethanol 63
- Resveratrol 64
- Zellgift Ethanol 63
Allergie 133
- Behandlung 239
Alter
- Beeinflussung durch Erkrankung 17
- biologisch 15
- chronologisch 15
- reversible Beeinflussung durch Schwangerschaft 18
Altersbedingter Haarausfall 216
Altersschwerhörigkeit s. Ohr 199
- Degeneration der Haarzellen 198
- genetische Disposition 199
- Hörgerät zum Erhalt der Funktion von Ohr und Hirnrinde 199
- Lärmbelastung 199
- verminderte Elastizität des Trommelfells 198
Altersstimme 202
- logopädische Stimmtherapie 203
Alterung
- Geschlechtshormon 26
- geschlechtsspezifischer Unterschied 24
- individueller Faktor 20
- Intervention 8, 20, 29
- wellenartig 29
- zellulär 5, 25
Alterungsforschung 5
- Wirkstoffscreening 5
- zelluläre Zielstruktur 5
- Ziel 8
Alterungsprozess bei Frauen 220
- Auswirkung Rückgang Östrogen- und Progesteronproduktion 223
- Brustkrebsrisiko 229
- Eiweißzufuhr 229
- erhöhter Bedarf an essenziellen Nährstoffen 228
- Flüssigkeitszufuhr 229
- gynäkologische Vorsorge 229
- klimakterische Beschwerden 223
- Krebsrisiko durch hormonelle Veränderung 229
- Maßnahme bei Wechseljahrbeschwerden 225
- mediterrane Ernährung 228
- metabolischer Wechsel Schwangerschaft/Geburt 221
- protektive Wirkung des Stillens 220
- reduzierte Schlafdauer nach Gebären 220
- reversible Alterung durch Schwangerschaft 220
- Stoffwechselveränderung Menopause 227
- Verjüngung durch Stillzeit 220
- Vorteile des Nichtstillens 222
- Wechseljahrbeschwerden 224
- Wirkung von Bewegung 228
- Zunahme viszerales Fett 228
- Schwangerschaftsdiabetes (Gestationsdiabetes) 222
Alterungsprozess bei Männern 230
- Andropause 231
- Antriebslosigkeit 231
- Depression, atypisches Symptom 232
- Erektionsstörung 231

– Herz-Kreislauf-Erkrankung 232
– Hormontherapie 234
– Infektanfälligkeit 232
– Kraftverlust 230
– Leistungsabfall 231
– partielles Androgendefizit des alternden Mannes 231
– Prävention altersbedingter Beschwerden 232
– Prostatakrebs 232
– Schlafapnoe 230
– Schlafstörung 230
– sinkender Testosteronspiegel 230
– Überlastung 231
– Vorsorgeuntersuchung 232
– Zunahme Fettanteil 230
Alterungsuhr (Aging Clock) 15, 283
– Aussagekraft 18, 19
– Empfindlichkeit 18
– epigenetisch 17
– Genauigkeit 17
– integrativ 19
– Nutzen 18
– proteombasiert 18
Alveolarmakrophage (Fresszelle auf Lungenbläschen) s. Lunge
Alzheimer 179
– 14 modifizierbare Faktoren 181
– Alzheimersymptom 180
– Alzheimertherapie 182
– Frühdiagnostik 182
– genetische Veranlagung 180
– Risikofaktor 181
Aminosäuren 35
AMPK (AMP-aktivierte Proteinkinase) XVII, 44
Androgenetische Alopezie s. Altersbedingter Haarausfall
Anti-Aging-Intervention 282
– ethische und regulatorische Grenzüberschreitung 283
– evidenzbasiert 282
– Kommerzialisierung 283
Anti-Aging-Wirkstoff 67
– Antioxidans 77
– Antioxidantien 78
– Bioverfügbarkeit 74
– Hit-and-Run-Ansatz 79
– Indikation 70
– Interventions Testing Program 76
– Kosmetik 72
– Kosmetika 72
– Marketing 75
– Metformin 76
– Mimetikum 76
– Off-Target 67

– PEARL-Studie (Participatory Evaluation of Aging with Rapamycin for Longevity) 77
– Prooxidantien 78
– Quercetin 79
– Rapamycin 76
– Schlüssel-Schloss-Prinzip 67
– Senolytikum 78
– Senomorphikum 78
– TAME-Studie (Targeting Aging with Metformin) 71, 76
– Target 67
– Zulassungsverfahren 68
Antibiotika 90
Antioxidans s. Hautgesundheit
Antisense-Oligonukleotid s. Altersbedingter Haarausfall
Apoptose 269
Arthrose 141
– Schmerz durch verschwundenen Knorpel 142
Aspirin 67
Asthma bronchiale s. Lunge
Atmung s. Lunge
ATP (Adenosintriphosphat) XVII, 11
Augen 114
Augengesundheit s. Sehkraft
Ausdauersport
– Fettverbrennung 50
– Insulinsensitivität 50
– Telomerverlängerung 50
– Verlängerung der Telomere 50
– zelluläre Signalkaskade 49
Ausdauertraining 109
Autoimmunerkrankung 236
Autophagie 45

B

Ballaststoff 109
BDNF (Brain-Derived Neurotrophic Factor) s. Neurodegenerative Erkrankung XVII, 50, 51
β-Amyloid-Protein s. Alzheimer
β-Glucane 110
Beweglichkeit 279
Bewegung 89
Bewegungsapparat s. Arthrose 138
– aktiver 139
– Bewegung im Alltag 146
– Ernährung s. Ernährung 150
– ganzheitlicher Behandlungsansatz 144
– Gewichtsreduktion 149
– Knorpel 141
– Muskel 140
– Muskelaufbau 148

- orthopädietechnische Maßnahme 143
- passiver (Stützapparat) 139
- richtige Sportwahl 143
- Sarkopenie (Muskelverlust) 141
- Schmerz s. Rückenschmerz
- Training 147
- Wirbelsäule s. Rückenschmerz
Biomarker 58
Blutdruck 48, 104
- Nierenfunktion 104
Bluthochdruck 101
- Bluthochdruck
 - Auswirkung auf Gefäße 101
- Therapieform 100
Blutzuckerspiegel 36
BMI (Body-Mass-Index) XVII, 56
Body-Mass-Index (BMI) XVII, 56
Braunes Fettgewebe 54

C

Chaperon 11
Cholesterin 41
Chromosom 12
CLOCK-Gen (Circadian Locomotor Output Cycles Kaput) 58
Coenzym Q10 (CoQ10) 276
COPD (Chronisch obstruktive Lungenerkrankung) s. Lunge
Coping 191
Cortisol (Stresshormon) s. Stress
- Regulierung des Cortisolspiegels 192
Cortison 154
COVID 193
C-reaktives Protein (CRP) s. Herz-Kreislauf-System
CRP (C-reaktives Protein) XVII

D

Darm 117
- antientzündliche Ernährung 131
- Darmgesundheit 128
- grundlegendes Ernährungsmuster 129
- messbarer Mehrwert von Biolebensmitteln 133
- Wirkung auf gesamten Körper 117
Darmachse 120
Darmgesundheit 37
Darmkrebs 127
Darm-Lunge-Achse s. Mikrobiom
Darmspiegelung 127
DASH (Dietary Approaches to Stop Hypertension) XVII

Demenz 175, 179
- durch Alterung 176
- durch Schlaflosigkeit (vorübergehend) 176
- durch Stress (vorübergehend) 176
- Stilldemenz (vorübergehend) 176
- vorübergehend 176
Depression 97
Deutsche Gesellschaft für Ernährung 36
DGE (Deutsche Gesellschaft für Ernährung) XVII
DHA (Docosahexaensäure) XVII, 222
Diabetes mellitus (Zuckerkrankheit) 166
- Änderung des Lebensstils 169
- Antidiabetikum 169
- Bewegung 169
- Blutzuckereinstellung 168
- chronische Überzuckerung (Hyperglykämie) 167
- Diabetes mellitus Typ 1 166
- Diabetes mellitus Typ 2 166
- Diabetestherapie 168
- diabetische Spätfolge 167
- DNA-Veränderungen als Biomarker 167
- genetische Prädisposition 167
- metabolisches Syndrom 167
- oraler Glukosetoleranztest 168
- Prädiabetes 168
- Richtwerte verschiedener Blutzucker 169
- ungesunder Lebensstil 167
Diastole 95
Dihydrotestosteron s. Altersbedingter Haarausfall
Distress 188
DNA (Desoxyribonukleinsäure) XVII, 10
- Transkription 11
Dysphagie (Schluckstörung) 218
- bei neurologischer Erkrankung 203
- durch Störungen am Gebiss 203
- Kompression des Speiseweges 203
- neurogene Schluckstörung 203
- Tumor 203

E

EFFORT-Studie s. Ernährung
EFSA (European Food Safety Authority) XVII
Eisen 209
Eiweiß s. auch Protein
EKG (Elektrokardiogramm) 97
EMA (European Medicines Agency) XVII
Endoplasmatisches Retikulum 11
Energiezufuhr 36
Entzündungsreaktion 53
EPA (Eicosapentaensäure) XVII

Epigenetische Modifikation 13
EPOC/Excess Post-Exercise Oxygen Consumption 55
Ernährung s. Herz-Kreislauf-System 88
– Darmgesundheit 128
– DASH-Diät (Dietary Approaches to Stop Hypertension) 110
– Gemüse 136
– hoch verarbeitetes Lebensmittel 133
– Klassifizierungssystem NOVA 134
– Nachteil von Fruktose 136
– Nahrungsergänzungsmittel 149
– Obst 136
– Wirkung auf Nervensystem 193
European Medicine Agency (EMA) 68
Eustress 188

F

Fadenwurmlabor 2
FDA (Food and Drug Administration) XVII
Feldkanzerisierung s. Hautkrebs
Fitness im Kindesalter 56
Fluoreszenzmikroskop 2
Forschungslabor 2
FOXO (Forkhead Box O) XVII, 44
– Wirkung 44, 45
FOXO3-Gen s. Lebenserwartung
Freier Radikal 13

G

GABA (Gamma-Aminobuttersäure) XVII
Gastritis 123
Gehirn 175
Gehirnalterung 178
Gehirn und Nervensystem
– graue Substanz 178
– weiße Substanz 178
Gelenk 120
Gemüse 96
Geroprotektor 284
Geruchs- und Geschmackssinn 200
– Nachlassen im Alter 201
– Training und Pflege 202
Gesamtumsatz 36
Geschlechtersensible Vorsorge s. Alterungsprozess bei Männern s. auch Alterungsprozess bei Frauen
Gestagen 226
Gestationsdiabetes s. Schwangerschaftsdiabetes
Gesundheitsforschung 219
– diverse Gestaltung von Studienkohorten 219
– diverse Studienlandschaft 233
– geschlechterspezifische Immunantwort 219
– Gründe für Ausschluss von Frauen 219
Gesundheitsspanne 7
– Antibiotikaresistenz 90
– Antibiotikaresistenz durch Tierhaltung 91
– Behandlungsmaßnahme 90
– genetische Disposition 22, 88
– geschlechtsspezifischer Unterschied 27
– Infusionspraxis 88
– Lebensstil 89
– Lebenswandel 7
– Paenibacillus sp. M2 91
– Prävention 89
– Risikofaktor rotes Fleisch/Wurstwaren 132
– strukturelle Ungleichheit in Forschung und Versorgung 27
– Vorsorgeuntersuchung 88
Gesundheits- und Leistungsparameter 15
– Entzündungsmarker 17
– Frailty Index 16
– maximaler Sauerstoffverbrauch (VO2max) 15
– Risikofaktoren für Krankheiten 17
– Telomerlänge 16
Glaukom s. auch Sehkraft
Global-Burden-of-Disease-Studie s. Herz-Kreislauf-System
GLP-1 (Glucagon-like Peptide 1) XVII
Gluconeogenese 44
Glukagon 44
Glykogen 44
Grundumsatz 36

H

Hashimoto-Thyreoiditis (Autoimmunerkrankung) s. Schilddrüse
– Diagnose 174
– Therapie 174
Haut 157
Hautalterung 213
– fettreiche Ernährung 214
– intrinsischer Alterungsprozess 213
– Prävention von extrinsischen Alterungsprozessen 213
– Rauchen 214
– Umweltschadstoff 214
– UV-Strahlung 214
– Zucker 214
Hautgesundheit
– Immunantwort nach UV-Bestrahlung 215
– orale Einnahme photoprotektiver Stoffe 215
– Risikofaktor Solarium 214
– Sonnenschutz 215
– Spiegel der Gesundheit 218

- Vitamin D bei Sonnenschutz 214
- weißer Hautkrebs 214
Hautkrebs 211
- Anzeichen 214
- Basalzell- und Plattenepithelkarzinom 211
- malignes Melanom 211
- Primärprävention 211
- Sekundärprävention 211
- UV-Strahlung 213
HbA1c (Hämoglobin A1c) XVII
HDL (High-Density Lipoprotein) XVII
Healthspan-Lifespan-Gap 7, 8
Helicobacter pylori 124
Herzinfarkt s. auch Herz-Kreislauf-System
Herz-Kreislauf-System 93
- Ablagerung an Gefäßwand 95
- akutes Koronarsyndrom 95
- Alkoholkonsum 112
- Alterungsprozess 96
- Angststörung 97
- Antioxidantien in Kaffee 114
- apparative Diagnostik 104
- Atherosklerose 95
- Bluthochdruck 99
- Blutzuckerspiegel 103
- Body-Mass-Index (BMI) 99
- Broken-Heart-Syndrom (Stress-Kardiomyopathie) 97
- chronischer Stress 97
- Entzündung 104
- Entzündungsvorbeugung durch Zahnseide 115
- erhöhter Triglyzeridspiegel 103
- Gefäßalter 95
- genetische Prädisposition für Erkrankungen 96
- geschlechtsspezifische Risikofaktoren 97
- HbA1c-Wert (langfristig) 103
- Herzfrequenz 102
- klinische Diagnostik 99
- koronare Herzkrankheit 95
- Körperkreislauf (großer Kreislauf) 93
- LDL-Cholesterin 102
- Lebensstil 105
- Leberwert 104
- Lipoprotein(a) 103
- Lungenkreislauf (kleiner Kreislauf) 93
- medikamentöse Atheroskleroseprävention 96
- Messung Lipidstatus im Blut 102
- Nierenfunktion 103
- Nikotin 112
- nikotinhaltiges Alternativprodukt 113
- Nüchternblutzucker (kurzfristig) 103
- Präeklampsie 97
- Primärprävention (Vorbeugung) 105
- psychische Gesundheit 97
- psychosozialer Risikofaktor 97
- Risikofaktor Frühgeburt 97
- SCORE-Algorithmus (Systemic Coronary Risk Evaluation) 105
- sekundäre Vorsorge 106
- Sekundärprävention (Vorbeugung nach Zwischenfall) 105
- sinkende Gefäßelastizität im Alter 95
- Stärkung durch Ballaststoffe 110
- Stärkung durch Bewegung 108
- Stärkung durch Ernährung 109
- Stärkung durch pflanzenbasierte Ernährung 109
- Statintherapie (Cholesterinsenker) 107
- steigender Pulsdruck im Alter 95
- Taille-Hüft-Verhältnis 99
- vermeidbare Risikofaktoren 96
- Vorsorge 97
- Vorzüge von Espresso 115
- Vorzüge von Filterkaffee 114
HIIT (hochintensives Intervalltraining) XVII, 54
- EPOC-Effekt 55
Hormon 171
Hormonersatztherapie, menopausale s. Alterungsprozess bei Frauen
- Auswahl des Hormons 226
- potenzieller gesundheitlicher Vorteil 225
- Risiken und Nebenwirkungen 226
- Zeitpunkt 226
Hormonsystem s. Adipositas; Diabetes mellitus; Osteoporose (Knochenschwund); Schilddrüse 153
- Endokrinologie 153
- Funktion 153
- Veränderung im Alter 153
Hörverlust 181
Hutchinson-Gilford-Progerie s. Lebenserwartung
Hyaluronsäurekette 4
Hypercholesterinämie s. Herz-Kreislauf-System
Hypertonie 99
Hypogonadismus (Androgenmangel) s. Alterungsprozess bei Männern

I

IGF-1 (Insulin-like Growth Factor 1) XVII
IgG (Immunoglobulin G) XVII
IgG-Antikörper s. Immunsystem
IgM-Antikörper s. Immunsystem
Immunglobulin (Ig) s. Immunsystem
Immunseneszenz 250

Immunsystem 235
– adaptiv 235
– Alterung 238
– angeboren 235
– Balance 236
– Immungedächtnis 235
– Immunseneszenz 252
Impfung s. Immunsystem 248
– Hepatitis-B-Impfung 249
– HPV-Impfung (humane Papillomaviren) 249
– Impfempfehlung 251
– Impfempfehlung Robert Koch-Institut (RKI) 247
– Impfplan Österreich 247
– Lebendimpfung 250
– Nebenwirkung 250
– Nutzen-Risiko-Verhältnis 245
Inflammaging s. Immunsystem s. auch Darm
Insulin 36
Intervallfasten 129
Iod 222
Isoflavon s. Menopause
Isomerase s. Hautgesundheit

K

Kaffee s. Herz-Kreislauf-System
Kalorienrestriktion 43
– 16:8-Methode 46
– biochemischer Vorgang 43
– daf-16-Gen 43
– daf-2-Gen 43
– Ketonkörper als alternative Energiequelle 44
– Mitochondrienaktivität 45
– positive Wirkung 43
– Risiko 16:8-Methode 47
– zelluläre Stressabwehr 45
Klimakterium s. Alterungsprozess bei Frauen
– Anpassung Lebensstil 230
Klinische Studie, mehrstufige 4
Knochen 139
Knochendichte 141
Kohlenhydrat 36
– Insulinresistenz 42
– Monosaccharid 36
– Polysaccharid 36
Kohlenhydrataufnahme, empfohlene 38
Kohorte 284
Koloskopie s. auch Darmspiegelung
körperliche Aktivität 141
Krafttraining 52, 281
– Auswirkung auf Muskelaufbau (Hypertrophie) 52
– Glykogenspeicher als Energielieferant 52

– langfristige Auswirkung auf Stoffwechsel 52
– mit Gewichten 281
– mit Körpergewicht 281
– mTORC1-Aktivierung 52

L

Labordiagnostik 102
Langlebigkeit 89
LDL (Low-Density Lipoprotein) XVII
Lebenserwartung 5, 6
– Bildung 21
– biologisch vorgegebene maximale Lebensspanne 6
– durchschnittliche Lebensspanne 7
– geschlechtsspezifischer Lebensstil 27
– Hygiene 6
– medizinischer Fortschritt 6
– Mutation 22
– Spurenelement 21
– Umwelt 21
Lebensspanne 4
– Antibiotikum 6
– Impfstoff 6
Leber 125
– Alkohol 127
– Leberschaden im Alter 125
– Maßnahme zur Regeneration 126
– nichtalkoholische Fettleber 125
– nichtalkoholische Steatohepatitis 125
– Rauchen 127
– Schaden durch Medikamente 127
Leistungsumsatz 36
Leptinwert 53
Levodopa s. Parkinson
Lipid 40
– gesättigte Fettsäure 41
– Gesundheitsrisiko Palmitinsäure 41
– Omega-3-Fettsäure 40
– positiver Effekt ungesättigter Fettsäure 42
– Transfett 41
– ungesättigte Fettsäure 40
Long COVID s. Immunsystem 255
– Diagnose 253, 255
– Merkmal 255
– Symptom 253
– Ursache 253
Longevity
– Definition 87
Longevity-Klinik 88
Low Carb 128
Luftverschmutzung 65
– durch Klimawandel 66
– Telomerverkürzung 65

Lunge 236
- Alterung 238
- Impfung gegen Lungenkrankheiten 243
- Luftverschmutzung 239
- Lungenerkrankung vorbeugen 241
- lungenfachärztliche Kontrolle 242
- Lungenfunktionstest 242
- Lungenmikrobiom 237
- medikamentöse Therapie von Lunkenkrankheiten 242
- Risiko Luftverschmutzung 238
- Sport bei chronischer Atemwegserkrankung 242
- Sport bei Luftverschmutzung 240
- Stärkung 243
- Tabakkonsum 240
- Zunahme Lungenerkrankungen im Alter 238

M

Magengeschwür 124
Magenkrebs 124
Makronährstoff 35
Makuladegeneration 208
Marktzulassung eines Wirkstoffs 4
Masern 248
ME/CFS (Myalgische Enzephalomyelitis/Chronisches Fatigue-Syndrom) s. Immunsystem
- Therapie 257
ME/CFS (Myalgische Enzephalomyelitis/Chronisches Fatigue-Syndrom) s. Immunsystem
Melatonin s. Schlaf 59
Menopause s. Alterungsprozess bei Frauen
Mikrobiom 119
- Aufgaben 119
- bakterielles Ungleichgewicht im Alter 120
- Darm-Gehirn-Achse 120
- Darm-Gelenk-Achse 120
- Darm-Herz-Achse 120
- Darm-Immunsystem-Achse 120
- Darm-Immunsystem-Gehirn-Achse 120
- Darm-Knochen-Achse 120
- Darm-Leber-Achse 120
- Entdeckung 119
- Ernährung 130
- Helicobacter-pylori-Eradikation 135
- Mikrobiomanalyse 121
- reduzierte Stoffwechselaktivität im Alter 121
- Vielfalt durch Ernährung 130
Mikronährstoff/bioaktive Substanz 263
- Eisen 277
- Jod 271
- Kalzium 270
- Magnesium 271
- Omega-3-Fettsäure 272
- Selen 274
- Vitamin A 155, 265
- Vitamin B12 267
- Vitamin B6 266
- Vitamin B9 (Folat) 266
- Vitamin C 268
- Vitamin D 269
- Zink 275
Mikronährstoff 35
Mikronährstoffversorgung
- Nachweis 264
Mineralstoff s. Mikronährstoff/bioaktive Substanz
- Folge bei Überangebot 264
Minoxidil s. Altersbedingter Haarausfall
Mitochondrium 11
Modellorganismus 4
Morbus Parkinson 179
mTORC1 45
Muskelmasse 45
Mutation 13
Myokin (Botenstoff) 140
Myokin 53

N

Nacktmull 4
NAD+ (Nicotinamidadenindinukleotid) XVII
Nährstoff 37
Nahrungsergänzungsmittel (Supplement) 263
Nervensystem 175
- autonomes Nervensystem 178
- peripheres Nervensystem (PNS) 177
- somatisches Nervensystem 178
- zentrales Nervensystem (ZNS; Gehirn und Rückenmark) 177
Neurodegenerative Erkrankung 175
- Förderung durch Einsamkeit 196
- kognitive Trainingsapp 184
- Prävention durch Entspannung 185
- Prävention durch Ernährung 184
- Prävention durch geistige und soziale Aktivität 183
- Prävention durch körperlichen Aktivität 183
- Prävention durch Musizieren 194
- Risikofaktor chronischer Stress 190
- Schlaf 185
Neuropod s. Stressreduktion
Niere 104
Nikotin 113
NSAID (Non-Steroidal Anti-Inflammatory Drug) XVII

O

Obst 96
Ohr 197
Osteoporose (Knochenschwund) 154
– Ernährung 156
– Fracture Risk Assessment-Tool (FRAX-Tool) 156
– frühzeitige Erkennung 154
– lebenslange Entstehung 154
– medikamentöse Therapie 160
– Prävention durch kalziumhaltige Lebensmittel s. Ernährung
– Proteinzufuhr 158
– Risikofaktor 155
– Sturzprävention 159
– Training 159
– Verzicht auf kalziumraubende Lebensmittel s. Ernährung
– vielfältige Ursachen 155
– Vitamin-D-Mangel 157
Östrogen 153
Oxidativer Stress 80

P

Pacing 254
PAL (Physical Activity Level) XVII
Parkinson 178
– Dopaminmangel 179
– Risikofaktor 179
– Symptom 179
Parodontalgesundheit 207
Parodontitis s. Zahngesundheit
– Risiko für chronisch-entzündliche Erkrankung 206
– Risiko für neurodegenerativer Erkrankung 206
– Risiko für systemische Erkrankung 206
Parosmie s. Geruchs- und Geschmackssinn
PEM (Postexertionelle Malaise) s. Immunsystem
– Pacing 257
Peptid s. Hautgesundheit
Phase-I-Studie 219
Photoaging 214
Physical Activity Level 36
Phyto-SERM (Selektive Estrogen-Rezeptor-Modulatoren pflanzlichen Ursprungs) s. Menopause
Placebo (Placeboeffekt) 74
Plattenepithelkarzinom s. Hautkrebs
Post-COVID-Syndrom s. Immunsystem
Postmenopause s. Alterungsprozess bei Frauen

Präbiotika 135
Prävention 179
Presbyphonie s. Altersstimme
Probiotika 134
Progesteron 226
Progestin s. Hormonersatztherapie, menopausale
Prostatahyperplasie, Behandlung 217
Prostata-spezifisches Antigen (PSA) 232
Protein 38
– biologische Wertigkeit 38
– gesunde Mischung 42
– pflanzlich 38
– tierisch 38
Proteinfaltung 11
Proteinsynthese 52
Proteinzufuhr, empfohlene 39
PSA (prostataspezifisches Antigen) XVII
Psyche 184
Psychosomatische Medizin 187

R

Randomisierung 4
Reaktive Sauerstoffspezies (ROS) 13
Regenerationsfähigkeit des Gewebes 13
Regeneration von Körpersubstanz 35
Regionalität 132
Resilienz 189
– gezielt stärken durch Lebensgestaltung 189
– Stärkung durch Lebensstil 190
Retinoid s. Hautgesundheit
Rhinitis 201
RNA (Ribonukleinsäure) XVII, 10
– Translation 11
Rückenschmerz 143
– altersbedingt 143
– chronisch 144
– Krafttraining 147
– Lumbalbandage 145
– Matratze 145
– Muskulaturaufbau 145
– richtig heben 145
– spezifisch 143
– unspezifisch 143

S

Sarkopenie 52
Schilddrüse 171
– Bedeutung der Jodversorgung 172
– Low-T3-Syndrom 171
– Steuerung Energiestoffwechsel 171

– Störung erkennen 173
– Überfunktion (Hyperthyreose) 171
– Unterfunktion (Hypothyreose) 171
– Veränderte Funktionsweise im Alter 171
Schlaf
– Autophagie 59
– Gehirnalter 59
– Stärkung Immunsystem 59
Schluckstörung s. Dysphagie (Schluckstörung) 218
Schmerz 88
Schmerzgedächtnis 144
Schmerztherapie (medikamentöse) s. Bewegungsapparat
– Acetylsalicylsäure 150
– Auswahl des richtigen Medikaments 152
– Diclofenac 150
– Gegenanzeige (Kontraindikation) 151
– Ibuprofen 150
– Nebenwirkung 150
– Opioid 151
– Paracetamol 151
– Wirkung direkt am Schmerzort 150
– Wirkung zentral im Gehirn 150
Schwangerschaft 168
Schwangerschaftsdiabetes 97
Sechste Deutsche Mundgesundheitsstudie (DMS 6) s. Zahngesundheit
Sehkraft 208
– Alterssichtigkeit 208
– Austrocknung der Augen 210
– Erhaltung im Alter 208
– genetischer Faktor 210
– Glaukom 209
– grauer Star 208
– Makuladegeneration 209
– Störung an Struktur 208, 211
Seneszenz 12, 82
Senotherapeutikum s. Hautgesundheit
SGLT-2 (Sodium-Glucose-Linked Transporter 2) XVII
Signalkaskade 4
Sirtuin s. Kalorienrestriktion 44
soziale Isolation 123
Sozialkontakt s. Stressreduktion s. auch Gesundheitsspanne
Sport 147
Stabilität 280
Statin 96
Stillzeit 176
Stimme 203
Stimmstörung s. Altersstimme
Strategie gesundes Altern 262
Stress 188

– akut 57
– chronisch 57
– Cortisol 60
– körperliches Symptom 191
– messbarer Effekt auf Alterungsprozess 191
– Oxytocin 60
– Stressresilienz 188
– Wirkung von chronischem Stress 190
Stressreduktion 59, 191
– Ernährung 193
– körperlicher Kontakt 194
– Wirkung von Berührung 192
Subakute sklerosierende Panenzephalitis 248
Süßstoff 134
Systole 95

T

T3 (Trijodthyronin) XVII
T4 (Thyroxin) XVII
Tabakkonsum 61
– DNA-Schaden 62
– Lebenserwartung 62
– Nebenprodukt 61
– Zellalterung 62
Tau-Protein s. Alzheimer
Telomer 12, 82
– Gentherapie 83
– Telomerase-Aktivator TA-65 82
– Telomerase-Gentherapie 83
Testosteron 153
Thyroxin 171
Titerbestimmung 251
Transaktionales Stressmodell (Lazarus) 188
Transfette 131
Transkriptionsfaktor 43
Triacylglycerid 44
Triiodthyronin (T3) 171
TSH (Thyroid-Stimulating Hormone) XVII

U

Ultra-Processed Foods 133
UV-Strahlung 211

V

Vagusnerv s. Stressreduktion
Variation Chromosom 9p21 s. Herz-Kreislauf-System
Vasomotorische Rhinitis s. Geruchs- und Geschmackssinn

– Nasenspray mit Ipratropium 201
Vene 93
Verdauung s. Mikrobiom
Verdauungstrakt s. Darm; Leber; Magen
– Inflammaging 131
– Verdauungsprozess 117
– Vorgehen bei Fehlfunktion 122
Vernetzung 3
Versuchstier 4
Viszerales Fett 53
Vitamin s. Mikronährstoff/bioaktive Substanz
Vorsorge 127

W

weißes Fett 54
Werner-Syndrom s. Lebenserwartung
WHR (Waist-to-Hip Ratio) XVII
Wirbelsäule 139
Wirkstoffentwicklung 67

Y

Yamanaka-Faktoren 80
– Reprogrammieren von Zellen 81
– Sicherheit 81
– Verjüngung alternder Zellen 81
– zielgerichtete Applikationsform 82
Y-Chromosom 25

Z

Zähne 204
Zahngesundheit 204
– Bedeutung für gesamten Körper 204
– Ernährung 207
– Häufigkeit der Kontrolle 205
– Karies 204
– Paradontalerkrankung 204
– professionelle Zahnreinigung 206
– Veränderung bei Zahnalterung 205, 206
– Zahnverlust 204
Zellkern 11
Zellkultur 2
Zellmorphologie 9
– Axon 9
– Endothelzelle 9
Zellorganellen 50
Zelltyp 9
– Zellorganelle 9
Zilie s. Atmung
Zucker 35
Zytokinsturm s. Immunsystem

GPSR Compliance
The European Union's (EU) General Product Safety Regulation (GPSR) is a set of rules that requires consumer products to be safe and our obligations to ensure this.

If you have any concerns about our products, you can contact us on

ProductSafety@springernature.com

In case Publisher is established outside the EU, the EU authorized representative is:

Springer Nature Customer Service Center GmbH
Europaplatz 3
69115 Heidelberg, Germany